Pediatric Dentistry A Clinical Approach

儿童口腔医学

临床策略

（原著第3版）

主　编　[瑞典] Göran Koch

　　　　[丹麦] Sven Poulsen

　　　　[挪威] Ivar Espelid

　　　　[丹麦] Dorte Haubek

主　译　邢向辉

副主译（按姓氏笔画排序）

　　　　朱顶贵　阮文华　梅予锋　廖　莹

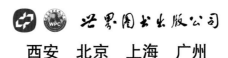

世界图书出版公司

西安　北京　上海　广州

图书在版编目（CIP）数据

儿童口腔医学：临床策略 /（瑞典）戈兰·科赫（Göran Koch）等主编；
邢向辉主译 . —西安：世界图书出版西安有限公司，2022.11
书名原文：Pediatric Dentistry：A Clinical Approach
ISBN 978-7-5192-9703-9

Ⅰ.①儿…　Ⅱ.①戈　②邢…　Ⅲ.①小儿疾病—口腔疾病—诊疗　Ⅳ.① R788

中国版本图书馆 CIP 数据核字（2022）第 138457 号

书　　名	儿童口腔医学：临床策略	
	ERTONG KOUQIANG YIXUE LINCHUANG CELUE	
主　　编	[瑞典] Göran Koch	
	[丹麦] Sven Poulsen	
	[挪威] Ivar Espelid	
	[丹麦] Dorte Haubek	
主　　译	邢向辉	
责任编辑	马元怡	
装帧设计	新纪元文化传播	
出版发行	**世界图书出版西安有限公司**	
地　　址	西安市高新区锦业路 1 号都市之门 C 座	
邮　　编	710065	
电　　话	029-87214941　029-87233647（市场营销部）	
	029-87234767（总编室）	
网　　址	http://www.wpcxa.com	
邮　　箱	xast@wpcxa.com	
经　　销	新华书店	
印　　刷	陕西金和印务有限公司	
开　　本	889mm × 1194mm　　　1/16	
印　　张	26.75	
字　　数	710 千字	
版次印次	2022 年 11 月第 1 版　　　2022 年 11 月第 1 次印刷	
版权登记	25-2022-102	
国际书号	ISBN 978-7-5192-9703-9	
定　　价	398.00 元	

医学投稿　xastyx@163.com　‖　029-87279745　029-87279675
☆如有印装错误，请寄回本公司更换☆

（按姓氏笔画排序）

卫　峥　南京大学医学院附属口腔医院

勾晓辉　温州医科大学附属口腔医院

邢向辉　南京大学医学院附属口腔医院

朱顶贵　南京大学医学院附属口腔医院

汲岳芝　浙江大学医学院附属儿童医院

阮文华　浙江大学医学院附属儿童医院

贡　敏　南京医科大学附属口腔医院

李晓静　浙江大学医学院附属儿童医院

吴永正　南京医科大学附属口腔医院

张　芮　南京医科大学附属口腔医院

张　倩　南京大学医学院附属口腔医院

邵　钰　南京医科大学附属口腔医院

周红艳　南京医科大学附属口腔医院

赵姝亚　南京大学医学院附属口腔医院

姚　宁　南通大学附属南通口腔医院

高　黎　郑州大学口腔医学院

郭　辰　温州医科大学附属口腔医院

梅予锋　南京医科大学附属口腔医院

梅丽琴　温州医科大学附属口腔医院

隋　文　南方医科大学深圳医院口腔医学中心

葛　鑫　空军军医大学口腔医学院

蒋子晨　南京医科大学附属口腔医院

廖　莹　南京大学医学院附属口腔医院

冀　堃　南京大学医学院附属口腔医院

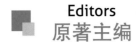
Editors
原著主编

Göran Koch
Department of Pediatric Dentistry
The Institute for Postgraduate Dental Education
Jönköping
Sweden

Ivar Espelid
Department of Paediatric Dentistry and Behavioral Science
Institute of Clinical Dentistry
University of Oslo
Oslo
Norway

Sven Poulsen
Section for Paediatric Dentistry
Department of Dentistry and Oral Health
Aarhus University
Aarhus
Denmark

Dorte Haubek
Section for Paediatric Dentistry
Department of Dentistry and Oral Health
Aarhus University
Aarhus
Denmark

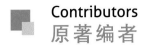
Anita Alm
Department of Pediatric Dentistry
Skaraborg Hospital
Skövde
Sweden
and
Department of Preventive and Community Dentistry
Public Dental Health Service
Västra Götaland Region
Göteborg
Sweden

Jens O. Andreasen
Department of Oral and Maxillofacial Surgery
Copenhagen University Hospital (Rigshospitalet)
Copenhagen
Denmark

Inga B. Arnadottir
Faculty of Odontology
School of Health Sciences
University of Iceland
Reykjavik
Iceland

Kristina Arnrup
Department of Pediatric Dentistry
Postgraduate Dental Education Centre
Public Dental Service
Örebro
Sweden
and
Faculty of Medicine and Health
School of Health Sciences
Örebro University
Örebro
Sweden

Anders G. Broberg
Department of Psychology
University of Gothenburg
Göteborg
Sweden

Göran Dahllöf
Division of Pediatric Dentistry
Department of Dental Medicine
Karolinska Institutet
Huddinge
Sweden

Monty S. Duggal
Department of Paediatric Dentistry
School of Dentistry
University of Leeds
Leeds
UK

Hans Gjørup
Center for Oral Health in Rare Diseases
Department of Maxillofacial Surgery
Aarhus University Hospital
Aarhus
Denmark

Margaret Grindefjord
Department of Pediatric Dentistry
Eastman Institute
Public Dental Service
Stockholm
Sweden
and
Division of Pediatric Dentistry
Department of Dental Medicine
Karolinska Institutet
Huddinge
Sweden

Gro Haukali
Municipal Child Dental Service of Aarhus
Aarhus
Denmark

Martti Helkimo
Department of Stomatognathic Physiology
The Institute for Postgraduate Dental Education
Jönköping
Sweden

Hanne Hintze
Section of Oral Radiology
School of Dentistry
Faculty of Health and Medical Sciences
University of Copenhagen
Copenhagen
Denmark
and
Specialist Clinic of Oral Surgery and Radiology
Aarhus
Denmark

Pernille Endrup Jacobsen
Department of Specialized Oral Health Care
Viborg Regional Hospital
Central Jutland
Denmark

Birgitta Jälevik
Department of Pediatric Dentistry
The Sahlgrenska Academy
University of Gothenburg
Göteborg
Sweden

Simon Storgård Jensen
Department of Oral and Maxillofacial Surgery
Copenhagen University Hospital (Rigshospitalet)
Copenhagen
Denmark

Ann-Katrin Johansson
Department of Clinical Dentistry
Faculty of Medicine and Dentistry
University of Bergen
Bergen
Norway

Annika Julihn
Division of Pediatric Dentistry
Department of Dental Medicine
Karolinska Institutet
Huddinge
Sweden
and
Specialist Clinic of Pediatric Dentistry, Göteborg
Public Dental Service in Västra Götaland
Göteborg
Sweden

Anders Juul
Department of Growth and Reproduction
Copenhagen University Hospital (Rigshospitalet)
Copenhagen
Denmark

Gunilla Klingberg
Department of Pediatric Dentistry
Faculty of Odontology
Malmö University
Malmö
Sweden

Sven Kreiborg
Department of Odontology
Pediatric Dentistry and Clinical Genetics
Faculty of Health and Medical Sciences
University of Copenhagen
Copenhagen
Denmark

Jüri Kurol
Formerly of Department of Orthodontics
The Sahlgrenska Academy
University of Gothenburg
Göteborg
Sweden

Therese Kvist
Division of Pediatric Dentistry
Department of Dental Medicine
Karolinska Institutet
Huddinge
Sweden

Eva Fejerskov Lauridsen
Department of Pediatric Dentistry and Clinical Genetics
School of Dentistry
Faculty of Health and Medical Sciences
University of Copenhagen
Copenhagen
Denmark

Stefan Lundeberg
Department of Pediatric Anesthesia
Operating Services and Intensive Care
Astrid Lindgren Children's Hospital
Karolinska University Hospital
Stockholm
Sweden

Tomas Magnusson
School of Health and Welfare
Jönköping University
Jönköping
Sweden

Katharina M. Main
Department of Growth and Reproduction
Copenhagen University Hospital (Rigshospitalet)
Copenhagen
Denmark

Luc Martens
Department of Paediatric Dentistry and Special Care
University of Ghent
Ghent
Belgium

Bengt Mohlin
Department of Orthodontics
The Sahlgrenska Academy
University of Gothenburg
Göteborg
Sweden

Hani Nazzal
Department of Paediatric Dentistry
School of Dentistry
University of Leeds
Leeds
UK

Johanna Norderyd
National Oral Disability Centre for Rare Disorders
The Institute for Postgraduate Dental Education
Jönköping
Sweden
and
School of Health and Welfare
Jönköping University
Jönköping
Sweden

June Nunn
Public and Child Dental Health
School of Dental Science
Trinity College Dublin
Dublin Ireland

Birthe Høgsbro Østergaard
Section for Paediatric Dentistry
Department of Dentistry
Health
Aarhus University
Aarhus
Denmark

Maria Ransjö
Department of Orthodontics
The Sahlgrenska Academy
University of Gothenburg
Göteborg
Sweden

Anne Rønneberg
Department of Paediatric Dentistry and Behavioural Science
Institute of Clinical Dentistry
University of Oslo
Oslo
Norway

Bengt Sjödin
Department of Periodontology
Postgraduate Dental Education Centre
Örebro
Sweden

Marit Slåttelid Skeie
Department of Pedodontic Dentistry
Institute of Clinical Odontology
The Faculty of Medicine and Dentistry
University of Bergen
Bergen
Norway

Flemming Skovby
Division of Clinical Genetics
Department of Pediatrics
Zealand University Hospital
Roskilde
Denmark

Christina Stecksén-Blicks
Pediatric Dentistry
Department of Odontology
Faculty of Medicine
Umeå University
Umeå
Sweden

Irma Thesleff
Developmental Biology Research Program
Institute of Biotechnology
University of Helsinki
Helsinki
Finland

Svante Twetman
Department of Odontology, Section for Cariology
and Endodontics
Faculty of Health and Medical Sciences
University of Copenhagen
Copenhagen
Denmark

Birgitte Uldum
Municipal Dental Service for Children and Adolescents
City of Copenhagen
Copenhagen
Denmark

Lill-Kari Wendt
Centre for Oral Health
School of Health Sciences and Welfare
Jönköping University
Jönköping
Sweden

Anna Westerlund
Department of Orthodontics
The Sahlgrenska Academy
University of Gothenburg
Göteborg
Sweden

近几年，我国儿童牙科学界引进了较多国际化的儿童口腔医学教材，这些引进的教材多数来源于美国、日本等国家，为我国的儿童牙科规范化治疗提供了有益的参考。众所周知，北欧的儿童口腔医学发展非常先进，他们在牙外伤、牙齿发育和发育异常等方面的研究成果得到全球口腔界的高度认同。

瑞典 Jönköping 大学的 Göran Koch 教授是世界知名的儿童口腔医学专家。Göran Koch 教授于 1987 年首次提出了"儿童特发性第一恒磨牙低矿化疾病"（idiopathic hypomineralization of PFMs），研究发现该病的患病率"约为 4%~15%"，2001 年欧洲儿童口腔医学学会（EAPD）正式确定该疾病为"磨牙切牙矿化不良（MIH）"。Göran Koch 教授是世界公认的研究儿童 MIH 疾病的先驱之一，他一直致力于向全球推广儿童口腔医学的先进理念与技术，2001 年他作为核心主编出版了《儿童口腔医学：临床策略》第 1 版，并于 2009 年修订后出版了第 2 版，最新的第 3 版出版于 2017 年，原著作者阵容强大，有国际牙外伤学会（IADT）的缔造者——被誉为"现代牙外伤之父"的 Jens O. Andreasen 教授（2020 年 9 月逝世）；有国际著名的牙齿发育研究专家——芬兰赫尔辛基大学 Irma Thesleff 教授；也有国际著名的自体牙移植专家——英国利兹大学儿童牙科中心主任 Monty S. Duggal 教授。译者有幸现场聆听过 Jens O. Andreasen 教授、Monty S. Duggal 教授关于儿童口腔诊疗的精彩讲座，感觉非常受益！而本教材中的相关章节也收录了他们精彩的学术观点。

该教材提供了与儿童口腔医学相关的临床、科学和社会主题，各章节由各自领域的公认专家撰写，并结合了丰富的病例资料，如临床病例图片、影像学图片、手术图片等。全书深入讨论了这些结果对临床治疗思维决策和手术方案的影响。本书的特点是插图、X 线片和照片以及案例研究都非常精美，其独特之处在于编者通过醒目的框表（Box）形式将特殊知识点予以标注，便于读者快速查找、阅读。

本书适合口腔科医生、儿童口腔医生、口腔医学研究生等参阅学习。感谢南京大学、浙江大学、南京医科大学、空军军医大学、南方医科大学、郑州大学、温州医科大学、南通市口腔医院等单位的多位国内知名儿童口腔医学专家参与翻译。由于时间紧凑，加之译者对原文的理解各有差异，不妥之处望读者见谅并不吝指正。

邢向辉

2022.6

献给 Anna-Lena Hallonsten

《儿童口腔医学：临床策略》（第 3 版）是继 2001 年和 2009 年出版的两个版本之后的最新版。这个新版本包含了很多儿童牙科和相关学科领域内经验丰富的牙科同事们所做的巨大贡献。

目前的新版本增加了许多在儿童口腔领域内最近发展的基本学科内容，例如儿童口腔遗传学、儿童虐待和儿童忽视以及儿童牙科伦理学。上一版关于儿童牙髓病的章节已经分为两章：一章关于乳牙，一章关于年轻恒牙。大部分章节都经过了全面的修改，还增加了一些新的插图，循证口腔保健的概念也越来越受到重视。我们希望本版能更好地达到前几版所描述的目标。

Göran Koch

Sven Poulsen

Ivar Espelid

Dorte Haubek

《儿童口腔医学：临床策略》（第 2 版）首次出版于 2001 年，出版目的是将本书作为全面汇总以循证医学为重点的儿童口腔医学及儿童和青少年的口腔保健知识教科书。第 2 版全面更新补充了文本内容，并根据需要替换了部分章节，添加了新的章节。

在过去的数十年里，儿童口腔医学背后的科学知识和临床认知策略发展迅速，这些进步也反映在本教科书里，很多临床医生和研究学者对本教科书的撰写做出了贡献。

儿童口腔旨在通过健康促进、预防和系统全面的口腔诊疗来改善儿童及青少年的口腔健康。它主要关注儿童和青少年特有的牙科和口腔相关疾病及其干预治疗，包括了所有牙齿和咬合发育障碍、儿童牙齿外伤、儿童牙周病、口腔病理状况、疼痛控制、残障儿童和伴有医疗疾病儿童的口腔保健等。儿童口腔医学应用其他临床学科、医学和行为科学的原理，并将其应用于从新生儿到婴幼儿，直到青少年晚期的整个生长发育期。

希望本书不仅仅能作为口腔医学本科生的儿童口腔基本培训教材，还可为愿意增加自己的知识、技能的牙科专业研究生和医生们提供最新的儿童牙科领域的知识。

Göran Koch

Sven Poulsen

郑重声明

　　本书的内容旨在进一步促进科学研究，并不为特定患者推荐或推广特定的诊断、治疗方法。出版商、作者、译者没有就本书内容的精确性和完整性做任何保证，并且明确否认任何负责任的保证，例如针对特定目的健康和疗效的保证。针对正在进行的研究、设备升级、仪器更新换代、政府法规的变化、设备和用药等信息的不断完善，有读者要求审查和评估其包含的详尽信息，例如每种药物、设备和装置的各种信息，并希望对部分问题提供详细的指示、警告和预防措施。对于这种情况，读者应适当咨询专家。任何组织或网站在本书中被引用时，并不意味着作者或出版商认可该组织或网站提供或建议的任何信息。读者还应意识到，本书所列的互联网网站在著书和阅读时可能发生变化甚至消失，本作品的任何推广声明，不为其提供任何担保。无论是出版商还是作者，都不对由此产生的任何损害负责。

本书配套网站：www.wiley.com/go/koch/pediatric_dentistry
该网站包含测试题供读者学习

Contents
目　录

第 1 章　儿童口腔健康与儿童牙科：相关概念 ·· 1

第 2 章　生长发育 ··· 4

第 3 章　儿童与青少年心理发展 ·· 16

第 4 章　牙齿发育异常、数量异常及形态异常 ·· 32

第 5 章　牙齿萌出及脱落 ·· 45

第 6 章　牙科恐惧症和行为管理问题 ·· 60

第 7 章　病史及临床检查 ·· 73

第 8 章　影像学检查及诊断 ·· 83

第 9 章　疼痛、疼痛控制和镇静治疗 ·· 96

第 10 章　儿童及青少年龋病 ·· 113

第 11 章　龋病预防 ·· 127

第 12 章　龋病的诊断与治疗 ·· 145

第 13 章　牙齿酸蚀症 ·· 180

第 14 章　牙周病 ·· 195

第 15 章　口腔软组织病变和外科小手术 ·· 214

第 16 章　乳牙牙髓治疗 ·· 228

第 17 章　年轻恒牙的牙髓治疗 ·· 237

第 18 章　牙齿外伤：检查、诊断和即刻护理 ·· 249

第 19 章　牙外伤：随访和长期预后 ·· 271

第 20 章　牙体硬组织发育缺陷及其治疗 ················· 285

第 21 章　咬合发育、错𬌗畸形及预防性和阻断性矫治 ················· 318

第 22 章　颞下颌关节紊乱病 ················· 337

第 23 章　慢性病对儿童口腔健康的影响 ················· 345

第 24 章　残障儿童的口腔保健 ················· 365

第 25 章　儿童口腔遗传学 ················· 383

第 26 章　虐待和忽视儿童：儿童口腔医务人员在保护儿童中的作用 ········ 395

第 27 章　儿童口腔伦理学 ················· 405

第 1 章

儿童口腔健康与儿童牙科：相关概念

Sven Poulsen, Göran Koch, Ivar Espelid, Dorte Haubek

儿童是特殊群体

儿童牙科的定义是"针对儿童从出生到青春期的全面预防和保健医疗的临床、教学和研究"[1]。儿童作为这一定义区别于牙科其他临床领域的中心要素，他们经历了从出生到青春期的成长过程。

本书采用了《联合国公约》对儿童的定义，即"儿童系指 18 岁以下的任何人，除非对其适用之法律规定成年年龄低于 18 岁"[2]。儿童与成人不同，这一点往往容易被忽略。以前，儿童被描述为"小大人"（图 1.1），但最近的研究表明，儿童保健服务需要认识到儿童是正在成长和发展的个体，他们依赖于成人的照顾。这一服务需要口腔健康专业人员具有特殊的能力，即所谓的儿牙专科能力（child competency，框表 1.1）。

今天，一个令人满意的、对健康的定义需要包括躯体维度和非躯体维度。因此，口腔健康不仅应该包括健康的牙齿和周围口腔结构，还应该包括没有牙科恐惧和焦虑，这是患者到晚年仍拥有良好口腔健康的先决条件；这与把口腔健康作为生活质量决定性因素的最新概念是一致的[3]。

社区责任：人群观点

19 世纪末，北欧国家大量关于儿童龋齿的流行病学研究表明，80% 以上的儿童患有龋齿，仅有千分之几的少数儿童接受过牙科治疗。这些研究结果表明，儿童牙齿健康作为一个口腔问题，需要进行公共干预。社会要为儿童提供有组织的公共牙科健康服务。

有趣的是，在北欧国家，为儿童提供更好的口腔服务这一论点是以流行病学数据为基础的。使用流行病学信息记录健康问题是采用群体方法，而不是个人临床方法。这说明在北欧国家，一个多世纪以来，有组织的儿童牙科保健一直被认为是集体责任，而不是个人责任。几十年前，北欧所有国家的议会都通过了关于

框表 1.1   专业人士应认识到儿童不是缩小的成人，并且与孩子沟通时时需要特殊能力（儿牙专科能力）

儿童在许多方面与成人不同：
- 儿童是生长和发展中的个体
  生理
  心理
  社会
  认知
  情感
- 口腔健康，包括在儿童和青少年时期形成的与口腔健康有关的态度和行为
- 儿童不同于成人的情况：
  他们受到成年人的照顾并依赖成年人
  他们无法预见自己的决定和行为产生的后果

儿牙专科能力是：
- 对儿童、青少年的牙科和口腔健康有专科认识
- 与儿童、青少年及其父母进行有效沟通的能力
- 对儿童、青少年及其父母持有积极的职业态度

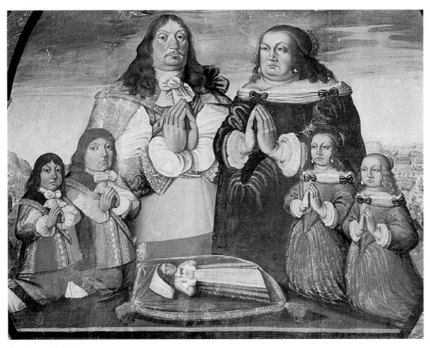

图 1.1　正如这幅来自中世纪教堂的画所显示的那样，直到 18 世纪，儿童还被认为是"小大人"（某种程度上是"微型成年人"）。注意成人和儿童面部特征的相似性。引自：Epitaph in Norra Sandsjö parish church, Sweden, of Johan Printzensköld and Anna Hård af Segerstad and their five children

儿童牙科保健的正式立法和条例，并制定了牙科服务，包括扩展预防范围至所有儿童。北欧国家儿童牙科保健的流行病学基础工作说明：这些国家的儿童牙科服务机构收集有价值的流行病学信息是为了持续监测目标群体的疾病水平。

临床观点

儿童牙科涵盖了儿童和青少年口腔保健的方方面面。它基于所有牙科学、医学和行为科学的基本知识，这些知识适用于发育中儿童和青少年的特殊时期。预防仍然是儿童牙科的基石。在儿童早期就开始预防，可以帮助牙齿健康萌出并保持口腔健康。儿童牙科还包含多种儿童和青少年口腔疾病的早期诊断和治疗，包括龋齿、牙周病、矿化不良、牙齿酸蚀症、牙齿发育异常和牙齿萌出异常、牙外伤以及特殊儿童的口腔保健。儿童牙科领域在不断扩大，出于伦理的考量，现在还加入了早期识别疑

似患有综合征的儿童及疑似遭受虐待的儿童等领域。

在儿童牙科以及所有其他牙科领域，寻求预防性、诊断性或康复性的循证干预措施已迫在眉睫。最近的研究已经表明，在儿童牙科的若干领域需要更高质量的研究[4]。重要的是，对儿童的诊断、风险评估、预防、治疗和随访应该尽可能基于科学循证。因此，将证据转化为临床指南，将有助于确保所有儿童的牙科保健质量。不同地区面对的牙病防治压力并不均衡，而减少这种不均衡是我们的重要目标。许多国家的卫生技术评估机构（HTA）就儿童牙科的重要问题提供了实用指南。在斯堪的纳维亚半岛，瑞典卫生技术评估委员会（SBU）已经制定了儿童牙科相关指南。

儿童牙科教育现状

目前，北欧国家的儿童牙科本科教育和培训较为均衡，旨在为学生提供足够的知识和能

力，为学龄前儿童、学龄儿童和青少年提供基本的牙科保健。在过去的几十年里，本科课程越来越重视预防、行为和社会科学。

我们早已认识到研究生课程和培训的必要性。要为复杂的病例提供牙科保健，通常需要在儿童牙科专业教育中获得多学科团队的专业知识和儿牙专科能力。欧洲儿童牙科学会在 1995 年提出了儿童牙科专科教育指南 [5]，即在大学和专科学院开设为期 3 年的全日制课程，并且在此之前要有至少 2 年的全科医生执业经验。在过去的几十年里，欧洲大多数教育中心都采用了这一教育方案。

（周红艳　贡敏　译）
（梅予锋　邢向辉　廖莹　审）

参考文献

[1] European Academy of Paediatric Dentistry. Definition of paediatric dentistry. Available at: http://www.eapd.gr/50B3B17F.en.aspx. Accessed 2015, March 3.

[2] UN convention on the rights of the child. Available at: http://www.unicef.org/crc/. Accessed 2015, March 3.

[3] Petersen PE. The World Oral Health Report 2003: continuous improvement of oral health in the 21st century—the approach of the WHO Global Oral Health Programme. Community Dent Oral Epidemiol, 2003, 31:Suppl 1: 3–23.

[4] Mejàre IA, Klingberg G, Mowafi FK, et al. A systematic map of systematic reviews in pediatric dentistry—what do we really know? PLos ONE, 2015(2):e0117537. Doi:10.137/journal pone.0117537.

[5] European Academy of Paediatric Dentistry. Curriculum Guidelines for Education and Training in Paediatric Dentistry. Available at: http://www.eapd.gr/77DF99ED.en.aspx. Accessed 2015, March 3.

Anders Juul, Sven Kreiborg, Katharina M. Main

评估儿童和青少年的生长曲线和青春期发育是临床医生判断其健康状况的重要方法。儿童和青少年只有在提供了最佳社会经济条件、医疗保健和社会心理支持的环境中，才能实现与遗传潜力匹配的理想成长和身高。因此，生长发育欠佳可能是某个需要注意的潜在问题的先兆。反之，对患儿的治疗可能需要考虑其具体的生长和发育情况，以免打破这种微妙的平衡。

不同阶段生长发育监测

有关出生前后的生长发育，目前观念认为其存在不同的生长阶段，应该分别考虑。

产前生长

产前生长分为三个阶段（按惯例）。最初 3 个月的特点是器官形成和组织分化，而中 3 个月和后 3 个月的特点是胎儿快速生长和成熟。中 3 个月和后 3 个月的胎儿生长发育可通过一系列超声检查进行评估。能够测定胎儿的腹围、头围和股骨长度，并且根据这些参数，可以通过不同的算法去估算胎儿体重[1]。胎儿体重的估算应与标准数据相关。一些胎儿的生长曲线是基于早产儿童数据的估算值[2]，因此这些曲线往往低估了正常妊娠时健康胎儿的体重。或者，应该优先考虑参考基于健康婴儿超声研究的生长曲线[1]。根据胎儿体重随时间变化的估算，胎儿可以被认为具有正常的胎儿生

长速率，也可以被认为正在经历宫内生长受限（intrauterine growth restriction，IUGR）[3]。足月的新生儿（胎龄 37~42 周）被认为是发育完善的。怀孕不足 37 周出生者是早产儿，42 周后出生者是过期儿。出生时，可以测量新生儿体重和身高，并与其对应胎龄段的标准数据进行比较。据此新生儿可分为适于胎龄儿（appropriate for gestational age，AGA）、小于胎龄儿（small for gestational age，SGA）或大于胎龄儿（large for gestational age，LGA）。

IUGR 胎儿通常在出生时为 SGA，但亦非必然。IUGR 婴儿最终体重可能轻于他们的遗传潜力，但仍在正常范围内（即 AGA）。所以 IUGR 和 SGA 并非同义词，尽管它们在文献中经常被认为是同一概念（图 2.1）。宫内的身高生长速度比后期任何阶段都要快，足月儿的平均身高为 50~52cm，出生体重为 3.5~3.6kg。因此这一阶段的生长障碍可能会对后期的生长和健康产生长期影响也就不足为奇了。虽然前 3 个月以组织分化和器官形成为主，但中 3 个月、特别是后 3 个月最先表现出身高的快速增长，然后是体重的快速加重。胚胎和胎盘内分泌极其复杂，胰岛素、瘦蛋白、胎盘生长激素、胰岛素样生长因子 2（IGF-2）和甲状腺激素等激素只是参与调节胎儿生长的众多生长因子中的一部分。

产后生长

出生后的 2~3 年，可以通过测量仰卧位的长度来确定身高。2~3 岁以后可以测量站立位

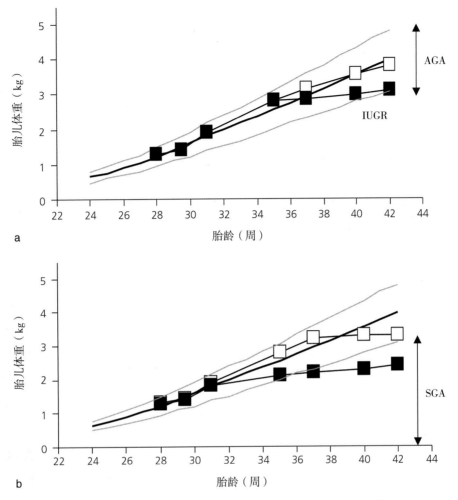

图 2.1　妊娠期间不同胎龄的胎儿体重参考范围，蓝线表示第 10、50 和 90 百分位数[8]。图 a 显示足月出生体重正常的儿童；正常发育的胎儿（□）出生体重适于胎龄（AGA）；后三个月胎儿宫内生长受限（IUGR）的胎儿（■）出生体重小于遗传潜力但位于正常范围内（AGA）。图 b 显示宫内生长受限（IUGR）胎儿出生体重为 AGA（□）或 SGA（■）

高度，最好使用壁挂式身高计来测量。测量身高时应赤足，双肩靠墙，上肢自然下垂，面朝前平视（图 2.2），眼睛应该与外耳道开口水平平齐。记录 3 次测量的平均值。应每天校准 1 次身高测量仪。

重要的是，身体比例（如头围、面部外观、坐高和臂长）可能有助于生长障碍的鉴别诊断（图 2.1）。身体比例测量简单易操作，只需测量坐高，然后计算坐高与站高的比值。该比值可以量化，判断生长不足是合乎比例的还是不合比例（如软骨发育不良）。一些文献中可查到比值的参考范围[4]。

根据 Karlberg 描述的婴儿期 – 儿童期 – 青春期（infancy-childhood-puberty，ICP）模型[5]，身高的变化可以分为婴儿期、儿童期和青春期三个阶段。大多数儿童将遵循这些阶段的不同成长模式。

婴儿期

在最初体重短暂下降了出生体重的 10% 之后，出生后第一个月的生长在很大程度上同妊娠后 3 个月的胎儿生长速度一样，每天增重 30g，每月增高 3.5cm。随后体重和身高的增长速度都会迅速下降。然而，这一时期仍然代表着一生中的一个主要生长阶段，体重在 6 个月内增加了 3 倍。人们对这一时期生长的调控因

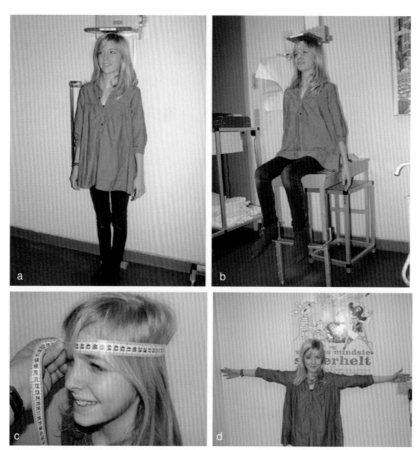

图 2.2　由壁挂式身高计测得的站立高度（a）。高度记录为 3 次测量的平均值。测量坐高的专门设计的椅子（b）。使用测量带（c）确定头围。臂展是通过测量指尖到指尖的距离来确定的（d）

素知之甚少，但营养和生活条件起着重要作用。2006 年，世界卫生组织（WHO）根据生活在最佳社会经济条件下的不同国家和种族的母乳喂养婴儿的信息，发布了一份新的婴儿生长参考图谱。此图谱显示这些孩子在生长模式上无显著差异，这表明遗传差异可能在婴儿期后才开始显现[6]。

儿童期

此期生长相对恒定，随时间推移增长速度逐渐减慢。在 2~4 岁，儿童每年大约增高 7cm、增重 2kg。在 5~6 岁以后，增向速度每年将下降至约 5cm。这一生长阶段高度依赖于生长激素和甲状腺激素。

青春期

在通常持续 4~5 年的青春生长突增期，女孩的身高总增长平均为 20~25cm，男孩的身高总增长为 25~30cm，但个体差异大。早熟的人比晚熟的人有一定趋势可获得更高的身高增长速度高峰（图 2.3）。性类固醇增加脉冲式生长激素分泌，进而增加胰岛素样生长因子 1（IGF-1）。体重增加是高度个体化的，在身高增长速度高峰前后都可能发生。

过去的一个世纪里，由于社会经济条件和医疗保健的改善，发达国家的最终身高有所增高，目前这一现象主要出现在发展中国家。然而，青春期发育的提前和儿童肥胖率的增加影响了最近一到两代人的儿童期生长轨迹，最近丹麦已推出有关身高、体重和体重指数的新参考图[7]。

女孩的生长突增期较早开始，有时甚至可能先于第二性征的发生。乳房通常先于阴毛，在 10~11 岁时出现，但先后顺序偶尔出现颠

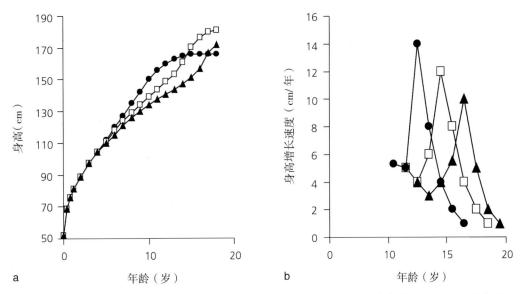

图 2.3　三类身高曲线（a）和身高增长速度曲线（b），青春期提前（●）、正常青春期（□）和青春期延迟（▲）。请注意：成年最终身高几乎相同（a），身高增长速度高峰在青春期提前时更高（b）

倒[1]。根据 Tanner 和 Whitehouse 的研究[8]，乳房发育和阴毛生长分为五个阶段（B1~B5 和 PH1~PH5）。首次月经——初潮发生于生长迸发晚期，约 13 岁，标志雌二醇的分泌达到成年水平和卵泡的成熟。月经初潮后身高增长较小，1.5~2 年增长 4~8cm。

男孩的青春突增期相对较晚。青春期于 11~12 岁开始，睾丸大小从 3mL 增大到 4mL；这作为青春期开始的第一个迹象，男孩通常不会注意到，父母更甚。根据 Tanner 和 Whitehouse 的说法，男孩的青春期发育分为 5 个外生殖器阶段（G1~G5）[8]。睾丸持续发育，在 6~12 个月内可出现阴毛。睾丸体积可以通过使用睾丸体积测量器比较其大小来确定。身高增长速度高峰通常出现在睾丸大小为 10~12mL 的时候，通常 14 岁左右，这时出现变声和长出胡须。因此，男孩在青春突增期的时候就已经相对男性化[9]。在青春期中期，许多男孩出现生理性乳房发育，通常在 6~12 个月内消失。

女孩的青春期比男孩约早一年开始，导致女孩比男孩更早停止生长（女孩 14~15 岁 vs 男孩 16~17 岁）。青春期时间也可能根据种族和国籍的不同而相差 1~2 年。在过去的几十年里，许多国家观察到青春期初始年龄下降[10-11]，表明除了遗传因素外，环境因素和现代生活方式也可能影响发育成熟。

生长痛

相当多的儿童和青少年在一天的体力活动后上床睡觉时，会间歇性地感受到疼痛，局限于胫骨或腿部。这一现象的病因不明，但如果孩子真的感到不适，通常局部保暖、轻柔按摩和使用轻度止痛药，可以改善这一自限性问题。

生长图谱评估

生长发育评估应以随访观察为基础，通过将身高和体重的纵向测量应用于特定年龄和性别的生长图谱来进行。这些图谱适用于许多人群，也适用于各种生长障碍和综合征的人群。由于身高的长期趋势，应定期建立国家标准参考范围[12]。反复测量生长情况可以构建生长轨迹，然后可以对照家族潜力（父母身高、兄弟姐妹的生长）进行评估。由于一些儿童在生长过程中表现出相当大的季节性变化，随访期可能需要 6~12 个月。此外对于临近青春期的儿童，必须对其青春期阶段[8]进行充分的评估。

生长图谱通常基于儿童和青少年的横截面数据，覆盖 95% 的人口（±2SD）。图谱可以描绘百分位数或标准差线。根据定义，2.5% 的人口将低于或高于界限（图 2.4）。与生长图谱相反，身高增长速度曲线是基于对健康儿童的纵向随访研究（图 2.5）。

在评价中，亲代潜力在生长图中的位置和个体生长曲线的趋势都很重要。偏离预期可能代表两种不同的病理状态。在那些由于近期社会经济条件的改善而使身高增长有显著长期趋势的人群中，对比患者与兄弟姐妹的生长也可能是有帮助的。确定家族生长潜力的最简单方法是基于父母身高中值的计算（框表 2.1）。

在童年时期，大多数孩子都会遵循他们的成长轨迹，理想情况下应该遵循家族潜力。然而，人生有两个阶段可能出现非病理性脱离轨迹：①在生命的头两年，儿童可能会"追赶"或"减慢"，这取决于他们的宫内生长和出生时的大小，这一现象也称为回归平均值；②在青春期，早熟导致生长速度超过平均水平（晚熟反之）。因此，与生长图谱的均值相比，儿童个体几乎总是向上偏离或向下偏离（由于生长图谱的截面设计）。一般来说，高个子有提前进入青春期的趋势，矮小的孩子进入青春期的时间较晚。

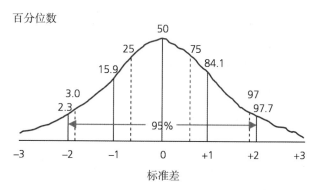

图 2.4　用百分位或标准差表示 95% 可信区间的身高正态（高斯）分布

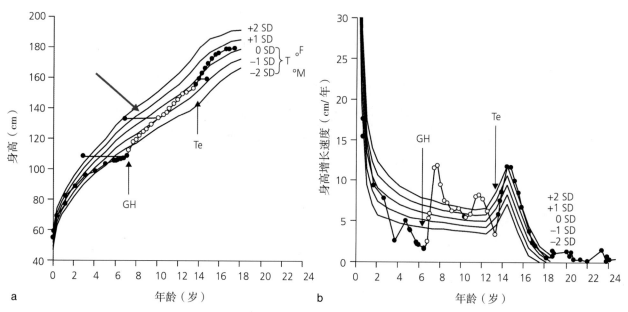

图 2.5　a. 基于健康儿童的正常身高曲线。线条表示均数 ±1SD 或 2SD（SD：标准差）。曲线（●）描述一例垂体瘤（颅咽管瘤）导致生长激素缺乏的患者手术前后。在诊断前可见典型的减速。水平线（红色箭头）表示骨龄。手术后，患儿出现垂体功能不全，代之以 L- 甲状腺素、氢化可的松生长激素（growth hormone，GH）（箭头）和睾酮（testosterone，Te）（箭头）。这使最终身高完全达到期望身高。T：期望身高范围，F：父亲身高，M：母亲身高，用 SDs 表示。
b. 基于 Tanner 对健康儿童纵向研究的正常身高增长速度曲线。这条曲线上描述了相同的患者（●），说明生长激素治疗后显著的生长加速和青春期开始时的加速

框表2.1　计算家族生长潜力（即期望身高或遗传身高潜力）

女孩

[母亲身高（cm）+ 父亲身高（cm）]/2−6.5cm

男孩

[母亲身高（cm）+ 父亲身高（cm）]/2+6.5cm

考虑到家庭内部的生长差异，目标身高范围为男女的父母身高中值 ±6.5cm。

这种方法的潜在缺陷是：父母的身高百分位数相差很大，父母中的一人身高不正常。

儿童和青春期的急性疾病往往只会导致暂时的体重下降，康复后会很快回升。在长期或严重的疾病中，身高增长往往会受到影响。如果他们的骨龄允许额外的增长潜力，这些儿童在康复后可能会表现出明显的追赶性生长。因此，生长减速通常出现在被诊断为严重慢性疾病（如脑瘤或恶性肿瘤）的前一年（或几年），这通常是在病史回顾时首先注意到的。

生长的详细评估包括骨龄测定和最终身高预测。

骨龄预测

线形生长一直持续到骨化中心的闭合。因此，骨成熟度的测定可能有助于评估个体的生长潜力，因为许多生长异常都与骨龄延迟或提前有关。骨龄主要通过左手和手腕的 X 光片，以及与年龄和性别相关的骨骺生长板的比较来测量的（图 2.6）。临床上使用两个主要系统：腕骨发育标准图法（Greulich-Pyle）[13] 和骨发育成熟度评价标准法（Tanner-Whitehouse，TW）[14]。

基于计算机的骨龄自动测定程序 [15] 越来越多地被使用，因为它们通过应用父母身高、当前身高、体重、初潮年龄和长期趋势来提供快速和准确的骨龄测定，从而提供最终身高预测。

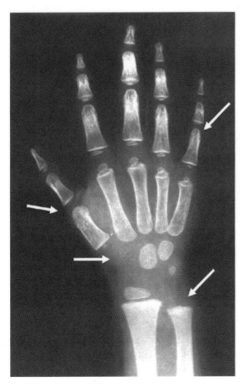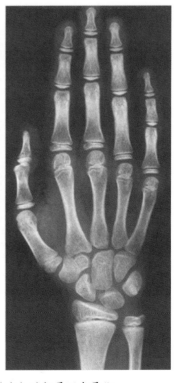

图 2.6　两名健康儿童的左手 X 线片。请注意，更年幼的孩子（左）的籽骨还未骨化

最终身高预测

两种骨龄测定方法（Greulich-Pyle 法和 TW 法）均可用于最终身高的预测模型（分别为 Bayley-Pinneau 法和 TW 法）[14, 16]，误差范围较大。这两种方法都是基于对健康儿童的研究，这些儿童被随访至最终身高，并在不同年龄进行骨龄测定。根据 Bayley-Pinneau 表，每个骨龄对应的身高表达为最终成年身高的某个百分比，例如，根据 Bayley-Pinneau 表，骨龄为 14 岁的 13 岁男孩被假设达到了他最终身高的 90% 左右，然后他的当前身高可以被转换为成年身高估值。这种方法的缺陷是：①骨龄与实际年龄相比的正常生物学变化（通常 ±1 年）；②预测模型是基于正常生长的儿童，因此可能低估或高估病理条件下的最终身高。

牙龄预测

牙龄或牙齿成熟度可以用不同的方法评估。最简单的方法是记录已经萌出的牙齿，并与标准数据进行比较。一种更精确的方法是根据 X 线片判断牙齿的发育情况。Haavikko[17] 给出了单颗恒牙的标准数据，而 Demirjian[18] 则开发了一种评分系统，该系统基于对所有左下恒牙（除第三磨牙外）的正位 X 线片的评估。Demirjian 的方法被公认为最精确的方法。然而，总的来说，牙龄和骨龄的相关性相对较低（图 2.7）。

生长发育障碍

宫内生长受限

许多不利条件可导致胎儿生长发育障碍。感染、药物、环境化学物质、烟草暴露、母体

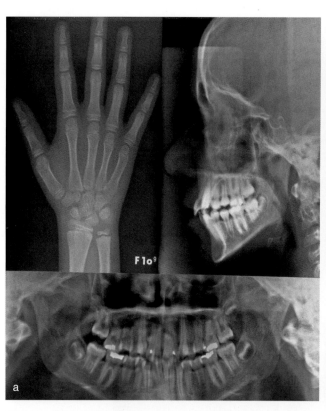
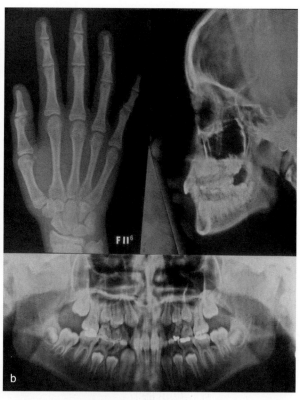

图 2.7 举例说明骨龄和牙龄之间的低相关性。a. 健康女童，10 岁 9 个月，与骨骼成熟度（青春期前手腕 X 线片）相比，牙齿成熟（近乎完整恒牙列：DS4，M1）提前。b. 健康女童，11 岁 6 个月，与骨骼成熟度（青春期后手腕 X 光片）相比，牙齿成熟延迟（混合牙列早期：DS2，M1）

疾病和子宫胎盘功能不全可能在早期或晚期导致胎儿生长受限。胎儿可能在整个妊娠期间处于低于正常的生长轨迹而出生为 SGA，或者在妊娠后 3 个月开始生长受限并导致 IUGR。

过去几十年的研究表明，产前和出生后早期的生长模式可能会影响成年健康状况，这可能是机体由于为了适应不利条件而进行的胎儿编程所致。研究证实产前和出生后早期生长模式与心血管疾病、血脂异常、糖尿病、青春期时刻表和生殖功能有关。大多数出生为 SGA 或 IUGR 的儿童（80%~85%）在出生后会表现出自发的追赶生长，通常在出生后的头 2~3 年内。因此，剩下的 10%~15% 的 IUGR/SGA 儿童没有出现追赶生长的现象，在童年时期持续矮小，最终成为身材矮小的成年人。这些儿童对生物合成生长激素治疗反应良好。拉塞尔－西尔弗综合征（Silver-Russell 综合征）与产前和出生后的生长障碍有关，尽管儿童通常没有生长激素缺乏的证据，但他们的反应通常是最终身高显著增加。

出生后生长受限

在当今社会，身材矮小相较于个子高大更难以被社会接受。因此，诊所里出现了许多因身高而就诊的儿童（图 2.8）。在大多数情况下，生长曲线评估将显示孩子处于其家庭潜力范围内。家族性矮小症儿童的典型生长曲线如图 2.8a 所示。这些孩子通常以正常的速度生长，从而遵循其生长轨迹。这些家庭需要放宽心，因为当下没有令人信服的治疗计划可以可靠地显著增加最终身高。然而，如果孩子在生长曲线上的位置与家庭潜力不符，或者由于生长速度慢而导致生长轨迹向下偏离，应该对孩子进行进一步的检查。许多慢性和系统性疾病（如哮喘、睡眠呼吸暂停、吸收障碍和代谢性疾病）和全身性治疗可能导致生长障碍。在极少数情况下，大剂量吸入类固醇也可能有生长抑制作用（图 2.8f）。

激素缺乏，如生长激素缺乏（图 2.8b）或甲状腺功能减退（图 2.8e）和库欣综合征的典型表现为发育迟缓。同样，染色体畸变，如女孩的唐氏综合征（45，X）（图 2.8c）；遗传性综合征，如 Silver-Russell 综合征（图 2.8d）或 Noonan 综合征，都是公认的出生后生长障碍的原因。此外，严重的忽视或虐待也可能会导致发育迟缓（心理社会性侏儒）。

重要的是，骨骼发育不良会导致严重的生长发育迟缓。在这种情况下，身体比例扭曲，就像典型的软骨发育不全的情况一样。软骨发育不全是最常见的短肢侏儒症。受影响的个体表现为四肢近端短小导致的身材矮小，伴特征性前额隆起和面中部发育不全，腰椎前凸明显，肘关节伸展受限、膝内翻和三叉手。软骨发育不全是由成纤维细胞生长因子受体 -3 基因（FGFR-3）突变引起的。一些证据表明轻微的骨骼发育不良（软骨发育不良）中的一小部分也可能是由于 FGFR-3 突变所致。根据临床和影像学标准，可以对大量不同的骨骼发育不良进行分类（表 2.1）。

身高与生长加速

如今，高个子在社会上更为人们所接受，一些研究表明，高个子可能更容易取得高的社会成就和更好的就业前景。然而，对于一些人

表 2.1　短肢畸形及成年身高

疾病	成年身高（cm）
软骨发育不全	106~142
软骨发育不良	132~147
骨畸形性发育不良	86~122
假性软骨发育不良	80~130
干骺端发育不良	
麦考斯克型	105~145
施密德型	130~160
点状软骨发育不良	130~160
软骨外胚层发育不良	106~153
肢端肢中发育不全	97~123
致密性成骨不全症	130~150

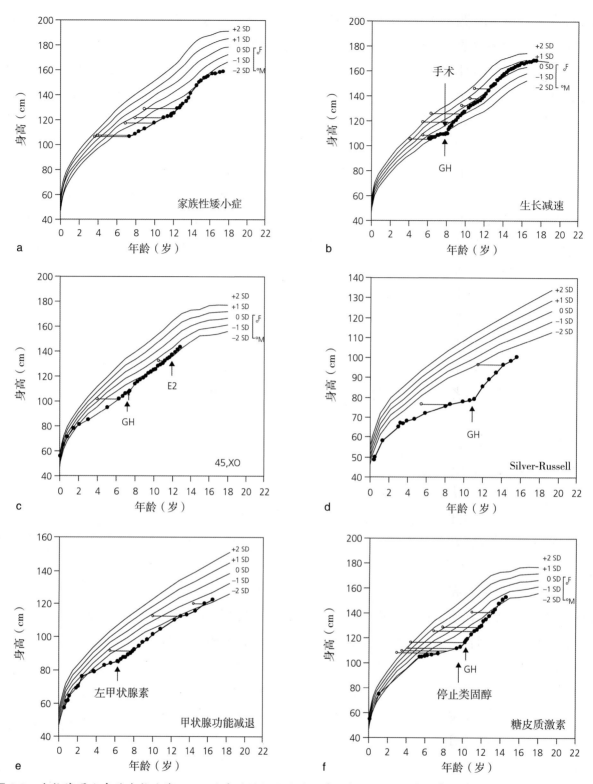

图2.8 生长障碍儿童的生长曲线。a. 一名家族性矮小症的儿童，根据较低的遗传身高潜力和落后的骨龄，预测成年身高低于正常水平。b. 一名因患良性脑瘤而生长减速的儿童，该名儿童已被确诊并已接受手术。术后开始生长激素（GH）治疗，最终身高正常。c. 一名在儿童后期由于生长障碍和诊断时身高低于遗传身高潜力而被确诊为唐氏综合征的女孩；生长激素治疗导致生长加速，12岁时，低剂量雌二醇治疗开始诱导青春期的发育。d. 一名被诊断患有Silver-Russell综合征的女孩有宫内生长受限和出生后发育障碍，在开始生长激素治疗后出现显著的追赶性生长。e. 2~3岁生长减速并伴有便秘的女童。她被诊断为获得性甲状腺功能减退，替代性使用左甲状腺素并正常生长。f. 一名女孩从5岁开始明显发育迟缓，尽管她已不再患有哮喘，但错误地接受了大剂量吸入类固醇治疗，导致骨龄延迟。停止类固醇治疗并同时接受生长激素治疗后出现明显的追赶生长

来说,极高的身材可能仍然是一个主要的缺点,并带来许多实际问题(图 2.9)。

大多数病例是家族性的(图 2.9f),但一些罕见疾病也可能是潜在可能的原因。额外的性染色体 [如克氏(Klinefelter)综合征(47,XXY)](图 2.9a)、最常见的性染色体异常(1:660 新生儿)、超 X 综合征(47,XXX)和双 Y 综合征(47,XYY)(图 2.9b)都具有相较于正常人群和其遗传目标相比生长加速的特征。内分泌紊乱,如巨人症(因垂体瘤引起的生长激素分泌过多)(图 2.9c)极为罕见,应排除在外。其他遗传性疾病,如马凡(Marfan)综合征(四肢细长、手窄、手指细长、臂展大于身高),小儿巨脑畸形(Soto)综合征(前额突出,较大的耳朵和下腭,面容粗犷)和由于身材高大而转诊的患者中发现同型半胱氨酸尿症。

高身材必须与不会导致最终身高增加的暂时生长加速的情况区分开来,如儿童期肥胖(图 2.9d)、甲状腺功能亢进和性早熟(图 2.9e)。这些儿童的生长曲线会向上偏移,但他们骨骼加速成熟的同时会导致生长板的过早融合。

如果预估的最终身高对孩子和家长来说是不可接受的,可以选择使用性激素进行针对治疗,以加速骺板的闭合,但这需要与家长仔细讨论潜在的风险和益处。这可以通过诱导青春期提前发育成熟或在自发性青春期期间添加性激素来缩短青春期生长突发期来实现。此外,行膝关节周围生长板的骨骺形成术手术是治疗高身材的一种常规选择。

青春早期

青春期提前成熟在女孩中比在男孩中更常见。有迹象表明,在许多人群中,女孩在 8 岁之前和男孩在 9 岁之前真正的性早熟的现象正在变得更加频繁。领养的外籍孩子似乎性早熟

风险更大。这似乎也有遗传因素,因为一些家庭出现了几代人的青春期提前。在女孩中,青春期提前通常表现为下丘脑 – 垂体轴的特发性过早激活,很少是由疾病引起的。需要排除颅内肿瘤、脑积水、自主性性激素分泌(性腺肿瘤)和类固醇生物合成障碍(如先天性肾上腺皮质增生症)等情况,特别是在男孩中。通过长效促性腺激素激动剂的治疗,有可能将青春期的进一步发育推迟到更合适的年龄。这种治疗对于那些难以应对早熟的心理影响的儿童或非常矮小的儿童是有用的,因为他们预测的最终身高极低。矛盾的是,这些性早熟的孩子通常是在青春期生长加速的时候出现的,他们的身高超过了他们的同龄人,父母通常意识不到他们的身高问题,但他们可能最终会变得非常矮小(图 2.9e)。

青春晚期

极少数情况下,青春期延迟是由促性腺激素或垂体功能不全或性腺发育障碍等内分泌疾病引起的。过度的体育活动和饮食失调也会导致生理成熟的显著延迟。在女孩中,青春期延迟可能是由染色体紊乱引起的,如唐氏综合征(45,X)。

如果是非病理性的,单纯的安抚可能是唯一必要的治疗。青春期延迟本身并不会导致最终身高变矮。如果青春期的延迟超过了孩子可以接受的限度,用小剂量的性激素治疗 6~12 个月可能有助于"启动"这一过程。

牙齿发育异常

许多出生后发育不良的儿童也表现出牙齿成熟延迟,例如生长激素缺乏。同样,大多数小儿巨脑畸形综合征患者都表现出牙齿成熟提前。因此,牙医应该了解一般疾病的口腔表现,从而有助于早期诊断(见第 23 章)。

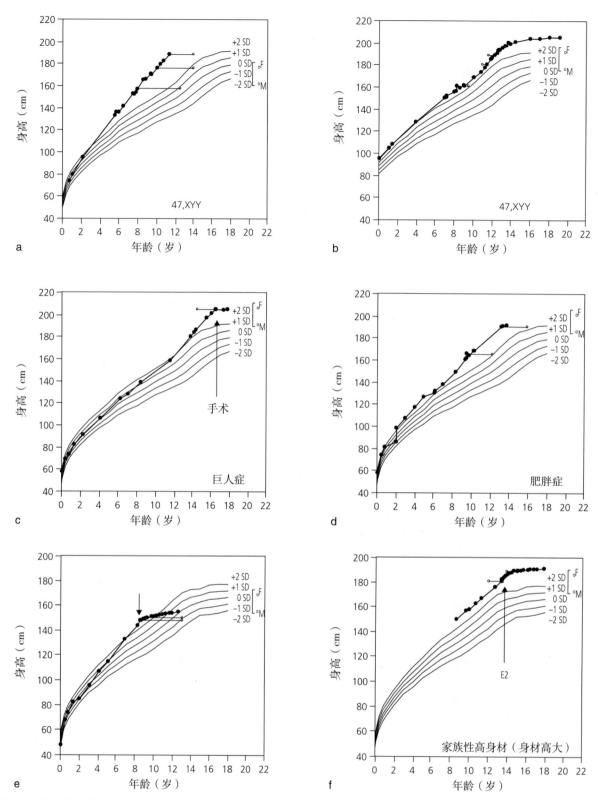

图2.9　表示身材高大、生长加速儿童的生长曲线。a. 一名从幼年开始生长明显加速的男孩，被诊断为克氏综合征（47，XXY）。尽管他的骨龄很大，最终还是会超过他的期望身高。b. 一个从童年早期就生长加速的男孩，他被诊断为双Y综合征（47，XYY），最终会增加最终身高。c. 一名10~12岁生长加速的男孩，他被诊断为"巨人症"，并因其产生生长激素的垂体腺瘤而接受手术。d. 一个生长加速的男孩，他患有肥胖症（单纯性肥胖），最终身高将在他的期望范围（靶范围）内，这可能是因为他的骨龄较大。e. 表现为性早熟（9岁时有规律月经）的女孩生长加快，骨龄明显增大。她的最终身高将在她目标范围内的低值区。f. 一名家族性高身材、青春期延迟的女孩，她接受了大剂量雌激素治疗，以促进骨骺线闭合。尽管如此，她的最终身高还是超出目标范围

本章小结

出生前和出生后的发育反映了一个人的总体健康状况。生长图表易获取，是非侵入性的，且成本低廉。许多国家提供的卫生服务可以对身高和体重进行纵向追踪，同时评估青少年的青春期进程。病理生长图表和明显偏离实际年龄的骨龄，可能是需要注意的严重潜在疾病的第一个指标。因此，所有参与儿童和青少年健康护理的医务人员，都必须了解儿童和青少年的正常和异常生长模式。此外，儿童牙医应该意识到这样一个事实，即牙齿成熟度的显著异常可能是全身生长发育问题的一部分。

（周红艳　蒋子晨　译）
（梅予锋　张倩　邢向辉　审）

参考文献

[1] Marshall WA, Tanner JM. Variations in the pattern of pubertal changes in girls. Arch Dis Child, 1969, 44:291–303.

[2] Niklasson A, Ericson A, Fryer JG, et al. An update of the Swedish reference standards for weight, length and head circumference at birth for given gestational age (1977–1981). Acta Paediatr Scand, 1991, 80:756–762.

[3] Marsal K. Intrauterine growth restriction. Curr Opin Obstet Gynecol, 2002, 14:127–135.

[4] Hertel T, Scheike T, Juul A, et al, et al. Body proportions of Danish children. Curves for sitting height ratio, subischial length and arm span. Ugeskr Laeger, 1995, 157:6876–6881.

[5] Karlberg J. A biologically-oriented mathematical model, (ICP) for human growth. Acta Paediatr Scand Suppl, 1989, 350:70–94.

[6] WHO Multicentre Growth Reference Study Group. Child growth standards based on length/height, weight and age. Acta Paediatr Scand, 2006, 450:76–85.

[7] Tinggaard J, Aksglæde L, Sørensen K, et al. The 2014 Danish references from birth to 20 years for height, weight and body mass index. Acta Paediatr Scand, 2014, 103:214–224.

[8] Tanner JM, Whitehouse RH. Clinical longitudinal standards for height, weight, height velocity, weight velocity, and stages of puberty. Arch Dis Child, 1976, 51:170–179.

[9] Marshall WA, Tanner JM. Variations in the pattern of pubertal changes in boys. Arch Dis Child, 1970, 45:13–23.

[10] Aksglaede L, Sorensen K, Petersen JH, et al. Recent decline in age at breast development. The Copenhagen Puberty Study. Pediatrics, 2009, 123:e932–39.

[11] Sørensen K, Aksglæde L, Petersen JH, et al. Recent changes in pubertal timing in healthy Danish boys: Association with body mass index. J Clin Endocrinol Metab, 2010, 95:263–270.

[12] Juul A, Teilmann G, Scheike T, et al. Pubertal development in Danish children: comparison of recent European and US data. Int J Androl, 2006, 29:247–255.

[13] Greulich WW, Pyle SI, Waterhouse AM. A radiographic standard of reference for the growing hand and wrist. Chicago IL: Case Western Reserve University, 1971.

[14] Tanner JM, Whitehouse RH, Cameron N, et al. Assessment of skeletal maturity and prediction of adult height. 2nd edn. London: Academic Press, 1983.

[15] Thodberg HH, Kreiborg S, Juul A, et al. The BoneXpert Method for Automated Determination of Skeletal maturity. IEEE Trans Med Imag, 2009, 28:52–66.

[16] Bayley N, Pinneau S. Tables for predicting adult height from skeletal age. J Pediatr, 1952, 14:423–441.

[17] Haavikko K. Tooth formation age estimated on a few selected teeth. A simple method for clinical use. Proc Finn Dent Soc, 1974, 70: 15–19.

[18] Demirjian A. Dentition//Falkner F, Tanner JM, eds. Human growth. London: Baillière Tindall, 1982.

第 3 章

儿童与青少年心理发展

Anders G. Broberg, Gunilla Klingberg

过去几十年积累的证据表明，如果牙医对儿童认知及其社会情感的发展有基本的了解，那么他们就能更充分地应对可能出现的困境。本章的目的是让读者概括性地了解发展心理学的要点。我们将通过描述正常心理发展的不同方面，帮助牙医治疗不同年龄段的"典型"儿童。用"儿童"来表示 0~12 岁的儿童，用"青少年"来表示 13~18 岁的儿童。在 0~12 岁的范围区间内我们做了进一步的划分，分为婴儿期（0~1 岁）、幼儿期（2~3 岁）、学龄前期（4~5 岁）和童年中期（6~12 岁）。

本章首先概述了心理发展的定义，然后聚焦于学龄前儿童、学龄儿童和青少年的认知、情感和社会发展方面，最后介绍了发展心理病理学领域中我们认为对儿童牙科最有用的方面。

心理发展的观点

早在发展心理学家开始使用科学方法研究与年龄相关的变化之前，哲学家们就根据日常观察提出了对"发展"的解释。他们提出的关于人类发展本质的许多问题和论点仍然是现代发展科学的核心。

关于天性与教养的争论是心理学和哲学中最古老、最核心的理论问题之一。然而，时过境迁，神经科学特别是分子生物学和发展心理病理学的发展，导致一种新局面的产生，即"天性和教养"成为神经科学家和发展心理学家共同的兴趣点，纠正了之前"天性"或者"教养"割裂的观点。在"发展心理病理学"一节中，我们将介绍目前解决这个问题的方法。

生物、心理、社会方法

人的生命由三大系统相辅相成：生物、心理和社会。这三大系统的结合才有了人类思想和行为的复杂性和动态性。

生物系统（biological system）是由机体心理机能运转所必需的所有进程组成。生物进程的发展和变化是基因引导的发育、环境资源、在环境毒素中的暴露、遭遇意外和疾病以及生活方式行为模式的综合结果。

心理系统（psychological system）由心理过程组成，这些心理过程对一个人理解经验和采取行动的能力至关重要。情感、动机、记忆、感知、解决问题、语言、象征能力，以及我们对未来的定位，都需要使用心理过程。心理系统为处理信息和指导现实提供了资源。

社会系统（social system）是由一个人融入社会的过程组成的。社会影响因素包括家庭组织、社会支持、文化、社会角色、种族和亚文化影响、经济模式（繁荣或贫穷），以及遭受种族主义、性别歧视和其他形式的歧视。社会系统对心理发展的影响很大程度上源于人际关系，通常是与其他重要的人之间的关系。

生物、心理、社会方法寻求理解人内在的体验，这些体验是生物、心理和社会过程之间相互作用的产物。其中一个系统的变化通常会导致其他系统的变化。在生命的每个阶段，儿童和青少年将花费大量时间掌握一组独特的发展任务（developmental tasks），这些任务对儿童适应社会至关重要。解决发展任务将使儿童走上不同的发展轨迹，并对未来任务的解决产生影响。在生物、心理和社会系统之间的相互作用中引入时间作为一个强有力的因素，由此导致了新概念的产生，即"儿童发展交互理论（transactional model of child development）"。

解释和整合生物、心理和社会系统经验的过程可引申出一个重要意义，即寻求个体的自我认知。儿童和青少年通过建立对不同人的分类，来区别他们与谁有联系或没有联系，他们关心或不关心谁，以及他们钦佩、拒绝或否定谁。

以上是按照心理学家观点对发展科学进行的粗略介绍，我们现在介绍儿童和青少年发展更具体的方面。

心理发展方面

儿童的发展通常使用两种方法来描述，一种是基于特定参考变量的方法，另外一种是基于个人的方法。基于参考变量的方法将儿童的发展划分为认知、情感、社交等组成部分，并描述了每个组成部分在童年和青春期的发展。以个人为基础的方法描述了某个年龄段的儿童的典型情况，无论是在学龄前儿童、学龄儿童还是青少年阶段，都同时使用许多方面来衡量。这两种方法各有优缺点，人们更多的是按自己的喜好来选择。无论如何，儿童的发展并不是简单地划分为"身体发展""社会发展"和"语言发展"，而是一个连续的、综合的过程。但是我们将从特定的某一方面开始，最后再进行全面的分析。

认知发展

认知是从经历中组织和创造意义的过程。认知发展理论特别关注知识是如何产生并转化为逻辑性的、系统的推理和解决问题的能力的。现代认知理论家中最广为人知、最有影响力的是 Jean Piaget[1]。而最近，Lev Vygotsky 的著作也激发了人们对认知发展的社会框架的兴趣[2]。

皮亚杰认知发展理论

根据皮亚杰（1896—1980）的观点，每个机体都在努力地达到平衡：组织结构（运动、感觉或认知）的平衡。当结构处于平衡状态时，它们提供了与环境相互作用的有效方式。平衡是通过适应来实现的；这是一个逐步完善现有知识组织方式的过程，从而将已知知识和正在学习的知识之间的变化和差异纳入考虑范围。适应是连续性和变化性相互作用的过程。同化是根据现有的心理结构（模式）解释新经历的倾向，有助于认知的连续性；同化会被适应所平衡，即有修改熟悉模式的倾向，从而解释通过经历所揭示的对象或事件的新维度。

皮亚杰把认知发展分为四个阶段，每个阶段都有独特的组织信息和解释信息的能力。在每个新的阶段，前一阶段的能力不会丢失，而是被整合到一种全新的思考和认识方法中。

第一个阶段——感知运动期，该阶段的特征是形成越来越复杂的感觉和运动的模式，使婴儿能够感知和适应他们周围的环境。

第二阶段——前运思期，儿童通过语言、模仿、意象、象征性游戏和象征性绘画来发展表象符号工具。然而，该阶段知识仍然与孩子的感知密切相关。

第三阶段——具体运思期，孩子们开始意识到某些因果关系的逻辑必要性。他们可以分组、分类和分层。与解决纯粹哲学或抽象概念相比，他们在解决明显与物理现实相关的问题方面往往更成功。

根据皮亚杰的观点，认知发展的最后阶段是形式运思思维。该阶段的思维水平允许一个人对许多同时相互作用的变量概念化。它允许创建用于解决问题的法律系统或规则。形式运思思维反映了科学和哲学赖以生存的智力素质。

皮亚杰的理论对我们在认知的理解和儿童及青少年推理能力方面的思考产生了巨大的影响，其中一些可以总结如下：

· 认知基于人类婴儿的生物学能力：知识来源于实践。知识是建构出来的，而不是被动吸收的。

· 现有思维模式与现在经验之间的差异促进认知的发展。接触各种新奇事物，特别是那些与已知的事物略有不同而不是大相径庭的经历，对产生新想法和新思维方式至关重要。

· 学龄前儿童与学龄儿童（更不用说婴儿与幼儿）的思维方式不同，他们的思维方式也不同于（年龄较大的）青少年和成年人。但这并不意味着他们的思维是无组织的或不合逻辑的。但是，通常支配成人思维的逻辑原则并不适用于年幼的儿童。

· 儿童可以使用许多科学推理的基本原则来解决问题。他们也开始进行推理（如解释他们是如何得出具体结论的）；但要更好地掌握和利用元认知（即对认知的认知），还需要形式运思思维（formal operational thought）。

表象与真实

儿童在学龄前的几年逐渐不再有自我中心主义，这似乎是他们对表象与真实更广泛理解的一部分。Flavell[3] 对此进行了多种方式的研究。在一项研究中，研究者向孩子展示了一块被涂成岩石形状的海绵。在孩子抚摸海绵 / 石头，回答了关于它看起来是什么样子和它"实际"是什么东西的问题后，研究人员可能会问这样的问题：

"约翰（孩子的一个玩伴）没有碰过这个东西，也没有捏过它。如果约翰只是看到了它，他会认为这个东西是什么呢？他会认为这是一块石头，还是会认为这是一块海绵？"

"海绵。" 3 岁的米妮说，她认为玩伴会觉得这个物体是海绵，因为她自己认为这是海绵。

"石头。" 4 岁的肯说。他意识到，因为约翰没有触碰过海绵，他会误认为那是一块石头。

调查人员还询问孩子是否能掌握错误信念原则。理解错误信念原则的人可以从他人的角度来看待问题，以便辨别什么样的信息可以导致那个人相信不真实的东西。许多发展论者研究了一个被称为心智理论或心智化的理论概念，即理解他人的想法、信仰、欲望和行为的概念 [3]。成年人和青少年的心智理论比儿童要全面得多。然而，研究也表明，年幼儿童的复杂程度比皮亚杰或儿童的临时观察者预期的要高，而且在心智能力何时发展以及如何发展方面存在很大的个体差异。

儿童心智理论的发展表明，认知发展是一个关系过程。孩子通过与他人交流，获得对周围世界的认知。认知的发展是通过人际互动来实现的，该观点是 Vygotsky 理论的标志。

维果茨基认知发展理论

俄国心理学家列夫·维果茨基（1896—1934）认为：只能在社会框架内理解发展。新的认知开始于人际互动：起初是两个人，一个婴儿和一个成年人，协调他们的互动。此外，维果茨基声称，认知发展只能在文化背景下理解。人的高级心理机能始于外部活动，逐步重建和同化。他给出了"指向"的例子。

一开始，婴儿会向够不着的物体伸手，朝物体的方向伸展手，并用手指做抓取动作。一旦照看者意识到孩子想要这个物体，并且满足了孩子的要求，孩子就开始将伸手和抓取的动作转化为具有社会性意义的手势——指向。个体的抓取已经成为一种人际交流的手势，孩子已经内化了对期望目标、作为理解人的照顾者和有意义的"指向"三种特殊关系之间的理解。

根据维果茨基的说法，孩子学习新的认知技能是由成人或者更有技能的孩子（比如大一点的兄弟姐妹）来指导的，他们对孩子的学习经验进行塑造和构建，这种方法后来被称为支架式教学（scaffolding）。维果茨基[2]提出了最近发展区（zone of proximal development）的概念，即儿童自己解决问题（如，数学问题）的能力与在成人指导下或与有能力的同龄人合作解决问题之间的差异。在最近发展区内的学习推动了现有的发展能力的重组和内化，然后这些能力在一个新的、更高的心理水平上被整合起来。

维果茨基的理论可以推断出几个具体的含义[4]，其中至少有三个了解儿童发展与口腔有关，如下所示：

·在特定文化中成长的儿童心理结构和功能，将与在其他文化中成长的儿童不同。皮亚杰认为逻辑思维的出现在很大程度上是一个自然而然的过程，而维果茨基认为推理和解决问题的能力是由文化创造的。

·个人可以通过寻求与其他人的互动来促进自己的认知发展，这些人可以帮助他们在最近发展区内获得更高水平的能力。

·老师，无论是正式的还是非正式的（如家长或口腔医务人员），都必须引导孩子们的"学习"，以便他们能够将孩子的学习建立在他或她的最近发展区内。

皮亚杰所说的"适应"或维果茨基所说的"学习"是指在输入新的东西（与现有知识不同）同时又与现有知识有足够的联系的时候（在最近发展区范围内），学习才是有效的。只有满足条件的时候，才能导致适应而不是同化（皮亚杰的说法），并且建立更复杂的心理机能（维果茨基的说法）（框表3.1）

框表 3.1

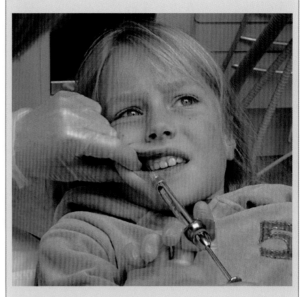

儿童对疼痛概念的理解和局部麻醉的需要，随着年龄和认知发展的不同而有很大的不同。首先，两者都是抽象的现象。学龄前儿童对痛苦的理解可能是惩罚，也可能是内疚，而不了解疼痛的生理背景。此外，局部麻醉很难掌握，孩子无法自主决定是否进行麻醉注射。即使学龄前儿童获得了相关的良好且适龄的信息，并且在被医生询问是否愿意局部麻醉的时候选择拒绝，就算在治疗过程中感到疼痛，他们也无法理解麻醉与疼痛之间的因果关系。虽然一个成年人可能会劝说"治疗时感到疼痛的话，只能怪自己拒绝局麻"，但是孩子难以理解。他可能只会责怪牙医伤害了他。正因为如此，在治疗年幼患者时，口腔医师必须确保治疗过程尽可能没有疼痛，并在合适的情况下使用局部麻醉。由于牙科治疗意味着一定程度的压力，孩子需要掌握更高级的推理能力，以充分理解疼痛以及如何在牙科治疗过程中预防疼痛。因此，按照经验来说，局部麻醉的决定权应该只留给青少年。儿童到达青春期并且能够在形式运算的水平上思考后，才能完全承担拒绝麻醉后遭受疼痛的责任。

语言发展

在 16~24 个月的某个时候，经历了非常缓慢的单词学习的早期阶段（通常是 12~18 个月）

之后，大多数孩子进入快速学习新单词的时期，就好像他们已经意识到东西是有名字的一样。对于大多数孩子来说，词汇飞跃并不是一个稳定、渐进的过程。反之，一旦孩子掌握了大约50个单词，词汇量就会开始激增。先学习名词后学习动词，因为婴儿在18个月之前，缺乏将单词与动作相联系的能力。在学龄前期，他们继续以惊人的速度增加词汇量。在两岁半时，他们平均词汇量约为600个单词，其中约四分之一是动词[5]。这个年龄段的大多数儿童都具备一定的语言能力，这也使他们能够开始与不熟悉的成年人进行口头交流，前提是：①成人调整他或她的说话方式，以适应儿童的认知理解水平；②情感交流使儿童感觉可以自由交谈。到5、6岁时，儿童的总词汇量已经增加到15 000个单词——以每天10个单词的惊人速度增长。在3岁左右，儿童学习新单词的方式发生了重大转变。对词性的理解有助于儿童形成我们所谓新单词的心理空位（slot）。一旦有了心理空位，孩子们会自动地搜索他们从父母、老师、同龄人、书籍、电视节目和其他来源收到的语言输入，以便尽快提取新词并填补心理空位。

尽管大多数孩子在3岁或4岁时就已经很流利地掌握了他们的第一语言，但仍然有许多需要改进的地方。幼儿在弄清楚词形变化和基本句型（如否定句和疑问句）后不久，就开始尝试非常复杂的句子，使用诸如"和"和"但"之类的连词，来连接两个概念或使用嵌入的从句。在童年中期，孩子们会熟练地掌握更细节的语法要点，比如学会描述过去的各种句式（如一般过去时"did"，过去进行时"was doing"，现在完成时"have done"，过去完成时"had done"，过去完成进行时"had been doing"等）。

儿童使用语言并不仅仅是为了跟别人交流，同时也是为了自己，为了有助于控制和监管自己的行为。这种自言自语，可能包括零碎的句子、咕哝、对自我的指示，这些可以从最早使用的单词和句子中看出来（框表3.2）。

情感的发展

情感（如恐惧、悲伤、愤怒和喜悦）是一组相互关联的情感、思想和行为复杂集合体的一部分。普拉契克（Plutchik）[6]将情感定义为反馈系统中的一部分。刺激可以是内部体验，如疼痛；也可以是外部刺激，如隐约可见的物体，它被感知并赋予了某种意义。意义与感觉及其伴随的生理状态相关联。它们结合在一起，产生了一种冲动，这种冲动如果表达出来，就会在行为中被观察到。本章特别关注情绪的两个方面：气质和情绪调节。

气　质

气质是一种理论概念，它是指对环境的反

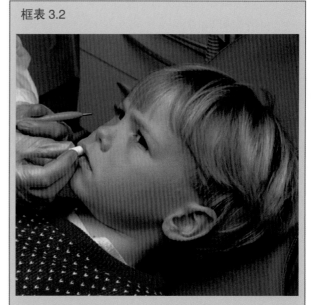

框表3.2

　　7岁的彼得正在接受第一恒磨牙的窝沟封闭治疗。这是彼得的第一次正式的治疗，他有点紧张。在之前的就诊中，口腔医生已经告诉了他今天将要进行的治疗内容，并答应他会在每一步的操作前都会向他展示。第一颗牙成功治疗后，当医生准备对第二颗牙齿进行棉卷隔湿的时候，彼得自言自语道："躺着别动，张大嘴巴，很快就好了。"

应相对稳定的特征和自我调节的模式[7]。关于气质的具体特征以及这些特征稳定性的原因，学者提出了不同的观点。然而，他们都倾向于认为：气质的一个主要特征是孩子对环境积极或消极的反应，这种反应的稳定性会导致其他人的模式化反应[8]。

早在 20 世纪 50 年代，Thomas 及其同事[9]就对气质进行了研究，并将婴儿分为三种气质类型：容易型、缓慢兴奋型、困难型。大约 35% 的样本不能被归入这些类别（表 3.1）。

后来关于气质方面的研究表明活跃度、社会性和消极情绪性是受到显著遗传影响的三个特征[10]。Kagan 及其同事[11]已经确认行为抑制是一种相对稳定的气质特征，也被证明是儿童后期害羞和焦虑情绪发展的易感因素。

Rothbart 和 Posner[12]在 3 到 7 岁的儿童中确定了三个广泛的气质因素：外倾性、消极情绪和一致控制。外倾性（surgency）主要特点为积极的情绪性和方法，包括寻求知觉、活动水平、冲动、微笑和大笑，以及低度胆怯。消极情绪（negative affectivity）包括害羞、不适、恐惧、愤怒或沮丧、悲伤和难安抚。意志控制（effortful control）的定义是高度克制、注意力集中、低强度的（非冒险的）愉悦感和知觉敏感性。

总而言之，把气质看作两个基本的过程：

- 反应性是激起孩子反应的程度，无论是积极的还是消极的。非常抑制的和非常冲动的孩子，都对环境刺激有很高的反应，但他们的反应有不同的大脑起源部位和不同的形式。

- 控制力是孩子处理他们被激活的神经系统的能力。

在看牙医的环境下，气质的这两个方面都是重要的。对一些孩子来说，这充满了想要逃避的恐惧刺激；而对另一些孩子来说，他们则想要探索一些令人兴奋的事情。在这两种情况下，孩子都很难安静地坐着并听从指示。气质与情绪调节的概念密切相关，我们稍后再谈这一点。现在，让我们以儿童气质的稳定性这一方面来总结。

尽管气质在婴儿期和幼儿期表现出一致性，但它绝不是一成不变的。事实上，在较长的时间内，气质只能适度稳定——稳定的程度取决于文化、测定技术和分析方法。当他们接触到家庭和学校的社会化压力，以及新的行为调节能力时，他们的气质特征就会发生改变。究竟是气质本身（就生物倾向而言）会改变，还是孩子只是学会了"隐藏"或"压抑"他或她的气质中未被文化认可的方面，这是一个有争议的话题。

蒂姆是一个典型的害羞的小孩儿，这种害羞在看牙医的时候是如何展现的（框表 3.3）。另一些则是活泼、敏捷的儿童，他们立马跳到椅子上并且渴望检查牙齿。这些儿童非常焦躁不安，似乎很少有时间交谈，因此也很难接受医生的信息以及指导。还有一些儿童在感到不舒服时很容易心烦意乱，比如牙医使用吸唾器的时候；但只需要给予他们一些额外的关注，这些儿童往往能够感到更加放松并且更加配合治疗。

表 3.1　早期气质的不同类型

气质类型	特点	占比
容易型	积极的情绪，生理节律有规律，低到中等的反应强度，适应能力强，态度积极而不是遇到新的情况时退缩	40%
缓慢兴奋型	不活跃，第一次接触新刺激就有退缩倾向，适应速度慢，情绪稍消极，对环境刺激的反应比较温和、低调	15%
困难型	生理节律无规律，易烦躁，易退缩，适应变化慢，通常情绪消极	10%

引自 Thomas et al, 1970[9]

框表3.3

　　蒂姆是一个3岁的小男孩，第一次去看牙医。他非常谨慎，避免眼神交流，并且拒绝回答任何问题。他拒绝坐在牙科椅子上，也不让牙医看他的牙齿。蒂姆有一个比她大2岁的姐姐，也是这家诊所的患者。在她3岁的时候她也是跟蒂姆一样的表现，但经过医生详细地介绍，她现在可以配合得很好。蒂姆和他的姐姐每天都在日托中心度过。他们在同龄人群体中表现得很好，和朋友们一起玩耍，但难以结交新朋友。他们在遇到新朋友时很害羞，在陌生的情况下需要相当长的一段时间才能感到自在。在这种情况下，建议牙科团队识别出他的害羞气质，并决定利用第一次预约的机会与蒂姆和随行父母建立良好的关系。蒂姆是一个需要额外时间交流才能感到轻松自在的孩子。如果他得到理解和同情，并逐步介绍牙科检查以及未来所有新的牙科治疗，他很可能会很好地配合。

情绪调节

　　情绪调节指的是允许婴儿控制其情绪状态的强度和减少痛苦情绪的各种过程。这些能力在出生后的前两年就变得娴熟了，对孩子在学龄前和后来的儿童时期成功地参与社会活动具有重要的意义[13]。情绪调节最早发展阶段的一个最重要的因素，就是照看者帮助婴儿管理强烈情绪的方式。当照看者观察到孩子烦躁时，他们可以提供直接的帮助：像婴儿一样的拥抱、搂紧、摇晃，或者裹在被子里；他们会给婴儿提供食物或奶嘴，或者给他们喂奶，以此作为安慰的手段。通过言语和行动，照看者可以帮助孩子理解压力的来源，或者提出减轻压力的方法。

　　在婴儿期和幼儿期，情绪调节技能和能力的获得和表现有了戏剧性的发展：相对被动和反应性较强的婴儿，有的婴儿能够自我发起行动以发挥情绪调节功能[14]。适应性情绪调节能力的缺乏，可能会导致情绪表达控制不足（即行动化）或过度控制（即抑制）的适应困难。缺乏这项技能可能会导致社交能力和学校适应能力等方面的困难。无法灵活地、建设性地管理情绪的孩子，在协调同伴关系或者处理学业压力等可能比较困难。因此，获得适应性情绪调节技能，被认为是儿童早期的一项重要成就[15-16]。此外，这些技能可能以重要的方式与其他方面的自我控制或自我调节能力联系在一起，这些能力也是在儿童早期发展起来的（框表3.4）。

发展任务

　　到目前为止，我们已经讨论了儿童发展的不同方面，但它们并不是独立存在的。本节将介绍现在用来更广泛地描述和理解儿童发展和能力的主要概念：发展任务[17]。

框表3.4

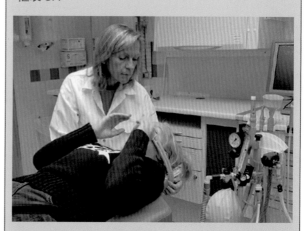

　　牙科治疗程序一般是比较固定的，而且大多数拔牙过程都是顺利的。然而，突发事件时有发生。牙医可能刚开始拔牙，突然牙冠断裂，需要对患者进行一个小手术治疗。即使事先对治疗程序了解充分，但不同的孩子处理这些新突发情况的方式是不同的。有些人会接受这一事实，并很好地配合接下来的治疗；有些人可能会非常不安，导致在继续治疗之前，牙医不得不对患者给予极大的关注、安慰、告知等。在某些情况下，甚至不能立即进行治疗或者不得不使用镇静剂。

我们怎么判定孩子的发展是否正常呢？在许多父母、社区、文化和措施中有一套通用的标准，这个标准反映了适应跨越发展的主要任务，以及评估社会适应的关键标准。表 3.2 说明了儿童发展教科书中常见的儿童和青少年心理社会任务。

这些发展任务反映了环境中几个广泛的能力领域，以及在每个领域内的发展进程。其中一个基本的领域就是行为举止（个人遵守规则的程度）。在孩提时代，孩子们就应该开始控制自己的行为并遵守父母的指示。后来，当进入学校时，他们被要求学习并遵守课堂行为规则，避免在不同意见中抨击他人。到了青春期，他们应该在没有直接监督的情况下遵守学校、家庭和社会的规则。在童年中期，学习成绩是评判儿童成功的重要方面；在青春期，学习成绩仍然很重要，并且成绩预期水准不断地提高。在童年中期，与其他孩子相处成为发展的重要方面，最初是在同伴接受方面，后来是在发展友情和爱情方面。在个人方面，自我领域是最

常见的发展任务，首先是将自己与环境区分开来，然后是获得自己的身份和自由。

发展任务既反映了发展中普遍的人类现象，如对照看者和语言的依恋，也反映了更具文化或历史特征的一些任务。例如，学习成绩在许多文化中是重要的，但并不是全部。此外，与强调社区和归属的文化相比，在强调个人主义和自治主义的文化中可能更加强调建立个体认同。

当儿童生活在与大环境有明显区别的少数族裔文化社区中时，可能很难判断他/她是否具备足够的能力。例如，儿童可能生活在高度危险的内城区，那里的生存可能依赖于某些主流社会认为不恰当的行为。

随着对儿童早期发展的认知快速进展，我们认识到儿童早期阶段的重要性，该阶段是儿童以后能力发展的基础。例如，早期阶段发展的运动技能、语言、自信、游戏和解决问题的能力，与以后在学龄阶段发展的理解能力高度相关。这些能力的背后是一个正在发育的大脑。对于人类和其他物种的最新研究表明，大脑对经历有着深刻的反应。

激励系统也是人类能力的核心。婴儿喜欢练习新技能，从中可以获得快乐，如吹泡泡、发出声音或从高椅上扔食物；而年龄较大的孩子则从唱歌、开玩笑、解谜或骑自行车等活动中找到乐趣。在我们人类身上有一种内在的动机系统，该系统很容易在幼儿积极参与环境和从有效互动中体验快乐（效能感）的倾向中观察到。很明显，儿童关于成功的信念会影响他们的行为。

表 3.2　发展任务的举例说明

年龄阶段	任务
婴儿期 – 学龄前期	依恋照看者（们）
	语言
	将自己与环境区分开
	自律和依从
童年中期	适应学校（出勤、举止得体）
	学习技能（例如 学习阅读和算术）
	和同龄人相处（认可度、交朋友）
	行为规范（遵守社会道德和行为准则）
青少年期	成功地过渡到中学
	学习技能（学习高等教育或工作所需的技能）
	参与课外活动（如体育、俱乐部）
	在同性和异性中形成亲密的友谊
	形成有凝聚力的自我意识、认同感

引自 Masten & Coatsworth，1998[17]

人是一种社会动物

没有他人，我们就不会发展出让我们成为人的不同技能。个人关系对于儿童和青少年解决发展任务和挑战的能力至关重要。其中

一些关系比其他关系更重要。依恋关系是第一位的[18]，该关系为以后与兄弟姐妹、同龄人、直系亲属以外的成年人建立关系奠定了基础。

依恋理论

虽然新生婴儿极其脆弱和依赖，但他们来到这个世界上时，都配备了一系列复杂的内置行为，旨在最大限度地提高他们的存活率。其中两种行为以及支撑它们的系统分别是依恋行为系统和探索行为系统。像其他哺乳动物的后代一样，人类婴儿需要学习的不是在危险时刻逃到哪里，而是逃到谁那里。探索系统和依恋系统就像连通器一样工作；当其中一个处于活动状态时，另一个被下调。当孩子感到安全，并知道他依恋的对象在身边的时候，孩子的探索系统就会打开，孩子就可以自由地与周围的世界互动，并融入周围世界的新方面。当处于幼儿期或学龄前期的儿童遇到被认为是威胁的事物时，依恋系统立即被激活；探索停止，孩子转而专注于尽快与他的依恋对象团聚[19]。在生命的头几年里，大多数孩子学会把他们的父母作为探索周围环境的安全基地，并在有压力或危险时返回的安全避风港。

年龄越大的孩子越有能力独立处理轻微压力。然而，重要的是，这并不意味着随着孩子年龄的增长，依恋变得不那么重要，只意味着依恋系统被激活的频率降低了。然而，当它被激活时，对于年龄较大的儿童或青少年来说，如果他们的依恋需求得不到适当的满足，他们就会像年幼的孩子一样有压力。

儿童将父母作为安全基地或避风港的能力各不相同的原因，在很大程度上取决于照顾环境的特点。从技术上讲，这指的是儿童发展不同的依恋模式（安全型、回避型、抵抗型、紊乱型）[20-21]。儿童对其依恋对象的照料经历，将以心理表征或依恋理论中所谓的儿童与关系人互动的内部工作模式的形式存储在大脑中。

这些内部工作模式包含了关于照看者的重要信息（值得信任和可靠或不可预测，甚至更糟糕、危险的）以及儿童本身的信息（作为一个值得爱和尊重的人；作为一个不得不依靠自己的人；作为一个无助的人；或者在最坏的情况下，作为一个习惯于被嘲笑或欺骗的人）。

内部工作模式在本章非常重要，因为它们可被用作"过滤器"。儿童以后与直系亲属以外的成年人的交往，将通过这些早期工作模式的"镜头"来体验。记住皮亚杰关于同化和适应的概念。孩子们利用他们现有的社交知识（在很大程度上基于他们与依恋对象的互动）来预测未知的人将如何与他们互动，以及他们应该如何与这些人互动。孩子经历的负面照料经历越多，他或她就越有可能将善良的陌生人看成卑鄙和不可靠的。出于类似的原因，不良的就诊经历会使孩子消极对待就医（框表3.5）。

社会生态

自20世纪70年代以来，人们一直在大力将亲子二元扩大到整个大家族，甚至扩大到在更广泛的社会背景下的孩子及其家族。Urie Bronfenbrenner[22]是启动这一领域研究的关键人物之一。他强调，孩子成长在复杂的社会环境（社会生态系统）中，社会环境中有不同的角色——兄弟姐妹、父母、祖父母、托儿所工作人员、教师、同龄人等，而这些角色反过来又嵌入到更大的社会背景中。父母可能有或没有工作，他们可能喜欢或不喜欢工作，日托环境在组织和质量方面差异较大，家庭的社会支持系统（祖父母、邻居、朋友）可能是单一而脆弱的，也可能是亲密而可靠的。由于家庭的经济和社会状况的不同，孩子可能生活在富裕的郊区，或者生活在遭受种族暴力和犯罪袭击的内城或郊区，或者介于两者之间的地方。

Bronfenbrenner的研究中最重要的一个方

框表 3.5

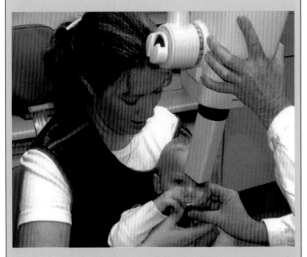

通常情况下，孩子们在第一次看牙医时会很谨慎，父母会以不同的方式处理这一问题。许多父母鼓励他们的孩子熟悉新的情况，尽可能地让孩子回答牙科团队的问题；他们赞扬孩子的表现，并进行安慰等。这些父母起到了作为孩子进行探险的安全基地的作用。其他家长则正好相反。他们回答所有的问题，甚至没有给孩子一个机会，或语言掌控孩子，从而限制了孩子探索牙科治疗的可能性。有时，当孩子在候诊室时，就已经可以观察到这些不同的互动模式。一些孩子被允许自由玩耍，而另一些孩子则更多地受到父母的监督，有时甚至受到身体上的约束。

面是对社交地址（social addresses）这个概念的讨论。社交地址范例包括社会经济地位低、工人阶级家庭、酗酒的父母、移民家庭等。临床心理学和儿童青少年精神病学的许多早期研究表明：生活在"消极"社交地址家庭中的儿童，心理不健康的现象更为常见。但是，正如 Bronfenbrenner 反复强调的那样，孩子的心理健康不受社交地址本身的影响。大多数来自贫困或移民家庭的孩子与来自较富裕家庭的孩子一样可以拥有健康的心理。只有当社交地址影响到父母的照顾能力时，才会造成随之而来的儿童心理上的不良后果。因此，

Bronfenbrenner 指出：社交地址与心理表现（比如心理健康状态）之间的关系只是在统计学中有意义，而不存在必然的因果关系。临床医生应该始终牢记这一点，尽其所能将每个新患者或父母视为独立的个体，而不是某种社会群体的代表（框表 3.6）。

对不同年龄段儿童的整体描述

该部分通过汇总上述内容对正常发展进行总结描述。对于想要更多地了解儿童心理发展的读者来说，发展心理学有一些很好的教材。下面所写的关于不同年龄段儿童的整体描述是根据 Helen Bee 和 Denise Boyd 的《儿童发展心理学》（*The developing child*）一书[23]。

学龄前儿童（3~5岁）

学龄前阶段的主要内容是：儿童正在进行一种缓慢但极其重要的平衡转变，即他或她在多大程度上以及在何种情况下依恋他人，特别是依恋父母。幼儿期的儿童，以及后来的学龄前的儿童，行动更自如，交流也更多（并且更

框表 3.6

阿什夫是一名 6 岁男孩，有移民背景，住在郊区。两年前，他与他的母亲、父亲和两个姐姐作为难民一起来到这里。这家人不得不在艰苦的条件下，旅行了很长一段时间才来到这里，但现在他们已经得到了居留许可。他的父母在理解和表达当地语言方面有很大的困难。这位牙医原本以为他的口腔健康会比较糟糕，就像她以往在许多与阿什夫相似背景的年轻患者身上看到的那样。但是牙科检查显示阿什夫的牙齿和牙龈是健康的。通过与阿什夫和他父母的交谈，她发现，这家人在口腔卫生和饮食方面善于积极管理，而且他们有非常健康的生活习惯。

清晰），并越来越觉得自己是一个具有特定品质的独立个体。他们还具有初步的认知能力和社交技能，以便与玩伴进行更全面、更成功的互动。这段时间，孩子的思想开始去除自我中心，用皮亚杰的话说：孩子不再把自己作为唯一的参照系，并且变得不那么依赖外表。

幼儿期的孩子有新掌握的技能和新发展的独立性，但通常没有良好自控力。一般而言：两岁的孩子通常善于"做"事，而很难控制自己"不做"事。一旦受挫，他们往往会击打东西、哀号、尖叫或大喊大叫。这个年龄段父母与孩子发生冲突，很大程度上是因为父母必须限制孩子的行动，不仅是为了孩子的安全着想，也是为了教导孩子进行情绪自我调节。学龄前阶段也是孩子社交技能和个性的播种期（框表3.7）。

从婴儿期开始的依恋过程仍然不断形成，因为它有助于塑造孩子社会关系的内部工作模式。在2~6岁这个阶段，早期的依恋模式不断更新，对一些孩子来说是巩固的过程，对另一些孩子来说是则是修正和更牢固的过程。由此产生的互动模式往往会持续到小学及以后。3岁、4岁或5岁的孩子如果学会了分享，能够读懂别人的暗示，对他人做出积极的回应，并可以控制自己的攻击性和冲动，那么在他8岁的时候，很可能会成为一个在社会上成功的、受欢迎儿童[24]。相比之下，不听话、充满敌意的学龄前儿童更有可能在日后的学龄阶段成为不受欢迎、咄咄逼人的孩子[25]。

小学阶段（6~12岁）

在大多数文化中，人们都注意到幼童过渡到童年中期这一阶段存在的一些转变的现象。人们普遍认为，6岁的孩子与4~5岁的孩子相比，在某种程度上出现了质的不同：他们变得更有责任心，并且更有能力理解复杂的想法。在许多文化中，选择在这个年龄

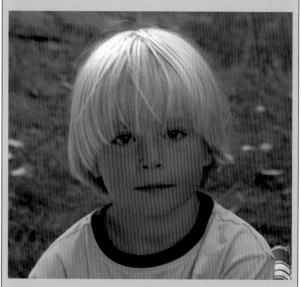

框表3.7

乔4岁，并且不久前有了一个小妹妹。平日里，他和母亲待在家里，通常每周见几次同龄的孩子。他喜欢和他的朋友们玩耍，喜欢骑三轮车，并且还想要一辆两轮自行车作为生日礼物。成为哥哥对他来讲是个大事情，有很多嫉妒和适应的困难，但同时乔也为他的妹妹感到非常自豪。为了保持在母亲身边的安全和地位，他有时会依偎在母亲身上，或者想坐在她的大腿上。在看牙医的过程中，他滔滔不绝，经常询问器械的名称，并想确切地知道每一种器械的用途。他喜欢检查牙齿，而且合作得很好。可以很顺利地对他的牙齿进行检查和抛光。

开始学校教育的事实也或多或少地反映了这一点。例如，在认知方面，孩子现在理解了储水问题（无论是在窄而高的容器中，还是在宽而低的容器中，液体的量都是相同的）。更广泛地说，孩子现在似乎较少被外表迷惑，而是更多地关注其内在的本质，即较少关注对象的表面属性，而更多地关注潜在的连续性和模式。这不仅体现在儿童对实物的理解上，也体现在他们对人际关系和对自身的理解上。对自我的概念而言，全球公认的自我价值大概在七八岁出现。在大多数文化中，性别隔离这一规则（尤其体现在个人友谊）

在儿童 6 岁或 7 岁时就形成了。

在小学阶段，似乎有两个方面的发展过程在发挥作用：

·认知的影响。在童年中期出现的发展变化中，认知的变化似乎是最核心的，是同时期人际关系变化和自我图式建立的必要条件。同样地，儿童与同龄人和父母的关系似乎在一定程度上取决于对互惠和换位思考的基本认知理解。孩子现在明白了，别人看到的他或她，就像他或她看到的他们一样多。

·同龄人的影响。孩子在这个年龄段的很多经历都来自和同龄人的社会交往。社会关系给孩子提供了独特的需求，这些需求既有认知的，也有互动的，并且会对孩子的社会和情感能力产生独特的影响。例如，在小学期间，同伴拒绝或接纳的模式得到巩固，并且对青春期和成年生活产生深远影响（框表 3.8）。

青春期（13~18 岁）

从定义来说青春期早期是一个过渡时期，几乎儿童功能的每一个方面都会发生重大变化。青春期后期更多的是巩固时期，这一时期青少年建立了一个有凝聚力的新身份，拥有更清晰的目标和承诺。用皮亚杰的术语来说，青春期早期是以同化为主的时期，而青春期后期是以适应为主的时期。12 岁或 13 岁的孩子正在吸收大量关于身体、社会和智力方面的经验。虽然这一切都在进行，但在这些经验被孩子完全消化之前，孩子都会或多或少处于一种持续的不平衡的状态。旧的模式、旧的计划已经不再奏效，但是新的模式还没有建立起来。正是在这个早期阶段，同龄人群体显得非常重要。最终，16 岁、17 岁或 18 岁的人开始做出必要的适应，相关串联并建立新的身份、新的社会关系模式、新的目标以及新的角色。

在某些方面上，青春期早期与幼儿期有很多相似之处。许多人在青春期开始时就经历了

框表 3.8

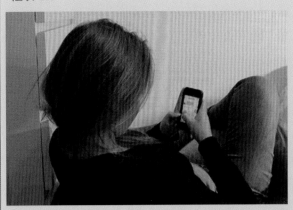

莎拉今年 11 岁，大部分时间都和朋友在一起。当他们不在一起时，会使用社交媒体或互相发短信保持联系。她在学校表现很好，并且很清楚她的朋友和同学在不同科目上的表现。看牙医时，她非常健谈，急于按照她认为的方式行事。她在以前的就诊中，很顺利地完成了一两颗牙的充填治疗。莎拉的下颌第一磨牙上有一个深龋，局部麻醉下进行充填治疗，顺利完成而且比预期的要快。由于剩余时间充足，牙医建议她对刚刚萌出的两颗上颌第二磨牙进行窝沟封闭治疗。莎拉同意了。可是事实证明，在隔湿阶段的操作遇到了困难，莎拉突然开始忍不住流泪。萨拉已经完成了一个牙的充填，此时她倍感压力。充填治疗是事先已经决定的，也是莎拉有过心理准备的。莎拉是一个典型的好孩子，她想成为一个好患者，但是当牙医向她建议额外的治疗时，她还不完全有能力说不。显然对莎拉来说治疗的内容有点多了。牙医不应该在这种情况下建议额外的窝沟封闭治疗。即使现在有充足的时间去进行额外的治疗，牙医也应该坚持原来的治疗计划。

一段消极或闷闷不乐的时期，从父母的角度来看，很像一个 2 岁的孩子。与父母的冲突大都集中在独立的问题上：比如来去的自由，听他们喜欢的音乐（用最大音量），拥有目前"流行"的服饰和发型。就像 2 岁孩子的消极情绪一样，我们很容易夸大青少年与父母之间冲突的深度和（或）广度。对于绝大多数人来说，

这种现象也不会导致什么大问题，只是暂时增加了分歧或争端的频率。

将青春期和幼儿期的孩子相提并论也是有意义的，因为这两个年龄段都面临着建立独立身份的任务。幼儿期孩子必须开始脱离与他们的主要照看者之间的关系，以便为其他重要的关系（与其他成年人和同龄人）腾出空间。青少年必须将自己与孩提时代的身份分开，并重新构建与主要照看者的依恋关系，因为他们很快就会长大成人（框表3.9）。

青春期后期更像是学龄前的状态，历经了重大变化后实现了新的平衡。青春期的生理巨变已经基本完成，家庭系统也允许青少年有了更多的独立和自由，由此产生了一个新的身份。建立亲密的伙伴关系是青春期后期的一项关键任务。让年长的青少年进入一个有意义的社会，对社会如何发挥作用是非常重要的。如果脱离原来的家庭时不伴有新的归属感，这样的儿童在同龄人中，甚至整个文化中都会有一种叛逆感和"无根感"。

Caspi 和 Moffitt[26] 提出了更普遍的观点，即任何重大的生活危机或转变（包括青春期）都会强化早期的个性或行为模式，而不是创造新的模式。Caspi 和 Moffitt 举了一个例子，通常，较早经历青春期的女孩，比在正常年龄经历青春期的女孩产生心理问题的比例更高。然而，进一步研究显示，只有青春期之前就已经有了社会问题的早熟的女孩，她们的青春期才会表现出更消极的状态。我们不仅在进行青春后期到成年期的角色和需求转变时受到现有自我模式的影响，而且这种现有模式可能会在压力较大的情况下更加显而易见。

至此，我们结束了对"典型"人物发展的描述。在本章的最后我们来介绍大多数发展主义者目前是如何定义"异常发展"这个概念的。

框表 3.9

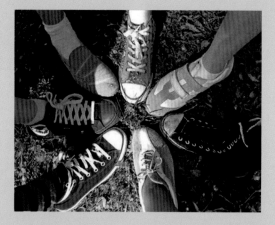

玛丽今年14岁，正处于青春期。她经常错过约定好的看牙时间，甚至有时对牙科工作人员也很粗鲁。玛丽过去的口腔健康状况很好，但是最近几年，她有了几颗新蛀牙，并且口腔卫生很差。她被评估为口腔疾病的易感人群，并且被纳入了需要每4~6个月进行一次口腔检查的回访系统，然而这并没有太大的帮助。新的X线片发现，玛丽有4颗需要保守治疗的新蛀牙和7颗新的早期龋。牙医很关心玛丽的健康，但当问及她的健康时，玛丽并不配合。牙医失去了耐心，说他将不得不联系她的父母。听到这些，玛丽站起来，一句话也没说就离开了诊所。

玛丽既想做一个孩子，又想做一个成年人。她错过预约和粗鲁的行为，表明她可能正在经历一段不稳定的青春期。要很好地处理这种类型的患者往往是很困难的。一方面，牙医要负责她的牙齿护理，而这名女孩在法律上仍然处于她父母的照顾和监督之下。可是，让父母参与她的诊疗，会让玛丽觉得自己受监护，被视为一个年幼的孩子。口腔医生应该留出时间进行沟通，并承认口腔卫生和牙科预约不在她的十大优先事项之列，这可能会有所帮助。重要的是你既要表现对患者的信任，但也要清楚地表明，你希望她对自己口腔卫生负责并且举止得体。牙医应该尝试与青少年达成协议，让她参与决策，而不是直接告诉她该做什么。有人提倡，只有在这一策略失败的情况下，才可以去征求家长的意见与帮助。

发展心理病理学：心理发展出了差错

Norman Garmezy、Michael Rutter、Alan 等人在 20 世纪 70 年代和 80 年代推出了一种名为发展心理病理学的方法，极大地提高了我们对异常心理的认知。它在几个重要方面不同于传统的儿童和青少年精神病学（具有表观现象的精神病学诊断）。首先，心理病理学被定义为正常的心理发展出了问题。正常和不正常的发展，都被定义为出现在相同的基本过程中，而不是本质上不同的两个过程[27]。从这个角度来看，牙科恐惧症与较轻形式的牙科恐惧和焦虑的不同表现是在恐惧的量上，而不是在质上。

儿童在任何时间点的发展状况被视为是不同生物、心理和社会因素之间持续相互作用的结果，同时，时间本身也是其中一个重要的方面。例如，早期的被照顾的经历（前面有关依恋的章节所述）会导致内部工作模式的形成，这种模式会被带到儿童日后去日托所的环境中。因此，儿童与其照看者以及同龄人的交往，受到他们先前与父母之间经历的影响。在发展心理病理学中，早期经历的影响，被定义为儿童与其周围环境之间的一系列交互作用的结果。每一次新的交互都基于孩子之前与环境交互的结果，也就是他们以前怎样完成发展任务，以及环境在他们达成任务上起到了多大的帮助。

生物心理社会模式

随着交互作用模型理论的发展，越来越多的学者认识并接受神经生物发展与经验相互影响的观点。例如，研究已经证实，类似基因表达能改变社会行为，社会经历也通过反馈对大脑施加作用，以改变基因表达（表观遗传学）和大脑结构、功能和组织。有证据表明，不良的早期经历会通过对糖皮质激素的致敏来抑制神经系统的结构可塑性，并且削弱了海马体在儿童后期、青春期和成年期对压力做出适应性反应的能力。此外，已有研究表明，学习以及社会和心理经历引起的基因表达改变会导致神经元和突触连接模式的改变，从而导致神经细胞功能的改变。这样的改变不仅在启动和维持行为变化方面发挥了重要的作用，而且奠定了个人特质的生物学基础，并使相同经历对不同个体产生不同的影响[28]。

心理病理发展不能就单一因素（环境因素或遗传因素）进行讨论，而应综合不同易感因素和风险因素的累积效应来讨论心理异常发展的概率性。"易感性"的概念用于描述儿童先天（如抑制或过度活跃的气质）或早期获得（如紊乱型依恋）的因素，而"风险因素"更常用于描述环境中已知与高概率发生心理病理问题相关的因素（如各种"社会地址"）。大多数发展心理病理学的研究表明，导致心理异常发展的是易感性和风险因素的综合数量，而不是任何单一的因素。

心理韧性和保护因素

发展心理病理学不仅强调异常，而且强调健康。心理韧性的概念，被用来描述使一些儿童在严重的心理社会困境中，仍能保持良好状态的各种能力。其中一些是儿童的自身能力（如智力和社交能力），而另一些则是环境因素（例如，祖父母对儿童的支持使他们能够忍受父母的严重缺点）。心理病理发展是一个交互过程，其最终结果是随着时间的推移，在与儿童发展有关的积极和消极影响之间取得平衡。因此，相比关注对孩子造成消极影响的因素，更重要的是关注儿童及其周围环境的有益因素，促进其积极发展。通过促进保护性因素，那些难以改变的消极因素对孩子的影响也会变得更小。

发展路线

由于在不同的时间点有多种相互作用的因素，发展心理病理学的研究人员和医师不仅要关注患者当前的心理状态的诊断，而且要关注导致从婴儿期到儿童期再到成年期的异常发展和典型发展的路径（发展线）。

不同的生物、心理、社会因素如何在特定儿童的生活中相互作用？一些儿童一直沿着不断适应或适应不良的道路前进，其中一些儿童可能最初表现出积极的发展，后来就变成适应不良；还有一些儿童表现出相反的模式，早期的适应不良随着时间而消退。"等效性"（equifinality）的概念认为，不同的孩子可以通过不同的途径到达相同的终点。导致牙科焦虑症或牙科行为管理问题的发展路线对所有儿童来说不尽相同，因此，寻找牙科焦虑症或牙科行为问题的"唯一原因"是没有意义的。相反，由于个体发展差异巨大，这些问题很可能是多因素导致的。心理发展和心理病理解释了部分原因，每个患有牙科焦虑症或牙科行为管理问题的儿童有不同的病因组合（见第6章）。

同样，多重性（multifinality）的概念表明特定危险因素和易感因素对儿童的长期影响因人而异。在幼儿期期间表现出非常拘束的气质，是儿童后期患牙科焦虑症的一个易感因素，但大多数早期具有这种气质的儿童不会患上牙科恐惧症。一些孩子确实出现了其他的焦虑问题，但大多数孩子根本没有表现出异常的心理发展（见第6章）。此外，对一些儿童来说，其他神经生物学和神经精神病学因素，会影响他们在牙科治疗方面的合作能力。这包括认知障碍/学习障碍、涉及社会互动的障碍和交流障碍，例如孤独症谱系和注意力缺陷多动障碍等。然而，这些问题不在本章的范围内，它们将在第24章中描述。

本章小结

儿童和青少年的差异很大，不仅表现在牙齿和身体发育方面，并且表现在心理成熟方面。从婴儿期到儿童期、青春期，再到成年期的心理发展，是一段漫长而迷人的旅程。心理发展帮助儿童解决他们多年来遇到的挑战。作为牙医，我们需要对这段旅程有一个很好的了解。这些知识和理解是在牙科治疗室与儿童沟通的先决条件：它有助于与孩子会面、理解和提供治疗。当精子和卵细胞结合时，这段旅程的"胚胎"已经开始勾勒，但从那时起，它取决于生物因素和心理社会因素之间复杂的相互作用。认知发展涉及推理和解决问题两个方面。年幼的婴儿已经能够探索环境并与环境互动。这些技能由儿童从以往的经验中学习，并在体育活动中进步，以及与其他人的交往中继续发展。认知和情感的发展从一开始就交织在一起，始于孩子与他的主要照看者的第一次关系形成探索世界基础时。气质因素很重要，会影响孩子在新情况下的反应，比如第一次看牙。每个孩子都有自己的成长路线。学龄前儿童仍然依恋照看者，他们的推理能力处于前运算水平，这个水平是很难理解因果之间关系的。开始上学对孩子来说意味着新的挑战，比如承担更多的责任，以及同伴关系对他们来说变得更加重要。成为学生也给孩子提出了新的要求：需要在课堂上发挥作用、学习阅读、做数学题等。孩子的推理虽然变得更有逻辑，但仍然是具体层面的，因此学龄儿童很难理解抽象的概念。青春期是一个过渡时期，这一时期包括暴风雨期和平静期，其表现形式因人而异。同伴关系是最重要的，个人经历了许多生理、社会和智力变化的时期。推理能力不断提高，儿童开始领会抽象的概念。

去看牙被许多儿童和青少年认为是有压力的，这可能会使他们无法发挥最好的表现力和推理能力。越信任牙医，他们就越容易按照自己的成熟度行事。此外，年轻患者是社会的组成部分，这一点也应该考虑在内。作为牙医，我们为儿童和青少年制定单独的牙科诊疗方案时，应该重点根据每个人的优点，但同时也要考虑到他们的缺点。

（周红艳　张芮　译）
（梅予锋　廖莹　邢向辉　审）

参考文献

[1] Piaget J, Inhelder B. The psychology of the child. New York: Basic Books, 1969.

[2] Vygotsky LS. Mind in society. Cambridge MA: Harvard University Press, 1978.

[3] Flavell J. Theory-of-mind development: retrospect and prospect. Merrill Palmer Q, 2004, 50:274–290.

[4] Davydov VV. The influence of L.S. Vygotsky on education theory, research and practice (Kerr ST, trans.). Educational Researcher, 1995, 24:12–21.

[5] Bates E, Marchman V, Thal D, et al. Developmental and stylistic variation in the composition of early vocabulary. J Child Lang, 1994, 21:85–123.

[6] Plutchik R. The nature of emotions. Am Sci, 2001, 89:344–50.

[7] Putnam SP, Sanson AV, Rothbart MK. Child temperament and parenting//Bornstein MH. Handbook of parenting. Children and parenting. 2nd edn. Mahwah NJ: Lawrence Erlbaum, 2002: 1255–1277.

[8] Vaughn BE, Bost KK. Attachment and temperament//Cassidy J, Shaver PR. Handbook of attachment: theory, research and clinical applications. New York: Guilford Press, 1999: 198–225.

[9] Thomas A, Chess S, Birch H. The origin of personality. Sci Am, 1970, 223:102–109.

[10] Buss AH, Plomin RA. A temperament theory of personality development. New York: John Wiley, 1975.

[11] Kagan J, Snidman N. The long shadow of temperament. Cambridge MA: Harvard University Press, 2004.

[12] Rothbart MK, Posner MI. Temperament, attention, and developmental psychopathology//Cicchetti D, Cohen DJ, eds. Developmental psychopathology. 2nd edn. New York: John Wiley, 2006, 2:465–451.

[13] Calkins SD. Early attachment processes and the development of emotional self-regulation//Baumeister RF, Vohs KD. Handbook of self-regulation: research, theory, and application. New York: Guilford Press, 2004, 324–339.

[14] Sroufe LA. Emotional development: the organization of emotional life in the early years. New York: Cambridge University Press, 1996.

[15] Bronson MB. Self-regulation in early childhood: nature and nurture. New York: Guilford Press, 2000.

[16] Calkins SD, Hill A. Caregiver influences on emerging emotion regulation: biological and environmental transactions in early development//Gross J. Handbook of emotion regulation. New York: Guilford Press, 2007: 229–248.

[17] Masten AS, Coatsworth JD. The development of competence in favorable and unfavorable environments: lessons from research on successful children. Am Psychol, 1998, 53:205–220.

[18] Bowlby J. Attachment and loss. Attachment. 2nd edn. New York: Basic Books, 1982.

[19] Cassidy J, Shaver PR, eds. Handbook of attachment: theory, research and clinical applications. New York: Guilford Press, 1999.

[20] Ainsworth MDS, Blehar MC, Waters E, Wall S. Patterns of attach-ment: a psychological study of the strange situation. Hillsdale, NJ: Lawrence Erlbaum, 1978.

[21] Main M, Hesse E. Parents' unresolved traumatic experiences are related to infant disorganized attachment status//Greenberg MT, Cicchetti D, Cummings EM, eds. Attachment in the preschool years: theory, research and intervention. Chicago IL: University of Chicago Press, 1990：161–182.

[22] Bronfenbrenner U. The ecology of human development: experiments by nature and design. Cambridge MA: Harvard University Press, 1979.

[23] Bee H, Boyd D. The developing child. 11th edn. Boston, MA: Pearson, 2006.

[24] Sroufe LA, Egeland B, Carlson EA, et al. The development of the person: the Minnesota study of risk and adaptation from birth to adulthood. New York: Guilford Press, 2005.

[25] Caspi A. The child is the father of the man. Personality con-tinues from childhood to adulthood. J Pers Soc Psychol, 2000, 78: 158–172.

[26] Caspi A, Moffitt TE. Individual differences are accentuated during periods of social change: the sample case of girls at puberty. J Pers Soc Psychol, 1991:61:157–168.

[27] Cicchetti D, Cohen DJ, eds. Developmental psychopathology, 2nd edn. New York: John Wiley, 2006.

[28] Cicchetti D, Curtis WJ. The developing brain and neural plasticity: implications for normality, psychopathology, and resilience//Cicchetti D, Cohen DJ, eds. Developmental psychopathology. Vol 2. Developmental neuroscience. 2nd edn. New York: John Wiley, 2006: 1–64.

第 4 章

牙齿发育异常、数量异常及形态异常

Göran Koch, Irma Thesleff, Sven Kreiborg

牙齿发育与发育异常的机制

牙齿是由覆盖口腔的外胚层发育而来的上皮附件。有关牙齿发育的微观形态学方面在很久以前就有了详细的描述。最近的研究揭示了牙齿形态发生、牙齿细胞分化和细胞外基质形成以及矿化过程的分子学内容。以小鼠牙齿为模型的实验研究，阐明了正常牙齿发育的遗传调控机制。人类分子遗传学的研究，提高了我们对引起牙齿畸形的基因缺陷方面的认识。

牙齿发育机制

牙齿的发育始于基板，即牙板的局部增厚，在未来的牙弓部位形成一条口腔上皮带。基板增生突入到下方的间充质组织，该间充质组织积聚在上皮芽周围。上皮的快速生长和折叠导致帽状结构的形成。在钟状期，牙尖的位置和高度通过上皮的折叠和生长调控，此时就形成了牙冠的形态。成牙本质细胞和成釉细胞开始分化，分别沉积为牙本质和牙釉质的细胞外基质。分化、基质沉积和矿化从牙尖开始并向颈部移行，到达未来的釉质牙骨质界时，牙根便开始发育（框表 4.1）。

继承恒牙是由其替换脱落的乳牙胚继发的牙板发育而来，恒牙的发育始于乳牙发育的帽状阶段。远端的磨牙形成于乳磨牙远中的牙板。原发性牙板和继发性牙板都含有干细胞，它们具有形成牙齿的能力。*Sox2* 是一种已知的干细胞标记基因，在原发和继发牙板中均有表达[1]。

只有在乳牙发育和萌出后，上下颌骨的形成才能启动，随后来自牙胚周围间充质的牙槽骨发育与牙齿的形态发育密切相关。在萌出时，牙齿被骨包围，它们的萌出依赖于精确的骨改建调控，即牙齿殆方的骨吸收和根部的骨沉积。

调控牙齿发育最重要的机制是上皮细胞和间充质细胞之间的相互作用。在牙齿发育的启动过程中，上皮发挥诱导功能，决定未来牙齿的类型以及间充质细胞的发展。在胚芽期间，间充质开始调节牙齿发育，随后，间充质信号调节上皮的形态和牙齿的形状。成牙本质细胞、成釉细胞和成牙骨质细胞的分化以及它们的基质沉积，也受到不同组织之间相互作用的调节。因此，牙齿的发育是由一系列相互作用的组织调控的。值得注意的是，类似的调控顺序和细胞之间的相互作用支配着胚胎中所有器官的发育。

调控牙齿发育的分子机制

调控牙齿发育最重要的分子是参与介导上皮 – 间充质相互作用的信号网络分子。实际信号是单个细胞分泌的小分子肽。小分子肽通过与邻近细胞上特定受体结合而发挥作用（图 4.1），导致反应细胞中基因表达的变化，以及随后细胞行为的变化。对不同物种的牙齿和其他器官的分子机制的研究表明，它们的进化过程惊人地相似。现在已知几乎所有物种的胚胎中，器官的发育都是由相同

框表 4.1　牙齿发育的各个阶段

启动

牙板　　　口腔上皮

间充质

· 口腔上皮增厚并诱导间充质细胞向牙源性谱系分化
· 牙板和信号中心形成
· 确定了牙齿的位置和类型

蕾状期

· 牙间充质密集并诱导上皮生长和折叠

帽状期

釉结

· 开始形状发育
· 釉结中信号中心形成

钟状期

恒牙胚

· 牙冠形状由继发釉结决定
· 成牙本质细胞和成釉细胞的分化
· 牙本质和牙釉质形成和开始矿化
· 恒牙发育开始

成熟期

牙釉质

牙本质

牙髓

· 牙冠发育完成
· 牙根开始发育
· 萌出启动

的信号调节的；但在不同的器官和发育阶段，信号会引起不同的反应。

实际发挥作用的信号来自少数几个家族，其中四个家族被研究得最多，并且它们对调节牙齿的发育过程很重要。它们分别是 Hh 通路（Hedgehog）、FGF 通路（fibroblast growth factor）、BMP 家族（bone morphogenetic protein）和 Wnt 家族。这些信号在牙齿早期的上皮细胞中表达，并调节牙齿发育的启动。它

们也从间充质发回信号到上皮，启动上皮折叠，从而进行牙齿形态的调节。在发育过程中，牙齿上皮细胞、牙板和釉结局部表达多种信号，它们是调控牙齿起始和牙冠形态的信号中心。牙板形成于牙齿上皮伸展至间充质的部位。原发釉结在上皮芽的顶端形成，导致上皮的折叠和帽状结构的形成。在磨牙中，继发釉结出现在新牙尖的位置，并产生刺激牙尖生长的信号（图 4.2）。这些信号调节大量不同的转录因子，

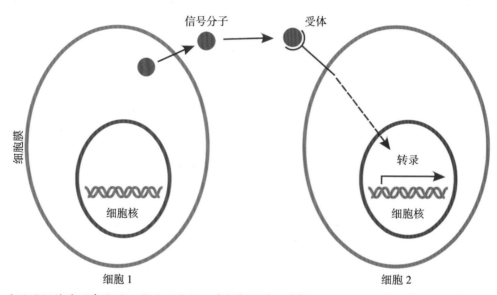

图 4.1 细胞通过调节基因表达的可溶性信号分子进行交流（转录）

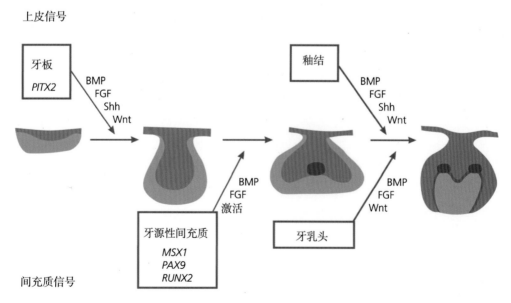

图 4.2 上皮组织和间充质组织之间的相互作用，是由保守的信号分子介导的（BMP：骨形态发生蛋白。FGF：成纤维细胞生长因子。Shh：Shh 因子。Wnt：Wnt 家族）。许多转录因子与信号传递有关，只有那些导致牙齿异常的转录因子才会在方框中显示（*PITX*2、*Msx*1、*PAX*9、*RUNX*2）

这些转录因子决定了细胞的特性和细胞对信号的反应方式。一些转录因子在牙齿发育中的主要作用，已通过转基因小鼠的实验得到了证明，在这些实验中，它们的功能受到抑制，导致了牙齿的发育受阻。牙上皮和间充质之间的相互作用链，以及中介信号和转录因子，被认为是"牙齿发育的程序"。

牙齿发育异常

牙齿发育异常的表现：

- 数目异常（缺牙或多生牙）；
- 牙齿大小和形态异常；
- 牙釉质、牙本质和牙骨质等矿化组织异常。可能是由于各自细胞外基质的组成和（或）其矿化缺陷造成的（见第 20 章）；
- 萌出异常（见第 5 章）。

很明显，牙齿的发育可能会在形态发生的不同阶段受到干扰，最终结果取决于干扰的时间和类型。牙齿的数量、形态和大小的异常通常是有联系的。在同一患者中，牙齿缺失的同时常伴有小而锥形的牙齿。很明显，这些情况与牙早期的形态发生受到抑制有关，抑制可能导致牙发育完全停止，也可能导致形成较小的牙齿，这取决于牙齿的类型和被破坏的程度。最常见的先天性缺牙的部位是第三磨牙、第二前磨牙和上颌侧切牙，这可能与它们是从各自的牙板发育而来的最后一颗牙齿有关。一些最终缺失的牙齿实际上可能刚开始发育，甚至可能已经进入早期阶段，但因为牙胚没有达到阈值大小，所以牙齿发育停止。

临床方面

牙齿发育的时间表

牙齿发育时间的数据通常是一系列观测值的平均值。即使牙齿发育的时间通常是稳定的，但也可能会出现偏差。乳牙和恒牙列的矿化/发育开始至完成的时间见框表 4.2、图 4.3 和图 4.4。乳牙的矿化开始于胚胎第 14~18 周。乳牙的牙根形成需要 1.5~3 年的时间。牙冠在出生时就已经矿化了一半，在出生后第一年完全矿化（图 4.3）。第一恒磨牙的矿化在出生时开始。切牙和尖牙在出生后第一年开始矿化，前磨牙和第二磨牙在出后生第二年到第三年开始矿化，第三磨牙在 8 到 11 岁开始矿化。然而，正常的范围是很宽的。恒牙（第三磨牙除外）的牙冠一般在 5~7 岁完成。牙根的发育需要 6~7 年。一般来说，下颌牙齿发育早于上颌牙齿（图 4.4）。牙齿的发育有明显的性别差异，女孩平均比男孩早半年。

牙龄估算

合理可靠的牙齿发育时间表有助于评估正常生长和发育障碍，也有助于估算出生日期不详的儿童的年龄。牙龄可以根据全景片对未萌牙发育的状态来评估。目前已经开发出了几个系统（见第 2 章），在这些系统中，对牙齿发育的不同阶段给予相应的赋值（分数）。

术语和定义

用来描述先天性缺牙的术语很复杂，诸如牙发育不全（agenesis）、无牙症（anodontia）、牙形成不全（aplasia）、先天缺牙（hypodontia）和少牙症（oligodontia）等术语，它们可以互换使用，会产生令人混淆的问题。最近，

框表 4.2　乳牙开始矿化时间（平均年龄）

乳中切牙	乳尖牙
·胚胎第 14 周	·胚胎第 17 周
第一乳磨牙	**第二乳磨牙**
·胚胎第 15.5 周	·胚胎第 18 周
乳侧切牙	
·胚胎第 16 周	

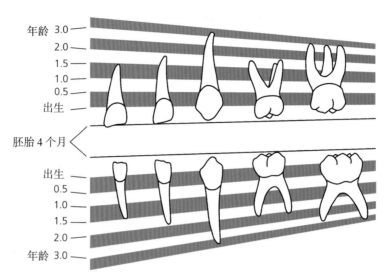

图 4.3　乳牙矿化时间表

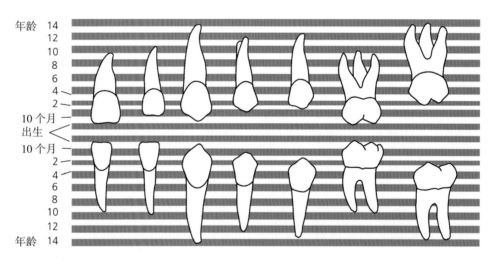

图 4.4　恒牙矿化时间表

Schalk van der Weide[2] 解决了这个问题（框表 4.3）。

乳牙数目异常

　　流行病学调查显示，缺牙症的患病率为

框表 4.3　先天缺牙术语[2]

先天缺牙症（hypodontia）
· 少于 6 颗牙齿（不包括第三颗磨牙），先天缺失

少牙症（oligodontia）
· 6 颗或更多的牙齿（不包括第三颗磨牙）先天缺失

无牙症（anodontia）
所有乳牙和（或）恒牙先天缺失

0.1%~0.7%。以下颌中切牙为主，其次是侧切牙。罕见少牙症和无牙症，可能与外胚层发育不良有关。乳牙和恒牙的缺失有很强的相关性。多生牙的发生率为 0.3%~0.6%。90% 的多生牙位于上颌前部。

恒牙数目异常

　　恒牙先天缺牙比乳牙更常见，患病率为 6%~10%，不包括第三磨牙。好发牙位依次是下颌第二前磨牙（约 40%）、上颌侧切牙（约 20%）、上颌第二前磨牙（约 20%）和下颌中切牙（约 4%）。恒牙列中缺牙通常有 50% 是影响到两颗或两颗以上的牙齿（图 4.5）。

少牙症和无牙症是罕见的。上颌侧切牙和第二前磨牙通常对称缺失。上颌侧切牙先天缺失和过小牙之间有一定的相关性，并且有证据有力表明这种形式的缺牙通常是常染色体显性遗传。

多生牙的患病率为 0.1%~3.6%。最常见的多生牙是上颌中切牙之间的正中牙（图 4.6）或上颌的多生侧切牙。多生牙常见于儿童口面部裂和几种综合征中，如颅骨锁骨发育不良（cleidocranial dysplasia）、Kreiborg-Pakistani 综合征、家族性腺瘤性息肉病（familial adenomatous polyposis，FAP）和毛（发）鼻指综合征（tricho-rhino-phalangeal syndrome）。

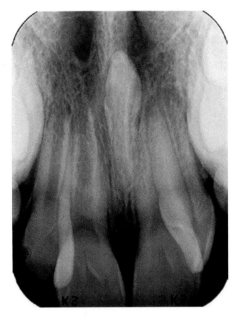

图 4.6　上颌中线之间的倒置正中牙

涉及先天缺牙的综合征

先天缺牙相关的综合征有很多。查阅最近开发的计算机辅助综合征诊断系统，例如

OMIM（人类在线孟德尔遗传）、POSSUM（标准化综合征和未诊断畸形的图片）或 LDDB（伦敦畸形数据库）时，发现了 100 多个有缺牙表现的综合征。最常见这些综合征列在框表 4.4 中。

儿童缺牙或多生牙的治疗

在乳牙期，除非有严重的少牙或无牙症，通常不需要治疗。少牙症和无牙症通常使用简单的义齿来促进发音，并治疗心理问题。在因创伤或龋齿导致大量牙齿缺失的情况下，也同样需要这种治疗。

先天性恒牙缺失需要周密的治疗计划，认真考虑不同的治疗方法，以保存牙齿并从长远角度优化治疗效果。前磨牙区缺失的治疗主要是选择乳磨牙拔除时机，以达到间隙的自发关闭。前牙区的缺失应先考虑正畸治疗，再考虑

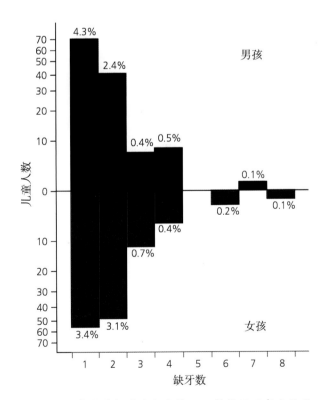

图 4.5　儿童缺牙数量的分布情况。横轴显示每个孩子缺牙的数量。纵轴是对数，表示儿童人数的绝对值。每列上方都给出了孩子的比例。经许可引自 Rølling[4]. John Wiley & Soms, 1980

框表 4.4　与先天缺牙相关的常见综合征
·外胚层发育不良　　·唐氏综合征
·色素沉着症　　·Rieger 综合征
·各种类型的口面部裂　　·EEC 综合征

37

修复治疗。前牙区缺牙主要是上颌侧切牙，如果想要尖牙在缺失的侧切牙处萌出，那么尖牙的形态是很重要的。当然，通过精细的调磨和复合树脂修复可以获得良好的美学效果。复合固定桥也可以用于修复缺失的侧切牙（图4.7）。下颌恒切牙缺失可能会导致面前部塌陷和深覆𬌗的发生（图4.8）。因此，我们提倡早期的下颌义齿治疗比如固定桥。在缺牙严重的情况下，强烈建议采用多学科合作治疗[3]。在这个合作团队中，应该有儿童牙科、正畸科、颌面外科、修复科、放射学的专家和咨询心理学这些领域的专家。治疗时间通常为10~20年，治疗过程可能涉及正畸、牙齿移植（自体）、种植以及固定或活动修复。从诊断为少牙症或者

无牙症的阶段就开始对儿童进行跟踪，并持续治疗计划和监督治疗过程直到成年[1-3]。在图4.9a到图4.9h中，介绍了一例患有外胚层发育不良的男孩的团队治疗过程。

多生牙治疗通常应进行门诊拔除或外科手术拔除多余的牙齿，特别是该牙阻碍了周围牙齿的萌出的时候。

形态异常

牙齿形态异常有很多种类。正如前文讨论过的：牙齿形态主要是由遗传决定的。因此，许多牙齿畸形在人类学的背景下得到了更好的理解。然而，牙齿形态也受一些外部因素的影响，例如，药物的细胞毒性、创伤、辐射或牙

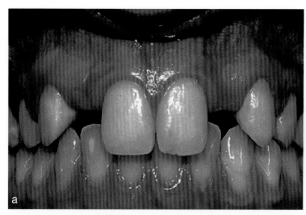
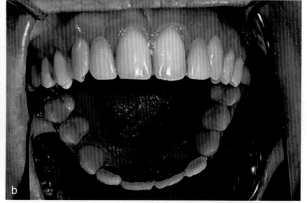

图4.7　a.一名15岁男孩，上颌恒侧切牙先天缺失。b.另一位同样侧切牙缺失的小男孩，用复合材料固定桥来修复缺失的侧切牙，固定桥的材料是不锈钢和烤瓷

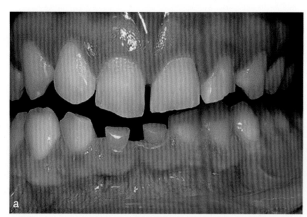
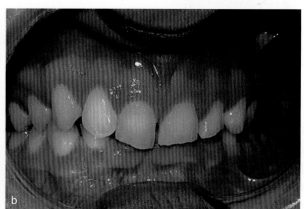

图4.8　一名18岁男孩下颌恒切牙先天缺失，导致上颌恒切牙的伸长和深覆𬌗

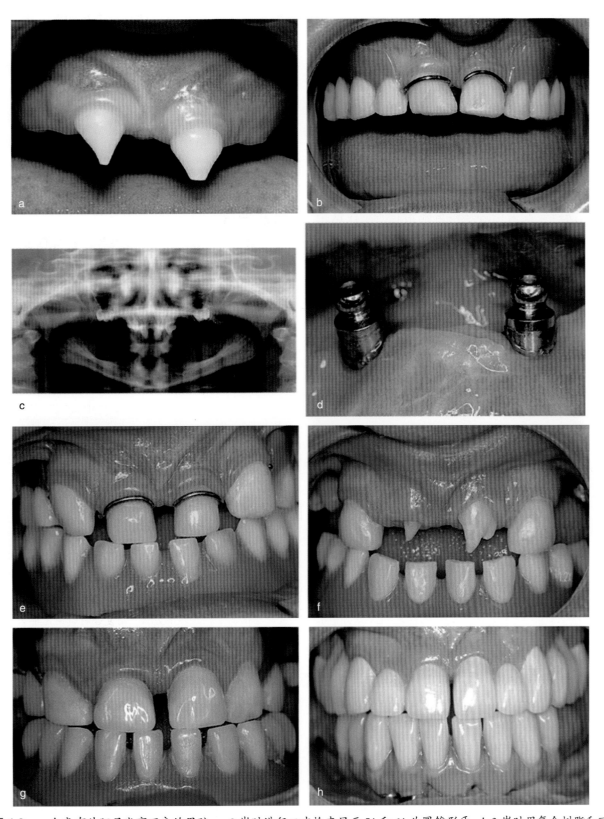

图 4.9　一个患有外胚层发育不良的男孩。a.2 岁时进行口内检查显示 51 和 61 为圆锥形牙。b.3 岁时用复合树脂和可摘局部义齿修复上颌 51、61。c.4 岁时接受放射学检查发现下颌没有牙齿，上颌存 16、11、21、26 和 53、51、61、63。d.6 岁时在下颌植入两枚种植体。e.7 岁时可见上颌可摘局部义齿和下颌义齿上的种植体。注意使用的是小的乳牙的义齿。f.8 岁时萌出畸形的上颌中切牙。g. 11 和 21 行临时冠修复，并在 18 岁时重新行上颌和下颌义齿修复。h. 在 20 岁时，上颌放置了两个固定桥（53 和 63 为固位体，因为它们是稳定的，没有牙根吸收），并在下颌添加了两枚种植体，以便在下颌放置桥体

齿发育过程中的牙髓并发症。

牙齿大小的异常

一般来说，男性的牙齿大于女性。种族之间也存在有差异。当牙的大小偏离平均值的两个标准差时，就被定义为异常。这种偏差可能是广泛的，也可能是局部的，可能涉及所有牙齿，或只涉及部分牙齿。

过小牙（Microdontia）是指比正常牙齿小的牙齿。全牙列牙过小很罕见，可能与先天性垂体功能减退（congenital hypopituitarism）、外胚叶发育不良（ectodermal dysplasia）和唐氏综合征（Down syndrome）有关。局部过小牙（local microdontia）累及单个牙齿，较为常见，且常与先天性缺牙有关。

过小牙主要发生在上颌侧切牙和第三磨牙。上颌侧切牙发生的概率略低于1%。牙齿发育过程中对颌骨的辐射可能会导致相关区域的过小牙。过大牙（macrodontia）的定义是牙齿比正常牙齿大。全牙列牙过大极为罕见，但可发生于巨人症。双牙畸形有时候被误认为是过大牙（图4.10a，b）。在先天性半面部肥大中，患侧可见单侧过大牙，并伴有发育差异（图4.11a，b）。

冠根比异常（rhizomicry）是指牙根的长度短于冠的长度，见于骨质疏松症（osteoporosis）和牙本质发育不良（dentinal dysplasia）。

在牙根发育期间，外伤、牙髓感染、辐射，以及后来的根吸收，都可能会导致局部的冠根

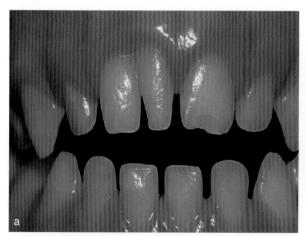
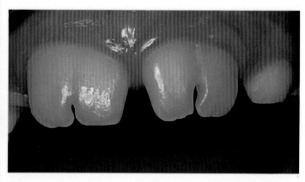

图4.10 上颌前牙区的乳牙（a）和恒牙（b）的双生牙

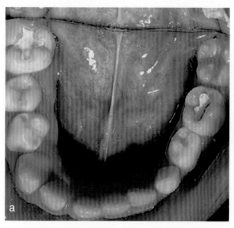
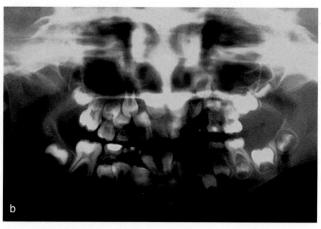

图4.11 a.一个6岁的女孩，右侧面肌肥大。观察左右两侧的牙的大小和发育阶段的不同。b.该女孩4岁时拍摄的全景片。比较左右两侧第一恒磨牙的发育程度之间的差异

比异常（local rhizomicry）。冠根比异常主要影响上颌切牙和前磨牙。在有遗传史的情况下，这种异常称为 SR 异常（短根）。异常大的根，即牙根粗大（rhizomegaly）是一种特殊的病变，好发于上颌尖牙。

牙齿形态异常

上颌侧切牙经常表现出牙冠形态的异常。最常见的畸形是锥形及与切缘相连的畸形隆突。上颌前牙的畸形舌侧尖是在舌隆突上的尖形突起，可能会干扰正常咬合（图 4.12）。该病变也可见于前磨牙或磨牙，称为牙外突（evagination）。这两种情况通常伴有牙髓的延伸。因此，应该谨慎治疗，精细研磨以避免损伤牙髓，如果牙髓受损，应进行部分牙髓切断术（见第 17、18 和 20 章）。

上颌第一恒磨牙和上颌第二乳磨牙可能会出现一个额外的结节，即位于近腭尖腭侧的卡氏尖（Carabelli's cusp）。在所有牙齿中第三磨牙的大小和形态变化最大。铲形切牙常见于因纽特人、蒙古人和美洲印第安人。

牙内陷（dens invaginatus）（图 4.13）是一种常见的畸形，是釉上皮的内陷导致牙齿内部形成被硬组织包围的通道或腔。多见于上颌

侧切牙的腭侧，但也可见于其他牙齿。据报道，牙内陷在瑞典人口中有 3% 的发生率。根据内陷的严重程度，将其分为三类（框表 4.5）。

如果临床检查发现牙齿有明显的舌侧突起或腭尖，那么要关注是否有牙内陷的可能。牙内陷的入口可能非常窄，因此 X 线检查是必要的。

牛牙症（taurodontism）（拉丁语中 taurus 即 bull）是一种罕见的牙齿形态异常。在乳牙或者恒牙中的多根牙常见。特征是髓腔大，根分叉比正常情况下更近根端。这种异常由基因引起，从第一磨牙到第三磨牙，牛牙症的异常程度依次增加。

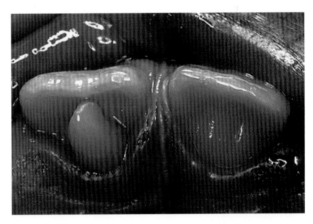

图 4.12　恒中切牙的畸形舌侧尖造成了咬合干扰

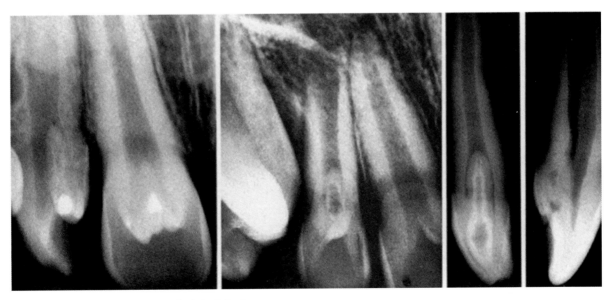

图 4.13　一些牙内陷的例子。注意腔内的釉质

框表 4.5　按照程度划分的牙内陷分型

Ⅰ型

· 内陷局限于牙冠

Ⅱ型

· 内陷延伸到牙根

Ⅲ型

· 内陷造成了根尖或者根侧面的穿孔

双牙畸形

与其他畸形不同的是，双牙畸形在乳牙期比在恒牙期更易发生。双牙畸形多见于前牙区，在前磨牙和磨牙区则很少见（框表 4.6，图 4.10）。乳牙期双牙畸形的患病率为 0.5%~0.8%。一般来说，融合牙比双生牙更常见。乳牙的双牙畸形通常伴有继承恒牙发育不全（20%~75%）。双牙畸形常与唐氏综合征（Down syndrome）、沙利度胺胚胎病（thalidomide embryopathy）和腭裂（cleft palate）有关。

牙齿形态异常的治疗

大部分的形态异常的牙齿都可以通过酸蚀技术用复合树脂进行重塑与修复。例如，小锥形牙可以通过该方法修复为大小和形状正常的牙齿（图 4.14a~ 图 4.14d）。

牙内陷需要特殊治疗，因为内陷底部的牙齿硬组织质量差、渗透性差。因此，牙齿萌出后牙髓易受累。

由于食物和牙菌斑滞留在窝沟中，可能会在牙完全萌出之前就形成龋齿。因此，牙萌出后应尽快封闭所有切牙的舌窝。真正的牙内陷应视为深龋病变，应该去除所有软化或龋坏组织。但是在去除过程中，常因钻头倾斜不当，

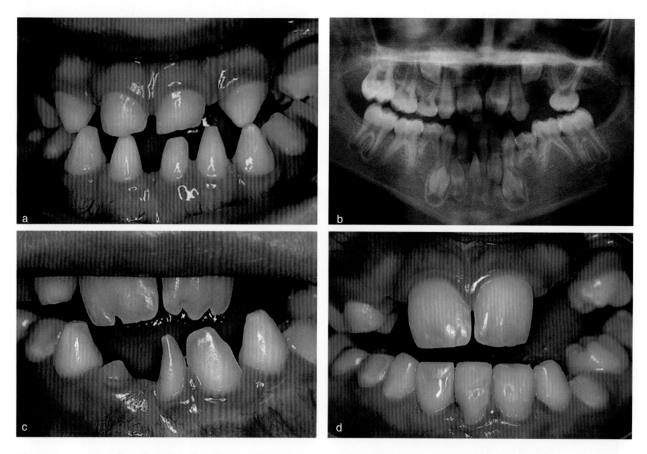

图 4.14　a. 一名 4 岁女童患有色素失禁症。乳切牙锥形。b. 8 岁时拍摄全景片，显示前磨牙和磨牙缺失。c. 9 岁时，下颌萌出了细长的钉形恒切牙。d. 复合树脂修复下颌切牙

框表 4.6　双生牙

结合牙

· 有两个正常的牙冠，只涉及牙骨质结合。

融合牙

· 两个或多个正常牙齿之间的牙本质和（或）牙釉质的融合。融合也可能涉及牙髓。融合通常会导致该区域的牙齿数量减少。

双生牙

· 牙胚的不完全分裂或一个正常牙齿和一个多生牙齿之间的结合。因此，牙齿的数量并没有减少。

很容易导致颊侧穿髓。因此，建议使用超长的钻头，以避免伤到牙齿的切缘（图 4.15）。如果牙底部的牙本质很硬，并且牙齿没有出现任何牙髓症状，就没必要扩展窝洞直至出现根管，即洞底部的一个小黑点。洞底部应使用氢氧化钙垫底，然后复合树脂材料充填。如果出现了牙髓暴露或牙髓并发症的情况，应根据牙根的发育和形态以及根管的情况来决定进一步的治疗。

牙　瘤

从牙齿畸形到牙源性错构瘤，牙瘤可能是由牙齿发育障碍而来。牙瘤是最常见的牙源性"肿瘤"。大多发生在恒牙，大小从几毫米到几厘米。经常在牙迟萌或牙齿固连的放射学检查中发现牙瘤。牙瘤分为组合型和混合型。组合型牙瘤由数量不等的牙样结构组成，可以清楚地区分其中不同的牙齿硬组织结构（图 4.16）。组合型牙瘤的发病机制可能涉及 Wnt 信号通路的激活，因为它们在家族性大肠腺瘤病患者中很常见（由 Wnt 抑制剂 *APC* 的突变引起），而且由于 Wnt 信号的激活在转基因小鼠中形成了类似于组合型牙瘤的结构[5]。混合型牙瘤是数量不等的牙齿硬组织的紊乱排列（图 4.17）。牙瘤通常包膜良好，并且手术切除也不复杂。

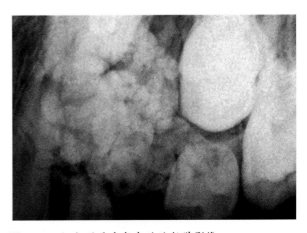

图 4.16　组合型牙瘤患者的放射学影像

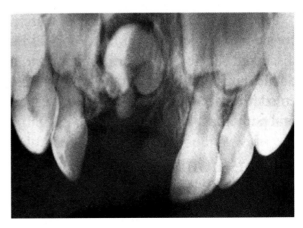

图 4.17　一个 2 岁的小女孩因牙外伤导致的混合型牙瘤的放射学影像

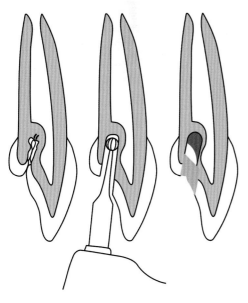

图 4.15　牙内陷的治疗。内陷腔用细长的圆形钻头扩孔。用氢氧化钙覆盖管腔的底部和颊侧壁

（周红艳　邵钰　译）
（梅予锋　邢向辉　审）

背景文献

AlQahtani SJ, Hector MP, Liversidge HM. Brief communication: The London atlas of human tooth development and eruption. Am J Phys Anthropol, 2010, 142:481–490.

Gene expression in teeth: http://bite-it.helsinki.fi/

Jussila M, Thesleff I. Signaling networks regulating tooth organogenesis and regeneration, and the specification of dental mesenchymal and epithelial cell lineages// J Rossant, PPL Tam, WJ Nelson. Signals, switches and networks in mammalian development. Cold Spring Harb Perspect Biol. Published online March 13, 2012.

Nanci A. Ten Cate's Oral Histology: Development, Structure, and Function. 7th edn. St Louis MO: Mosby Elsevier, 2008.

Nieminen P. Dental Anomalies: Genetics. [S.l .]: John Wiley & Sons Ltd, 2001. DOI: 10.1002/9780470015902.a0006088. pub2

Thesleff I. Current understanding of the process of tooth formation; transfer from the laboratory to the clinic. Aust Dent J, 2014, 59(1): 48–54.

参考文献

[1] Juuri E, Jussila M, Seidel K, et al. Sox2 marks epithelial competence to generate teeth in mammals and reptiles. Development, 2013, 140:1424–1432.

[2] Schalk van der Weide Y. Oligodontia: A clinical, radiographic and genetic evaluation. Thesis. University of Utrecht, 1992.

[3] Bergendal B, Bergendal T, Hallonsten A-L, et al. A multidisciplinary approach to oral rehabilitation with osseo-integrated implants in children and adolescents with multiple aplasia. Eur J Orthod, 1996, 18:119–129.

[4] Rølling S. Hypodontia of permanent teeth in Danish school-children. Scand J Dent Res, 1980, 88:365–369.

[5] Järvinen E, Salazaar-Ciudad I, Birchmeier W, et al. Continuous tooth generation in mouse is induced by activated epithelial Wnt/β-catenin signaling. Proc Natl Acad Sci USA, 2006, 103:18627–18632.

第 5 章

牙齿萌出及脱落

Göran Koch, Sven Kreibora, Jens O. Andreasen

正常牙萌出的时间表

乳牙列

瑞典儿童乳牙萌出的时间表如框表 5.1 所示。每颗牙齿的萌出顺序和萌出时间没有性别差异。不同孩子的同名牙初萌的年龄差距相对较小，标准差平均在 2~3 个月。乳牙萌出多从下中切牙开始，到上颌第二磨牙萌出结束。萌出时间约从孩子 8 月龄，一直持续到 30 月龄。大多数孩子乳牙萌出时间的跨度约是 2 年。

框表 5.1　瑞典儿童乳牙萌出的时间表

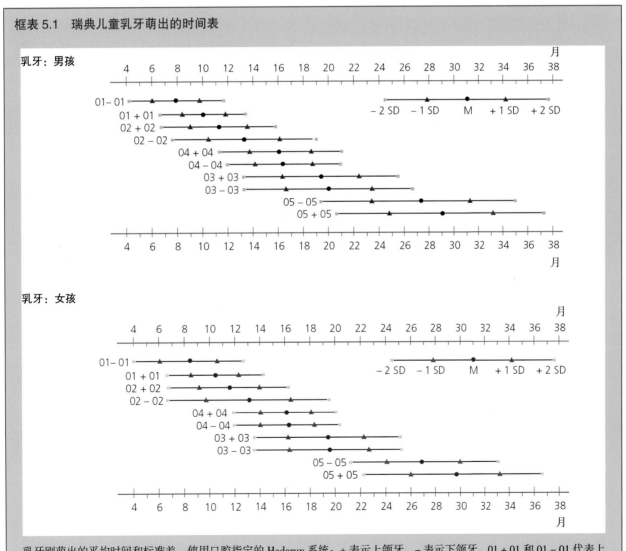

乳牙刚萌出的平均时间和标准差。使用口腔指定的 Haderup 系统：+ 表示上颌牙，– 表示下颌牙。01 + 01 和 01 – 01 代表上颌和下颌中切牙。同样，05 + 05 和 05 – 05 代表上颌和下颌第二磨牙。基于 Lysell 等的数据 [11]

恒牙列

丹麦儿童恒牙（第三磨牙除外）萌出的时间表如框表 5.2 所示。牙齿萌出的顺序无性别差异。但是女孩所有的牙齿萌出时间均早于男孩，差异平均为 6 个月。然而，萌出时间的变化并没有明显的性别差异。一般来说，恒牙萌出时间的个体差异性远大于乳牙列，标准差为 8~18 个月（约为乳牙列的 5 倍）。第一磨牙和切牙牙齿萌出时间的个体差异性最小，而下颌尖牙和前磨牙差异最大。恒牙列的萌出是从 6 岁时下颌中切牙的萌出开始，到 12 岁时上颌第二磨牙的萌出结束。因此，大多数儿童的恒牙（第三磨牙除外）的萌出期约为 6 年。牙齿萌出有成组出现的趋势，且无性别差异。每个组内的牙齿的平均萌出时间相似。分组如下：

- 下颌第一磨牙和下颌中切牙，
- 上颌中切牙、下颌侧切牙，
- 下颌尖牙和上下颌第一前磨牙，
- 上颌尖牙和上下颌第二前磨牙，
- 上下颌第二磨牙。

牙齿萌出的机制与理论基础

牙齿萌出的定义是牙齿的运动，主要是指牙齿的轴向移动，从颌骨内的发育位置移动到口腔的功能位。原则上，这个过程会一直持续到与对颌牙建立咬合为止。随着颌骨和牙槽突的生长，牙齿将表现出持续的垂直向、近中向和横向移动，直到成年。此外，也有记录显示，在 20~50 岁，仍然存在非常缓慢但持续存在的牙齿萌出和牙槽骨生长。

萌出期分为以下几个阶段：萌出前期、骨内期、黏膜突破期、咬合前期、咬合后期。

在萌出前期，牙齿的牙冠形成，牙齿在颌骨中的位置相对稳定。当牙根开始形成时，牙齿开始在颌骨内向口内移动（骨内阶段）。

对于大多数牙齿来说，萌出的途径除了穿过牙槽骨外，还要穿过乳牙牙根。一般来说，当待萌出牙的牙根形成 1/2 至 3/4 时会穿破黏膜，即到了黏膜突破期。咬合前期时间较短（数月）；咬合后期时间较长（数年），特点是牙齿移动较慢。虽然牙齿萌出主要是轴向运动，但实际上是同时在三个空间平面上移动。不同种类牙齿的萌出时间都是比较确切的，除此之外，两侧同名牙的萌出时间也相对固定。一般来说，左右两侧的同名牙萌出时间相差不超过 2~4 个月。若相距时间过长，可能出现了萌出障碍 [1]。

目前，牙齿萌出的临床研究都是基于二维的 X 线检查。但是随着新的医学成像技术，如计算机断层扫描和核磁共振扫描的出现，使牙齿萌出的三维分析成为可能（图 5.1）。这些技术可以更准确地确定单个牙齿的萌出途径。

萌出途径由遗传因素和局部环境因素决定，其中一个最重要的局部环境因素是发育中的牙齿和萌出的牙齿之间的拥挤度 [2]。

牙齿萌出是一个尚未明确的生物学过程。这一过程伴随着多种组织的改变，如牙槽骨的吸收和沉积，牙根和牙周组织的发育。

长期以来，人们对牙齿的萌出机制进行了研究并提出了多种理论，包括八种不同的解释 [2-3]。目前，"极化牙囊理论"可能是解释人类牙齿萌出初期的最确切的理论之一（图 5.2）。

根据这一理论，当牙根开始形成时，牙囊的冠部将开始吸收。这个过程是由牙囊顶端的选择性骨生长来协调的。由于这种协同破骨细胞 / 成骨细胞的活动，牙齿将出现萌出运动。这种运动的方向取决于一个萌出通道，一个充满牙源性间充质组织和牙源性上皮岛的骨内的通道。牙齿萌出过程中通道持续延伸，从而引导牙齿到上下颌的正确位置。当

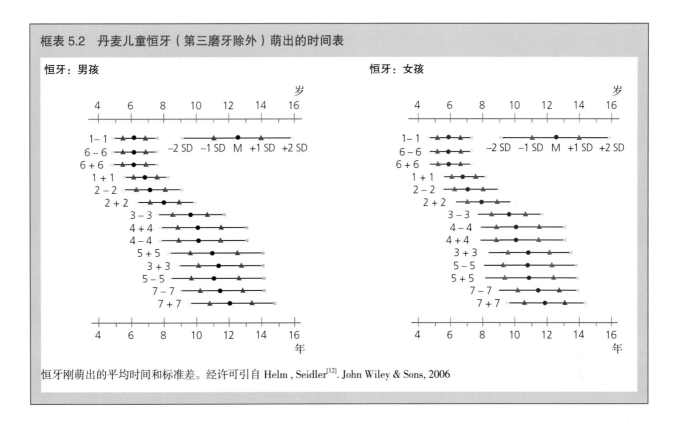

框表 5.2　丹麦儿童恒牙（第三磨牙除外）萌出的时间表

恒牙：男孩

恒牙：女孩

恒牙刚萌出的平均时间和标准差。经许可引自 Helm，Seidler[12]. John Wiley & Sons, 2006

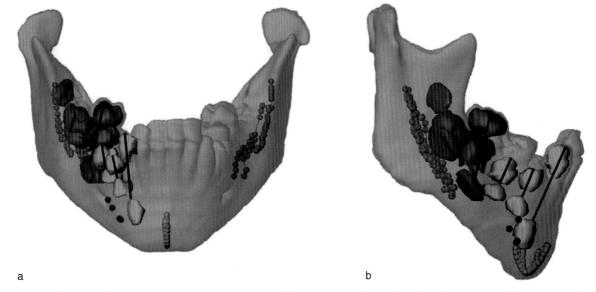

a

b

图 5.1　10 岁时下颌骨透射图。a. 正面观。四个不同年龄（0、1、7 和 10 岁）的下颌联合和下颌管上自动对齐后，颏孔和侧段牙齿（切牙之后）的重叠图。图中仅显示右侧的牙齿和颏孔。线条表示单个牙齿的萌出路径。牙齿颜色：紫色，第三恒磨牙；蓝色，第二恒磨牙；红色，第一恒磨牙；绿色，恒前磨牙和恒尖牙。颏孔：蓝色。下颌联合：黄色。下颌管：粉红色。b. 侧面观。线条表示单个牙齿的萌出路径。颜色编码与图（a）相同

覆盖其上的乳牙和（或）骨组织被吸收后，待萌的恒牙将穿透口腔黏膜（通常在恒牙牙根发育 1/2 到 3/4 时）。

牙囊冠状部分的牙釉质上皮减少，已证实可激活必要的胶原酶活性，使恒牙胚能穿透黏膜。但是大量的纤维组织可能阻碍牙齿萌出（见下文）。恒牙在穿透黏膜后快速萌出，可能与牙周韧带牵引和（或）根尖牙槽骨形成有关。最后，建立咬合并发生垂直和水平方向的改变，相关机制在很大程度上是未知的。

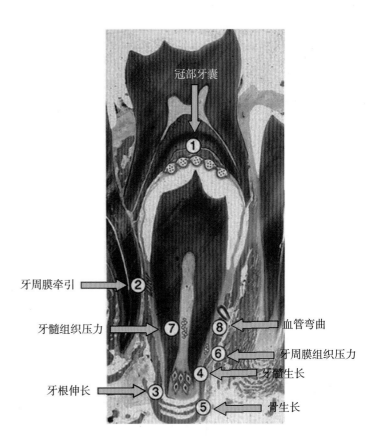

图5.2 第二前磨牙萌出初期的组织学切片。图中展示了牙齿萌出的多种理论。实验研究表明，牙周膜和牙髓组织压力（⑥和⑦）、血管弯曲产生轻微的组织压力（⑧和⑥）、牙髓的生长（④）、牙根的伸长（③）等机制可能在牙齿萌出中起次要作用。最重要的机制显示为牙囊引起的组织改变，即诱导冠部牙囊的吸收和根尖骨沉积（①和⑤）。牙周膜牵引（②）可能在牙齿萌出穿透口腔黏膜后发挥作用。经 Munksgaard 许可引自 Marks, et al, 1997[3]

对无法替换的永存乳牙的纵向研究表明，在 10 年的时间里，约 10% 的牙齿几乎没有牙根吸收，而其余的牙齿每年牙根吸收约 5%[4]。

乳牙脱落的机制

在乳牙的牙根吸收后，乳切牙、尖牙和磨牙的牙冠脱落。乳牙牙根的根尖表面出现破牙本质细胞，可能是由萌出恒牙的牙囊产生的压力导致的。即使继承恒牙缺失，相应的乳牙通常仍会出现牙根吸收，但是速度非常缓慢。牙髓中的破牙本质细胞在此过程中的作用仍在研究之中。

图 5.2 所示为下颌第二前磨牙萌出时，下颌第二乳磨牙牙根吸收的组织学图像。图 5.3 为上颌恒中切牙萌出时，上颌乳中切牙牙根腭部吸收的组织学图像。

影响牙齿萌出和脱落的系统性障碍

许多全身性疾病和综合征影响乳牙的萌出和脱落。乳牙过早萌出和脱落远比延迟萌出和脱落常见。一般情况下，乳牙萌出的延迟与恒牙列的延迟相关，且恒牙期的延迟大多比乳牙列更为明显。

牙齿过早萌出

在大约 50 种不同的综合征中都会出现诞生牙或新生牙。在这些综合征中，约有 10 种与染色体畸变有关，如 13 三体综合征。其他还包括 Hallermann-Streiff 综合征（哈勒曼－斯特雷夫综合征）和 Ellis-van Creveld 综合征（埃利伟综合征）。

牙齿迟萌

一般来说，患有慢性疾病的儿童身体和牙齿的发育均较为迟缓，并会出现牙齿迟萌。许

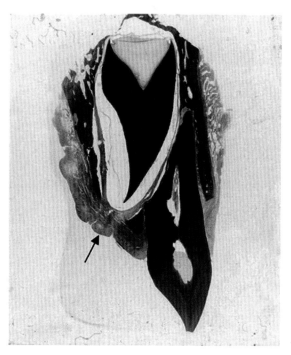

图 5.3　在恒切牙萌出过程中，上颌乳中切牙腭侧吸收相关的组织学结果。注意萌出通道的存在（箭头）

多常见疾病，包括 150 多种综合征均可能导致牙齿迟萌[5]。

内分泌疾病及染色体畸变

内分泌疾病，如垂体功能减退、甲状腺功能减退、甲状旁腺功能减退常导致乳牙列和恒牙列牙齿迟萌。许多染色体畸变，包括 21 三体综合征（唐氏综合征）均与牙齿迟萌密切相关。

综合征

许多综合征，特别是涉及骨骼发育异常伴骨代谢紊乱的疾病，常表现为严重的牙齿迟萌甚至阻萌。

下面将举例说明。

颅骨锁骨发育不全综合征（cleidocranial dysplasia，CCD）的患者身材矮小、锁骨不发育或发育不全，并伴有严重的颅骨骨化障碍。这些患者除正常恒牙外，常伴有许多多生牙。在乳牙列和恒牙列均出现牙齿迟萌，而恒牙列迟萌往往更为严重。常伴有正常牙和多生牙的萌出停止和多颗牙齿滞留。这种

牙齿的萌出障碍常与两方面因素相关：一个是骨骼的病理学改变，包括成骨细胞、破骨细胞和破牙细胞分化迟缓；另一方面与多生牙萌出相关。因此，即使没有多生牙的区域，乳牙脱落和恒牙萌出也可能延迟甚至停止（图 5.4）。所以患有 CCD 的儿童应从幼儿时期就开始监测牙齿萌出和其他牙齿异常，并且尽早开始治疗[6-9]。

毛 – 齿 – 骨综合征（tricho-dento-osseous syndrom，TDO）的患者以毛发、牙齿和骨骼发育障碍为特征。患者身高正常，但包括颅骨在内的骨骼致密，并伴有破骨细胞活性降低的骨重建障碍。乳牙列和恒牙列均可出现牙齿迟萌，而恒牙列更为严重，这也可能是牙齿萌出停止导致多颗恒牙固连（图 5.5）。出现萌出障碍的原因可能是破骨细胞活动减少。因此，TDO 患者应从幼儿时期就开始监测牙齿萌出（和其他牙齿异常），并且尽早开始治疗[9]。

致密性成骨不全综合征的患者以身材矮小为主要特征，这是由四肢的缩短引起的。包括颅骨在内的骨骼均表现为骨质疏松伴骨质脆性增加。颌骨密度的增加和明显的拥挤导致乳牙列和恒牙列均出现牙齿迟萌，而恒牙列表现更为严重。恒牙列甚至可能出现牙齿萌出停止，伴其他牙齿萌出异常（图 5.6）。这些患者应从幼儿时期就开始监测牙齿萌出，并且尽早开始治疗[10]。

乳牙过早脱落

与乳牙过早脱落有关的全身性疾病包括组织细胞增多症、低磷酸酶血症和中性粒细胞减少症。

组织细胞增多症是一种复杂的综合征，包括多种嗜酸性肉芽肿、汉 – 许 – 克病和莱特勒 – 西韦病。常见乳后牙过早脱落，而前牙较少受累。

低磷酸酯酶症是一种骨矿化功能受损的代

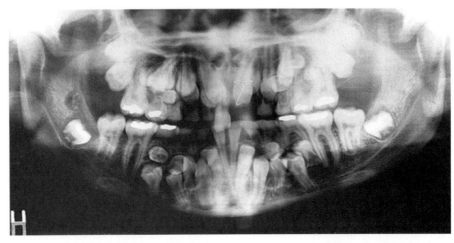

图 5.4　患有颅骨锁骨发育不良全综合征的 16 岁男孩的曲面体层片。可见多颗多生牙，并且正常恒牙萌出受阻

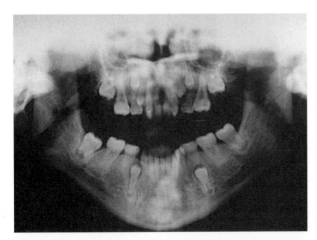

图 5.5　患有毛 - 齿 - 骨综合征的 13 岁女孩的曲面体层片。可见严重的恒牙迟萌和下颌骨质致密

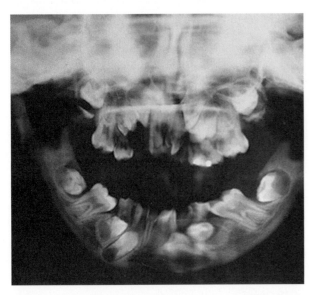

图 5.6　患有致密性成骨不全综合征的 10 岁男孩的曲面体层片。可见恒牙迟萌和骨质疏松

谢性疾病。血清和组织中碱性磷酸酶活性降低。常见乳牙过早松动脱落。乳前牙最易受累，而乳后牙很少被波及。受累牙齿的牙骨质有缺陷，常伴有牙槽骨吸收，很少甚至不会出现牙龈炎症。牙齿脱落时通常没有任何牙根吸收的迹象。

在中性粒细胞减少症中，循环中性粒细胞的减少导致机体缺乏对感染的抵抗力，这可能使儿童易患牙龈炎和牙周炎。

乳牙早失也可见于其他疾病中，如由牙周疾病引起的 Papillon-Lefèvre 综合征（掌趾过度角化伴重度牙周炎症）、唐氏综合征、Ehlers-Danlos 综合征（埃勒斯 - 当洛勒综合征）等。

其他导致乳牙过早脱落的原因可能是颌骨的囊性病变，如图 5.7 所示。

牙齿萌出和脱落的局部影响因素

诊断影响牙齿萌出障碍的部位是至关重要的。最根本原因是牙齿拥挤，这可能导致食物嵌塞，这种情况下应扩弓或拔牙。

拥挤通常会导致牙囊的挤压，相邻牙囊的重叠常使得两颗牙齿均无法正常萌出。另一常见原因是牙齿的异位萌出。对于这一情况，常建议拔除对应的乳牙和（或）通过手术方法使

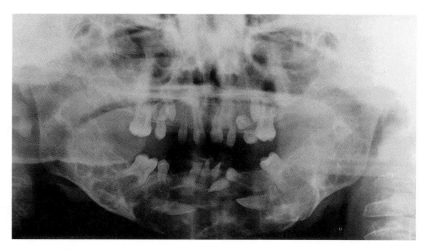

图 5.7　患有巨颌症的 10 岁男童的曲面断层图。上颌和下颌骨的巨大囊性病变导致乳牙早失

牙齿萌出方向发生改变。治疗过程有时会涉及正畸牵引。如果牙囊和牙周膜出现病理改变，通常牙齿萌出会发生停滞，即出现"滞留"。牙齿滞留分为原发性滞留和继发性滞留。牙齿原发性滞留发生时牙冠通常位于颌骨内尚未萌出，其病因以牙囊病理性改变及牙根 / 冠与颌骨发生固连较为多见。继发性滞留发生时牙冠多已萌出，但由于牙根的固连使得萌出受阻。长此以往，患牙高度会逐渐低于邻牙殆平面。

原发性牙齿滞留的治疗方法通常以临床开窗暴露患牙为主。继发性牙齿滞留由于出现根骨粘连，常需通过外科手术的方法移动牙齿。此外，牙齿萌出异常的诊断还包括迟萌。牙齿迟萌通常是指对侧同名牙非对称性萌出，时间差异大于 4 个月。通常建议对迟萌牙进行手术开窗导萌。

表 5.1 列出了不同牙位的恒牙未萌的各种原因。

表 5.1　不同牙位的恒牙未萌的最常见原因及推荐治疗方法

	原因	治疗
上颌切牙	弯曲牙（外伤）	手术暴露
	多生牙	外科拔除多生牙
上颌尖牙，腭侧阻生	未知	手术暴露和正畸牵引
上颌尖牙，唇侧阻生	拥挤	扩弓或拔除
下颌尖牙，异位萌出	未知	外科手术拔除或移植
上颌第二前磨牙	拥挤	扩弓或拔除
下颌第二前磨牙	未知	根据倾向拔除相应乳磨牙，手术暴露或移植
上颌第一磨牙，近中倾斜	未知	无或第一磨牙远移
下颌第一磨牙，近中倾斜	未知的	无或第一磨牙远移
上颌第一磨牙，低咬合	固连	拔除
下颌第一磨牙，低咬合	固连	拔除
上颌第二磨牙	牙囊被第三磨牙阻挡	拔除第二或第三磨牙（通常是第三磨牙）
下颌第二磨牙	牙囊被第三磨牙阻挡	拔除第二或第三磨牙（通常是第三磨牙）

乳牙列局部异常

诞生牙和新生牙

估计每2000~3000个出生婴儿中就有一例出现诞生牙或新生牙，发病率与性别无关。这些早萌乳牙多见于下颌中切牙，属于正常牙列，形态正常，但牙根尚未发育，牙齿附着在牙龈上，非常松动（图5.8）。诞生牙或新生牙相关的症状包括牙龈炎、牙齿极度松动、舌部创伤和母亲乳房创伤。如果诞生牙或新生牙极度松动，有误吸的风险或严重影响吮乳时应拔除。

与"萌牙"相关的症状

乳牙萌出破龈时通常不会引起任何症状。然而，有些儿童牙齿萌出部位会出现牙龈发红和肿胀等局部症状，常发生在牙齿萌出前。患儿还可表现出局部刺激症状、流口水，部分患儿伴有轻微发热的症状。牙齿萌出期疼痛的治疗往往是针对已经出现的局部症状和可能出现的一般症状两方面进行处理。由于牙龈的局部按摩可以明显地缓解牙齿萌出的不适，人们提出了各种各样的方法来按摩牙龈。建议孩子乳牙萌出时使用橡胶咬环，因为它容易清洁，不易误吞，也不会损伤牙龈。

黏膜纤维化和萌出性囊肿

牙齿萌出前，覆盖牙齿的黏膜的变化可能导致牙齿萌出障碍。如果儿童频繁咀嚼硬物，牙槽黏膜可能会出现纤维化，引起牙齿迟萌（图5.9）。有时伴发咀嚼时疼痛，可能需要手术切除病变组织。婴幼儿常出现的是萌出性囊肿，牙齿萌出部位的黏膜局部肿胀，每个患儿的肿胀大小不同，内含组织液，有时含血液（萌出性血肿），表面堆积釉质上皮减少。大多数情况不需要治疗，因为黏膜的改变只会使牙齿萌出延迟几周。但是如果囊肿引起患儿不适或局部牙槽黏膜病理性增厚，需要手术暴露患牙。恒牙列也会出现类似的情况（图5.10a，b）。

乳磨牙低位咬合（乳磨牙固连）

低位咬合的定义是：牙齿的位置低于正常的咬合平面（水平）1mm或更多。在发生根骨粘连前，大多数低位咬合的磨牙已萌出并与对颌牙建立了咬合，随着周围牙槽骨的垂直生长，粘连的牙齿逐渐陷入低位。牙齿固连的诊断在影像学上难以证实，但通过叩诊和临床表现比较容易确定。乳磨牙的低位咬合早在3~4岁就可发现，但10岁时更为明显，此时在大约10%的儿童中会发生这种异常。牙齿的低位咬合有遗传倾向。治疗方法取决于低位咬合的牙齿是否有继承恒牙胚。如果有继承恒牙胚，粘连的患牙会自行脱落不需要拔除，但脱落时间常延迟6~12个月（图5.11）。如果邻近的恒牙向低位牙齿处倾斜严重，可能需要早期正畸治

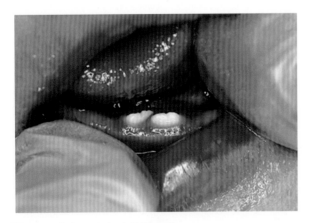

图5.8　出生2天女孩的诞生牙

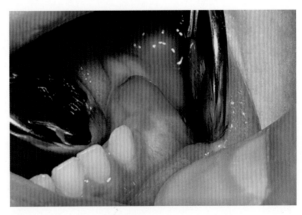

图5.9　牙龈组织纤维增厚导致乳磨牙迟萌

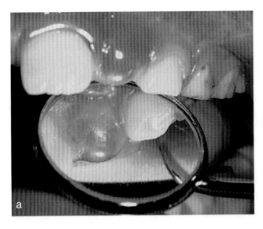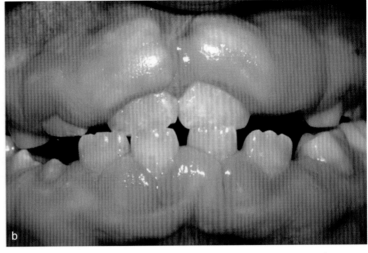

图 5.10　a. 萌出性囊肿。b. 苯妥英钠引起的药物性牙龈增生影响牙齿萌出

未拔牙侧	拔牙侧	年龄
		11 岁 7 个月
		12 岁 1 个月
		12 岁 7 个月
		13 岁 3 个月
		14 岁 2 个月

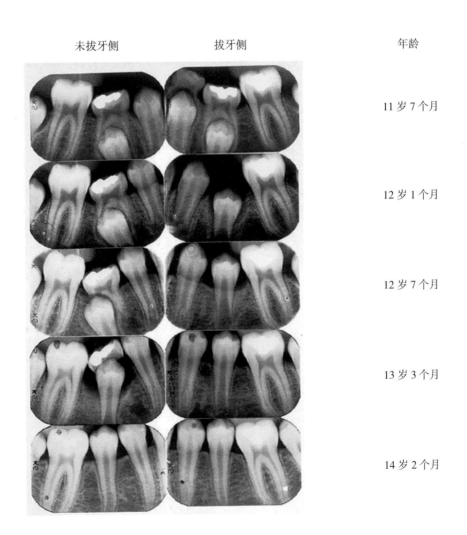

图 5.11　乳磨牙固连。一名男孩从 11 岁 7 个月到 14 岁 2 个月的根尖 X 线片检查。拔牙部位为左侧牙齿。与未拔牙侧相比，患牙拔除导致继承恒牙萌出提前 1 年。观察结束时牙槽骨边缘高度正常。经瑞典牙科协会许可引自 J. Kurol, 1984

疗。如果低位咬合的乳磨牙没有继承恒牙胚，那么患牙常无法自行脱落，治疗计划必须另行制定。

乳牙埋伏阻生

　　最常累及的是上颌第二乳磨牙。在发育过程中，患牙牙根经常弯曲，牙冠位置不正确并沿上颌窦底移动（图 5.12），常意味着无法自行萌出。埋伏阻生牙可引起恒磨牙近中倾斜和继承前磨牙的萌出障碍。埋伏阻生的乳牙必须进行外科手术拔除。此外，下颌第二乳磨牙滞留可能导致继承恒牙出现严重的萌出障碍。

恒牙列萌出异常

　　恒牙的萌出障碍较为常见。除了萌出时间

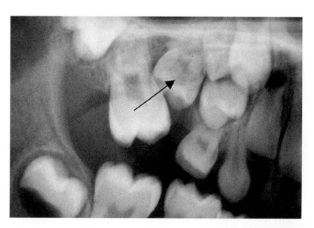

图 5.12　上颌第二乳磨牙埋伏阻生（箭头）引起第二前磨牙萌出障碍

的正常变化外，如本章前面所述，许多遗传疾病、全身性疾病和综合征也会影响恒牙萌出。但是最常见的萌出障碍来源于局部因素（框表 5.3）。

异位萌出

　　上颌牙弓拥挤可能会导致第二乳磨牙远中牙冠影响上颌第一磨牙萌出（图 5.13）。第二乳磨牙的远中根面吸收，第一磨牙近中嵌入吸收区，萌出受阻。但据报道：大约一半的病例可自行矫正。因此，建议经过一段合理的观察期后，再进行乳牙拔除或牙齿矫正治疗。

　　约 2% 的儿童可出现上颌尖牙异位萌出。

框表 5.3　恒牙萌出障碍的常见局部影响因素

- 萌出间隙丧失常伴有异位萌出
  - 上颌第一磨牙
  - 上颌尖牙
  - 上颌中切牙
  - 第二前磨牙
- 错位
- 外伤并发症
- 多生牙、额外牙、牙瘤
- 固连
- 发育障碍
- 囊肿

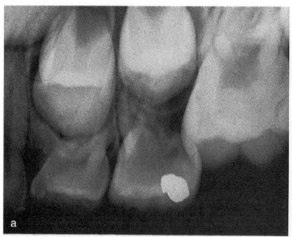
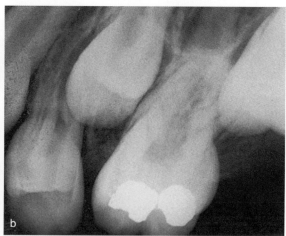

图 5.13　a. 第二乳磨牙导致上颌第一恒磨牙阻生。b. 乳牙拔除／部分脱落后出现间隙丧失

据报道，12% 的异位萌出尖牙会导致相邻切牙出现不同程度的牙根吸收（图 5.14）。因此，在孩子 9~10 岁时，建议常规进行颊侧和腭侧的触诊检查。如果颊侧未触及尖牙，应进行详细的放射线检查以观察邻牙的吸收情况或吸收风险。若已出现邻牙吸收，需要改变尖牙的萌出方向，大多数情况下可以拔除乳尖牙。在邻牙吸收严重的情况下，必须进行正畸治疗，包括手术暴露尖牙，粘接固位装置牵引患牙沿正常路径萌出（见第 21 章）。

上颌中切牙唇侧迟萌可能是早期牙外伤、牙瘤或多生牙所导致。由于萌出位置和牙根角度的改变，上颌中切牙有时从口腔前庭黏膜处萌出。手术暴露患牙后，常可自行萌出并调整到正确的位置（图 5.15）。在牙弓拥挤的儿童中，上颌第二前磨牙常发生移位并在腭侧萌

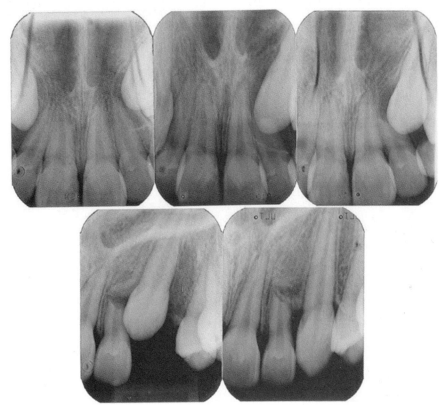

图 5.14　左上颌尖牙异位萌出，左上颌侧切牙出现牙根吸收。拔除左上颌乳尖牙使继承恒牙萌出方向改变。上颌侧切牙牙根停止吸收，牙周状况恢复

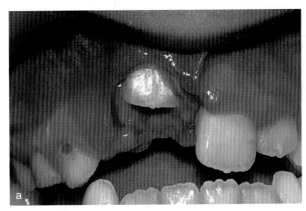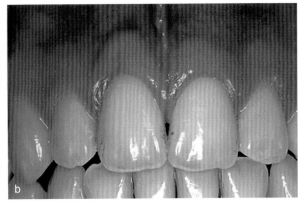

图 5.15　a. 切牙区多生牙使右上颌中切牙牙根移位，出现异位萌出。拔除多生牙，手术暴露患牙后，右上颌中切牙自行萌出。b. 术后 8 年

出（图 5.16），而下颌第二前磨牙常出现近中异位萌出的倾向。上颌的治疗主要是拔除异位萌出的患牙，而下颌常拔除第一前磨牙，使第二前磨牙萌出；另一种选择是拔除滞留的第二乳磨牙，使异位的前磨牙正常萌出。

异位错位

儿童牙齿错位，如下颌前磨牙或尖牙出现水平阻生，最常见的治疗方法是手术拔除。但是如果有足够的间隙，手术暴露患牙可使其沿牙长轴方向自行萌出（图 5.17）。有时错位的牙齿可能会引起周围牙齿的萌出障碍。患儿的第三磨牙错位，会妨碍第二磨牙正常萌出（图 5.18）。

外伤后遗症

牙齿外伤，如乳切牙嵌入可能对正在发育中的继承恒牙胚造成广泛的损害（见第 18 章和第 19 章），使继承恒牙胚出现弯曲牙，并引起严重的牙齿萌出障碍。约一半的患牙无法正常萌出，常需进行手术拔除，或手术暴露患牙促使牙齿萌出。手术后要注意去除牙冠的弯曲部分，并使用复合材料修复。因为弯曲牙牙冠常有内陷，复合材料修复后可防止细菌由内陷处入侵患牙根管。另一方面，弯曲牙可能导致牙齿过早发育和萌出过早（图 5.19）。

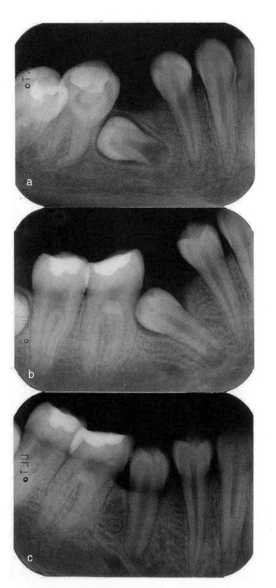

图 5.17　a. 14 岁男孩下颌第二前磨牙埋伏阻生。b.2 年后手术暴露。c.手术后 2 年，患牙自行萌出且牙根发育完全

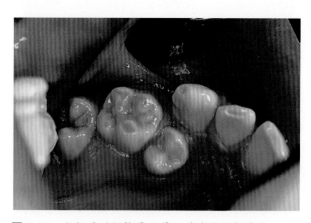

图 5.16　上颌牙列拥挤导致第二前磨牙腭部萌出

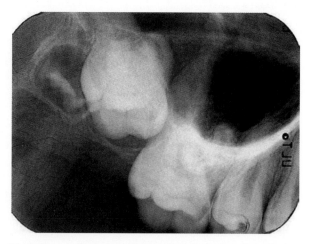

图 5.18　15 岁男童上颌第三磨牙错位影响第二磨牙正常萌出。可见埋伏牙弯曲的牙根位于上颌窦附近

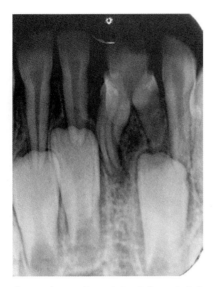

图 5.19 患儿1岁时下颌乳中切牙嵌入性外伤，下中切牙成为弯曲牙，并且过早发育和萌出过早

多生牙、额外牙和牙瘤

多生牙、额外牙和牙瘤是引起牙齿萌出障碍的主要原因（图 5.20，图 5.21）。但是并非所有的多生牙、额外牙或牙瘤均会影响牙齿萌出。只有异常的牙囊位于正常牙萌出方向上时才会发生牙齿阻生（压迫牙囊）。通过临床和影像学检查进行早期诊断是非常重要的，从而决定治疗方案和最佳治疗时间。在大多数情况下，治疗方法是手术拔除多生牙、额外牙或牙瘤。

固 连

恒切牙及第一恒磨牙的低位咬合和固连是儿牙医生的主要临床问题。恒切牙固连通常是由牙齿外伤引起的，治疗方法在第 18 章中讨论。恒磨牙固连常通过牙齿叩诊和随着生长越来越严重的低位咬合来诊断（图 5.22）。典型的影像学特征是牙根间的固连影响根分叉区。尝试用正畸方法牵引固连的牙齿往往无法成功。由固连引起的严重低位咬合的牙齿应在确诊后立即进行手术拔除。

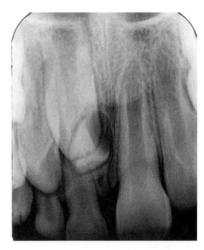

图 5.20 10 岁男孩的正中额外牙妨碍中切齿正常萌出

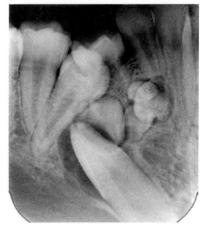

图 5.21 牙瘤妨碍下颌尖牙正常萌出

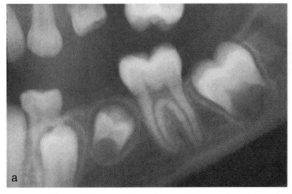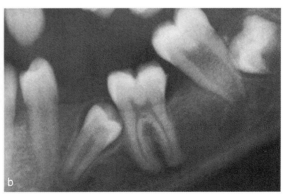

图 5.22 a.8 岁女童多颗牙齿固连。叩诊发现左下第一磨牙有牙齿固连倾向。b. 4 年后左下第一磨牙被证实有严重的低位咬合和牙齿固连

发育障碍

牙发育异常（如形态异常和严重的矿化异常）可延迟或抑制牙齿萌出过程，这可能是由于冠部滤泡的缺陷所致。例如，局部牙齿发育异常（"鬼影牙"）往往无法萌出（图5.23）。

囊 肿

影响牙齿萌出最常见的囊肿是含牙囊肿（滤泡囊肿）。这些囊肿来自未萌牙的牙囊。囊肿过大可抑制相关牙齿的萌出，也可能使牙胚异位。若囊肿较小可进行囊肿摘除，而囊肿较大时建议行囊肿减压术，以避免术后

缺损（见第15章）。治疗后患牙可正常萌出（图5.24）。

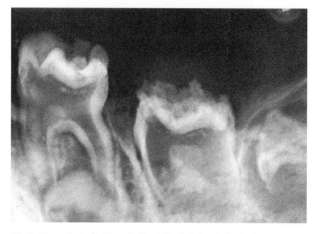

图5.23 牙齿发育不良导致乳牙和恒牙萌出停止

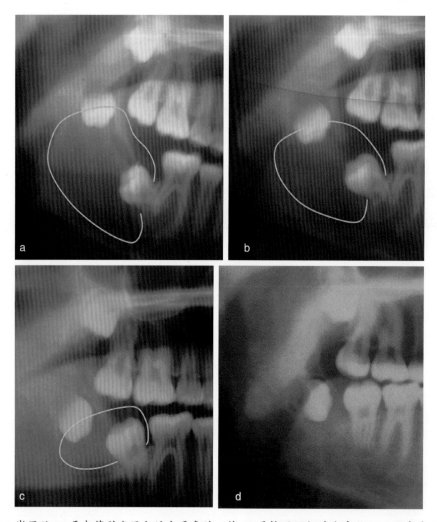

图5.24 a.12岁男孩37牙未萌引发巨大的含牙囊肿，将38牙挤至下颌升支高位。b.开窗减压并进行生理盐水冲洗后两个月，囊肿缩小。c.9个月后，口内可见37牙萌出。d.11个月后，37牙建立正常咬合，38牙可通过手术拔除

（葛鑫 译）

（廖莹 邢向辉 审）

背景文献

Andreasen JO, Petersen JK, Laskin DM. Textbook and color atlas of tooth impactions. Copenhagen: Munksgaard, 1997.

Gorlin, RJ, Cohen MM Jr, Levin LS. Syndromes of the head and neck. 3rd edn. New York: Oxford University Press, 1990.

Hall RK. Pediatric orofacial medicine and pathology. London: Chapman & Hall, 1994.

Kurol J. Infraocclusion of primary molars. Thesis. Swed Dent J 1984, Suppl 21.

参考文献

[1] Haavikko K. The formation and the alveolar and clinical eruption of the permanent teeth. Suom Hammaasläk Toim, 1970, 66:103–170.

[2] Marks SC, Schroeder HE. Tooth eruption: theories and facts. Anat Rec, 1996, 245:374–393.

[3] Marks SC, Svendsen H, Andreasen JO. Theories of tooth eruption in humans//Andreasen JO, Kølsen Petersen J, Laskin DM. Textbook and color atlas of tooth impactions. Copenhagen: Munksgaard, 1997: 20–43.

[4] Rune B, Sarnaes KV. Root resorption and submergence in retained deciduous second molars. Eur J Orthod, 1984, 6:123–31.

[5] Suri L, Gagari E, Vastardis H. Delayed tooth eruption: pathogenesis, diagnosis, and treatment. A literature review. Am J Orthod Dentofacial Orthop, 2004, 126:432–435.

[6] Jensen BL, Kreiborg S. Development of the dentition in cleidocranial dysplasia. J Oral Pathol Med, 1990, 19:89–93.

[7] Kreiborg S, Jensen BL, Larsen P, et al. Anomalies of craniofacial skeleton and teeth in cleidocranial dysplasia. J Craniofac Genet Dev Biol, 1999, 19:75–79.

[8] Kreiborg S. Syndromer med alvorlige dentitionsafvigelser// Hjørting-Hansen E. Odontologi '89. Copenhagen: Munksgaard, 1989, 161–176.

[9] Østergaard RL, Kreiborg S, Niebuhr E. Trikodentoossøst syndrom. En oversigt og præsentation af et tilfælde. Tandlœgebladet, 1999, 103:326–329.

[10] Østergaard RL, Kreiborg S, Niebuhr E. Pycnodysostosis. En oversigt og præsentation af et tilfælde. Tandlœgebladet, 1999, 103:508–511.

[11] Lysell L, Magnusson B, Thilander B. Time and order of eruption of the primary teeth. A longitudinal study. Odontol Rev, 1962, 13:217–234.

[12] Helm S, Seidler B. Timing of permanent tooth emergence in Danish children. Community Dent Oral Epidemiol, 1974, 2:122–129.

第6章

牙科恐惧症和行为管理问题

Gunilla Klingberg, Kristina Arnrup

儿童和青少年口腔疾病的防治是保证未来良好口腔卫生的基础，也是儿童口腔医学的目标。这个目标中包含两个同样重要的内容：①保持口腔环境健康；②使患者能够并愿意去医院看牙。本章节讨论的是第二个方面的问题，包括如何帮助儿童完成牙科治疗，以及如何防止牙科焦虑症和牙科恐惧症的发生。

儿童和青少年在成熟度、个性、气质和情绪方面表现出巨大的差异，使得他们在面对口腔诊疗时的配合能力也有相应的不同。因此，除了牙科诊疗技术外，儿科牙医还需要掌握一套策略，以防止出现行为管理问题，并管理有此类配合问题的儿童。这套策略应该包括心理和药理两方面技术。

牙科恐惧和焦虑症的定义以及发生率

许多孩子去看牙的时候感觉是比较紧张的。这是预料之中的，因为诊疗过程包括一些让孩子不安的事件，如遇见不熟悉的成年人和掌握主导权的人，奇怪的声音和味道，必须躺下，有时会产生不适，甚至疼痛。因此，不合作的行为和恐惧反应是临床上每天可以碰到的。牙科恐惧或焦虑以及行为管理问题的发生率在不同人群中有所不同，据估计，9%的儿童和青少年都有这两种情况发生[1]。

恐惧可以被描述为一种基于感知到真实威胁的自然情绪，而焦虑则是与恐惧相关的，对即将发生的、可能有威胁的事件产生的情绪。

因此，焦虑可被视为一种更无原因的恐惧类型，在无法应对恐惧情绪的人群中产生。牙科恐惧症可以根据临床标准进行诊断（框表6.1）。从这些描述中可以看出，牙科恐惧以及行为管理问题在低龄儿童身上出现得最多，然后随年龄增长发生率急剧下降，而牙科焦虑则从学龄早期开始，表现出平稳的增多。牙科恐惧症则

框表6.1　理解儿童行为时一些重要的概念

牙科恐惧

· 与具体事物有关

· 代表对特定外在威胁性刺激的反应

· 口腔诊疗过程中下对威胁性刺激的正常情绪反应

牙科焦虑

· 不针对具体事物

· 一种更加非特异性的恐惧感

· 代表一种状态，在这种状态下，人是警醒的并担心一些即将到来的事

· 更多与异常情况有关

牙科恐惧症

· 一种严重的牙科焦虑

· 以针对某明确的可辨别的事物或情境产生的明显、持续的恐惧为特征

· 导致人们躲避必要的牙科治疗或在治疗时忍受着恐惧

· 明显干扰日常生活和社交

牙科行为管理问题

· 定义为不合作的干扰性行为，导致治疗进展缓慢或治疗终止。

可能会影响更少的个体，但随年龄增长，恐惧比焦虑更为多见（图 6.1）。临床上很难区分恐惧和焦虑，因而本章节中牙科恐惧和牙科焦虑这两个术语经常交替使用。

牙科恐惧和行为管理问题的表现

一个非常重要的问题是：临床上能否区分牙科恐惧和行为管理问题（框表 6.2）。这个

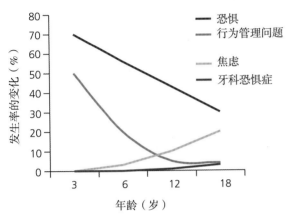

图 6.1　儿童和青少年恐惧、焦虑、牙科恐惧症和行为管理问题发生率的大致变化

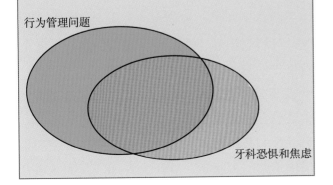

框表 6.2　牙科恐惧和焦虑与行为管理问题的关系（摘自 Klingberg, 1995[25]）

行为管理问题是牙医观察到的，而牙科恐惧和焦虑是患者的主观感受——这两件事并不总是相关的：
• 有些儿童在没有恐惧和焦虑的情况下出现行为管理问题（绿色区域）
• 有些儿童会感到恐惧和焦虑，但能够配合诊疗（橙色区域）
• 有些儿童感到恐惧和焦虑，并出现行为管理问题（绿色和橙色区域之间的重叠区域）。

问题无法简单回答。临床上，一个牙医不太可能误判一个出现行为管理问题的孩子。临床医生可以经验性地识别出孩子的理解能力、成熟度以及配合度的不足。一个孩子可以通过哭泣或身体抵抗而表现出他的恐惧，也可能仅仅是对他或她的母亲低语几句，躲闪牙医的眼神接触或不参与互动。

有牙科恐惧和焦虑的儿童可能在一般活动时表现出外向的性格，但有时在治疗过程中被动和安静。因此，医生有可能会注意不到患者的焦虑，这就可能增加了对他或她造成意外伤害的风险。所以不能仅把孩子配合度高当做他感到舒适的指标。随着对牙科焦虑以及行为管理问题的症状、原因的了解增加，牙医将对以上问题有更详尽的认识。

病因学

儿童牙科焦虑和行为管理问题是多因素、复杂原因导致的现象。病因分为三个主要组成部分（图 6.2）。由于每个部分或组群中不同，

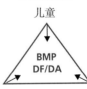

图 6.2　造成牙科恐惧或焦虑（dental fear/anxiety，DF/DA）以及行为管理问题（dental behavior management problems，BMP）的原因是多因素且复杂的。有三组因素是已确定的：个人因素、外部因素和牙科因素。随着时间的推移，不同因素的影响和相对重要性在不同儿童和个体之间是不一样的。如果 DF/DA 和（或）BMP 导致无法进行口腔治疗，则有进入恶性循环的风险，最终可能导致牙科恐惧症的发生

致病因子的重要性随时间的推移而不同，患者产生的焦虑情绪以及诊疗期间的行为就可能有所不同。新因素可能会导致行为管理问题的增加。相反，若孩子学会了对抗一些焦虑情绪，可能导致行为问题的减少。因此，时间是一个重要的因素。我们今天看到的患者还是个孩子，明天就会成长为一个大人。从对成人牙科焦虑和牙科恐惧症的研究中，我们知道学者常把行为问题的原因归结于儿童和青少年时期牙科治疗期间的负面经历。如果早期的恐惧和行为管理问题导致口腔治疗无法进行，将有很大的可能进入恶性循环，导致牙科焦虑症和牙科恐惧症，该病症伴随成长过程中口腔保健不断恶化。预防这种消极发展是儿童牙医的一项主要任务。

个人因素

发生牙科焦虑和行为管理问题的最重要因素之一是孩子的年龄。牙科焦虑和行为管理问题在幼儿中都更为常见，反映了儿童心理发展状况对其适应口腔诊疗的影响[1]。一个年幼的孩子对牙科治疗过程的经历和理解力都会与年长的孩子不同。这是因为理解和有意愿配合诊疗的过程取决于心理发展程度。后者也依赖于牙科团队的沟通技巧。毕竟，牙科治疗需要孩子配合着做很多事情，例如：躺着不动；忍受不适、奇怪的味道，甚至疼痛；更遑论这一切是在陌生的环境中，接触的是陌生的人。

所有儿童都会经历成长中的叛逆期，这往往与儿童在其社会情感发展的不同阶段所面临的问题相一致。这些正常但难以应付的发展阶段可能在口腔诊疗中表现为行为管理问题。与父母们谈及此问题时，他们经常提到孩子的情绪突然发生变化，从顺从、随和变得行为浮夸、乖张、固执。但这种行为持续的时间不是很长，一般几个星期或一两个月就会结束。

恐惧和焦虑的表现是儿童正常的生长发育现象，许多儿童没有得焦虑症，但却表现出相

对较高频率的焦虑症状。幼儿比年长的孩子表现出对更多和不同刺激的恐惧。研究表明，高恐惧水平、情绪障碍或广泛性焦虑与牙科恐惧、焦虑或行为管理问题之间存在着明确的正相关性[1]。另据报道，恐惧情绪如害怕看病、对未知的恐惧和害怕受伤与牙科恐惧和焦虑之间也存在着联系。

在这样的背景下，要意识到很难区分儿童牙科恐惧和牙科焦虑，这是很重要的。看牙对许多孩子来说很可能是可怕的，但不会引起焦虑。幼儿的害怕反应是自然产生的，这可能解释了此年龄组的牙科恐惧发病率高的原因。持续的恐惧、焦虑会导致后期产生恐惧症，这个就应被视为病理现象了。

对血液、注射和受伤的恐惧或焦虑是一种特殊类型的焦虑，通常似乎会给牙科治疗带来消极影响，而大多数儿童都会害怕牙科注射（blood-injection-injury phobia：BII 恐惧症）[2]。这种恐惧中的典型症状表现为当暴露于可引起恐惧的刺激因素时，有强烈的头晕甚或晕倒的可能。一般来说这种恐惧症的发病年龄偏小，这意味着幼儿的发病率最高。BII 恐惧症与牙科焦虑及抗拒牙科治疗的行为明显相关，说明BII 恐惧症是牙科行为问题的一个促进因素。

气质是一种个人情感品质，随着时间的推移，它是相对稳定的，并在年龄较小的时候显露出来。也有人认为它受到一些遗传的影响。有报道认为儿童的牙科恐惧和（或）行为管理问题的特征是难于接受新环境和陌生人。也有报道称这种性格的孩子"有消极情绪"，是"不快乐的孩子"，"容易痛苦"或"冲动"。因此，牙科恐惧和（或）行为管理问题与儿童的性格方面有一定联系（框表 6.3）[1]。气质的一个表现是羞怯，大约 10% 的儿童有此表现。羞怯的孩子需要更多的时间来适应陌生场合。另一个与牙科恐惧以及行为管理问题有关的是消极情绪。据报道，有行为管理问题的儿童在

框表 6.3　与牙科恐惧和（或）行为管理问题相关的行为举止表现（引自 EASI 的行为举止表现报告）

羞怯	在新的环境遇见陌生人时表现得比较慢热
消极情绪	沮丧时容易表现出易怒或攻击性
活动	表现在做事的节奏或活力上，如走路或谈话时趋向于快速且用力
冲动	缺乏耐心和毅力

经许可引自 Buss & Plomin[26]. Taylor & Francis, 1984

活动力和冲动性方面也占比较高。

综合恐惧、气质和行为来看，有牙科行为管理问题的儿童可分为不同的亚组。在这些亚组中，有的儿童平时和看牙时都有高度恐惧，有的是恐惧兼有压抑气质特点（羞怯、消极情绪和内向问题行为），有的无明显恐惧心理但具有冲动和外化/外向行为[3]。

在部分有牙科焦虑却没有不合作行为的儿童中，似乎很多孩子都有明显的羞怯或压抑气质特征。这些孩子虽然有焦虑但也很清楚他们在看牙时应该怎么做，因此能很好地配合治疗。这些儿童需要牙科团队在治疗期间特别留心，防止治疗中某些操作超出他们的承受能力。由于压抑型儿童行为较内向，如果牙医对这种性格特征缺乏了解，那么可能会出现误以为孩子的合作是同意治疗操作的情况。

在牙科护理时的不合作行为也可能与神经精神疾病有关，如注意缺陷多动障碍（attention deficit hyperactivity disorder，ADHD）、孤独症谱系障碍或智力障碍。据报道，ADHD 儿童发生牙科焦虑和行为管理问题更为频繁[4]。人群中大约 5% 的儿童会有某种神经精神障碍[5]。多动症儿童占其中很大比例，发病率为 3%~7%[6]。

外部因素

众所周知，父母的牙科焦虑会影响孩子的牙科焦虑状况[7]。孩子也可能通过从兄弟姐妹、其他亲戚和朋友那里得到的讯息产生获得性牙科恐惧。除了将恐惧和焦虑的微妙情绪传递给他们的孩子外，父母过于担心有时也会干扰他们孩子的牙科治疗，例如质疑注射或修复治疗的必要性，或者可能从他们自己的负面经历中做出理解。在这些情况下，家长会成为孩子牙科焦虑的活生生的、强大的负面典型。Berggren 和 Meynert[8] 以及 Moore[9] 等人对成年牙科恐惧症患者的研究指出，家长对牙科护理的消极态度和对看牙的恐惧是造成儿童牙科恐惧症的共同原因。对于许多这些成年患者来说，牙科恐惧和焦虑的问题始于童年，甚至在他们第一次看牙前就产生了。

儿童的社会状况也可能是很重要的条件。现代社会的孩子生活在不同环境下，从某方面来说处于社会边缘。据报道，牙科恐惧问题在移民等亚群体中更为常见。社会经济能力较低的群体也被报道呈现出更高的牙科焦虑和行为管理问题发生率。在某些为儿童提供免费牙科护理的国家中，这些差异在一定程度上会减小。因此，瑞典和挪威的一些研究未能发现社会经济变量与牙科恐惧之间的关系。一种可能的解释是这些人群的口腔健康受社会经济标准的影响较小。一个口腔健康状况良好的孩子患龋和充填治疗的风险较小，因而遇到看牙时不适和疼痛的风险较小。家庭风险因素（如父母分居和社会经济地位低）本身被认为并不能影响儿童的恐惧和行为，而是影响了父母的态度和行为，从而影响他们在口腔治疗期间引导和支持孩子的能力。瑞典的一项针对患者因牙科行为管理问题而被转诊到儿牙特别护理的研究报告称，被转诊的儿童和青少年经常有"负担过重"的生活和家庭状况，包括社会经济地位低下和父母分居[10]。

难民家庭的儿童处于弱势地位，因为儿童及其父母通常有创伤记忆，许多人患有创伤后应激综合征。近些年难民家庭的数量不断增多，其中一些人曾卷入战争，甚至遭受酷刑等。受创伤的父母在支持他们的孩子发生口腔健康行为以及应对牙科护理方面可能会有问题。在诊疗时，无影灯的强烈灯光、口腔内工作的牙科器械、奇怪的味道和气味可能产生不好的记忆联想。对于这种情况的儿童来说，牙科焦虑的风险是显而易见的。

抚养孩子的方法也可能会影响孩子牙科治疗的配合度。牙科团队经常发现家庭或与教养有关的因素是导致行为问题的原因。过去几十年来，抚养方式发生了变化，并且处于不断变化之中。在许多国家，这种改变导致了儿童在社会中扮演角色的变化。在过去，童年和成年之间的区别更清楚。成年人（如家长、教师或牙医）很明显是制定规则并引导成长的人。而现在，儿童经常质疑成年人的权威，这明显影响了口腔诊疗的现状。然而，抚养者文化背景的巨大差异对孩子的行为也产生了不同程度的影响。

牙科因素

牙科恐惧或焦虑以及行为管理问题最常见的原因之一是疼痛。国际疼痛研究协会[11]将疼痛定义为与真实或潜在组织损伤相关的不愉快的感觉和情感体验，也可以用损伤本身来描述。必须承认感觉不一定依赖于组织损伤；它也可能是由条件刺激产生的，如车针的声音或针头的轻微接触。由于疼痛刺激通常会带来生理和心理反应，以保护身体免受组织损伤，当孩子经历疼痛或不适时，不合作行为是一种合乎逻辑的相关反应。不幸的是，疼痛的经历在儿牙护理中并不少见。有证据表明，许多孩子在没有局部麻醉的情况下做过修复治疗[12-13]。

儿童对疼痛的理解（和耐受）程度因认知能力而有很大差异，而对疼痛刺激的反应和想法因年龄和成熟程度而异[14]。此外，儿童的

社会情感发育、家庭和社会状况、父母支持、与牙科团队的友好关系等因素也会影响儿童应对压力、疼痛和不适的方式。还有越来越多的证据表明，在没有充分麻醉的情况下接受可能引起疼痛的治疗的儿童，就算有足够的疼痛控制能力[15]，后期也会对治疗的疼痛感知增强。牙科诊疗时一个强烈的疼痛刺激足以引起耐受低的小患者产生牙科恐惧和焦虑情绪。不过，如果牙科治疗中反复出现轻度不适或痛苦，或孩子认为上述情况出现的话，也会导致一样的结果。因此，从伦理的角度来看，不使用局部麻醉是不可取的，尤其是这是一种公认的降低或预防疼痛的方法。

主观上缺乏主导权已被证明是引起行为管理问题和牙科恐惧或焦虑的另一个主要触发因素[16]。这可能意味着患儿没有被适当地告知治疗方法（信息控制），或者他们被剥夺了承担行为后果的能力（行为控制），甚至在治疗后也没有得到足够的信息（回顾性控制）。在儿童感到缺乏主导权的情况下进行有创的牙科治疗已被证明是特别没有益处的[17]。

孩子常常区别不了不适与疼痛的感觉。不适可以说是在紧张情况下的心理感知，通常是在陌生环境下发生的，此时孩子会害怕发生什么自己无法掌控的事。

我们可以认为，很大一部分行为管理问题和不配合治疗反映出儿童在感觉到疼痛、不适或紧张时表现出的恐惧。对那些缺乏应对能力的幼儿来讲，这些都是正常的能理解的反应。然而，牙科团队仍然需要防止这些不良反应的发生，如果它们发生了，应妥善处理，阻止牙科焦虑的进一步发展。

牙科团队在治疗儿童患者时有一项微妙的任务。他们在诊疗时代表了一种权威，如果孩子感知到这一点，那就可能让他们感到威胁或恐惧。牙医和团队其他成员对儿童的态度也极大地影响了他们在治疗儿童时的行为和互动，

态度也包括认知。与儿童一起工作的牙科医务人员不仅需要对学科有足够的知识，而且对儿童、儿童的发育和儿童心理学也要有很好的了解。联合国（United Nations，UN）儿童权利公约对儿童权利这一概念进行了定义。它涵盖了我们需要的知识和能力，以满足公约对卫生部门人员的要求。为了提供高质量的全面保健，作为医生应保障和维护儿童的权利，包括与儿童患者及其家人的沟通。

行为管理的原则

本节涉及如何使用心理技巧来预防行为管理问题和牙科恐惧、焦虑和恐惧症，以及当出现此类问题时如何进行管理。了解恐惧、焦虑和行为问题的多重、相互作用的病因是成功的行为管理所必需的。正如已经解释过的，致病因素可以概括为三个方面：

- 个人因素
- 外部因素
- 牙科因素

前两个因素决定了儿童在看牙前的易感性。无论年龄大小，有些孩子会很坚强，很能忍耐；而另一部分孩子则很脆弱，即使轻微的压力刺激也会对其产生负面影响。牙科团队没有能力改变这样的情况，但他们必须敏锐地注意孩子的情况，并调整他们的行为和治疗策略。牙科因素是牙科工作人员能够控制的因素。他们需要在诊疗中预防疼痛和不适的发生，与孩子及其父母在心理上建立良好的关系，另一个重要之处是牙科团队自身需有良好的心理建设。

当不合作或恐惧的儿童接受治疗时，儿童、父母、牙医和牙科助手之间出现了一个复杂的相互作用的网络。每一次治疗前都必须先进行诊断和制定计划，对孩子来说，这个过程（诊断和计划）也在不同程度上包括父母的参与。

知情同意、监护许可和患儿同意的概念已被儿科护理采纳，父母在治疗期间的参与也已成为必要条件。因此，除了作为信息来源外，父母还参与共同的决策和治疗计划的制订，以便能在积极参与和知情时理解和充分支持他们的孩子。建立在信任、移情和相互尊重基础上的关系可以获得患者的合作。

建议选择诊疗技术的时候以认知行为治疗（cognitive behavioral therapy，CBT）[18]为原则，并允许制定对牙科恐惧、焦虑和（或）行为管理问题的预防及治疗措施。CBT 中的认知原则试图找到在临床上产生恐惧和躲避行为的固有想法，并使这些想法发生认知变化。通过结合行为练习，帮助孩子找到他或她思维中错误的认知。

儿童牙科 CBT 的实践涉及两个基本问题：

- 创造安全的环境，
- 分级进行恐惧刺激。

创造安全的环境

当儿童由其父母陪同时，有必要与儿童和成人平等地建立良好的相互尊重的沟通渠道（框表 6.4）。建立诊断、治疗规划和共享决策的平台是先决条件。在治疗开始时花时间建立融洽的关系是一项必要的投资，在后期长期的牙科护理生涯中，医生不断得到"回报"。如果由于某些原因，不能与孩子或家长建立良好的关系，牙医通常还有另一种方法能取得良好的效果。

在刚开始治疗的时候，年幼的患者不应与父母分开，因为分离焦虑可能会增加他们的平均紧张水平，降低他们的沟通能力。更成熟的儿童和青少年在初次就诊时也要同样处理。即使他们的行为和态度经常是挑衅性的，我们也不能以高高在上的方式对待他们。在就诊初期，随后的口腔检查和口腔诊疗期间，以及记录病史时牢记这些非常简单的策略，是建立良好心

框表 6.4　沟通

- 必须与儿童的年龄和成熟程度相协调
- 应该让家长的参与
- 包含信息的传递与接收
- 只有信息被接收才算是成功的沟通
- 可以是语言交流或其他方式
- 非语言交流和与焦虑患者语言的重要性一样

理氛围的关键（见第 3 章）。

大多数焦虑的孩子担心会发生某种可怖的事，例如牙医突然会引起他们的疼痛。为了改变这样消极的想法，牙医需要在牙科团队和儿童之间建立可靠的信心，在任何事情发生之前，牙医都会提供信息并获得孩子的同意。信心是成功进行有创治疗的先决条件，因为操作时可能会产生不愉快的恐惧反应。

此外，无论儿童年龄大小，应该在进行可能导致疼痛或不适的治疗之前，先进行没有任何不良反应、无疼痛的体验治疗。多次成功且无痛的口腔诊疗经历可以使儿童对牙科焦虑"免疫"或保护他们不发生牙科焦虑。这一过程被称为"潜在抑制"，并可能在未来的有创或疼痛的治疗过程中起到保护作用[19]。潜在抑制的现象得到了几项研究的支持，并构成了一个强有力的论点：为所有儿童提供定期的口腔保健和护理，更好地侧重于维持良好的口腔健康。

牙医应认识到，一些治疗可能被认为是会引起疼痛的，如注射局部麻醉。在任何可能引起疼痛的操作之前，牙医除了使用减少疼痛的技术外，还必须告诉孩子接下来会发生什么，并告知应对的方法。通过减少意外和增加可预测性和主导权，降低儿童的即时恐惧感，这可能在更长的时间维持相同的效果。Weinstein 等人[20]概括了牙科团队与学龄前患者之间有效和无效的互动。一般来说，牙医需要特殊地

引导孩子，使用能被容易理解的语句。清晰简洁的指令，如"请再张开一点你的嘴巴"比"你能张开你的嘴吗？"更有效。在给出反馈时，重要的话要具体，例如，"你的头一动不动，你做得非常棒"，而不是"你做得很完美。"胁迫（威胁）和哄骗（恳求）是无效的行为管理方法，而询问孩子的感觉将会减少孩子的恐惧感。此外，临床医生应该着重告诉孩子他们希望孩子做什么，从而防止问题行为出现，而不是出现问题时再试图阻止这些行为。

在治疗有牙科恐惧和焦虑的儿童时，牙医要牢牢记住，导致这种情况的因素既多又复杂。通常，研究儿童的病史，会在三个致病因素中找到答案（个人、外部和牙科因素）。然而，许多患者将问题的原因集中在诊疗环境的体验或经历上。有时行为治疗策略在口腔领域的应用可能无意中对患者的一般健康以及心理社会情况产生积极作用。但是对于一些患者而言，他们在口腔治疗方面的问题隶属于一个更复杂的状况，如果口腔治疗中可用的治疗方法不足以解决问题，牙医应该咨询专业的儿科医生、儿童心理学或儿童精神病学的专家。

通过"告知－演示－操作"分级刺激

对于所有孩子，无论其耐受和治疗需求如何，可以适当地介绍或反复介绍，指导孩子如何应对口腔检查和治疗程序中的不同步骤，这是大有益处的。大多数孩子可以快速地熟悉口腔治疗，而有些儿童则很难，需要大量的时间进行这些工作。

在发现孩子的诊疗经历和对疼痛的耐受性以及适应能力后，需要对治疗步骤进行全面的解释。然后，一步步引导孩子接受可能引起焦虑的器械，每个步骤都适度增加一些令人紧张害怕的因素，使患者一直处于这种状态，直到引起他（她）恐惧的反应减少（图 6.3），从

而产生了一种足以应对刺激的感觉。如果在恐惧反应减少之前中断此过程，例如躲避或打断治疗，恐惧程度就会增加，并产生挫败感和无力感。

脱敏疗法的不同步骤和顺序必须适应个体情况。图 6.4 所示的一种方法是由 Holst[21] 针对幼儿的牙科初诊提出的。在每一次刺激过程中，使用"告知－演示－操作"技术。孩子首先被告知将会发生什么，包括可能的感觉和指导适当的行为，然后再演示一遍，最后再进行操作（图 6.5）。如果孩子积极接受这一步骤，必须让孩子意识到他或她的能力（反馈）从而加强印象。如果反应是消极的，孩子应该得到关注，并在上一步进行更多的训练。可以在孩子坐上牙椅之前给出第一次刺激。 如果孩子不愿意单独坐在椅子上，他或她可以坐在父母的腿上。在口腔检查和宣教之后，个体的治疗需求将决定下一次刺激方案。如果需要侵入性口腔治疗，如修复、外科治疗和局部麻醉，脱敏程序必须包括相关治疗的所有步骤（见"系统脱敏"一节）。

这种引导和分级刺激程序是后期口腔治疗

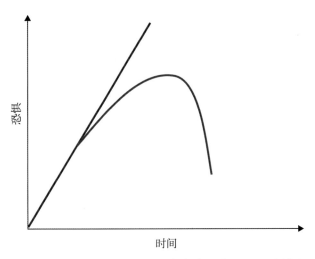

图 6.3　刺激曲线。如果一个患者在适度压力下被刺激了足够长的时间，恐惧反应最终会减少。这将创造一种应对刺激的能力（红色曲线）。然而，如果在恐惧反应减少前刺激被中断，挫败感和无力感通常会增加焦虑（蓝色曲线）

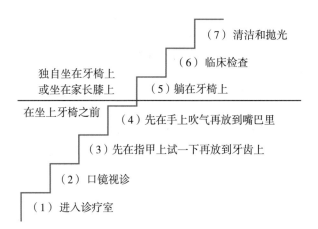

图 6.4　基于脱敏技术的行为塑造，在幼儿初次就诊时介绍诊疗步骤。经瑞典牙科协会授权引自 Holst，1988[21]

合作的基础。如果在这个诊疗的引导阶段投入足够的时间和意识，大多数类型的行为管理问题都会得到预防。对于大多数儿童来说，它是快捷的，仅需要花费少量时间。然而，有一些脆弱的孩子花费的时间更多。典型人群包括来自难民和移民家庭；或者在过去很长一段时间内，在医疗或社会上有过疼痛或痛苦经历的儿童；由于其他原因对治疗过程疼痛敏感的儿童；非常羞怯的儿童；以及具有强烈的咽反射的儿童。这些儿童可能对消极的经历极其敏感，除非在明确的紧急情况下，在口腔治疗之前才考虑省略适当的引导。

引导性分级刺激过程一般可由牙科团队的任何成员操作。由保健师或牙科助理来为初诊的年幼孩子做例行介绍是比较高效的，因为大多数初诊患儿没有修复治疗的需要。但必须指出，当儿童要接受更有压力的操作时，如修复治疗和手术，依从性取决于儿童与术者的关系，他人无法代替。

系统脱敏疗法

本节主要介绍当儿童因某种原因无法配合口腔治疗时的处理方法。例如，孩子已经出现牙科焦虑或牙科恐惧症。由于儿童的牙科焦虑有很多种类型，第一步是评估问题的性质，确

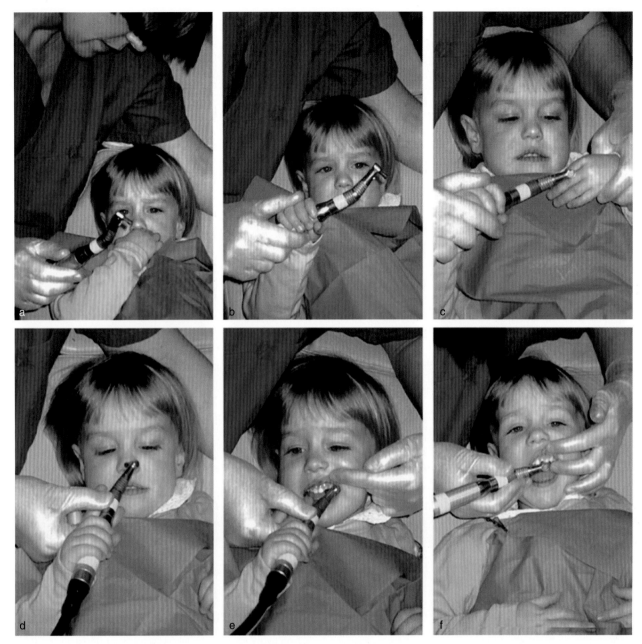

图6.5　一个3岁的女孩在进行她的第一次口腔检查。通过使用刺激技术塑造行为模式，从而介绍低速手机工作方法。a.在告诉孩子会发生什么（抛光牙齿）后，给她展示低速手机。b.让孩子感受低速手机的震动。c.将机头靠近她，抛光她的手指甲。d.让她的鼻尖感受慢机。e.抛光牙齿，让孩子仍用一只手握住慢机，使她感到安全。f.这个孩子感到安全，能够控制局面，把手放在了肚子上

定引起最明显焦虑的步骤，尤其要找到孩子恐慌思维的形成方式。

　　为需要侵入性口腔治疗的儿童选择的脱敏方法基于CBT理论，将认知重构与行为刺激相结合。该方法类似于"告知－演示－操作"技术的分级刺激，但加强了认知部分，并强调将引起恐惧的刺激与积极或中性刺激结合，例如积极的意象或娱乐[22]。图6.4中的不同台阶构成了层级递升的引发焦虑的刺激。

　　如前所述，在进行不愉快的操作之前，孩子在口腔诊所需要安全感。因此，在第一个治疗阶段最重要的考虑不是开展了什么类型的治疗，而是让孩子有一系列积极的经历，这样在随后的就诊中，孩子才有一种能够适应的感

觉。口腔治疗的积极经历有利于让患儿产生依从性，而消极经历则具有毁灭性（框表 6.5）。在焦虑或恐惧症比较严重的情况下，这种方法有可能非常耗时。在这一治疗阶段，牙医可能会更多地把自己当作心理学家，而不是牙医。在这上面花的时间会有回报的。

　　许多儿童害怕牙科注射，这有时是打针恐惧症的表现。然而，局部麻醉的应用对于无痛口腔治疗至关重要。主要的问题是让孩子能接受治疗的这个步骤。局部麻醉的脱敏方法的例子如图 6.6 所示。诊疗逐步地开展确保孩子对正在发生的事情有实质性的了解，感受最小的疼痛刺激和一定的掌控感（"告知 – 演示 – 操作"）。每次给予刺激时只能前进一小步。在此过程中可以使用"工具箱"，以帮助儿童在进入下一步之前控制任何恐惧反应。如何应用这些技术取决于孩子的年龄和成熟程度。有节奏地呼吸是一种非常有效

框表 6.5　儿童的口腔治疗就像开立银行账户

　　积极的经历代表储蓄，而消极的经历是提款的代名词。当孩子必须在牙椅上面对不愉快的诊疗过程时，他或她的配合度取决于"账户状态"。

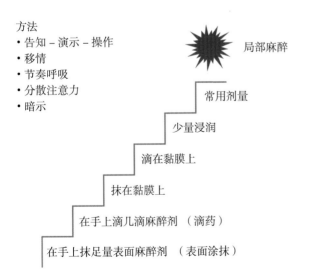

方法
• 告知 – 演示 – 操作
• 移情
• 节奏呼吸
• 分散注意力
• 暗示

局部麻醉

常用剂量

少量浸润

滴在黏膜上

抹在黏膜上

在手上滴几滴麻醉剂　（滴药）

在手上抹足量表面麻醉剂　（表面涂抹）

图 6.6　不熟悉或害怕局部麻醉的儿童脱敏的刺激步骤的举例。括号中的词语可以使孩子熟悉过程的步骤

的技术，通过产生副交感神经刺激来降低恐惧反应，例如，可以让幼儿吹风车玩具，吹气球等。放松运动意味着专注于特殊的肌肉或身体部位，交替收缩和放松它们。除了使肌肉更放松，从而感觉到全身变得不那么紧张外，这种方法也能有效地分散注意力。其他分散注意力的方法包括讲故事、看电视节目的图像、让孩子玩吸引器或吸唾器等。然而，医生必须认识到：这些技术大多在无痛手术中能有效地减少压力，但在侵入性手术中使用局部麻醉时，这些方法效果不佳。催眠疗法的使用也可能有用，医生应熟悉这些技术。联合应用放松、分心和单一的方法使许多孩子很容易进入轻度恍惚状态，这可能有助于减少疼痛和不适。

　　值得注意的是，如 dahllöf 和 öst[23] 所述，由于 BII 恐惧症而害怕注射的儿童可能表现出一种独特的双向自主神经反应。这种症状的特点是最初的交感神经刺激，伴随大量的副交感神经（迷走神经）反应，使患者头晕或至少感到晕眩。这种反应对大多数孩子来说是极其不愉快的，因而需要做好预防。应该指出，在这些情况下，禁忌使用放松法，而 Hellström 等人[24] 发现增加肌肉的张力是有用的。

　　类似的分级刺激和脱敏练习可以应用于好几种治疗过程，例如修复治疗，其中潜在的令人恐惧的刺激（楼梯上的分级台阶）是车针的外观、车针的声音、车针在牙齿上旋转的感觉、橡皮障、成型片等。

　　在这种不断的练习过程中，儿童在接受牙科护理时不应受到任何伤害性疼痛刺激，直到他或她熟悉整个诊疗过程。在此之后，当他们对自己的适应能力有一定程度的信心时，大多数儿童都能够应对小而短暂的疼痛刺激。

结合镇静剂的行为技术

　　镇静剂和止痛药物的使用在第 9 章中进行

讨论，然而，由于这些方法的使用通常必须与行为方法相结合，因此这里也对它们进行简要讨论。

儿童牙科中使用氧化亚氮和苯二氮䓬类药物等镇静剂的主要目标是提供一种轻度（清醒）镇静，使儿童能对行为技术做出更佳反应。镇静通常不宜过深，以至于他们无法配合治疗，因为深度镇静可能伴随着保护反射的丧失，从而增加误吸的风险。清醒镇静状态下，儿童能够维持张嘴和睁眼，保持沟通和合作，通常会提高行为技术的效果，在可能会增加孩子紧张情绪的情况下应该应用镇静剂。这种适应证的典型例子是急症、需要复杂治疗的小儿和配合度普遍较低的儿童，例如患有学习障碍的儿童。

在达到适当的镇静水平后，以"告知－演示－操作"作为基本方法，可以更好地应用上文所述的刺激疗法。然而，必须意识到，孩子可能因为药物原因产生了遗忘，因此他或她可能会忘记所经历的一切。尽管孩子的注意力很容易分散，医生也要尽力让孩子集中注意力。节奏呼吸减少了应激反应，也对呼吸能力的控制有重要意义。由于镇静剂（即苯二氮䓬类）通常会产生一定程度的遗忘，因此儿童对所经历的事情的持久记忆可能已经减少。这对一个孩子的未来配合度及学习能力可能同时产生积极的（相对于消极的经历）和消极的（相对于积极的经历）影响。

急 诊

在预防牙科恐惧和焦虑方面，急诊是最麻烦的，因为儿童经常不得不经历痛苦和不愉快的治疗过程，但他们的能力还不能很好地应对此种情况。这些是典型的口腔诊疗事件，儿童对于疼痛刺激没有可控的感觉。因此，极为重要的是，牙医在进行这种治疗之前，需要评估情况的紧急程度，并探索可能的治疗方案。牙

痛本身并不是一个明确的理由，能让一个不情愿的孩子忍受可能的痛苦治疗。牙痛通常可以自己缓解，也可以通过止疼药进行控制。即便发生了牙髓或颌骨感染也不应成为进行会引起疼痛的治疗的原因，因为感染都是可以通过抗生素进行暂时控制的。当发生孩子无法配合最佳治疗方案的紧急时刻，人们应该寻找替代的治疗方法，推迟不愉快或痛苦的手术，另寻时间让孩子的行为习惯能忍受治疗。记住在做任何治疗之前必须征得患者或父母的知情同意，这是一条基本原则，在作出决定之前要向他们提供不同的治疗方案。

然而，在儿牙临床上有些紧急情况需要立即进行干预。在治疗前，有这些问题需要考虑：①使用镇静和逐步刺激技术降低儿童对疼痛和压力的感知和记忆。②让随行父母参与行动，以及在必要时限制孩子的行为，这将增加孩子的控制感，减少他的反感。在治疗决策中，从伦理的角度来看，治疗和治疗模式从长远的角度来看对儿童应是有益的。如果牙医必须在两种方案之间作出选择，则应优先考虑给予积极长效的方案，短期有效的方案从长远来看会适得其反。

专科儿牙医生

牙科焦虑和行为管理问题是转诊到专科儿牙医生的最常见原因，至少在瑞典是这样的。有人认为，专科儿牙医生对于表现出恐惧、焦虑或行为管理问题的儿童负有特别的责任，应当专门为这些需要额外关注的患者提供高质量牙科治疗。然而，我们认为，所有治疗儿童患者的牙医必须充分了解并参与如何预防行为管理问题和牙科焦虑以及如何识别和处理这些问题的儿童。专科儿牙医生有能力照顾复杂程度高的患者病例，也应为同地区其他牙医提供最新知识和处理技巧。

通过与负责评估和监督该地区儿童口腔保健计划和策略的人合作，专科儿童牙医可为该领域提供质量保障的范例。质量保障可以基于你所代表的人群或职业类型从几个不同方面进行。可以确定的几个关于牙科焦虑的观点如下：患者对口腔健康和牙科护理质量的期望；社会要求以低成本向所有公民提供高质量的保健；保健员（主要是牙医）希望进行高质量的口腔治疗，伴随较少或无副作用等。不幸的是，几乎所有关于满意度、治疗成功等的描述都是由专业人员汇编的信息组成的，很少有孩子们的答复。因此，希望专科儿牙医生也能支持在整个工作过程中纳入孩子想法的策略。此举与联合国儿童权利公约的精神一致。在儿童不能参与的情况下，专业儿牙医生应该代表儿童患者的观点，因为他们努力接近孩子的声音，必要时可代替儿童行使自主权。

为了确保儿童按高标准得到临床治疗，应将专科儿牙医生纳入公共口腔保健系统内规划牙科护理的工作组。规划的内容应包括旨在防止焦虑和合作问题的策略。

（吴永正 译）

（廖莹 邢向辉 审）

参考文献

[1] Klingberg G, Broberg AG. Dental fear/anxiety and dental behaviour management problems in children and adolescents-a review of prevalence and concomitant psychological factors. Int J Paediatr Dent, 2007, 17:391–406.

[2] Milgrom P, Mancl L, King B, et al. Origins of childhood dental fear. Behav Res Ther, 1995, 33:313–319.

[3] Arnrup K, Broberg AG, Berggren U, et al. Lack of cooperation in pediatric dentistry-the role of child personality characteristics. Pediatr Dent, 2002, 24:119–128.

[4] Blomqvist M, Holmberg K, Fernell E, et al. Oral health, dental anxiety, and behavior management problems in children with attention deficit hyperactivity disorder. Eur J Oral Sci, 2006, 114: 385–390.

[5] Gillberg C. Epidemiological overview//Gillberg C. Clinical child neuropsychiatry. Cambridge: Cambridge University Press, 1995: 4–11.

[6] Faraone SV, Sergeant J, Gillberg C, et al. The worldwide prevalence of ADHD: is it an American condition? World Psychiatry, 2003, 2:104–113.

[7] Themessl-Huber M, Freeman R, Humphris G, et al. Empirical evidence of the relationship between parental and child dental fear: a structured review and meta-analysis. Int J Paediatr Dent, 2010, 20:83–101.

[8] Berggren U, Meynert G. Dental fear and avoidance: causes, symptoms, and consequences. J Am Dent Assoc, 1984, 109:247–251.

[9] Moore R, Brodsgaard I, Birn H. Manifestations, acquisition and diagnostic categories of dental fear in a self-referred population. Behav Res Ther, 1991, 29:51–60.

[10] Gustafsson A, Arnrup K, Broberg AG, et al. Psychosocial concomitants to dental fear and behavioural management problems. Int J Paediatr Dent, 2007, 17:449–459.

[11] International Association for the Study of Pain. 2012[2012]. http://www.iasp-pain.org/Taxonomy?navItemNumber=576#Pain (accessed October 2014).

[12] Milgrom P, Weinstein P, Golletz D, et al. Pain management in school-aged children by private and public clinic practice dentists. Pediatr Dent, 1994, 16:294–300.

[13] Murtomaa H, Milgrom P, Weinstein P, et al. Dentists' perceptions and management of pain experienced by children during treatment: a survey of groups of dentists in the USA and Finland. Int J Paediatr Dent, 1996, 6:25–30.

[14] McGrath PA, Miller LM. Modifying the psychological factors that intensify children's pain and prolong disability// Schechter NL, Berde CB, Yaster M. Pain in infants, children, and adolescents. 2nd edn. Philadelphia PA: Lippincott Williams & Wilkins, 2002: 85–104.

[15] Fitzgerald M, Howard R. The neurobiologic basis of pediatric pain//Schechter NL, Berde CB, Yaster M. Pain in infants, children, and adolescents. 2nd edn. Philadelphia PA: Lippincott Williams & Wilkins, 2002: 19–42.

[16] Weinstein P, Milgrom P, Hoskuldsson O, et al. Situation-specific child control. A visit to the dentist. Behav Res Ther, 1996, 34:11–21.

[17] Milgrom P, Vignehsa H, Weinstein P. Adolescent dental fear and control: prevalence and theoretical implications. Behav Res Ther, 1992, 30:367–373.

[18] Hollon SD, Beck AT. Cognitive and cognitive-behavioral therapies//Lambert MJ. Bergin and Garield's handbook of psychotherapy and behaviour change. 5th edn. New York: John Wiley, 2004: 447–492.

[19] Davey GC. Dental phobia and anxieties: evidence for

conditioning processes in the acquisition and modulation of a learned fear. Behav Res Ther, 1989, 27:51–58.

[20] Weinstein P, Getz T, Ratener P, et al. The effect of dentists' behaviors on fear-related behaviors in children. J Am Dent Assoc, 1982, 104:32–38.

[21] Holst A. Behaviour management problems in child dentistry. Frequency, therapy and prediction. Thesis. Malmö: Faculty of Odontology, University of Lund, 1988. Swed Dent J, 1988, Suppl 54.

[22] Porritt J, Marshman Z, Rodd HD. Understanding children's dental anxiety and psychological approaches to its reduction. Int J Paediatr Dent, 2012, 22:397–405.

[23] Dahllöf O, Öst LG. The diphasic reaction in blood phobic situations: individually or stimulus bound? Scand J Behav Ther, 1998, 27: 97–104.

[24] Hellström K, Fellenius J, Öst LG. One versus five sessions of applied tension in the treatment of blood phobia. Behav Res Ther, 1996, 34:101–112.

[25] Klingberg G. Dental fear and behavior management problems in children. A study of measurement, prevalence, concomitant factors, and clinical effects. Thesis. Gothenburg: Faculty of Odontology, Göteborg University, 1995. Swed Dent J, 1995, Suppl 103.

[26] Buss AH, Plomin R. Temperament: early developing personality traits. Hillsdale NJ: Lawrence Erlbaum, 1984.

第7章

病史及临床检查

Sven Poulsen, Hans Gjørup, Dorte Haubek

本章介绍对接受口腔健康护理的儿童和青少年如何进行病史与临床检查。本章不涉及有关如龋齿和牙周病等特殊疾病体征与症状的细节，这些内容将在本书后面章节讨论。本章仅讲述通过收集数据对患者做出正确诊断所必需的系统方法。

一个完整的病史和临床检查与制定治疗计划同样重要，例如，在儿童口腔科中对患儿进行影像学和实验室检查并做出一个正确诊断和一个适当治疗计划是与成人一样的（框表7.1）。图7.1所示流程图说明了病史、临床检查的完整过程，以及简易的附加检查和信息。

北欧国家的儿童口腔科服务覆盖了全部儿童，因此在许多地区，牙医是最常与儿童接触的卫生专业人员之一。牙医应掌握儿童和青少年最常见的急、慢性病的体征和症状，以便将相关信息传递给其他卫生专业人员。

此外，病史和临床检查通常是幼儿及其父母与牙科团队最早的重要接触。

详细的病史和临床检查不仅是孩子第一次看牙医时必须做的，而且对于以后复诊和再治疗也很重要。因此，更新既往史在复诊中很重要。

病　史

与记录成年患者病史相比，儿童病史，尤其是幼儿病史，必须通过其他人，通常是父母中的一方来获取。这有双重含义。

> **框表7.1　对儿童牙科患者进行完整的病史和临床检查有以下重要意义：**
>
> · 了解孩子及其父母并建立良好的关系。
> · 决定是否进行影像学和实验室检查。
> · 识别全身状况和疾病的可能表现。
> · 得出正确的诊断和随后的适当治疗计划。

从陪同者获得的信息不一定能够真正有效反映儿童的状况。牙医应记住，一般情况下成人是代孩子说话的，比如在评估疼痛。但在外伤时，儿科牙医应特别注意与病史中所获得的信息不相符的非典型病变，以便识别虐童事件（见第26章）。

在治疗之前，需要告诉孩子牙医要和陪护者交谈一会儿，这样可以防止孩子感到被忽视。

在轻松的氛围中对儿童进行检查很重要。牙科团队应充分认识到与儿童交流就要采用孩子们的方式，即在沟通、管理和治疗过程中使用相应的知识、经验和技巧。应当以尊重、热情和支持的态度来对待孩子和父母，营造一种积极而又让人放心的牙科诊疗环境。把孩子和父母当成普通人而不是当成患者很重要，这也给了牙医一个很好的机会来初步了解孩子和父母的大体情况，对牙科的态度以及期望值。

病史记录首先应获取孩子和父母的个人资料（姓名，年龄等）以及孩子的主诉（如果有的话）和就诊的原因。

此时，牙医快速检查一下孩子的口腔与牙

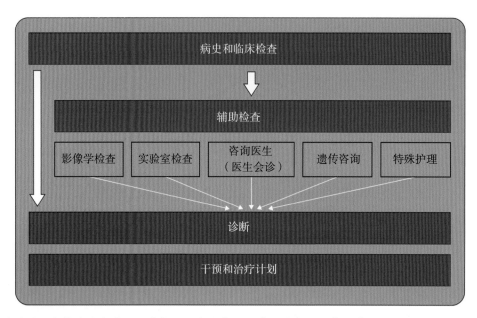

图7.1　流程图说明了完整的检查过程。病史、临床检查以及其他检查和信息的建议

齿是有好处的。临床中，病历记录应采取轻松对话的方式，而不是询问。父母填写的标准化表格可用来获取部分病史；填写完这些表格后，应进行一次面谈。

完整的病例史包括家史、一般病史和牙科病史。具体需要采集的重要信息见框表7.2。

家族史

家族史的目的是提供有关儿童以及最主要家庭成员的社会背景及相关信息。

父母的职业、家庭中孩子数目以及孩子在日托机构和学校的上学情况等因素对于选择一个切实可行的预防和治疗牙齿保健计划至关重要。

家族史还包括口腔或全身遗传性疾病。应该强调的是，许多家长认为详细的家族史所需要的信息是保密的。因此，牙医的询问仅限于与临床有关的问题和疾病。该类信息的某些部分可能是保密的，应遵守在卫生专业人员之间传递信息知情同意的相关指南。

一般病史

在一般病史中我们将口腔问题看作患者全身健康保健这个宏观领域中的一部分。

先天性或获得性疾病或功能障碍可能直接或间接地导致或诱发口腔问题（如颅面综合征、幼年类风湿性关节炎、糖尿病、血液病；见第23、24和25章），或者它们可能会对个别儿童口腔疾病的护理和治疗产生影响。

一般病史包括母亲怀孕、分娩情况，以及患儿新生儿期和幼儿期的信息。它应该包括既往住院治疗、疾病、创伤、以前和现在的治疗方法。病史还应涉及有关传染病（如儿童疾病、中耳炎）、免疫接种、过敏（包括药物不良反应）和睡眠障碍的信息。

最近的研究表明，在牙科治疗过程中这些缺乏合作和行为管理的问题可能是由于特定的儿童个性特征或如神经精神疾病，而这些儿童特征的信息很重要（见第6章和第24章）。

最后，一般病史中还应包括头部、呼吸道、心血管、胃肠道、神经肌肉和骨骼系统的当前、过去的问题以及任何当前的疾病体征和症状。必要时，此信息应以医院记录和家庭医生的信息作为补充。

框表 7.2　病史重要组成

个人资料
- 全名
- 身份证号码
- 年龄
- 地址

当前就诊的原因
- 急性症状
- 主诉
- 目前控制情况

家族史
- 家长职业
- 社会状况
- 兄弟姐妹人数
- 是否参加日托机构
- 遗传病

一般病史
- 妊娠
  孕期　孕期母亲的健康
  药物
- 分娩
  并发症　臀位　出生体重
  出生并发症
- 新生儿期
  出生身长　出生体重　黄疸　呼吸系统问题
  喂食情况　畸形　诞生牙
- 孩子一岁以内的健康状况
  体能发育　心理发育
- 儿童疾病和以往治疗
- 药物治疗，包括药物不良反应
- 外伤
- 循环系统，呼吸系统，消化系统或神经系统疾病系统
- 睡眠障碍

牙科史
- 颌骨和牙齿的疼痛或其他症状
- 功能限制
  咀嚼　咬合　吞咽　交谈
- TMJ 症状
- 牙齿和颌骨的自我评估
- 过去的牙科保健，包括孩子的反应
- 口腔习惯
- 口腔卫生习惯
- 饮食习惯模式（饮食史）
- 过去和现在的氟化物疗法

牙科病史

此时应询问孩子对自己牙齿的看法。牙医询问孩子是否感到牙齿或下颌疼痛，是否有任何功能受限（咀嚼、咬合、吞咽、说话等），以及颞下颌关节是否受到疼痛、不适、噼啪或咔嚓声的影响。此外，还可以询问孩子他或她的牙齿以及面形是否让他感到尴尬。最后，询问孩子是否有关于任何软硬组织疾病的主观疑虑。

孩子既往牙科治疗史及当前牙齿问题都需要评估。既往牙科治疗方式，包括镇痛方法和以往牙科治疗的配合情况，可以为牙医提供孩子看牙时既往表现的重要信息，进而找到更适合儿童需求的治疗方法。应该将影响后期口腔健康的重要因素作为牙科记录的一部分，包括日常口腔卫生，饮食习惯和吮吸习惯。询问病史的目的还在于对初期检查中发现的异常作出明确的病因学解释，诸如幼儿龋齿、猖獗龋、酸蚀症、非典型牙齿表面脱落、牙龈退缩和牙周炎。

此外，如果有可能，对以前的牙科记录和放射线片进行整体阐述，为儿童牙病发展史提供重要信息。

临床检查

一般表现

如前所述，多数情况下牙医是最常看到孩子的医疗专业人员。因此，牙医有机会发现可能未被注意的体格及功能方面的问题，并且可以通过适当的转诊来改善医疗服务。

整体评估一般应在孩子坐上牙科治疗椅之前开始。在候诊室与孩子见面，一起去手术室，这都给牙医一个极好的机会对孩子的身高、身体比例、身体姿势、头部姿势、步态和身体能力形成第一印象。这一评估可能提示生长障碍、中枢神经系统疾病、神经肌肉疾病或骨科问题值得进一步检查。

检查皮肤的肤色、色素性皮损、大疱、瘢痕、干燥和脱屑可能表明系统性疾病的存在。双手检查重点有：如手指的蹼（表示一种综合征）以及各种习惯的表现。对指甲的质地和外形要进行评估：在外胚层疾病中指甲可能缺失或质地差；在慢性呼吸系统疾病或先天性心脏病中，指甲可能会明显凸出，手指呈杵状。

口外检查

牙医应经常注意孩子面部和头部姿势有无明显异常。如果发现明显异常，应对头部和颈部进行系统检查。面部检查包括正面和侧面。面部正面要评估面部的对称性，而不对称是相对于整个面部中线点的偏离（如鼻尖、人中、骨中线或牙齿中线的偏离）。面部高度和比例从两个方面进行评估（图7.2）。从侧面评估整体面部轮廓（直面型、凹面或凸面型），下颌前突分为正常、后缩或前突。最后，还需要注意可能存在的面中部缺陷或鼻部突出。口外检查需要对任一解剖结构的整体、功能、发育及病理进行评估。微小的异常现象也应考虑

到，因为这些现象可以出现在多种先天异常综合征中，并且新生儿就伴有不少看似微小的异常表征，也可能伴随有其他严重异常问题。许多不正常及发育问题到儿童后期才能够确定。因此，在任何情况下，牙医都应注意到异常现象，并考虑到未确诊的一般疾病或发育问题的可能性。

面部检查还应包括对上唇长度、下唇形态（包括颏唇沟形态）以及颏部肌肉活动的评估。残疾儿童的嘴唇闭合以及嘴唇和面颊肌肉的张力通常不足，并可能导致流口水。

头发的颜色、多少和质地也需要评估。在某些外胚层发育不良和各种代谢性疾病中毛发表现为缺失或稀疏（图7.3）。

口内检查

对于年幼儿童，口内检查可能是第一次体验口腔内操作和第一次接触牙科器械。因此，牙医应简化口腔内检查程序，使孩子接受并习惯口镜、探针和其他器械在口内检查。充分运用"告知－演示－操作"技术（如第6章所述）。

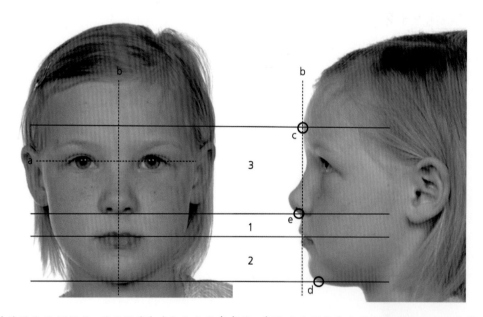

图7.2 面部对称性和比例评估。瞳孔间线（a）定义水平参考线。穿过瞳孔间线中点的垂直线（b）定义中线。前额突（眉间）（c）和下颌最下点（颏突）（d）定义面部总高度，通过与鼻子下边缘（鼻下点）（e）相切的线平面将其分为面上高度和面下高度。面下高度通过嘴唇之间的水平接触线（口角点）分为上唇和下唇。面部比例协调的特征是，面上高度等于面下高度，下唇的高度是上唇的高度的两倍。理想情况下，鼻子、嘴唇和下巴的中点位于面部中线

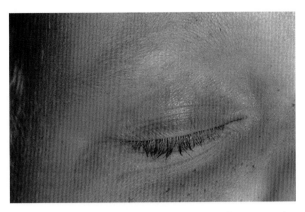

图 7.3　一个患有外胚层发育不良的 12 岁男孩的稀疏眉毛

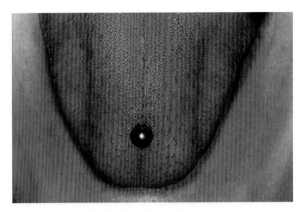

图 7.5　舌钉已成为青少年文化的一部分。将金属物品插入舌头会增加损坏柔软的口腔黏膜以及坚硬牙齿组织的风险。对口腔黏膜进行临床检查前，这些饰物应去除

在口腔检查期间及结束后，牙科医生应借此机会告知给家长检查结果。大多数家长都乐于接受对孩子牙齿状况的解释和讨论。

对口腔的系统检查可以避免遗漏重要信息。常规口内检查不需要太多器械。检查一般要求孩子在牙椅上进行。在某些情况下，例如非常小的孩子，可以让孩子坐在父母的腿上进行检查，类似于外伤幼儿检查时采用的姿势（图 18.11）。

口腔黏膜检查

口腔软组织优先于牙体硬组织检查。口腔黏膜检查还应包括扁桃体评估（大小和是否有炎症）（图 7.4）。临床检查前应取出金属物品（图 7.5）。

检查口腔黏膜（必要时先擦干）应从口唇内侧开始，一直到颊侧的黏膜，包括上下唇颊沟。用口镜检查上颚。检查舌头和口腔底部的黏膜应小心牵拉舌体。

口腔黏膜检查包括触诊和视诊，需要观察溃疡、表面颜色变化、肿胀或瘘管。在检查牙槽突时，应特别注意龈缘的轻微肿胀或萎缩，这可能是根尖周或根间病变的迹象，特别是在较大的儿童和青少年中，也可能是边缘性牙周病的表现（见第 14 章）。这些通常需要进一步放射检查（图 7.6）。

检查系带的存在和附着情况，特别强调系带的高附着对牙周组织可能产生复杂影响（见第 15 章）。

牙周组织检查

检查牙周组织的炎症变化。用钝性牙周探针轻轻检查牙龈边缘有无水肿、出血和肿胀。

常规检查中不可能对所有牙齿进行全面的牙周及附着丧失检查。除非龈缘红、骨质丧失的影像学征象或全身状况需要进行牙周探查，否则不建议对乳牙列初进行牙周探查。对于恒牙列而言，青少年时期就可以观察到附着丧失。因此，如果影像提示没有牙周炎，则将系统的牙周探查推迟到 12 岁更合理。

牙齿上的沉积物可以是硬的，也可以是软

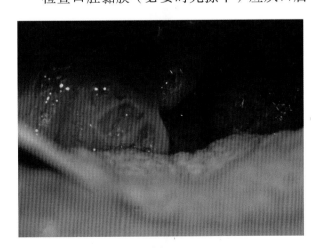

图 7.4　13 岁女孩发炎的扁桃体

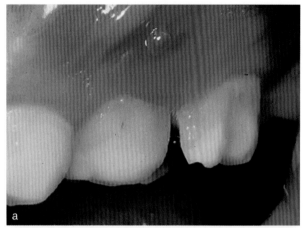

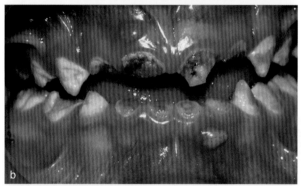

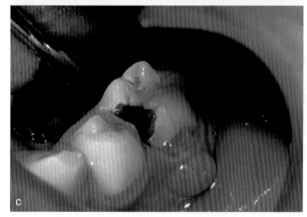

图7.6 瘘管和脓肿因龋齿在乳牙列可以有不同表现（a）小窦颊黏膜，它可以很容易地错过了在临床检查小脓肿（b）和大脓包（c）。可能还需要进行放射检查

的。然而，在十几岁之前，牙石并不常见，虽然在乳牙列的一些病例中，牙石会出现在唾液腺导管口附近牙齿的表面，有时在后牙区的近中邻面也可发现。应注意牙石的量和颜色。

牙齿检查

牙齿检查可以反映出：

• 牙列的发育特征。

• 牙列的任何获得性损伤或疾病。

发育特征包括牙齿的数量和类型，这与孩子的年龄有关。从第一个乳牙萌出，经过过渡期（混合）牙列到完整的恒牙列可以用 Björk，Krebs 和 Solow 在 1964 年描述的牙齿发育阶段来描述[1]（框表 7.3）。牙齿萌出的不对称（左、右侧或上、下颌）可能提示牙齿阻生或其他牙齿异常（图 7.7）。在 6 岁时，第一磨牙区特别需要注意，及时发现第一磨牙的萌出异常很重要。在 9~12 岁时，密切关注上颌的尖牙区域很重要。如果尖牙冠的轮廓在

框表 7.3 由 Björk，Krebs 和 Solow 1964[1] 描述的牙科阶段。经 Taylor&Francis 许可转载

根据磨牙前的牙齿和恒磨牙的阶段来描述牙列的发展

根据磨牙前牙萌出的牙齿阶段	乳牙	恒牙	
		切牙	尖牙和磨牙
01	正在萌出		
02	完全萌出		
1		正在萌出	
2		完全萌出	
3			正在萌出
4			完全萌出

根据恒磨牙的萌出而进行的牙科阶段	恒磨牙
M0	第一磨牙未完全萌出
M1	第一磨牙完全萌出
M2	第二磨牙完全萌出
M3	第三颗磨牙完全萌出

示例：

• 乳牙完整且恒磨牙未萌出的孩子应记为 DS02。

• 有一些但不是全部恒切牙萌出，并且一个或多个第一恒磨牙正在萌出的孩子，应记为 DS1、M0。

• 尖牙和前磨牙正在萌出且第二恒磨牙也正在萌出的孩子应记为 DS3、M1。

颊部既看不见也不可触及，则必须怀疑尖牙的阻生。因此，需要进行影像学检查。单个牙相对于咬合垂直位置（上下位置）的异常需要关注。乳牙咬合不足可能预示继发恒牙的萌出异常或其他方面牙齿异常。恒牙低位可能是严重萌出问题的表现。

注意牙齿的大小和形态的变化。严重畸形可能是全身性疾病或综合征的表现，例如先前接受过白血病治疗的儿童可以出现小牙畸形；少汗型外胚层发育不良可以出现钉形切牙和尖牙。牙齿的颜色、牙釉质半透明和表面结构的异常应该在良好的光线下并经过仔细的隔湿和干燥后进行观察。牙釉质表面的微小变化需要清洁牙齿才可以检测到。这在轻度低矿化和轻度氟斑牙的情况下尤为重要。可观察到釉质表面异常（如凹陷的牙釉质）及其釉质在牙齿表面上的位置和范围异常（如釉质发育不全的切缘条带或唇面的广泛缺损）。除了视诊外，牙医还可以通过仔细探查牙齿表面，对牙齿表面硬度和结构有初步了解。然后轻吹牙齿表面来检查牙齿敏感性。

牙齿异常可能发生于个别牙，甚至仅一颗牙（如钉状侧切牙），或普遍发生在乳牙列和恒牙列中（如釉质发育不全）。如果异常不涉及整体，则需要关注异常牙齿所在位置（如仅切牙和第一磨牙）、发育位置（如鼻额区的单个上中切牙）或颌骨区域（如区域性牙发育异常）（框表 7.4）。这些观察有助于阐明牙齿畸形的发病机制。

获得性牙列损伤或疾病包括牙齿外伤、牙釉质脱落、磨耗或磨损、牙体的酸蚀和龋坏等。

牙齿受到外伤，应利用反射光和透射光仔细评估牙齿的颜色和透明度（图 7.8）。轻微的颜色变化常被认为是创伤后早期牙髓损伤的最初症状之一。半透明的微小变化需要反复改变光束的角度才可以发现。还应注意记录表现较轻微表征或有关外伤信息，因为外伤可能存在远期影响。

对酸蚀性变化和矿化不良的变化的正确诊断需要仔细检查和具有良好的光源（图 7.9）。

早期的龋损只能在清洁和干燥牙齿后才能

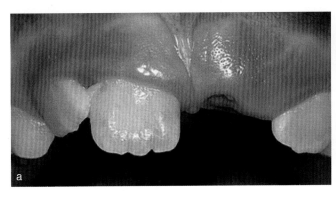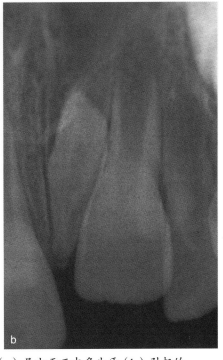

图 7.7　切牙的不对称萌出应引起进一步检查。在本例中，21 迟萌（a）是由于正中多生牙（b）引起的

框表 7.4　　Kjær（2010[2]）提出的颌骨发育区域。文字和插图经牛津大学出版社和 Inger Kjær 许可转载

上颌的鼻额（a）、上颌（b）和腭（c）区；下颌的三个下颌区域（d1、d2、d3）。特定区域的神经、肌肉、血管、软骨、骨骼和牙齿都有一个源于迁移神经嵴细胞的胚胎学来源。仅在一个特定颌域影响所有牙齿的牙齿异常，表明发育障碍局限于该颌域。例如，下颌磨牙和前磨牙区的单侧牙发育不良可能预示着发育紊乱或与该神经支配有关的既往病变，而鼻额区的单个上颌中切牙（SMMCI）可能表明该区域存在其他发育异常。这些结构位于该区中央，位于大脑前部的中轴

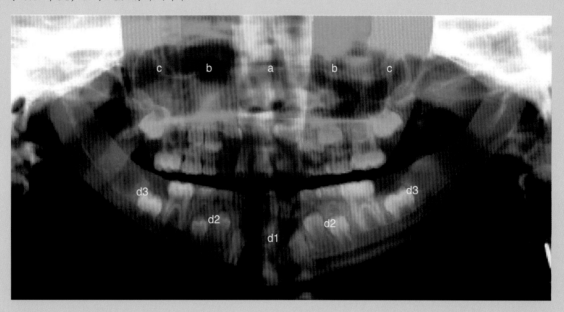

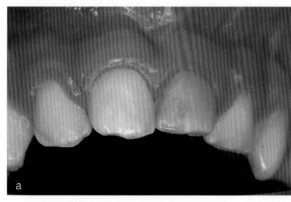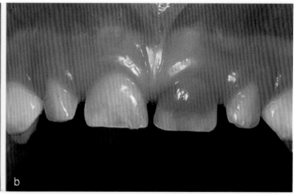

图 7.8　乳牙的颜色变化示例从浅黄灰色（a）到深灰色（b）变化

检测到。检查病变牙的表面粗糙度或表面连续性的实际缺损。但在早期检查时应小心，不要暴露表层下的病损。检查已形成明显龋洞的病变应包括病变的颜色、大小和深度。既往修复体应该检查有无悬突、边缘缺损和继发龋损。

颞下颌关节功能障碍的检查

应该评估颞下颌关节的活动性，包括最大开口度。应注意任何活动受限或偏移（详见第22章）。记录下颌活动期间关节的疼痛或声音（咔嗒声、咯吱声）。触诊肌肉（咬肌和颞

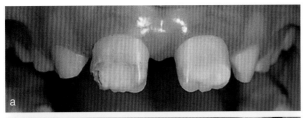
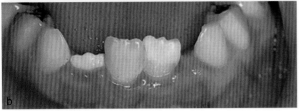

图 7.9 上颌和下颌恒切牙严重矿化不足，21、31 和 41 牙上出现大面积不透明斑块；11 牙变色，并伴有该牙远中切角釉质缺损。注意下颌中切牙不对称的病损

肌）时，记录任何触诊疼痛。

咬合检查

　　儿科牙医是对儿童咬合发育进行监护的牙科专业人员。儿科牙医有义务当正常发育出现偏离时采取有力措施，以防止或减少更严重发育不良的发生。主动的正畸治疗可能需要与正畸专家合作或转诊。牙齿发育以及上下牙弓的咬合和间隙状况的任何异常都要进行记录。除了对咬合引导情况进行描述（如横向引导到达单侧后牙反𬌗咬合，矢状向引导到达下颌前伸咬合）外，建议采用一种系统的方法以矢状、垂直和横向描述咬合（框表 7.5）。

记　录

　　准确的记录与仔细检查同样重要。基本上应保留两种类型的记录：
- 记录患儿检查结果，包括诊断结果。
- 记录治疗情况。

　　因此，在临床工作中，仅仅记录患者所需

框表 7.5　咬合的系统描述。Björk，Krebs 和 Solow（1964）[1] 对方法进行了修改。经 Taylor&Francis 许可使用

	磨牙咬合	尖牙咬合
矢状向	中性	上颌覆盖（mm）
	远中	下颌覆盖（mm）
	近中	切对切咬合
垂直向	正常	垂直覆𬌗（mm）
	侧向开𬌗	开𬌗
	侧向深咬合（锁𬌗）	深咬合（锁合）
横断向	正常	正常
	反𬌗	中线上移
	锁𬌗	中线下移

要的治疗（如充填治疗）是远远不够的，也是不好的。

　　不存在全球普遍适用的记录方法，因为需要会因人口、疾病模式、服务结构、法律等的不同而有所变化。应强调在牙科服务中使用统一记录形式的重要性，因为这样可以将信息从一个牙医传递到另一个牙医。这确保了信息连续性并提高了护理质量。

　　在北欧国家，国家权威机构所获得的儿童青少年口腔健康资料（如龋病状况等）往往来自儿童牙科服务机构。

　　每次就诊时都应完整记录所有治疗过程。这些信息应以标准方式记录，以便以后对治疗和其他干预措施进行评估。

　　在儿童牙科保健中，孩子和父母对牙科保健的反应为制定往后的牙科保健计划具有重要意义。此类信息可采用牙科护理反应量表以标准化方式记录（框表 7.6）。

框表 7.6　Rud & Kisling（1973）[3] 描述的一种用于监管牙科团队对孩子对牙科护理反应的评估方法。经 John Wiley & Sons 许可转载

	评价标准
3 级	合作接受：愿意交谈和回答问题，表现出感兴趣，在牙科椅上放松，将双臂放在扶手上，眼睛明亮，安静或充满活力
2 级	冷漠接受：犹豫或太快的交谈或回答，谨慎或犹豫的动作；冷漠，眼神表情漠然，但在牙科椅上仍然放松
1 级	不情愿接受：没有交谈，没有回答，可能是不明确的抗议；没有兴趣，在牙科椅子上不放松，眼睛闪烁或皱着眉头
0 级	不接受：大声口头抗议，身体抗议或哭泣

（高黎　译）

（邢向辉　廖莹　审）

参考文献

[1] Björk A, Krebs A, Solow B. A method for epidemiological registration of malocclusion. Acta Odontol Scand, 1964, 32:27–41.

[2] Kjær I. Orthodontics and foetal pathology: a personal view on craniofacial patterning. Eur J Orthodont, 2010, 32:140–47.

[3] Rud B, Kisling E. The influence of mental development on children's acceptance of dental treatment. Scand J Dent Res, 1973, 81: 343–352.

第8章

影像学检查及诊断

Hanne Hintze, Ivar Espelid

影像学检查对于儿童口腔病学的诊断、治疗计划制定，以及牙颌相关病变情况监测至关重要。然而，由于任何 X 线暴露都是具有一定风险的，应仅在明显对患儿有益的情况下进行影像学检查；例如，当影像学检查结果可使诊断更精确并有利于制定对患儿有益的治疗计划时。

儿童青少年进行影像学检查的指征

对患儿进行影像学检查前，临床医生应就框表 8.1 中所列的情况进行综合考虑。

总的来说，X 线暴露必须晚于临床检查[1]。影像学检查应建立在个体需要基础上，而不是作为忽视患儿病史和临床检查结果的一般性检查手段。

框表 8.1　决定进行影像学检查之前应进行评价的因素[31]

个体因素

· 患儿症状及病史

· 临床检查所得的信息

一般因素

· 需要影像学检查诊断的疾病／异常在人群中的发生率

· 进行全面影像学检查获得额外信息的可能性

· 疾病／异常未诊断及未治疗的后果

· 影像学结果对疾病病程或患儿预后的影响

· 无其他或更低剂量 X 线暴露的诊断方法

影像判读的原则

进行判读之前，应评价影像质量，重要评价指标见框表 8.2。

若影像质量较差，应在判读之前重新进行高质量影像检查。准备进行影像判读时，应将影像置于适当的观察条件下，详见框表 8.3。

开始影像分析的最好方法是采用包括标准顺序的系统性观察流程，以保证对影像中不同组织（根尖周组织及牙槽骨、牙的数目及位置，每颗牙的牙冠、牙根、牙髓等）各个部分都进行评价。下一步应进行对正常和异常结构之间差别的判读，并由此进行相关诊断，最终得到决定性判读和诊断结果。

儿童青少年影像学异常与疾病

框表 8.4 列出儿童进行影像学检查常见的原因。

框表 8.2　评价影像资料质量的标准

· 目标区域：该区域是否充分成像？

· 影像密度与对比度：参数是否适合进行相关问题的判读？

· 目标结构的几何外形：外形是否适合以进行正确判读？

· 清晰度：是否足够清晰？

· 伪影：是否位于可干扰影像判读的区域？

框表 8.3　影像判读的重要观察条件

图像放置

- 口内放射影像胶片应放置并储存于相框之中。
- 口内数码放射影像应以合适方向（可能需要旋转）置于模板中，保证解剖结构清晰可辨。

图像展示

- 放射影像胶片应通过在整个表面投射均一光强的灯箱上进行读片，灯箱尺寸应与胶片匹配（过大的灯箱可用不透明材料部分覆盖以缩减其尺寸）。
- 应使用带有放大功能的 X 线评片仪。
- 数码放射影像应在优质显示屏上，使用具备图像增强功能的软件进行读片，一方面尽可能减少放射剂量，另一方面使图像主观上更能适应不同诊断需求（为提高某个特定任务质量而进行的图像增强可能对另一个任务并无帮助）。应注意：主观增强优化的图像并不总能提高读片的精准度。
- 周围环境灯光应减弱或关闭。

经许可引自 Hellén-Halme, et al. Elsevier, 2007 [32]

框表 8.4　儿童青少年进行牙颌结构影像学检查最常见的原因

- 龋病及其后遗症
- 牙及其支持组织外伤
- 先天性或获得性牙异常
- 系统疾病或综合征
- 下述治疗之前
  正畸治疗
  手术治疗（最常见阻生牙的拔除或暴露）

龋病及其后遗症

通过放射影像可识别或排除邻面釉质龋、开本质龋以及殆面牙本质病损。一般而言，当之前的临床检查不能为最终诊断或治疗计划提供足够信息时，建议进行放射影像龋病检查。这意味着对于视诊和探诊等常规方法无法轻易

到达的表面而言，影像检查是最有用的。

随着人群患龋率下降，对于没有龋病临床症状和龋病病史的个体，仍然有必要进行持续的影像检查以进行再评估。口腔医师应知晓这种再评估方法的特征，即灵敏度和特异性。这两个指标对于评价为提升龋病诊断效率而建立的新方法至关重要。为确定一个龋病诊断方法的灵敏度和特异性，必须建立一个"金标准"。通常可通过制作牙体组织切片建立组织学参考标准，然后进行显微镜观察验证 [2-4]。

有关龋病诊断的循证报道通常因研究设计缺陷而排除研究或给予证据等级低的评级 [5-6]。表 8.1 列出满足优质研究设计基本原则的一些研究的灵敏度和特异性值。从该表可以看出，灵敏度（真阳性率）相对较低，而特异性相对较高。这说明影像学方法未能诊断釉质甚至牙本质中的某些病损。另一方面，当特异性相对高时，假阴性相对很少发生。这些指标大多在体外研究中获得，在患者身上是否有效还有待研究。

在进行任何其他检查之前都应进行临床检查（视诊和探诊）。首先应进行的额外检查

表 8.1　基于一篇系统综述的龋病影像学诊断灵敏度和特异性指标及其范围

	诊断精准度			
	灵敏度	N	特异性	N
邻面龋				
邻面釉质龋	0.39 （0.22~0.68）	10	0.87 （0.67~0.97）	10
邻面本质龋	0.45 （0.13~0.61）	9	0.96 （0.89~1.00）	9
殆面龋				
殆面本质龋	0.58 （0.03~0.96）	17	0.85 （0.71~1.00）	17

注：部分研究使用肉眼观察作为金标准进行验证，但大部分研究均使用显微镜下观察。N 表示对相关文献进行质量评估之后纳入的研究数量

经 SBO 许可引自 Swedish Council on Technology Assessment in Health Care, 2007[6]

为影像学检查。放射影像是牙科记录的良好载体，具有多重用途，包括通过纵向影像学资料评估龋病病史和当前龋活性。其他方法，如光纤透射法、电阻测量法和激光诱导荧光法（DIAGNOdent）等都应作为有疑问时的额外技术，不能取代影像学检查的地位。

推荐咬翼投射作为用于龋病诊断的影像学检查技术。咬翼片须具备深密度和良好对比度，因为这两个因素对于诊断结果会造成显著影响[7]。就经验法则来说，影像密度良好、适用于龋病诊断时，代表软组织和"空气"的区域应是深黑色的（而非深灰色），这样对比度良好。好的对比度易于区分不同组织。例如：釉质与牙本质可明显区分，脱矿釉质与健康釉质可明显区分等。密度较淡、对比度较差的影像可能使已存在的病损无法诊断，导致假阴性结果。相反，影像过深，可能导致无病损区域被检测为龋坏[7]。这会导致假阳性结果和不必要的治疗（过度治疗）。

深龋可能波及牙髓而引起牙髓坏死。对波及牙髓的患牙进行影像学检查可有利于检测牙根内吸收或外吸收，以及根尖周炎。第一磨牙牙髓坏死的首要表现可能是根分叉区域附近的透射影像。

咬翼检查的间隔期

拍片进行龋病检查的频率基于以下几个因素：

- 患牙已萌出的年限；
- 病损所在的患牙位置和牙面类型；
- 基线时病损深度；
- 牙面成洞的风险；
- 既往龋病病史；
- 邻牙邻面的龋/补状态。

龋病在恒牙釉质中进展通常需要数年，但刚萌出的牙和某些牙面风险更高[8-9]。釉质病损可能静止，但牙本质病损较难静止，并且龋

病在牙本质中的进展速度远远快于釉质[8]。

对于不同类型患者进行咬翼检查的频率并无统一规则。一般说来，应将检查给患者带来的益处和接触低剂量辐射带来的风险与花费进行比较和评估，以此来决定是否行咬翼放射检查。目前对于筛选能从咬翼检查受益的患者的方法的有效性并无全面认识，因此有不同的策略进行筛选。

策略1：根据患者的临床检查结果开具咬翼检查医嘱。对牙医而言，判断进行下次咬翼检查的间隔时间较为困难，因为龋病活跃性并不是恒定不变的，会随着生活方式（如饮食、社会家庭环境、口腔保健措施等）的改变而发生改变。在患者的首次就诊期间很难评估决定下次咬翼检查的理想时间所需要的所有因素，但如若该患者定期就诊（在西方国家较为普遍），作出决定就相对更容易了。高龋病风险因素和（或）具有快速进展风险的病损的存在（如位于高风险牙面外层牙本质或新萌出牙的病损）意味着应在较短时间间隔（每年）进行咬翼检查。反之，如果临床观察到龋病风险因素得到控制、没有活跃病损表现，则可经过较长时间间隔再进行咬翼检查。

策略2：为了解决判定咬翼检查时间间隔的问题，部分学者[10]和口腔医学组织[11]建议将儿童分为不同龋病风险等级，分别在固定的时间间隔进行咬翼检查。Majàre[10]基于对一群11~13岁至成年早期的青少年龋病进展的纵向研究[12]拟定了一份筛选指南。该指南建立在儿童年龄以及特定年龄时影像学特征的基础上，详见表8.2。根据指南，基于5岁时所有儿童的咬翼片表现（作为基线参考）将儿童分为低风险组和高风险组。如果儿童在此时没有影像学诊断的龋损，则其在未来3~4年内患龋的可能性也较小。反之，5岁时有影像学诊断的龋坏意味着未来患龋风险也较高，因此应该经较短的时间间隔便进行咬翼检查。8~9岁时

应进行一次新的影像学检查，因为第一恒磨牙和第二乳磨牙远中可能发生龋坏。12~13岁时，由于前磨牙和恒磨牙的邻接关系已建立数年，应进行拍片以检查容易龋坏而临床难以到达的牙面。此后，两次咬翼检查的间隔不应超过2年，因为青少年仍有许多新萌出的牙，患龋风险较高，应进行常规检查。15~16岁时进行拍片可确定青少年是否被分配到正确的龋病风险组，因为两组进行咬翼检查的时间间隔有很大差异。

尽管通过风险评估来固定咬翼检查的时间间隔看似有吸引力，但应知道这并不是医生可以不对患者进行相对更频繁的临床检查的借口。每次对患者进行临床检查，口腔医师都应判断患者是否被分配到正确的龋病风险组，或是否应被移到另外一个组别，以确保下次咬翼检查的时间符合患者的实际风险等级。将患者移至更低的风险等级意味着更长的检查间隔；反之，将患者移至更高的风险等级意味着更短的检查间隔。对活跃龋损进行反复咬翼检查的目的是监测病损对临床治疗的反应是否如预期。如果发生了进展，可及时改变治疗策略以阻止其进一步发展。应注意影像不应作为决定治疗计划的唯一标准。

牙及其支持组织外伤

对于颌面部受到急性机械外伤的儿童而言，影像学检查可用于评价牙折片移位、软组织中异物位置、牙根折裂及颌骨骨折、牙移位以及对恒牙胚的潜在损伤等损伤的程度。受中等至明显外伤的患者通常到医院急诊科就诊，并依据医院外伤诊疗方案进行影像检查。通常来说，建议严重或多处外伤患者行CT检查。受到轻度外伤导致牙齿及其支持边缘骨损伤的患者通常就诊于口腔诊所，应基于患者的病史和临床表现决定是否进行影像学检查。

为了正确评估牙齿折裂和移位，推荐医生根据较全面的影像（如曲面断层片、咬合片）与所有涉及牙的根尖片来进行判断。最理想的情况下，每颗外伤牙应至少从两个不同方向以正确角度进行检查。若难以实现时，两次不同水平角度或垂直角度的投射也会有所帮助（图8.1）。球管长轴的角度对于拍清折裂线至关重要。如果无法进行推荐的X线检查或检查无法提供所需的诊断信息，可考虑进行锥束CT（CBCT）。

先天性和获得性牙异常

恒牙列常见的需进行影像学检查的牙异常包括：

· 牙发育不全；

· 由于萌出空间不足，阻生多生牙、牙瘤或含牙囊肿导致萌出受阻，牙齿异位（多见于上颌尖牙和下颌第三磨牙）引起的牙齿未萌。

评估牙异常的影像学检查应在符合筛选标准的基础上进行，放射技术应适用于个体患者的实际问题。根尖片适用于检查一个或几个牙异常，曲面断层片适用于检查多个牙异常，同时可确保患者受到的辐射量尽可能低[1]。以上建议同样适用于对未萌牙的检查。如果临床怀疑有较大病变或明显异位，应进行曲面断层检查。同样，当口内影像接收装置无法正确放置，如检查阻生的下颌第三磨牙时，也应进行曲面

表8.2　咬翼检查的关键年龄以及推荐的检查时间间隔

关键年龄（岁）	进行咬翼检查的时间间隔（年）	
	低风险个体	高风险个体
5	3~4	1
8~9	3~4	1
12~13	2	0.5
15~16	3	0.5

经许可引自 Mejare[10]. George Warman Publications, 2005

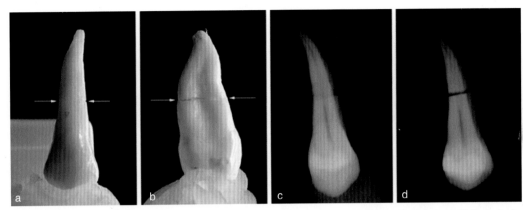

图8.1　一颗发生根折(箭头所示)的牙的唇面观(a)和侧面观(b)。根尖片显示该折裂线在与球管长轴成陡直角度(译者注：非平行投照)时可能不明显或呈圆圈状（c），而与球管长轴成平直角度（译者注：平行投照）时折裂线显示清晰（d）

断层片检查。

需要检查未萌牙的颊舌向位置时，应进行口内或口外局部放射影像检查。

系统性疾病和综合征

导致颌骨和牙齿先天性病变的系统性疾病和综合征通常需要影像学检查和监测。主要病变通常需要进行 CBCT 检查以进行多个解剖平面的观察。

正畸前的治疗计划

正畸治疗前进行影像检查对于建立诊断和治疗计划至关重要，还可为后期检查提供参照，监测治疗过程。以往一般只要求进行曲面断层检查和头侧位片检查。近来 CBCT 也显示出对于生长发育评估极具价值[13-14]，部分正畸医生相较于传统的曲面断层和头侧位片更倾向于进行 CBCT 检查（见"计算机断层成像"部分）[15]。

手术前的治疗计划

手术前进行影像检查可为外科医生提供制定合适治疗计划所需信息，保证手术过程中

不出现无法预见的问题。一般说来，这意味着放射影像上应包括手术区域最方便的入路、手术目标所有平面的影像及其与周边重要结构的位置关系。对混合牙列期的儿童而言，应特别注意继承恒牙胚的位置以避免术中损伤。这些要求意味着放射检查应结合不同解剖平面的口内、口外投照技术。当手术目标结构与相邻重要结构的关系很近或不确定时，通常更倾向进行 CBCT 检查。

口内放射技术

根尖片

当需要对整个牙齿及其支持组织进行检查时应拍摄根尖片。市场上的常规口内片有五种 ISO 胶片型号（0~4 号）。图 8.2 显示数码图像接收器的不同型号。经验法则认为图像接收器的大小应尽可能匹配"问题区域"的大小以最小化放射量。但对儿童而言，应该格外警惕使用该法则，因为给孩子使用较大接收器时所引起的不适可能导致儿童拍摄过程中配合度与接受度的问题，并最终导致影像质量较差。

根尖片可通过平行投照或分角投照技术进行投照[16]。平行投照因其更简单易行并能更好显示牙齿及其支持牙槽骨真实情况（变形最小）

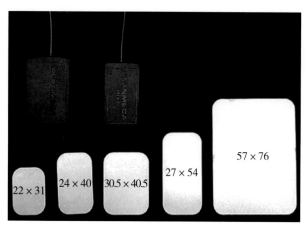

图 8.2 两种不同传感器和五种不同感光片型号。数字以毫米为单位

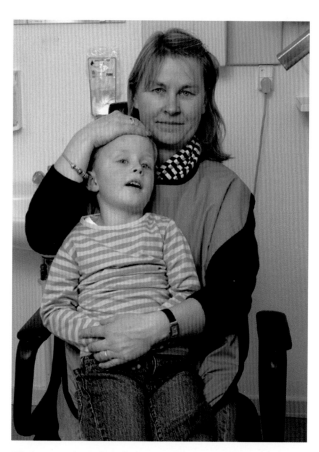

图 8.4 一个幼童坐在家长大腿上进行影像检查。为了防止儿童移动，家长应一只手握住儿童的手，另一只手支撑儿童头部。儿童的头应倚靠在家长肩上。必要时可以用腿固定住低龄幼童的腿

而更具优势。不过，由于需要一个胶片支架，该支架往往难以放进幼童口腔之中，故而对较小的儿童而言较难实施。

一般来说很难对0~3岁的幼儿进行根尖片检查。如上前牙因外伤需要拍摄时，可用持针器固定2号图像接收器将其与𬌗平面平行放置，使球管长轴与平分接收器平面与上前牙长轴之间夹角的假想线垂直（图8.3）。使用持针器使家长可在拍摄过程中更容易保持接收器的正确位置。另外还可如图8.4所示让儿童背对家长坐在膝上。持针器还可用于将感光片或胶片固定于磨牙区域，该方法特别适用于不配

合的儿童，但不能与传感器合用，因为传感器比感光片和胶片更厚。如果必须使用传感器，应和一个带有口外球管定位圈的固定装置合用，这样陪同人员可以帮助固定位置。

图8.5显示给幼童介绍口腔影像检查的"告知－演示－操作"技术。应指导陪同家长在拍片过程中鼓励儿童来避免任何突然移动导致图像模糊，从而需要重新拍摄。框表8.5列出一些可帮助儿童获得良好口内影像的建议。

咬翼片

咬翼投射对于检测邻面与𬌗面龋及其深度非常有用，还能提示修复体的状态（悬突、至牙髓的距离、继发龋等）以及边缘牙槽骨的高度。为了将图像接收器放置在正确位置，必须

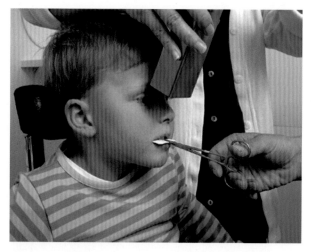

图 8.3 上前牙根尖片拍摄。用持针器将图像接收器与𬌗平面平行放置，球管长轴与平分接收器平面与上前牙长轴之间夹角的假想线垂直

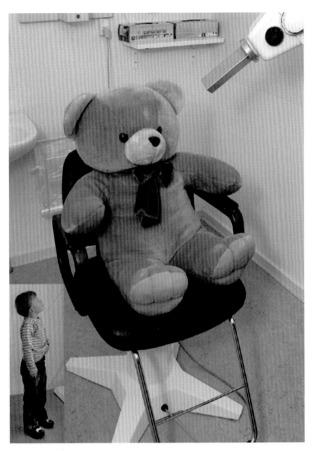

图 8.5　"告知 – 演示 – 操作"技术可有助于获得儿童配合。拍片前可让儿童站在"安全"位置观看泰迪熊如何进行检查。

使用持片器。在患者能够接受的情况下最好使用包括口外球管定位圈的持片器，否则可用纸张包绕图像接收器或在接收器正面粘一个泡沫橡胶咬合块，此时应使球管长轴与低龄儿童第一乳磨牙和第二乳磨牙或大龄儿童第二前磨牙和第一恒磨牙之间的间隙平面垂直。球管长轴的垂直角度为 +5°~+8°。图 8.6 为几种用于咬翼片的图像接收器持片器。

一般说来，即便是很小的儿童也能接受拍摄咬翼片。一个针对 161 例 3~5 岁儿童的研究显示，咬翼片的接受率可达到 97%[17]。

目标的三维定位影像

两个目标的相对唇舌向位置可通过球管长轴的视差移动进行判断。在与图像接收器平行的同一个平面（水平或垂直面）内以不同球管长轴角度对同一个区域拍摄至少两张口内影像，可用来观察目标的相对位置。拍摄原则是位于舌侧的目标（靠近图像接收器）在影像上显示与球管移动方向相同；位于颊侧的目标（远

框表 8.5　获得优质儿童口内影像的建议

- 与儿童建立良好关系。
- 除非儿童愿意，可以让陪同成人在拍摄时离开；否则不要分开儿童与家长。如果儿童不愿意，可给成人提供铅衣并陪伴儿童进行拍摄。
- 通过"告知 – 演示 – 操作"进行解释。在儿童的玩具娃娃、泰迪熊或陪同成人身上用图像接收器和放射装置演示拍片过程（不进行放射曝光）（图 8.5）。
- 确认儿童在椅子上坐好。如果儿童一个人坐，最好用头撑支持头部。如果儿童坐在家长膝上，头部应位于家长胸前，家长用手放在儿童额头上进行固定。如此可减小拍片过程中患儿移动的可能性。
- 将接收器放在持片器上置于口内之前，试放未放置接收器的持片器。指导儿童闭上嘴并咬住咬合片。儿童能顺利做到时，放上接收器并小心放入口内，注意不要伤到软组织。
- 使用儿童能接受的接收器型号。如果将接收器直接接触或紧邻牙齿进行放置时会伤到儿童，可将接收器往上腭或口底中央放置，或者在图像接收器的一个角上进行翻折。
- 儿童不能接受普通咬翼片持片器时，可用纸圈包绕进行固定或使用粘在泡沫橡胶咬合块上的 0 号接收器。
- 使儿童参与拍摄过程，如让其用嘴呼吸。通过数数或者让儿童轻轻摇晃一只脚可以分散儿童对于放置接收器时所引起不适的注意力。
- 干呕会导致牙科恐惧，并且经常会对口腔后部造成刺激。同理心、放松的氛围以及合理安排的拍片程序会加快拍片过程并减少干呕的发生。干呕情况很严重时，可尝试使用表麻膏或者氧化亚氮镇静来辅助拍摄。
- 两个工作人员参与可减少接收器在儿童口内的时间。
- 儿童不合作的话，给予正反馈，告诉儿童你相信他（她）下次会做得更好。

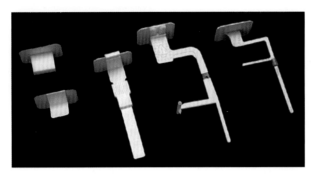

图8.6　用于咬翼片的图像接收器持片器。右边三个包括口外球管定位器

离图像接收器）在影像上显示与球管移动方向相反。图8.7展示水平方向拍摄的原则。水平向球管移动对于判断阻生牙（图8.8）、透射性病变和异物等的深度较为常用。垂直向球管移动对于判断下颌神经管与阻生第三磨牙牙根之间的关系较为常用。

通过两次对称的分角投照可判断目标在颌骨中的位置关系。该技术有助于判断乳切牙嵌入、多生牙或牙瘤的位置。咬合片和根尖片相结合能提供所需信息。不过这种影像检查不能检查阻生目标是否引起邻牙的吸收。如果该信息很重要，则应进行 CBCT 检查。

口外放射技术

曲面断层片

标准曲面断层片显示患者脸的下半部份，水平方向显示两耳之间，垂直方向显示颏低点到眶下缘之间。许多较先进的曲面断层检查设备配备有准直器，可以进行比标准曲面断层片范围更小的成像。图8.9显示不同的曲面断层片类型。临床上需要决定进行哪个范围的曲面断层检查。成像范围越小，所需辐射剂量也更小，为了减少患者所受辐射应该选择尽可能小的成像范围。

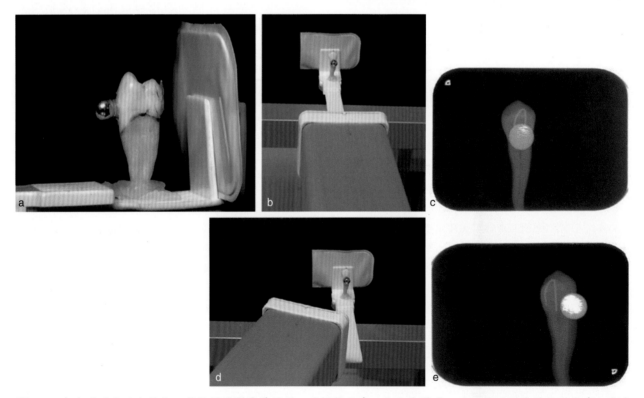

图8.7　在水平面内确定物体三维位置的影像学原则。牙冠唇面有一个小金属球，舌面接近图像接收器处有一个金属回形针，如图a所示；球管长轴与图像接收器平面垂直时进行拍片（c）会导致产生重叠影像（b）。但如果图像接收器如图b中放置而球管长轴偏离图像接收器平面中心偏左（d）进行拍摄，两个金属物体则会分隔开（e）。位置靠近接收器的回形针在影像上显示与球管移动方向相同（向左），而位置靠近球管的金属球在影像上移动方向与球管相反（向右）

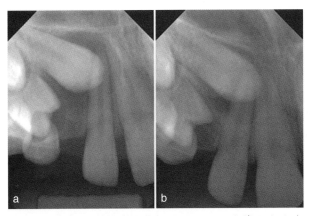

图 8.8　13 阻生牙的水平向三维定位。a. 球管方向垂直于 13 区域拍摄的根尖片。b. 球管偏离 13 区域中心偏近中拍摄的根尖片。由于 13 相对于 12 牙根的移动方向与球管长轴相同（近中移动），说明 13 靠近接收器，即位于 12 牙根腭侧

一般说来，曲面断层检查比较舒适，可用于因疼痛、颌间结扎、不愿或不能配合等原因无法张嘴的患者。曲面断层检查的有效辐射剂量是普通口内影像的 3~4 倍[1]，操作较快，但需要患者静站 10~20s 以避免移动造成的成像错误而无法用于诊断。这对 3~4 岁以下的

儿童而言较为困难，因此低龄可能成为曲面断层检查的一个禁忌证。如果放射医生对儿童的配合度不确定的话，可以先不进行 X 线曝光试拍一次。

扫描成像

有的曲面断层设备包含进行扫描成像的程序。扫描影像是使用较窄的平行 X 线束和移动的图像接收器拍摄的有限区域的影像，与曲面断层技术基本相同。由于技术的原因，扫描影像相较传统口内放射影像具有更高的对比度（对观察细节很重要）。

如果以立体检查的形式进行扫描成像，则至少需要两次不同 X 线束成角的扫描影像拍摄如同一水平面内偏远中方向及其正面方向，或者偏近中方向及其正面方向。与使用视差法则拍摄的口内影像相同，这些扫描影像也可看作立体成像组合。与后者相比，立体扫描影像对放射医生来讲更加方便快捷，对患者来说更加

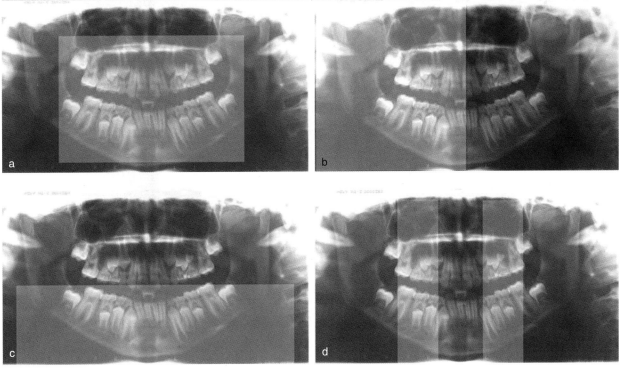

图 8.9　不同曲面断层范围。a. 标准口腔曲面断层片。b. 右侧曲面断层片。c. 下颌曲面断层片。d. 双侧前磨牙区曲面断层片

舒适（口内不用放置图像接收器）。口腔医师则能得到相对较大的图像从而进行更好的检查诊断。立体扫描成像尤其适用于判断物体的颊舌向位置。图 8.10 显示一颗阻生上颌第二前磨牙的水平向立体扫描影像。可以很容易地看到阻生牙位于第一前磨牙牙根的舌侧。

计算机断层成像

计算机断层成像（CT）是基于扇形或锥形 X 线束的成像技术[15]。扇形 X 线束技术是以扇形 X 线束对患者进行曝光，在轴面逐层形成图像。紧接着将多个图层进行堆叠，便可以重建得到所有平面（轴向面、矢状面、冠状面、倾斜面和曲面）的二维图像和三维模型。由于扇形 X 线束 CT 扫描设备具有诸多限制，价格高昂、辐射量比传统口腔影像检查高得多，因此它常见于综合性医院，口腔医师使用较少[18-19]。

CBCT 检查是使用锥形束 X 线束环绕患者头部进行 180°~360° 曝光扫描。每间隔一定角度进行单次图像投照，然后由软件对大量扫描所得影像进行处理，重建所有平面图像，还可创建三维模型。近来，商用 CBCT 设备在口腔诊所中对口腔和颌面硬组织检查显示出极大应用价值[20-22]。图 8.11 显示为评价左上阻生尖牙位置而进行的 CBCT 检查。

由 CBCT 数据重建的三维模型可加强临床医生对于相邻组织结构分隔程度的理解，如 8.12 所示，可清晰看到上颌倒置阻生中切牙与邻牙的位置关系，相较二维图像更加明显。

相比常规扇形 CT，CBCT 具有以下优点：
- （在牙科领域充分运用时）方便提出检查要求或进行转诊。
- 所需扫描时间很短。
- 所需辐射剂量显著更低[19]。
- 由牙和颌骨中其他物体（充填物、冠、桥、种植体、颌骨结扎板等）导致的伪影更少。
- 研究程序 / 浏览软件免费或较为便宜。

放射防护

一般患者防护

每一个进行 X 线检查的患者都暴露在通过电离造成细胞损伤的数万个光子下。细胞染色体 DNA 损伤可能导致永久性变化，即突变。在罕见的情况下，突变可能导致肿瘤的发生。由 X 线剂量导致的肿瘤风险可进行测算，研究发现剂量与风险呈正相关。因此，应将患者所受剂量尽量降低[1]。由于 X 线暴露与其导致的肿瘤的潜伏期可为多年（20~45 年），儿童相比中年人和老年人的风险更大，故最应受到防护。Ludlow 等[23] 使用 2007 ICRP 建议重新评价了与常规口腔放射暴露相关的患者风险。该建议在对放射线敏感的器官的加权方案中包括了唾液腺、口腔黏膜和胸外气道等组织结构。作者总结道：尽管我们具有充分证据证明某个阈值剂量之下患者不存在风险，但我们必须假设任何放射检查都会给患者带来微小但切实的风险。作者建议临床医生应提出这样一个问题：

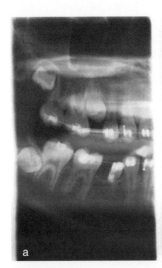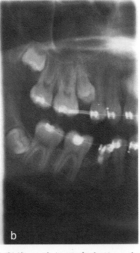

图 8.10 阻生 15 的立体扫描影像以进行深度定位。左侧扫描影像的 X 线束方向为偏远中，右侧扫描影像的 X 线束方向为偏近中。由于右图中 15 相对于 14 牙根向近中移动，说明 15 位于 14 牙根腭侧

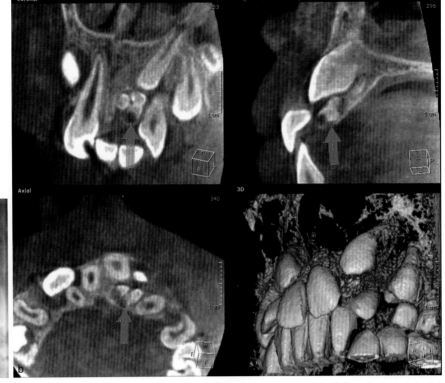

图 8.11　a. 曲面断层片前部以显示 13、23 阻生。b. CBCT 对 23 进行进一步检查，从冠状面（上左）、矢状面（上右）和轴状面（下左）二维重建图像可见 23 和 22 异位。23 牙冠腭侧有一个混合性牙瘤（蓝色箭头所指）。三维重建模型（下右）也可见牙瘤，看似干扰了 23 萌出

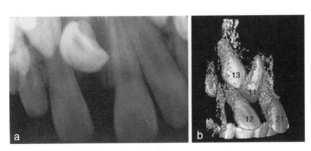

图 8.12　a. 常规口内影像显示阻生倒置 11 牙。b.CBCT 重建三维模型清晰显示 11 倒置，牙冠位于邻牙腭侧，牙根位于邻牙唇侧

"这个放射检查会如何有益于我的患者？"有进行影像检查的指征时，一般说来其益处应远远超过风险。

图像接收器敏感性

牙科胶片属于商用 ISO Speed（光敏）D、E 和 F 组，其中 F-speed 胶片光敏度最高（比 E-speed 胶片快 20%~25%），可提供与其他光敏度组胶片相同的诊断效能，用于患者拍片检查[24-26]。

前期研究发现用于口内成像的数码图像接收器比传统胶片更敏感，因此所需要的放射量更小[24]，但当数码影像的诊断准确性和胶片相当时，目前的几种数码接收器的特点并不突出[27-28]。数码接收器的尺寸更小，有时需要拍摄几张影像才能完全覆盖检查区域；在口内放置数码接收器，特别是较大的传感器时，可能导致患者拒绝从而需要重新拍片[29]。以上问题可能使得最终患者所受到辐射剂量较高。

对于口外影像而言，数码系统所需要的放射剂量并不比传统的等光感胶片强化系统少。

X 线束准直仪

对口内影像而言，长方形准直仪相可比传统最大开口（直径 6~7cm）的圆形准直仪降低更多放射剂量[1]。此外，长方向准直仪由于放射散射更少，图像对比度也更高。

铅防护

铅裙能防护外围散射的辐射，但似乎对作用于性腺的剂量没有作用[30]。如果铅裙配备有甲状腺护领，则甲状腺受到的主要辐射和散射辐射都得到了降低。曲面断层检查时无法使用甲状腺护领。口内影像检查时可以使用如图8.13所示的颈罩作为铅衣的替代品。颈罩接触下颌下部放置，能最大程度保护甲状腺。但它可能在拍摄下颌前牙根尖片时干扰球管的放置，因此难以在此区域进行平行投照。

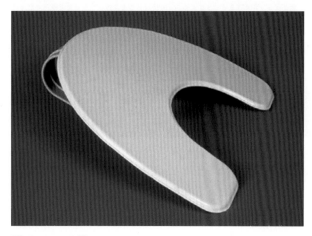

图8.13 颈罩

患者配合度

拍摄牙片对儿童来说可能是一次可怕的体验。拍摄口内影像时，需要将球管紧邻脸部放置，而且会在口内放置不舒适的图像接收器。拍摄口外影像时，低龄儿童可能认为X线机器庞大而可怕。应通过某些技巧减少儿童的恐惧，确保获得儿童的信任和配合，因为这样才能保证在进行最低程度重拍的基础上获得满意的X线检查结果。

（廖莹 朱顶贵 译）

（张倩 邢向辉 审）

参考文献

[1] European Commission. European guidelines on radiation protection in dental radiology. RP136. Luxembourg, 2004.

[2] Grossman ES, Cleaton-Jones PE, Cortes DF, et al. Accurate diagnosis of occlusal carious lesions—a stereo microscope evaluation of clinical diagnosis. SADJ, 2002, 57:215–220.

[3] Hintze H, Wenzel A. Diagnostic outcome of methods frequently used for caries validation. A comparison of clinical examination, radiography and histology following hemisectioning and serial tooth sectioning. Caries Res, 2003, 37:115–124.

[4] Wenzel A, Hintze H. The choice of gold standard for evaluating tests for caries diagnosis. Dentomaxillofac Radiol, 1999, 28:132–136.

[5] Bader JD, Shugars DA, Rozier G, et al. Diagnosis and management of dental caries. Publication No. 01-E056. Rockville MD: Agency for Healthcare Research and Quality, June 2001.

[6] Swedish Council on Technology Assessment in Health Care. Caries diagnosis, risk assessment and non-operative treatment of early caries lesions. SBU Report No. 188, 2007 (in Swedish).

[7] Skodje F, Espelid I, Kvile K, et al. The influence of radiographic exposure factors on the diagnosis of occlusal caries. Dentomaxillofac Radiol, 1998, 27:75–79.

[8] Mejàre I, Källestål C, Stenlund H. Incidence and progression of approximal caries from 11 to 22 years of age in Sweden: a prospective radiographic study. Caries Res, 1999, 33:93–100.

[9] Reich E, Lussi A, Newbrun E. Caries-risk assessment. Int Dent J, 1999, 49:15–26.

[10] Mejàre I. Bitewing examination to detect caries in children and adolescents—when and how often? Dent Update, 2005, 32:588–590, 593–594, 596–597.

[11] Espelid I, Mejàre I, Weerheim K. EAPD guidelines for use of radio-graphs in children. Eur J Paediatr Dent, 2003, 4:40–48.

[12] Mejàre I, Stenlund H, Zelezny-Holmlund C. Caries incidence and lesion progression from adolescence to young adulthood: a prospective 15-year cohort study in Sweden. Caries Res, 2004, 38:130–141.

[13] Maki K, Inou N, Takanishi A, Miller AJ. Computer-assisted simulations in orthodontic diagnosis and the application of a new cone beam X-ray computed tomography. Orthod Craniofac Res, 2003, 6(Suppl 1):95–101.

[14] Sukovic P. Cone beam computed tomography in craniofacial imaging. Orthod Craniofac Res, 2003, 6(Suppl 1):31–36.

[15] Scarfe WC, Farman AG, Sukovic P. Clinical applications of cone–beam computed tomography in dental practice. J Am Dent Assoc, 2006, 72:75–80.

[16] Whaites E. Essentials of dental radiography and radiology. 2nd edn. New York: Churchill Livingstone, 1996.

[17] Kaakko T, Riedy CA, Nakai Y, et al. Taking bitewing

radiographs in preschoolers using behaviour management techniques. ASCD J Dent Child, 1999, 66:320–324.

[18] Ludlow JB, Davies-Ludlow LE, Brooks SL. Dosimetry of two extraoral direct digital imaging devices: NewTom cone beam CT and Orthophos Plus DS panoramic unit. Dentomaxillofac Radiol, 2003, 32:229–234.

[19] Ludlow JB, Davies-Ludlow LE, Brooks SL, et al. Dosimetry of 3 CBCT devices for oral and maxillofacial radiology: CB Mercuray, NewTom 3G and i-CAT. Dentomaxillofac Radiol, 2006, 35:219–226.

[20] Hintze H, Wiese M, Wenzel A. Cone beam CT and conventional tomography for detection of morphological TMJ changes. Dentomaxillofac Radiol, 2007, 36:192–197.

[21] Mengel R, Candir M, Shiratori K, et al. Digital volume tomography in the diagnosis of periodontal defects: an in vitro study on native pig and human mandibles. J Periodontol, 2005, 76:665–673.

[22] Pawelzik J, Cohnen M, Willers R, et al. A comparison of conventional panoramic radiographs with volumetric computed tomography images in the preoperative assessment of impacted mandibular third molars. J Oral Maxillofac Surg, 2002, 60:979–984.

[23] Ludlow JB, Davies-Ludlow LE, White SC. Patient risk related to common dental radiographic examinations: the impact of 2007 International Commission on Radiological Protection recommenda-tions regarding dose calculation. J Am Dent Assoc, 2008, 139:1237–1243.

[24] Hintze H, Wenzel A. Influence of the validation method on diagnostic accuracy for caries. A comparison of six digital and two conventional radiographic systems. Dentomaxillofac Radiol, 2002, 31:44–49.

[25] Ludlow JB, Abreu M Jr, Mol A. Performance of a new F-speed film for caries detection. Dentomaxillofac Radiol, 2001, 30:110–113.

[26] Nair MK, Nair UP. An in-vitro evaluation of Kodak Insight and Ektaspeed Plus film with a CMOS detector for natural proximal caries: ROC analysis. Caries Res, 2001, 35:354–359.

[27] Berkhout WER, Beuger DA, Sanderink GCH, et al. The dynamic range of digital radiographic systems: dose reduction or risk of exposure? Dentomaxillofac Radiol, 2004, 33:1–5.

[28] van der Stelt PF. Filmless imaging. The uses of digital radiography in dental practice. J Am Dent Assoc, 2005, 136:1379–1387.

[29] Wenzel A, Møystad A. Experience of Norwegian general practitioners with solid state and storage phosphor detectors. Dentomaxillofac Radiol, 2001, 30:203–208.

[30] Horner K. Review article: radiation protection in dental radiology. Br J Radiol, 1994, 67:1041–1049.

[31] Hintze H, Poulsen S. Pædodontisk radiologi. Tandlægebladet, 2005, 109:488–495 (in Danish).

[32] Hellén-Halme K, Nilsson M, Petersson A. Digital radiography in general dental practice: a field study. Dentomaxillofac Radiol, 2007, 36:249–255.

第 9 章

疼痛、疼痛控制和镇静治疗

Gro Haukali, Stefan Lundeberg, Birthe Høgsbro Østergaard, Dorte Haubek

在口腔医学与临床医学中，疼痛是明显不适的代名词。然而，重要的是要记住疼痛是一种有必要和有目的的功能。疼痛标志着组织损伤，从而提醒个体采取行动来减轻这种伤害。

疼痛可能是急性或慢性的，并且与创伤、疾病、术后康复和治疗相关。本章主要讨论与牙科手术操作相关的急性疼痛（手术疼痛）。研究已证实，儿童经历疼痛的牙科操作是继牙科恐惧、焦虑和行为管理问题之后，与牙科治疗有关的最重要的问题之一（见第 6 章）。

疼痛被定义为一种主观感觉和情感体验（框表 9.1），其与组织损伤可能相关也可能不相关。这意味着只有患儿本人可以判定某一临床操作疼痛与否[1]。对于倾向于将疼痛级别与组织损伤程度相联系的牙医来说，这有点难以理解。我们注意到，对于疼痛和组织损伤之间的偏差有几个原因[2]。

在过去的 25 年里，人们更多地关注在不同的医疗保健情况下，儿童对于疼痛的认知。这基于儿童的疼痛被低估且没有充分对待的事实。过去人们认为，新生儿的中枢神经系统（CNS）发育未完全并且无法像成人一样有痛觉。然而，研究表明，新生儿和幼儿至少与成人的疼痛敏感度一样，他们欠发达的功能在他们的中枢神经系统[3]内抑制或更改疼痛反应。对于小时候经历疼痛刺激的儿童，尤其是有慢性疾病或病重的儿童，已证实他们对于疼痛可能非常敏感。这样的孩子，不论全身或局部麻醉，可能会表现为痛觉过敏，

并且他们的行为也可能因此而受影响。在一次疼痛的事件或创伤后，疼痛的记忆频繁发作。这种疼痛的记忆有两个不同的特性，一种是生理性的，另一种为情感性的。这两者都有着长远的影响。

框表 9.1　定义

· 疼痛是一种与真实或潜在的组织损伤有关或根据这样的损伤所描述的不愉快的感觉和情感体验。

注释：疼痛永远是主观的。每一个个体学习应用这个单词都是通过小时候经历与伤害相关的事[1]。

· 镇痛字面上的意思就是没有疼痛，而麻醉的意思是没有感觉。因此，术语局部镇痛比局部麻醉更为准确。因为这程序之后，只有痛觉而不是所有感觉都消除了。

· 局部镇痛定义为将人体局部区域的疼痛神经冲动逆转临时停止。

· 全身镇痛是以减轻疼痛感觉的状态作用于意识清醒的患者。

· 镇静被描述为一种意识水平的降低，从浅镇静到深度镇静而各有不同。在浅程度的镇静（中度 / 清醒镇静）中，患者保留了独立维持开放气道的功能并且对语言指令做出正确反应。深程度的镇静抑制了部分保护性反射的发生。虽然更加困难，但也仍然能够唤醒患者。

· 全身麻醉描述为控制为无意识的状态，伴保护性反射部分或全部丧失，包括无法独立维持开放气道或对语言指令做出正确反应。

也有证据表明，有疼痛牙科操作经历的儿童比那些未曾有此经历的，尤其是低龄的儿童，对疼痛更加敏感并且表现出更多的行为问题。如果疼痛刺激的经历与失控的感觉相结合，那这种风险可能会增加。上述情况在临床的典型表现是：儿童在束缚（行动控制）下接受有疼痛的操作或在没有提前为儿童做好准备（信息控制）时进行疼痛刺激。

在没有组织损伤的情况下儿童可能会感到疼痛的另一个原因是基于经典条件反射。如果儿童在牙科操作中经历了基于组织损伤的疼痛操作（钻牙），且这种刺激（无条件刺激）与其他的刺激产生联结，如钻头发出的声音和喷出的水（条件刺激），当条件刺激单独出现时可能引起疼痛感（图9.1）。

众所周知，有许多额外的因素影响个体的痛觉，如外周和中枢敏化、生物变异、以前的疼痛经历、环境以及多种心理因素。痛觉的复杂性可以说明：伤害性刺激与疼痛体验强度之间缺乏一致性。从神经生理性角度来看，一种伤害性刺激不仅在受损区域产生一种局部（外周）敏化，而且中枢神经系统也产生了变化（中枢敏化），这种变化将传入的信号放大到疼痛区域。神经系统的可塑性可以在很长一段时间内改变疼痛信号，直到受影响的区域已经愈合

初次治疗：钻牙
- 组织损伤
- 声音
- 振动　　　条件刺激
- 喷水
- 气味

无条件刺激 → 疼痛感

后期治疗：钻牙
- 组织损伤
- 声音
- 振动　　　条件刺激
- 喷水
- 气味

无条件刺激 ✕ 疼痛感

图 9.1　疼痛感源于经典条件反射：基于无条件刺激的一种疼痛操作（当钻牙时的组织损伤）与其他的刺激产生联结，如钻头发出的声音和喷出的水（条件刺激），当条件刺激单独出现时可能引起疼痛感

（生理性疼痛记忆）[2, 4]。疼痛冲动的传递不只面向感觉皮层。一个复杂的系统通过感觉皮层的信号和来自大脑下部结构的直接冲动到达边缘系统。边缘系统对疼痛刺激产生情感反应，并在痛觉中起着重要作用。以前的疼痛经历（心理性疼痛记忆）和恐惧是影响痛觉情感的两大最重要的因素。

常见的组织损伤程度与疼痛反应之间缺乏一致性的简化图见图9.2。

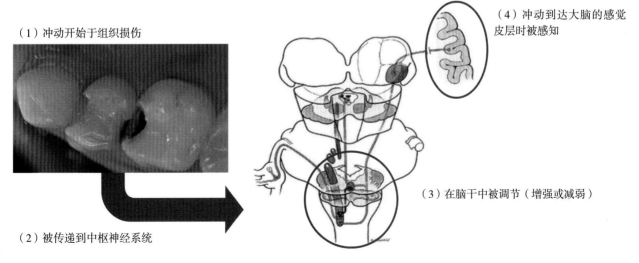

（1）冲动开始于组织损伤

（2）被传递到中枢神经系统

（3）在脑干中被调节（增强或减弱）

（4）冲动到达大脑的感觉皮层时被感知

图 9.2　组织损伤引起的操作性疼痛（伤害性疼痛）的感知取决于多种因素，因刺激在到达感觉皮层之前是在大脑中央部分被调节的。以前的疼痛经历（心理性疼痛记忆）和恐惧是影响痛觉情感因素最重要的因素

儿童口腔医学：临床策略

控制疼痛的方法

当面对儿童时，痛觉的复杂性对牙医来说是一种挑战。然而，不论哪个年龄，预防和减轻疼痛都是一项基本的人权，因此儿童牙科对良好的临床疼痛操作需要一些基本的原则（框表9.2）。

框表9.2　良好的临床疼痛操作原则

· 只有处于疼痛中的儿童才能真正体会到有多疼痛
· 当疼痛可能发生时，就应该进行测量并针对性地进行干预。
· 预防疼痛比治疗疼痛更有效。
· 当疼痛的过程无法避免时：
　　如果可以的话，父母应该陪伴在儿童身边。
　　必须给儿童进行合适的解释。

测量疼痛是改善儿童治疗的一个重要因素，目的是为正在接受牙科治疗的儿童提供可接受的疼痛等级，因此，操作者必须找到评估儿童个体疼痛经历的方法。疼痛评估将疼痛放在治疗议程中，这能帮助我们鉴别治疗的疼痛并评估新的疼痛治疗策略。由于疼痛是个性化和主观性的，在可能的情况下，医生应该使用与年龄相适应的自陈式量表，如视觉模拟评分法、面部表情评分法和颜色模拟评分法（框表9.3）。对于沟通有限的儿童，可以用行为观察（如行为量表）和生理反应（如心率、出汗）来间接测量。在临床操作中，这些方法必须与儿童个体的认知和语言技能相适应，并且使用方便。

操作过程中疼痛的防治都应当基于术前对可能影响儿童痛觉感知因素的评估和判断。这些因素可以分为以儿童为中心的方法和以疾病为中心的方法，框表9.4中给出了例子。

以儿童为中心的方法是基于儿童的痛觉有巨大的可塑性，意味着环境和心理因素可能很大程度上影响了他们的痛觉。最基本的技术在第6章中有描述。方法的选择应该以临床判断儿童可能有多脆弱为根据，而这必须与儿童本人和其家长合作完成。需要考虑的因素包括年龄和成熟度、性格、以前的疼痛经历和家庭/社会网络。

必须根据组织损伤的性质和程度以及儿童的脆弱性来评估以疾病为中心的方法的必要性。健康的和有经验的儿童有应对和控制的能力，可以在最低限度地使用药物制剂的情况下进行大量的牙科治疗。另一方面，应对能力低的脆弱儿童以及曾经有疼痛操作消极经历的儿童时，必须多次使用心理治疗和药物治疗。

框表9.3　疼痛强度的评估

疼痛可以通过自陈式的测量（如面部评分法、视觉模拟评分法、疼痛日记），行为测量（如婴幼儿面部表情、行为量表）和生理测量（如心率、经皮氧、出汗和脑电图）来测量。

例如，对于3~10岁的儿童，面部疼痛量表（FPS-R）图像作为现代和最佳验证的图表是更可取的。

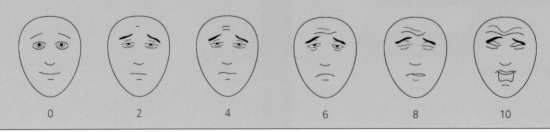

框表 9.4　预防和治疗操作性疼痛的原则

以儿童为中心的方法

· 认知行为疗法，包括暴露疗法

· 肌肉放松

· 有节奏的呼吸

· 分散注意力

· 示范

以疾病为中心的方法

· 局部镇痛

· 镇痛药物

· 轻微镇静 / 吸入氧化亚氮

· 中度 / 清醒镇静

局部麻醉

在儿童牙科治疗中，局部麻醉是一种有效且安全的控制疼痛的方法。然而，其成功率取决于技术和操作者。一些注射方法会产生微小的不适，如下文所述。此外，操作者在实施局部镇痛时的态度和信心影响了成功率。并且有研究表明，一些牙医发现在给学龄前儿童进行下颌阻滞麻醉的时候存在困难[5-6]。

除了控制疼痛，局部麻醉还可以作为诊断工具和控制出血。

患者的准备工作

所有年龄段的儿童在口腔注射前都应该做一些适合他们年龄和成熟度的准备。这种准备必须仅次于在操作者和患者之间建立良好的关系，包括这种情况下给儿童一种控制感（见第6章）。如果儿童表现出恐惧的迹象，那么应该在操作前就处理。询问儿童为何会感到恐惧并且试着解决他们的问题。应该在治疗前在谈话中就提及注射。对于3~6岁的幼儿，应做出简单的陈述，说明将实施局部麻醉，并附有适当的解释。可以在注射前再给出更详细的介绍，

需要考虑到儿童应该只接受他或她能处理的信息。当幼儿面对过多的细节信息时会变得更加紧张。注射前是否向儿童展示针也应该从同样的视角来考虑。当儿童年长一些（6~7岁），他或她将能够处理更多细节信息，牙医也必须给他们更多的控制权；也有必要教他们不同的应对技巧，如放松和有节奏的呼吸。然而，儿童的应对能力差异很大，有些儿童通过观察每个步骤获益良多。在其他情况下，最好在实际注射时分散儿童的注意力。儿童大约在12岁时发展他们的抽象思维，这时他们对于疼痛的反应更像成年人。大多数这个年龄的儿童也能够对于是否应该使用局部麻醉负起全责。而患儿12岁之前，牙医需要作出是否使用局部麻醉的决定。

口内表面麻醉

表面局部麻醉药对减轻口内注射时的疼痛有非常重要的作用，应该经常使用。表面麻醉药有喷雾、凝胶、软膏和溶剂型。最常用的是利多卡因（5%或20%）和苯佐卡因（20%）软膏或凝胶。如果正确使用，外用表面麻醉药将表面组织麻醉至2~3mm深。根据药剂的浓度，软膏或凝胶用于干燥的黏膜2~5min。对于许多儿童而言，表面麻醉药的使用将与他们第一次口内疼痛控制的经历相联系，因此给予足够的时间来发挥作用非常重要。必须告知儿童药有刺激性的味道。最可行的操作是用棉签涂药来覆盖有限的区域。限制使用的量很重要（图9.3a）。黏膜吸收药物的速度很快，需要注意局部用药中有效成分的浓度通常很高。

在取模之前将5%利多卡因溶液作为漱口水，可以帮助有明显呕吐反射的儿童。

局部麻醉药物

有许多可用于注射的局部麻醉药可能会

有或没有血管收缩剂，并且持续时间不同。加入血管收缩剂能增加药物的效能，延长效能时间并且降低药物的毒性。在儿童牙科诊疗中最常使用的是利多卡因（20mg/mL）加肾上腺素（12.5μg/mL）和阿替卡因（40mg/mL）加肾上腺素（5μg/mL）。两者对于牙髓的镇痛持续作用均约 60 min。少数情况下，如果需要局部镇痛持续时间更长，如时间长的外科手术时，可以用丁哌卡因加肾上腺素来达到效果。

局麻方法

浸润麻醉

浸润麻醉是指在神经末梢周围应用局部麻醉，其目的是使药物尽可能地靠近根尖。儿童上、下颌骨的骨板通常比成人的密度低，这使得局麻药可以更快更完整地通过骨扩散。因此，乳牙列可以像恒牙列一样成功使用浸润。儿童上颌大部分牙齿的牙髓镇痛在颊侧浸润 0.5~1mL 的溶液就足够。儿童因颧突较成人更接近上颌骨，上颌第一恒磨牙采用浸润法麻醉有些困难。进行靠近上颌中切牙根尖的浸润时需要仔细一些，可能会非常疼痛。在下颌，大部分情况下，乳牙列颊侧浸润 0.5~1mL 麻醉药对疼痛控制是有效的。要注意的是：该剂量对于下颌第二乳磨牙并不总是有效。

方 法

在针头穿透紧绷且已经外用麻醉药的黏膜后，将针指向牙齿的根尖（图 9.3b）。

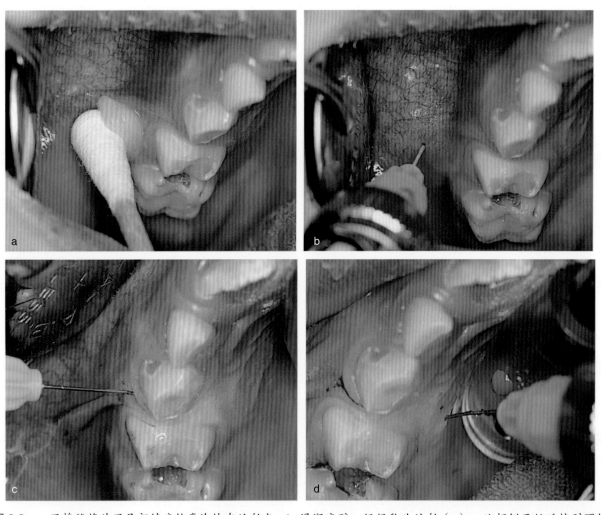

图 9.3　a. 用棉签将外用局部镇痛软膏涂抹在注射点。b. 浸润麻醉。经龈乳头注射（c），从颊侧开始延续到腭侧黏膜（d）。注意在图 c 中腭侧龈乳头和黏膜发白

这种骨膜上的注射应非常缓慢。药物在骨膜下沉积会非常疼痛，至少在骨膜本身被麻醉之前应该避免出现这种情况。在注射前用手指按压注射部位可能会分散患者的注意力。建议使用细的（30G）或标准的（27G）的针，并且药物的温度应该为室温——绝不能从冰箱中拿出直接使用。

原则上，浸润可以在口腔任何地方进行，包括上腭。然而，为了防止上腭注射时的疼痛，优先使用经龈乳头注射（图 9.3c，d）。所有的注射都必须非常缓慢[7]。

阻滞麻醉

目前为止，儿童最常使用的阻滞麻醉是下颌孔阻滞（图 9.4）。在注射之前，根据年龄和成熟程度让儿童做好准备非常重要（见第 6 章）。患者嘴巴尽量张大，针从侧面引入翼下颌皱襞的最深处（翼切迹）。对于儿童，建议从对侧的乳磨牙区直接注射。这种技术针移动得更少。为了使阻滞效果好，针应该毫无阻力地插入组织。如果感受到了阻力，针稍微退回并重新定向。阻力最常见的原因是从颞肌沿颞肌嵴而来的强大的内侧肌腱。

下颌神经孔位于咬合平面以下，是下颌升支最窄的地方，在前凹面的后三分之二处（图 9.5）。触诊下颌升支可以找到注射点、水平面和垂直面的方向以及深度。

针刺入翼突下颌缝与下颌升支之间。在针推进更深的组织之前注射少量的溶液。对于幼儿，到骨的距离约 15mm，可以使用 25mm 的针。而年龄大一点的儿童，渗透深度可能需要达到 25mm，因此需要 35mm 的针。当与骨接触时，针需要稍微退回以避免碰到骨膜。完成刺入并注射 1.2~1.5mL 的溶液。当针退回到一半，注射一点剩余的溶液，舌神经也被阻滞麻醉。当进行下颌阻滞麻醉时，必须有椅旁牙科助手。让他们用舒适的方法来防止患者手和头突然移动。

靠近下颌第一乳磨牙的浸润麻醉可能导致

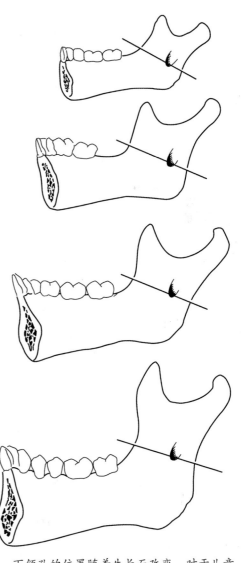

图 9.5 下颌孔的位置随着生长而改变。对于儿童，下颌神经孔位于咬合平面以下。下颌孔永远在前凹面的后三分之二处的线上，也是下颌升支最窄的地方

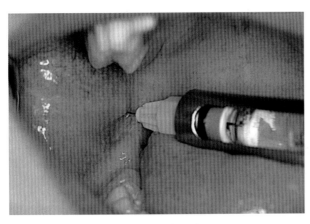

图 9.4 学龄前儿童的下颌阻滞麻醉

颏神经阻滞（图9.6）。对幼儿来说，很少需要使用上颌阻滞麻醉技术。

计算机注射系统

近年来，计算机注射系统已经成为许多牙医儿童治疗时的重要设备之一（图9.7a，b）。

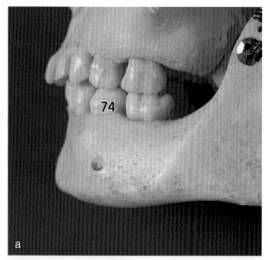

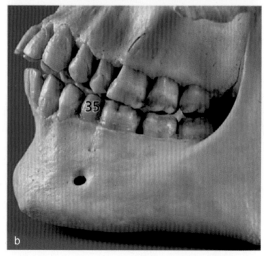

图9.6 颅骨的照片。儿童颏孔距下颌第一乳磨牙的距离相较成人颏孔距下颌第二前磨牙的距离更近

这些系统以一种恒定的、非常缓慢的速度注射麻药，使组织的压力最小化，从而将注射时的疼痛程度降到最低[8]。该系统可以用于所有类型的注射，包含浸润麻醉和阻滞麻醉[9]，尤其在腭侧阻滞麻醉操作和改进的牙周韧带（PDL）注射中优势明显。当使用这些技术时，儿童不会体验到通常难以接受的软组织的麻痹，尤其是幼儿。缺点是麻醉药物可能漏进儿童的嘴里并且有一种苦味。因此，椅旁助手应意识到这个问题并用一个棉签吸收漏下的溶液。

采用持笔式握住机头，牙医可以用指尖精确地操作针的位置。在穿透黏膜时旋转针，并用脚控连接局部麻药的注射。流速是电脑控制，组织阻力变化时也保持不变。

通过使用计算机注射系统，使两种腭侧阻滞麻醉操作及改良牙周膜注射成为可能：

·上牙槽前、中神经阻滞麻醉（AMSA）注射技术。AMSA为上颌乳磨牙和尖牙提供牙髓镇痛，也为周围腭侧组织和黏骨膜提供镇痛，而嘴唇、面颊肌肉无任何麻木。对于一些儿童，这种方式更舒适。一个30G的超细针以上颌乳磨牙与游离龈缘和腭缝的中点为导向（图9.7c）。应缓慢注射至建议剂量。

·经腭部入路上牙槽前神经（P-ASA）注射技术是上颌前部的改良注射技术。该技术采用单次注射实施双侧上颌切牙和部分尖牙镇痛，不涉及嘴唇和面部。30G超细针从切牙乳头刺入。关键是提前使用外用软膏并且使

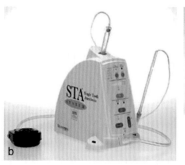
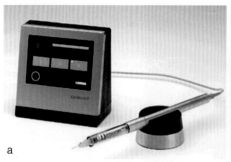
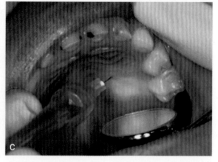

图9.7 计算机控制药物递送系统，如STA系统（a）和Calaject系统。该系统能以一种恒定的、非常缓慢的速度注射局麻药，使组织的压力最小化，从而将注射的疼痛程度降到最低。c.上牙槽前、中神经阻滞麻醉注射技术

用缓慢注射。在切牙管内与骨接触和注射麻药之前需要回抽。

·PDL 注射技术。当治疗下颌乳磨牙和第一恒磨牙的时候，PDL 是一种以替代下颌阻滞麻醉的方法。这种技术不适用于活动性牙周炎。改良 PDL 技术采用两个注射点（近中和远中）。用 27G 或 30G 的超细针斜向牙齿进针，进针方向与牙面平行。缓慢注射的同时进针，直至感到明显阻力。牙齿的每一面注射 0.2~0.5mL。

基本技巧

无痛或几乎无痛的注射给药方式主要取决于术者以及术者可以控制的因素：设备、材料和技术（框表 9.5）。

框表 9.5 　实现无痛局部镇痛

慢速注射是实现无痛局部镇痛最重要的因素之一。此外，儿童牙科医生应该：

· 使用表面麻醉药前使黏膜干燥以达到最佳效果
· 少量、准确地涂抹表面麻醉药
· 让它停留 2~5min
· 再次使干燥黏膜
· 用手指按压此区域
· 撑开黏膜
· 进针
· 如果接触到骨，退回针
· 回吸

表面麻醉药膏有不同口味的外用软膏，有些儿童可能认为有些味道比其他味道更好。应该只使用锋利的细（30G）或标准（27G）的针。一些研究者提到：用 30G 的针时回吸困难。窄的针比宽的针更容易穿透血管。当使用 35mm 长的针时，窄针比宽针偏差更大。建议注射器使用自回吸式。局麻药应为室温。局麻药的酸性是注射过程中引起不适的一个因素。有血管收缩剂的溶液的 pH 一般低于无血管收缩剂的溶液（大约为 4.5 和 5.5）。

牙科助手的配合可有效预防儿童在局麻过程中突然活动（图 9.8）。

禁忌证

儿童的反抗、强烈的厌恶或不合作是单独使用局部麻醉（例如：无镇静）的少数禁忌证之一。药剂过敏时，局部麻醉也是禁忌证，虽然这非常罕见。由于有无法控制的血肿的风险，出血和有凝血功能障碍的患者也不建议注射到深部组织。在这种情况下，在给予局部麻醉前，必须仔细询问患者内科医生，了解患者的身体状况。严重的肝病或血液供应不足的组织，可能也是禁忌证。

对于正在接受三环类抗抑郁药物治疗的患者，如果注射缓慢并且在注射前进行了回吸，则可以使用加有肾上腺素的局部麻醉药。如果采用同样的预防措施，加肾上腺素的局部麻醉也不是高血压或心律失常患者的禁忌证。对这些患者而言，因压力和疼痛产生的内生性肾上腺素的量才是问题所在。

并发症

一般来说，儿童和青少年局部麻醉很少有副作用和并发症。最常见的问题无疑是操作效果可能低于预期。全身的副作用有晕倒，但供给大脑的血液减少而引起的意识丧失很少发生。如果患者晕倒，应该将他或她放置于仰卧

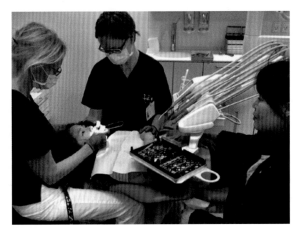

图 9.8 　注射过程中，助手一只手握着儿童的手给予安慰，另一只手扶住儿童的头以确保其不会突然移动

位并且将腿抬高。将头部向后倾斜以保护气道，然后将下颌骨向前。局麻药的全身过敏反应非常罕见，表现为皮疹、偶尔支气管收缩和血压降低。出现过敏时，应该在可控条件下测试另一种药。大多数并发症或副作用源于局部，如麻醉部位咬伤（图9.9）。这种情况用1%的氯己定凝胶处理。注射局麻醉药后的脸颊变白是交感神经反应（图9.10），在一些患者身上可能持续长达10min。注射时有时出现血肿，这种情况下应该告知患儿和其家长血肿出现的原因。血液渗出到血管外的空间，可能是由于注射局部镇痛药的过程中不小心划破血管造成的。应该向患儿和家长说明会出现肿胀和变色。

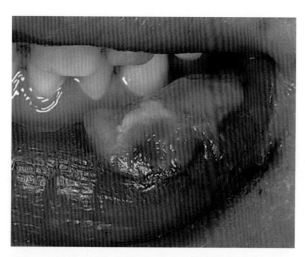

图9.9 下颌阻滞麻醉的副作用。下唇咬伤

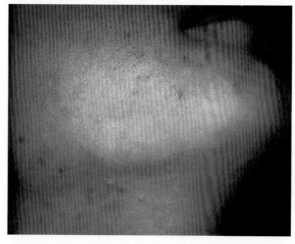

图9.10 一位儿童在局部镇痛注射后脸颊变白（交感神经反应）

毒 性

局麻药物引起的毒性反应可由意外的血管内注射、注射过快或药物过量引起。患者可能会抱怨有轻微的头晕和视觉或听觉障碍。他们可能变得烦躁、混乱和呼吸困难。可能存在心血管系统反应伴有心率增加和血压升高，局麻药物毒性的第二阶段——血压下降。儿童牙科医生应对局麻药物的毒性始终警觉，并应该计算每个儿童局部麻醉药推荐的最大安全剂量（框表9.6）。

框表9.6 儿童局麻药推荐剂量

当成人剂量已知时，推荐的儿童剂量很容易从列出的公式中计算出来。

儿童剂量 = 成人剂量 × 年龄 /（年龄 +12）

最常用的含和不含血管收缩剂的局麻药最大推荐剂量（单位：mg）。

	成人	3岁儿童（15kg）
利多卡因		
无血管收缩剂	300	60
有血管收缩剂	500	100
阿替卡因		
有血管收缩剂	500	100
甲哌卡因		
无血管收缩剂	400	80
有血管收缩剂	400	80
丙胺卡因		
无血管收缩剂	400	80
丁哌卡因		
有血管收缩剂	90	18

全身镇痛

最常用和推荐的儿童全身镇痛药是对乙酰氨基酸和非甾体抗炎药（NSAIDs）。对乙酰氨基酚是中枢作用药物，与非甾体抗炎药相比，其主要在周围组织发挥作用。对乙酰氨基酚和 NSAIDs 均在大约口服给药两小时以后达到最佳镇痛效果，这是首选方式。与口服给药相比，直肠吸收对乙酰氨基酚不稳定并且给药后 3~4h 才达到最佳镇痛效果。在术后阶段使用时，初始剂量或单次剂量应该高于维持剂量[10]。NSAIDs 也对血小板有影响，即可能对凝血有负面影响。如果在术中或术后阶段担心出血的话，替代非选择性 NSAIDs 使用的是环氧化酶（COX）-2 抑制剂，如塞来昔布。建议联合使用对乙酰氨基酚和 NSAIDs 以获得最佳镇痛效果，并且在治疗前 2h 左右给药以帮助预防操作性疼痛。如果疼痛预期发生在术后恢复期，则建议定期给患者镇痛药，尤其是在第一天和第二天[11-13]。阿司匹林（乙酰水杨酸）具有抗凝作用有潜在毒性，应避免用于术后止痛。

框表 9.7 介绍了一些儿童全身镇痛药短时间使用的口服剂量。

对于需要使用镇静剂的患者，最好将镇静剂与镇痛药结合使用。α-2 受体激动剂、可乐定和右美托咪定所代表的一类药物兼具镇静和镇痛的作用，但没有使用阿片类药物时发现的通气抑制的风险。可乐定可以口服或直肠给药。右美托咪定口服吸收能力有限，但经黏膜（颊部，尤其是鼻腔）给药被认为是有效的。与咪达唑仑相比，经鼻给药的方法被广泛接受并且不会引起任何不适（见"苯二氮䓬类药物口服和直肠给药"一节）。应该记住，常用于各种操作的大部分镇静剂缺乏镇痛效果[14]。对于预期会有疼痛的操作中，必须使用局麻药物。

轻度麻醉（吸入镇静）

对于轻度镇静，氧化亚氮 - 氧气是最常使用的方法，其高成功率和安全性已被充分记录[15]。在一些国家，实施氧化亚氮 - 氧气镇静必须具备特定授权；而在另一些国家，这是牙医的牙科学历教育的一部分。

氧化亚氮 - 氧气镇静定义为患者对言语指令反应正常的一种镇静状态。尽管认知功能和身体协调能力可能受损，但气道反射、通气和心血管功能不受影响（框表 9.8）。

氧化亚氮 - 氧气镇静的适应证一般与苯二氮䓬类药物相同。事实上，该气体可能有额外的镇痛性能，并由吸入给药，从而使该方法成为许多特定情况下的一种合适的替代方法（表 9.1）。氧化亚氮 - 氧气镇静的镇痛效果一直存在争议[14]，主要还是被认为是镇静作用。接受氧化亚氮 - 氧气镇静的患者不需要禁食。可以在术前至少 2h 时吃一顿非脂肪便餐[15]。

属于 ASA 麻醉风险等级 Ⅲ 和 Ⅳ 的患者禁止吸入镇静（框表 9.9），这些患者最终必须在责任医生或麻醉师的指导下接受治疗。只有 ASA 风险 Ⅰ 和 Ⅱ 的患者应在牙科诊所接受治疗。氧化亚氮 - 氧气镇静的禁忌证有：呼吸道部分阻塞、精神病、近期耳科手术、鼻窦炎或卟啉症。

实施氧化亚氮 - 氧气镇静需要特殊设备。机器必须始终供应不少于 30% 的氧气（在斯堪的纳维亚是 40%）的气体混合物。气体的流动必须是连续的并且配备了故障保险装置：如果氧分压下降，氧化亚氮的供应会自动停止；

框表 9.7　儿童 >1 岁全身镇痛药短时间使用（最多 3 天）的口服剂量

对乙酰氨基酚	40mg/kg（单次或初始剂量），然后 24h 内 60~90mg/kg，分为每日 4 次（15~20mg/kg）
布洛芬	24h 内 20~40mg/kg，每日分 3 次或 4 次服用
双氯芬酸	24h 内 3mg/kg，每日分 2 次或 3 次服用
萘普生	24h 内 10mg/kg，每日分 2 次服用
塞来昔布	24h 内 2~4mg/kg，每日 1 次

框表 9.8　镇静深度的连续过程。全身麻醉的定义和镇静 / 镇痛的等级。2004 年 10 月 27 日通过 ASA 的授权，2009 年 10 月 21 日修订

	轻度镇静抗焦虑	中度镇静 / 镇痛（有意识镇静）	深镇静 / 镇痛	全身麻醉
反应度	对言语刺激正常反应	对言语或触觉刺激有目的的反应	重复或疼痛刺激后有目的的反应	即使是有疼痛刺激也无法唤醒
气道	不受影响	无须干预	可能需要干预	经常需要干预
自发通气	不受影响	足够	可能不足	经常不足
心血管功能	不受影响	通常保持	通常保持	可能受损

引自 American Society of Anesthesiologists, 2006[26]

表 9.1　儿童中度 / 有意识镇静的适应证和镇静类型（++：很好，+：好）

	苯二氮䓬类药物	N$_2$O/O$_2$
太不成熟而无法治疗，例如低龄或精神残疾（心理年龄 <3~4 岁）	++	
恐惧 / 焦虑	++	++
医疗损伤患者	+	++
肌肉紧张性障碍		++
明显的呕吐反射		++
治疗压力	+	++
牙科治疗的性质（如口腔外科）	+	++
有助于治疗前一晚的睡眠	++	

框表 9.9　在儿童和青少年牙科治疗中，使用中度 / 有意识的镇静的目标

总体目标

- 预防因不愉快的牙科经历而产生的行为管理问题和牙科焦虑

特定的目标

- 增加行为管理技术的效果
- 减少疼痛和不适的感知
- 记忆缺失（可能）

如果供气连续断开，患者必须能通过紧急空气阀呼吸空气。过量的气体和呼出的气体必须通过净化有效清除，并通过正确的维护和定期检修设备来预防传送系统泄漏。氧化亚氮的废弃物可以通过合适的疏散系统来控制，包括安全地安装面罩[15]。

镇静程序开始于给患者 100% 的氧气 2~3min。调整鼻罩防止漏气，并调节气流。然后，氧化亚氮的浓度增加（滴定），直到实现轻度镇静的合适阶段（通常需要 33% 的氧化亚氮；最大 50%）（图 9.11）。

氧化亚氮 – 氧气镇静期间患者的监护是通过观察他们的意识水平、患者的反应性、皮肤黏膜颜色、呼吸频率和节奏来实现的。牙科治

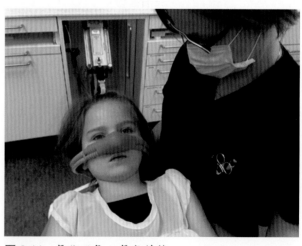

图 9.11　氧化亚氮 – 氧气镇静

疗结束后，给予 100% 的氧气 5min。虽然在最初的 5min 后患者可以离开椅位，但在接下来的 30min 内，他 / 她还不能离开诊室。

氧化亚氮气体经肺部吸收后，通过血液传送到中枢神经系统，在中枢神经系统中起镇静和镇痛作用。这种气体不与体液和组织结合，对呼吸、血液循环和代谢几乎没有影响。给药终止后这种气体迅速被清除。氧化亚氮具有麻醉、镇静和镇痛作用，但个体易感性不同。即使麻醉效果很差，一些患者在呼吸 50% 的氧化亚氮混合物时会失去意识。吸入几分钟后就能达到肺泡浓度的峰值，这意味着可以很短时间内评估特定浓度的气体镇静效果。因此，氧化亚氮 – 氧气镇静使术者可在治疗过程中有机会将药物调至合适剂量，且即刻起效，从而增加了操作的安全性。因为镇痛的效果还不完全清楚，可能镇痛作用是有限的，所以在侵入性的手术操作中应该与局部麻醉结合。

氧化亚氮最常见的副作用是恶心和呕吐。弥散性缺氧的发生是由于氧化亚氮从血流中迅速释放到肺泡，从而稀释了氧的浓度。这可能导致头痛，可以像推荐的那样，氧化亚氮停止后给予 100% 的氧气来避免。

氧化亚氮 – 氧气镇静可以与苯二氮䓬类药物联合使用，意味着这两种镇静有累加效应。一种常用的方法是，术前给予患者初始剂量的苯二氮䓬类药物，如果治疗期间需要额外的镇静 / 镇痛作用则给予氧化亚氮 – 氧气补充。当使用一种以上的镇静剂时，气道和镇静并发症的风险增加[16]。

对于健康保健人员，没有直接证据表明长期低水平接触氧化亚氮与潜在的生物效应存在任何因果关系。氧化亚氮的最大安全浓度尚未确定；但是，应该为暴露的健康保健人员尽一切努力减少氧化亚氮的水平。从业人员对于自己和同事的健康应该谨慎。

中度镇静（有意识的镇静）

镇静的深度是一个连续的过程。根据镇静深度不同，镇静可以分为轻度、中度和深度镇静（框表 9.8）。

中度镇静（有意识的镇静）这一词被定义为一种药物控制下的意识抑制状态，这种状态允许保持保护性反射，保持患者独立和持续维持气道通畅的能力，允许患者对物理刺激或口头命令做出合适的反应，如"张嘴"[17]。深度镇静一词指的是处于一种更深的意识抑制或无意识的状态，不容易被唤醒。人们意识到，进行口腔治疗操作时，仅由牙医进行深度镇静是有风险的。本节只讨论中度镇静，因为这可以由手术牙医独自进行，而不需要麻醉专科医生的协助[18]。

对于中度镇静的口腔保健已经制订了不同的操作指南[16-19]。儿童和青少年牙科治疗期间，建议的使用镇静剂的主要目的见框表 9.9。必须强调的是，单独使用中度镇静常常不足以使非常恐惧的儿童应对牙科治疗，而深度镇静或全身麻醉可以。患者是清醒的而且意识到发生了什么，但抗焦虑和镇静作用使他们对不愉快的刺激不那么敏感，而且更容易进行行为管理，例如分散注意力和安慰。即使药物本身没有镇痛作用，疼痛感也可能降低，因为这取决于焦虑水平。

适应证和禁忌证

当患者全身状况与局部口腔疾病状况同时存在适应证时，应给予中度镇静（框表 9.10）。将这两种适应证的综合评估才是决定某种类型的口腔检查或治疗应常规进行还是在某种类型的镇静或全身麻醉下进行的基础。应对能力低（如年龄过小儿童）或高度牙科焦虑的儿童，以及有大量的或复杂的治疗需要时，应该在深度镇静或全身麻醉下治疗，这需要麻醉医生参

框表 9.10　中度／有意识的镇静的适应证应该基于患者和牙科适应证的综合评估

患者适应证

· 应对能力不足的患者

· 患者高度牙科恐惧／牙科焦虑／恐牙症（见第 6 章）

· 需要减少患者的痛觉（预防恐惧引起的疼痛）

牙科适应证

· 中等程度和复杂度的口腔检查和治疗（大量的治疗需要在全身麻醉下完成）

· 紧急治疗（如：拔牙和创伤的紧急治疗）

框表 9.11　美国麻醉医师学会（ASA）对于全身状态的分类

等级	全身状态
I	正常健康的患者
II	患有轻微全身性疾病的患者
III	患有严重全身性疾病限制活动但没有丧失能力的患者
IV	患有使人丧失能力的全身性疾病而对生命有持续威胁的患者
V	不论是否手术都不会存活 24 h 的垂死患者

引自 American Society of Anesthesiologists, 2006[26]

与。在儿童、父母和牙科人员的角度，这可能是最适合的，也可能是经济划算的，因为大多数治疗可能在一个疗程内完成。

术前评估患者是否存在麻醉禁忌证，应该使用美国麻醉医师学会（ASA）对于患者全身状态的分类系统（框表 9.11）。牙科医生应该负责治疗中度镇静下第 I 类和第 II 类的患者，而第 III 类和第 IV 类患者的治疗应该在咨询内科医生／麻醉师后决定。

2 岁以下的儿童镇静与风险增加有关，因此应该与麻醉师合作进行。也应该避免对患有任何急性全身性疾病的儿童使用麻醉。其他禁忌证包括对任何药物过敏、神经肌肉疾病以及疑似与其他药物有相互作用。

苯二氮䓬类药物口服和直肠给药

如今，焦虑儿童的镇静首选苯二氮䓬类药物[16]。苯二氮䓬类药物有多种化学变化，其中在北欧国家最常用于牙科的是咪达唑仑，临床效果为抗焦虑、镇静／催眠、肌肉放松和毒性低[20]，副作用很少。虽然预计会有顺行性遗忘，但是经常被认为是一种优势。然而，这种观点受到了质疑，因为遗忘效应主要影响外显（有意识的）记忆，而保留了完整的内隐（无意识的）记忆[21]。这意味着儿童记得可

怕的经历但是无法用语言表达出来。对于重复的操作过程，这通常会导致更高水平的焦虑和愈加不合作的儿童。苯二氮䓬类药物作用的部位在中枢神经系统，他们增强了抑制神经递质 γ 氨基丁酸（GABA）的效果[22]。其他的苯二氮䓬类药物，如安定和氟硝西泮具有相似的药理作用，但持续时间不同。药物的选择基于镇静需要的时长。地西泮作用时间较长，因为具有较长的半衰期和活性代谢物，最适合于术前减轻焦虑和治疗前预防睡眠障碍。可制备成片剂和直肠用溶液。咪达唑仑消除快而作用时间最短，最适合短时间治疗的围手术期镇静。该药物仅用于安瓿瓶的静脉注射（一些国家提供片剂），但该溶液也用于直肠和口腔给药（未在药品说明书）。术者应该意识到超药品说明书用药需要扩展知识和承担责任。因为咪达唑仑的味道很苦，所以为了让儿童服用，必须与某种果汁或其他添加剂混合一起喝。氟硝西泮的作用时间介于地西泮和咪达唑仑之间，可以为片剂且没有特殊的、不好的味道，可以整片吞下、放置于舌下（通过黏膜吸收）或压碎溶解在某种饮料中。

途径和剂量

在药物起效速度、效果和可以调节剂量到最佳水平的效果的方面，静脉注射镇静是最有效的。但在牙科诊室中通常并不可行，因为需要麻醉专科医生的协助。从实用的角度看，口服给药通常是首选，但有些儿童不能或不愿口服药物。替代的途径是直肠和鼻腔给药，但两者都有缺点。直肠给药与伦理问题有关，仅适用于得到父母配合的非常年幼的儿童。鼻腔给药是有效的，但由于刺激（如咪达唑仑）鼻部和咽部黏膜而使儿童非常不舒服，而且可能阻止牙医和儿童建立积极关系的目标。对于不愿意用杯子喝水的儿童，口服途径可以使用无针注射器将溶液置于后磨牙区（图 9.12）。

表 9.2 给出了苯二氮䓬类药物用于有意识的镇静时的推荐剂量。剂量以及起效时间取决于给药途径。该药物吸收最快最有效的途径是鼻腔黏膜，比直肠和口服途径起效更快、剂量略少。通过直肠黏膜吸收也比口服途径更快更有效，因为药物从心室 / 肠道吸收后在肝脏代谢。然而，无论何种途径，在获得最大血浆浓度之前，在吸收程度和时间上都存在极大的个体差异。基于在剂量反应上也有很大的个体差异这一事实，个体剂量有相当大的不可预测性。通常，估计从给药到起效的时间在

表 9.2　苯二氮䓬类药物用于围手术期镇静的推荐剂量

药物和途径	剂量（mg/kg）	最大剂量（mg）
咪达唑仑，口服	0.5	12.5
咪达唑仑，直肠	0.3	10
氟硝西泮，口服	0.02~0.025	20~40kg：0.5 >40kg：1.0
地西泮，口服	4~8 岁：0.5~0.8	15
	>8 岁：0.2~0.5	15
地西泮，直肠	0.7	15

经许可引自 Hallorsten, et al [17]. European Academy of paediatric Dentistry

15~30min。对于正在使用其他药物的患者，使用苯二氮䓬类药物镇静时要特别小心，特别是其他对中枢神经系统有抑制作用的药物，如抗精神病药、抗抑郁药、抗癫痫药和阿片类药物。相互作用对剂量也很重要，例如，咪达唑仑的吸收因红霉素和葡萄柚汁而增强。药物相互作用的知识可以在美国国家数据库中找到。

临床考虑

在口腔科使用镇静会增加患者的风险和增大术者的责任，从业者应在其授权的框架内评估自己的能力[17]。该能力包括熟悉关于药物及其影响、副作用和药物间的相互作用，了解国

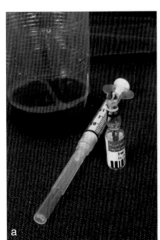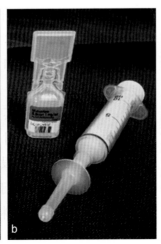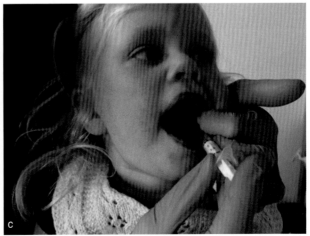

图 9.12　a. 咪达唑仑混合果汁口服给药。b. 咪达唑仑直肠给药器。c. 2 岁儿童用无针注射器口服镇静

家相关法规的足够的知识。术者必须了解并且能够根据 ASA 分级系统进行术前考虑，并能够处理可能出现的并发症。这包括用于气道保护、氧气输送和紧急用药的合适的设备。

中度镇静前，建议儿童应该禁食以防止出现恶心和呕吐时可能出现误吸。建议规则在框表 9.12 中给出。对于急诊患者，如果不能保证适当的禁食，必须将增加的镇静风险与治疗的益处进行权衡。如果可能的话，这类患者延迟手术更好。

治疗过程中，患者必须由操作的牙医和助手持续监控。

与患者保持言语接触是最重要的，从而评估镇静的深度。如果患者不能保持言语接触，有入睡的倾向，不能保持嘴巴张开，对物理刺激没有反应，则镇静阶段可能太深。这意味着口腔治疗期间，反射减少和吸入性风险增加，应该设法取消这种治疗，集中精力保护患者的呼吸道。为了能够揭示可能的血氧去饱和，推荐使用脉搏血氧测量来增加安全性。

治疗结束后，还必须对患儿进行监护，直到镇静作用明显减弱且患儿恢复正常心理运动力才能出院。患儿必须在成人的陪同下回家并在成人的监督下度过这一天其余的时间。术前和术后的书面说明必须在手术前告知儿童和家长或监护人。

全身麻醉

有些患者在治疗过程中缺乏生理上或精神上的合作能力。全身麻醉下的牙科治疗可能是唯一的解决办法（框表 9.13）。此外，有些外科手术时间过长且患者感到疲劳，除了全身麻醉外，没有其他控制疼痛的方法。

涉及儿童全身麻醉下牙科治疗最常见的原因是龋齿、磨牙切牙釉质矿化不全（MIH）和口腔外科，其中龋齿是最常见的原因。涉及全身麻醉治疗主要的年龄组是学龄前儿童[23]。

当计划在全身麻醉下进行牙科治疗时，重要的是要彻底避免重复治疗，虽然在全身麻醉下进行牙科治疗严重并发症的发生率非常低，特别是在医院进行手术时（图 9.13）。全身麻醉可能比在通常的牙科对患者进行深度镇静更安全。然而，全身麻醉牙科治疗的应用必须受到限制，因为与其他方法相比，麻醉本身会对患者的身心造成压力。当所有的传统方式努力去治疗儿童都失败时，这是最后的手段。

在北欧国家，全身麻醉下牙科治疗需要注册麻醉师的协助，他们根据儿童的情况和要进行的治疗的性质来选择麻醉的方法。术后疼痛应该像本章前面描述的那样引起关注。在主要的口腔外科手术后，在第一个术后周期，可能需要更有效的镇痛药。与门诊管理相比，医院治疗更容易做到这点。在瑞典一个有良好镇静条件的乡村进行的一项研究中，0~19 岁儿

框表 9.12　中度 / 有意识的镇静前禁食的建议规则

· 镇静前 2~3 h 禁清液
· 镇静前 4 h 禁固体食物或非清液

清液为非水果果汁、水、茶和咖啡。所有的奶制品（非清液）都认为是固体食物。学龄前的儿童应该治疗前 2 h 饮用含糖的清液，以避免低血糖。

经许可引自 Hallorsten et al[17]. European Academy of Paechatric Dentistry, 2006

框表 9.13　全身麻醉下牙科治疗的适应证

· 治疗严重的精神和（或）生理残疾的儿童，他们在治疗中缺乏合作能力
· 患有真正的精神障碍有严重管理问题的患者
· 需要大量和（或）复杂治疗又缺乏应对能力的儿童和青少年（由于不成熟、牙科焦虑 / 牙科恐惧症、残疾等）

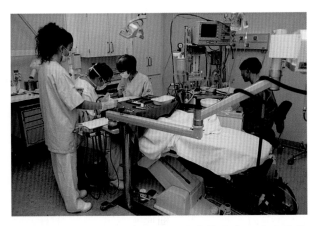

图 9.13　医院内的全身麻醉下的牙科治疗。注意设备齐全而且人员众多

童需要全身麻醉下进行牙科治疗的数量为每年 0.7~2.2/1000[24]。

术后应尽一切努力使儿童恢复到常规治疗中。全身麻醉牙科治疗后，应该尽快开展适当的预防性牙科保健。

（吴永正　译）
（张倩　邢向辉　审）

参考文献

[1] International Association for the Study of Pain, IASP Taxonomy, last update May 2012. http://www.iasp-pain.org.

[2] Schechter NL, Berde CB, Yaster M. Pain in infants, children, and adolescents. 2nd. Philadelphia: Lippincott Williams & Wilkins, 2003

[3] Anand KJ, Hickey PR. Pain and its effects in the human neonate and fetus. N Engl J Med ,1987, 317:1321–1329.

[4] Wall P, Melzack R. Textbook of pain. 6th edition. Eds McMahon, Koltzenburg, Tracey, Turk. Philadelphia: WB Saunders, 2013.

[5] Rasmussen JK, Frederiksen JA, Hallonsten AL, et al. Danish dentists' knowledge, attitudes and management of procedural dental pain in children: association with demographic characteristics, structural factors, perceived stress during the administration of local analgesia and their tolerance towards pain. Int J Paediatr Dent, 2005, 15:159–168.

[6] Wondimu B, Dahllof G. Attitudes of Swedish dentists to pain and pain management during dental treatment of children and adolescents. Eur J Paediatr Dent, 2005, 6:66–72.

[7] Jones CM, Heidmann J, Gerrish AC. Children's ratings of dental injection and treatment pain, and the influence of the time taken to administer the injection. Int J Paediatr Dent, 1995, 5:81–85.

[8] Primosch RE, Brooks R. Influence of anesthetic flow rate delivered by the Wand local anesthetic system on pain response to palatal injections. Am J Dent, 2002, 15:15–20.

[9] Palm AM, Kirkegaard U, Poulsen S. The Wand versus traditional injection for mandibular nerve block in children and adolescents: perceived pain and time of onset. Pediatr Dent, 2004, 26:481–484.

[10] Arana A, Morton NS, Hansen TG. Treatment with paracetamol in infants. Acta Anaesthesiol Scand, 2001, 45:20–29.

[11] Krauss B, Green SM. Procedural sedation and analgesia in children. Lancet, 2006, 367:766–780.

[12] Lönnqvist PA, Morton NS. Postoperative analgesia in infants and children. Br J Anaesth, 2005, 95:59–68.

[13] Lundeberg S. Pain in children-are we accomplishing the optimal pain treatment? Paediatr Anaesth, 2015, 25:83–92.

[14] Grønbæk AB, Svensson P, Væth M, et al. A placebo-controlled, double-blind, crossover trial on analgesic effect of nitrous oxide–oxygen inhalation. Int J Paediatr Dent, 2014, 24:69–75. doi: 10.1111/ipd.12027.

[15] Clark MS, Brunick AL. Handbook of Nitrous Oxide and Oxygen Sedation. 4th. [S.l.]: Elsevier, 2015

[16] Mason K. Pediatric Sedation Outside of the Operating Room: A Multispecialty International Collaboration. Springer, New York, 2011.

[17] Hallonsten AL, Jensen B, Raadal M, et al. EAPD Guidelines on Sedation in Paediatric Dentistry. European Academy of Paediatric Dentistry, 2006. http://www.eapd.gr/dat/5CF03741/file.pdf (accessed November 2014).

[18] American Academy of Pediatrics and the American Academy of Pediatric Dentistry. Guideline for Monitoring and Management of Pediatric Patients During and After Sedation for Diagnostic and Therapeutic Procedures. Adopted, 2006, Reaffirmed 2011[2011]. http://www.aapd.org/media/Policies_Guidelines/ G_Sedation.pdf.

[19] American Academy of Pediatric Dentistry. Clinical guideline on the elective use of minimal, moderate, and deep sedation and general anesthesia in pediatric dental patients. Pediatr Dent, 2004, 26:95–103.

[20] Berthold C. Enteral sedation: safety, efficacy, and controversy.

Compend Contin Educ Dent, 2007, 28:264–271; quiz 72, 82.

[21] Stewart SH, Buffett-Jerrott SE, Finley GA, et al. Effects of midazolam on explicit vs implicit memory in a pediatric surgery setting. Psychopharmacology, 2006, 188:489–497.

[22] Mohler H, Fritschy JM, Rudolph U. A new benzodiazepine pharmacology. J Pharmacol Exp Ther, 2002, 300:2–8.

[23] Haubek D, Fuglsang M, Poulsen S, et al. Dental treatment of children referred to general anaesthesia–association with country of origin and medical status. Int J Paediatr Dent, 2006, 16:239–246.

[24] Varpio M, Wellfelt B. Some characteristics of children with dental behaviour problems: Five–year follow–up of pedodontic treatment. Swed Dent J, 1991, 15:85–93.

[25] Hicks CL, von Baeyer CL, Spafford PA, et al. The Faces Pain Scale–Revised: toward a common metric in pediatric pain measurement. Pain, 2001, 93:173–183.

[26] American Society of Anesthesiologists. ASA standards, guidelines and statements, 2006[2014]. https://www.asahq.org/For-Members/Clinical-Information/ASA-Physical-Status-Classification-System.aspx (accessed October 2014).

第10章

儿童及青少年龋病

Marit Slåttelid Skeie, Anita Alm, Lill-Kari Wendt, Sven Poulsen

龋病是儿童和青少年最常见的慢性疾病[1]，也是影响口腔和全身健康最重要的因素之一[2-3]。未经治疗的有洞型牙本质龋可能对患者的生活质量有显著的不利影响[4]。龋病对口腔和全身健康的影响与患者的年龄、病变的深度以及病变在牙列中的位置有关。龋病对于年幼的儿童、伴有慢性疾病的儿童以及生活在难以获得适当牙科保健服务国家中的儿童影响更为严重。

儿童龋病关系全身健康问题

"健康不仅仅是指没有疾病和虚弱的状态，还指一个人在身体、精神和社会等方面都处于良好的状态。"世界卫生组织对健康的这一定义可以追溯到半个世纪以前，尽管定义本身尚不完美而受到质疑（第1章），但是这一概念开创了被大家普遍接受的健康整体观念[3]。口腔健康是全身健康的一个组成部分，因此在描述儿童和青少年龋病及其并发症时，自然会使用这个概念。

龋病影响口腔和全身健康（框表10.1），如果不及时治疗，常常会导致疼痛，从而降低咀嚼和进食的能力[2]。食物选择的限制，食欲的丧失，以及进食[2]愉悦感的降低，这些都是未经治疗的严重龋病引起体重减轻和生长迟缓的相关原因[6-8]。然而，一些研究表明，一旦全麻下完成儿童的广泛性龋病的修复治疗，儿童在治疗后体重会迅速增加[8]。研究还表明，幼儿有严重龋病时的修复治疗，与父母评估的口

框表 10.1　儿童龋病对口腔和全身健康的影响，包括对生活质量的影响

身体

· 感染和脓肿形成引起疼痛和不适
· 侵入性牙科治疗有手术疼痛风险
· 影响恒牙的发育
· 对未来口腔健康的负面影响
· 殆发育障碍及未来正畸风险
· 食欲缺乏、食物摄入减少导致生长迟缓
· 影响睡眠
· 慢性病儿童的特殊问题

心理和情感

· 牙科恐惧症
· 影响美观，不自信
· 因美观或口齿不清被取笑

行为

· 行为管理问题
· 缺乏定期的牙科保健

社会

· 扰乱日常生活
· 在别人面前吃饭或说话时感到尴尬

腔健康相关生活质量的改善显著相关[9-10]。

爱尔兰的一项研究表明，医院牙科急诊中几乎一半的患者是由于龋病及其并发症引起的[11]。据报道，在无法获得充足牙科服务或公共卫生保健服务的国家，牙源性炎症会继发念珠菌感染、骨髓炎或脓毒血症[3]。即使在

西方国家，对于一些患有慢性疾病的儿童（第23章），牙源性感染和某种程度上龋病的治疗也可能对生命构成威胁[12]。

婴幼儿时期患龋表明将来发生龋病的风险增加[13-15]，本章将详细讨论这个主题。龋患牙齿周围口腔卫生不良也常诱发牙龈问题[16]。此外，深龋会导致牙髓并发症和脓肿发生[17]，引起感染、脓肿形成和咀嚼过程中进一步疼痛和不适。据报道，大量未治疗的龋病也与牙源性败血症有关[18]。这些儿童最终需要住院治疗和牙科急诊处理[19]。由于牙科领域普遍使用抗生素[20-21]，抗菌药物耐药风险是另一个需要考虑的问题。另外，乳牙发生感染，会对恒牙造成潜在的损害，如釉质钙化不良、发育不全或萌出障碍[12]。

乳牙因为龋病过早拔除可引起牙弓长度缩短、牙齿移位、倾斜和旋转[22]。如果具有重要语言功能的牙齿早失，儿童正常的语音发育可能会受到影响[23]。此外，幼儿龋病治疗也可能对其未来的口腔健康产生负面影响。约三分之一的乳牙充填物在 7~12 岁时需要更换[24]。还有文献[25-26]表明，龋洞的预备可能会损坏 2/3 或更多相邻牙齿的表面，使其更容易患龋。6 岁时有龋病经历的儿童在 7~12 岁接受乳牙治疗（例如新的修复治疗、更换修复体或其他治疗如拔牙等）的可能性要比 6 岁时没有龋病经历的儿童高出 3.5 倍[27]。

有充分证据表明，严重龋病带来的疼痛会降低患者的生活质量[4, 6]。睡眠障碍、注意力不集中[1, 28-29]以及游戏和学习受到干扰[2, 30]都可能会导致儿童情绪紧张、愤怒和烦躁。由于美观和发音问题，儿童也有被嘲笑的风险。这可能再次对他们的自尊产生负面影响，导致孩子沉默或避免微笑[31]。

有充分证据表明，儿童时期牙科治疗的疼痛经历会使牙科行为管理和牙科焦虑的风险增加[32]。一项研究表明，5 岁时有 10 颗以上龋病的儿童，5 年后这些儿童中有 1/3 以上出现牙科焦虑症[33]，这表明修复治疗期间的痛苦经历是牙科焦虑的主要风险因素。也有文献表明，因牙疼而接受牙科治疗的儿童错过牙科预约的概率更高[34]，其后果可能是人们忽视口腔健康，同时也增加了以后生活中个体和社会的经济负担。

儿童和青少年龋病的流行病学

流行病学的定义是：研究特定人群中与健康相关状态或事件的发生和分布，包括研究影响这些状态的决定因素，并应用这些知识来控制健康问题[35]。从这个定义中可以明显看出，对流行病学数据的理解和解释是儿童口腔健康管理的重要组成部分。更具体地说，流行病学在儿童口腔保健中有两个重要的应用：描述龋病在人群中的分布，描述患龋率随时间的变化。为了了解儿童和青少年龋病的流行情况，定义一些基本的流行病学术语是很重要的（框表 10.2）。例如，流行病学数据可用于提供以下信息：

· 基于年龄、性别、社会经济状况和种族背景的群体患病率。这对于确定问题的严重程度和疾病负担在人群中的分布是很重要的。

· 龋病的发病率。它将提供人群中未来疾病发展水平的信息。

· 龋病控制的口腔健康规划。比如，如何有效利用现有的人力资源，如何评估儿童口腔保健，以及如何通知负责医疗费用支付的牙科医疗保健当局。

· 制定目标并确定这些目标的可行性。

因此，流行病学数据对于儿童口腔保健的内容拓展和质量控制具有重要意义。

龋病流行病学数据

近年来，人们越来越重视龋病的动态变化，即从亚临床病变到最初的无洞性病变发展为明

患病率：在某一特定时间点（点患病率）或在某一特定时期（时期患病率）某一群体人口中患有某种疾病或状况的人数。

发生率：在规定的时间内某一特定的人群发生新事件的数量，例如发生新病例的数量。

dmft/dmfs（defs/deft）：乳牙龋齿数、因龋失牙数、因龋补牙数的总和，反映患者口腔中乳牙罹患龋齿的牙数（t）、牙面数（s）

DMFT/DMFS：恒牙龋齿数、因龋失牙数、因龋补牙数的总和，反映患者口腔中恒牙罹患龋齿的牙数（T）、牙面数（S）

显的病变，最终导致牙齿的完全破坏。现在人们普遍认为，早期的、非洞性龋病可能会变成静止龋甚至发生逆转[36]。基于这种认识，儿童和青少年龋病的早期阻断策略应运而生（见第12章）。这些策略的一个重要方面是需要告知家长，适当的预防措施可能会自然地将病变局限于牙釉质，而不会进一步发展。作为监护人，他们有权知道这些情况。应向家长展示牙釉质病变的位置，并提供最佳口腔健康行为的建议。没有认真对待这项任务的牙医总有一天也要这样做。需要提醒监护人的是，龋病预防的最佳时期是乳牙萌出期[37]。治疗龋病只有在非手术干预方法失败的情况下，才会选择手术干预[38]。如果说"口腔医疗"的传统概念意味着修复治疗和拔牙治疗，那么现在要改为包含非手术治疗在内的疾病管理。

北欧国家以行政为目的建立了数据收集系统，用于监测龋病的程度。系统收集的数据是已经修复的牙齿数量和（或）根据牙医的判断确定需要修复治疗的牙齿数量。如今我们倾向更为保守的治疗理念[39]，这会影响数据库中不同时间段数据的有效比较。丹麦国家卫生委员会采

集的数据库是个例外[40]。该机构根据书面的流行病学标准收集龋病数据，并将非洞性龋病作为单独的龋病诊断记录下来。在过去的几十年里，北欧国家使用类似的详细诊断标准开展了其他几个流行病学项目。这些研究表明，非洞性龋损在龋病总数中占很大比例（图10.1）。据报道，在青少年中，疑似非洞性龋病可能占龋病总数的80%~90%[14-41]。这实际强调了之前其他研究者的论证[42-43]，即国家报告大大低估了病变的总数。此外，如果不谈论牙釉质龋，就不能强调现代非手术治疗的必要性。因此，在提出、解释和利用关于儿童和青少年龋病发生情况的数据时，由于若干原因，阐述清晰明确的龋病诊断标准是非常重要的（框表10.3）。

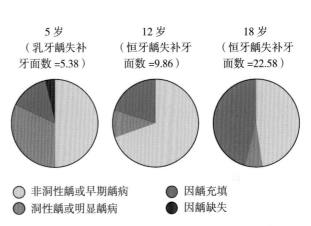

5 岁 （乳牙龋失补牙面数 =5.38）	12 岁 （恒牙龋失补牙面数 =9.86）	18 岁 （恒牙龋失补牙面数 =22.58）

○ 非洞性龋或早期龋病　　● 因龋充填
● 洞性龋或明显龋病　　● 因龋缺失

图 10.1　在挪威儿童中，早期龋和洞性龋、充填和缺失（由于龋病）的牙面占总龋指数的比例。经许可引自 Amarante, et al[42]. John wiley & Sons, 1998.

在收集流行病学数据时，区分早期的、非洞性龋病和明显龋病病变是很重要的，因为：

- 早期干预可以阻止或逆转非洞性龋病。与病变后期的修复治疗相比，早期干预对儿童的影响更温和。
- 非洞性龋病可以通过自我护理来控制或逆转。应告知家长适宜的儿童牙科保健措施和饮食方式。
- 早期、非洞性龋病可由牙医以外的其他牙科人员治疗。

然而，能够纳入非洞性龋病的不同龋病测量系统在细节、使用方法和术语上各不相同（框表10.4）。一个共同的问题是龋病诊断阈值中釉牙本质界的模糊性和不相容性。虽然详细的龋病诊断系统被认为是流行病学领域的一个进步，但龋病的活动性测试仍然相对薄弱[44]。Nyvad认为，如果龋病分为"非活动"和"活动"两类病变，与龋病诊断有关的其他信息就可以明确[45]。

表10.1列出本章儿童和青少年龋病描述

框表10.4 近年来，早期龋病的诊断备受关注[128]，以下是根据临床和（或）影像学评价描述此类标准参考文献的摘录（另见第12章）

1. 点、隙窝沟初期龋，临床诊断标准[129]

探针探诊，龋病的最初表现为牙釉质表层的白垩斑，而表面没有以腔洞形式的破坏。

2. 点隙、窝沟中釉质的变化（ICDAS）[130]

（1）无论在湿润还是干燥的状态下均可见龋损造成的釉质色泽变化，这种色泽明显不同于健康牙釉质。

（2）湿润状态下，龋损的不透明性病变（白色斑点）和（或）褐色龋损，变色范围大于窝沟的解剖范围，这种表现明显不同于健康釉质。

（3）除了2的标准外，吹干大约5s后，可观察到牙齿结构的丧失，可发生在窝沟的入口或窝沟内部。但在龋洞或釉质不连贯处的壁或底部仍看不到牙本质。

3. 诊断标准，包括龋病病变的位置[131]

标准描述如下：

点隙、窝沟

颊舌光滑面

邻面的放射性评价

1型：釉质表面轮廓破损；阴影在釉质表面和釉牙本质界间，但不超过釉质的四分之一。

2型：阴影已经到达釉牙本质界处。

4. 釉质早期龋的诊断标准，影像学诊断标准[132]

一级（A1）：釉质外半层的透射影像。

二级（A2）：釉质内半层的透射影像。

5. 早期邻面龋，影像学诊断标准[14]

龋损在牙釉质并没有到达釉牙本质界，或是到达甚至伸入釉牙本质界，但似乎没有延伸到牙本质。

6. 非洞性龋的定义[93]

D1：临床可检测的表面"完整"的釉质病变。

D2：临床可检测的"洞腔"仅限于牙釉质。

7. 非洞性龋活动性和非活动性的诊断标准[133]

· 表面完整的活动性龋

· 表面不完整的活动性龋病

· 表面完整的非活动性龋

· 表面不完整的非活动性龋病

所依据的若干个北欧国家调查资料。如前所述，由于诊断标准的差异影响数据的比较，因此未提供来自这些调查的描述性流行病学数据。

乳牙列早期、乳牙列晚期的龋病

婴幼儿龋有其独特的表现，最初用病因来描述这种疾病，主要的病因是喂养不当。因此有"奶瓶嘴""奶瓶龋""奶瓶综合征""喂养龋"等，目前国际公认的早发龋定义为"低龄儿童龋"（early childhood caries，ECC）。这一定义包含了更广泛的含义，更容易理解。不良的喂养习惯并不是ECC唯一重要的原因。然而，儿科医生尚未就ECC的定义达成一致，仍然存在病例定义和诊断标准的不一致（框表10.5）[46-47]。本章所使用的ECC定义是指在出生后三年内，任何牙齿表面出现任何龋

表 10.1 北欧对儿童和青少年龋病的调查，本章的描述以此为依据

作者（出版年份）	国家	年龄（月/年）
Seppä, et al. （1989）[79]	芬兰	随访6~13岁
Wendt, et al. （1991，1992）[57, 134]	瑞典	1岁、3岁
Grindefjord, et al. （1993，1995）[13, 135]	瑞典	1岁、3.5岁
Amarante, et al. （1995）[136]（136）	挪威	5岁、12岁、18岁
Petersen （1996）[113]	丹麦	2~3岁、7岁
Vehkalathi, et al. （1997）[85]	芬兰	5岁、15岁
Mattila, et al. （1998）[51]	芬兰	随访（3~5岁）
Mejàre, et al. （1998，1999，2000）[90-91, 137]	瑞典	随访（6~12岁）（11~22岁）（12~18岁）
Wendt, et al. （1999）[78]	瑞典	随访（3~6岁）
Poulsen & Pedersen （2002）[138]	丹麦	5岁、7岁、12岁、15岁
Stenlund, et al. （2002）[89]	瑞典	随访（11~22岁）
Wennhall, et al. （2002）[61]	瑞典	3岁
Sundby & Petersen （2003）[112]	丹麦	3岁、5岁
Ruottinen, et al. （2004）[139]	芬兰	随访（7个月~10岁）
Skeie, et al. （2004，2006）[76, 40]	挪威	随访（5~10岁）
Stécksen-Blicks, et al. （2004，2008，2014）[62, 84, 141]	瑞典	4岁
Hugoson, et al. （2005，2008）[73, 81]	瑞典	3岁、5岁、15岁、20岁
Mattila, et al. （2005b，2005a）[124, 127]	芬兰	随访（0~7岁）和（0~10岁）
Skeie, et al. （2005，2006）[86, 114]	挪威	3岁、5岁
Wennhall, et al. （2005）[142]	瑞典	随访（2~3岁）
Alm, et al. （2007，2008）[14, 58]	瑞典	随访（3~15岁）
Wigen, et al. （2009，2011）[75, 143]	挪威	5岁
Ekbäck, et al. （2012）[144]	瑞典	随访（3~19岁）
Socialstyrelsen （2013）[63]	瑞典	3岁、12岁、16岁、19岁
Isaksson, et al. （2013）[59]	瑞典	随访（3~20岁）
André Kramer, et al. （2014）[74]	瑞典	随访（3~6岁）

病的迹象[48]。重度低龄儿童龋（severe early childhood caries，S-ECC）是根据年龄、患龋率和龋损深度来定义的。S-ECC的典型特征是龋进展率很高。Grindefjord等人的研究表明，2岁半之前患龋的儿童龋进展非常快，这种速度会一直持续到3.5岁[49]。

龋病有许多危险因素如：生物、社会心理和行为等，这些因素因人而异，并以不同的模式结合在一起，导致龋病的发生（框表11.1）。影响口腔健康的行为有口腔卫生习惯和饮食习惯，这些行为在儿童早期就已形成，并影响整个儿童时期[50-51]和青春期[52]。已证实社会、经济和环境因素对口腔健康有根本性影响[53-54]。Newton、Bower探讨过个体社会生活的复杂性和社会结构与口腔疾病之间的因果

框表 10.5　ECC 的命名和定义

低龄儿童龋（ECC）

小于3岁的儿童，任何一颗乳牙表面出现龋病的迹象。

摘自 Ismail, 1998[48]

低龄儿童龋（ECC）

小于6岁的儿童，只要在任何一颗乳牙上出现一个或一个以上的龋（无论是否形成龋洞）、失（因龋所致）、补牙面。

摘自 National Institute of Dental and Craniofacial Research（NIDCR），1999

重度低龄儿童龋（S-ECC）

患有非典型、渐进性或猖獗型龋病的儿童（按年龄组分别描述）

（a）3周岁或更小年龄的儿童出现光滑面龋

（b）3~5岁：患儿口内龋失补牙面数（dmfs）≥4（3岁），（dmfs）≥5（4岁），（dmfs）≥6（5岁）。

引自 National Institute of Dental and Craniofacial Research（NIDCR），1999

关系网络[55]。日常生活和生存需求压力较大的父母可能无法带孩子去看牙医[56]。与定期参加口腔检查的儿童相比，每年不参加口腔定期检查的儿童在儿童时期、青少年时期，甚至在成年早期会有更多的龋齿[57-60]。尽管ECC是移民或低收入家庭中婴幼儿最普遍的健康问题之一[61-62]，但很少有人关注和投入资源去了解为什么这些儿童会患龋以及为什么他们中的一些儿童龋病这么严重。最近的一项研究显示，2007—2012年，瑞典4岁儿童的患龋率有所下降。然而，这种下降仅限于非移民儿童[62]。因此，应特别关注不能定期参加口腔健康检查的儿童，以及来自移民、低收入家庭、父母教育水平较低和福利依赖型家庭的儿童[63]。卫生专业人员应在早期就针对这些患者开展多学科合作。改善父母对口腔健康的态度也很重要，因为消极的态度会使3~5岁儿童患龋率增加[64]。

ECC还与遗传和后天获得性因素有关。例如，牙釉质发育不全与ECC风险增加有关[65]。近年来，人们将与母亲有关的背景因素作为ECC预测因子进行了研究，这些因素包括母亲怀孕期间的体重、孕期糖和脂肪的摄入量[66]、母亲的唾液细菌[67]、孕妇产前25-羟维生素D水平[68]、分娩方式与变异链球菌转移定植[69]、母乳喂养18个月或更长时间[70]、12个月后的夜间母乳喂养[71]、母亲的口腔健康状况[72]。

有些幼儿1岁时就已患龋，3岁时大约有30%的儿童患龋（包括非洞性龋病）[73-74]。ECC患儿龋病的首发症状是上前牙唇面牙颈部出现白垩色脱矿区，而下颌前牙通常不受影响[57]。年龄较大的学龄前儿童（3.5岁）最易受影响的牙面是第二乳磨牙的殆面[49]，这与André Kramer等人的结论一致，他认为3岁时，在早期龋和洞性龋方面，第二乳磨牙最易受影响[74]。5岁时，第二乳磨牙殆面仍受影响最大，但此年龄之后乳磨牙邻面将相继受损[75]。乳磨牙邻面龋在乳牙列后期上升至主导地位[76]。

在乳牙列和恒牙列中，ECC 与后期龋病的发展有很强的相关性[77]。在一项研究中，3 岁时患龋的儿童在 3~6 岁时龋病平均增加 4.5 个牙面，而未患龋的儿童只增加 0.9 个牙面[78]。此外，ECC 与 10 岁以前的乳牙列[76]和青少年中期[14]至成年早期[59]的恒牙列龋病的发展之间也有很强的相关性。6 岁时的 dmft（儿童期累积）与 7~13 岁时龋病增量的相关性似乎比第一恒磨牙龋的相关性更明显[79]。这些发现使婴幼儿成为口腔预防保健的重要目标群体。所有这些都表明 ECC 早发现的重要性。当然，如果能及早发现儿童罹患 ECC 的高风险因素会更胜一筹。告知父母及孕妇尽早实施口腔预防性保健措施的重要性是再怎么强调也不为过的。这种母婴式的龋病预防保健习惯持续至 6 岁时，将会对 9~10 岁儿童第一恒磨牙的患龋情况产生长远的影响[80]。

过去几十年中，北欧国家儿童和青少年患龋率总体呈现下降趋势，但对于学龄前儿童的乳牙列，这一下降趋势并不明显。例如，1973 年、1983 年、1993 年和 2003 年在瑞典延雪平市（Jönköping）进行的一系列横断面流行病学调查表明：3 岁组和 5 岁组儿童的平均 dmfs 在 1973 年至 1993 年期间下降，1993 年至 2003 年期间没有进一步下降[81]（图 10.2）。这与丹麦的一项研究结果一致[82]。此外，在瑞典于默奥市（Umeå）进行的一项研究显示，30 年时间里，4 岁儿童的 dmfs 均值从 8 减少到 2，但这种降幅大部分发生在观察期的开始阶段。自 1980 年以来，dmfs 均值一直保持在 2 左右[83]。然而，在实施一项新的早期婴幼儿防龋措施后，实现了 4 岁儿童的患龋率下降、口腔卫生习惯改善和对糖的摄取减少的三重效益[84]。

目前学龄前儿童龋病的分布具有显著的正偏态分布特征[75]。根据 Vehkalahti 等人[85]的研究，在 5 岁年龄组中，总共有 76% 的未治疗龋齿发生在 8% 的儿童中。3 岁组和 5 岁组儿童中也发现了牙釉质龋，其中 67% 的牙釉质龋发生在 10.7% 的儿童中[86]。因此，虽然对大多数学龄前儿童来说，患龋率比以前下降了，但对某些儿童来说，仍然是一个严重的问题。

恒牙列龋

恒牙列龋已显著减少，例如，在瑞典延雪平市进行的 30 多年的流行病学调查显示：1973—2003 年，10 岁组、15 岁组和 20 岁组青少年的 DFS 下降[81]（图 10.2）。其他数据，如 1988—2013 年报告的 15 岁丹麦儿童的数据可以看到 DMFS 的分布明显向左移动（图 10.3）。Isakson 等人的研究表明，20 岁组人群中，62% 的早期龋、56% 的前磨牙和磨牙的邻面龋洞及修复体发生在 10% 的人群中[15]。

龋病病损多数位于特定的牙齿以及特定的牙齿形态，如点隙、裂沟（咬合面）。一般认为，当患龋率下降时，最不敏感牙面（近中面和光滑面）的下降幅度最大[87]。最不敏感的牙

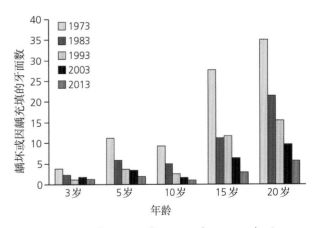

图 10.2　1973 年、1983 年、1993 年、2003 年和 2013 年在瑞典延雪平市，按年龄分组的龋补牙面平均数。3 岁组和 5 岁组的儿童中，只记录了乳牙的龋病，10 岁及以上的儿童组中，只记录了恒牙的龋病，包括早期、非洞性龋病。摘自 Norderyd, et al. Oral health of individuals aged 3-80 years in Jönköping, Sweden during 40 years（1973-2013）. II . Review of clinical and radiographic findings. Swed Dent J, 2015, 39: 69-86

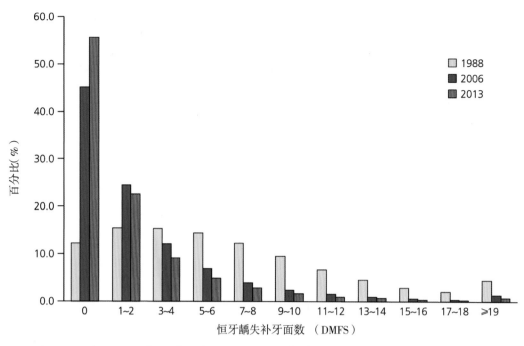

图 10.3　1988 年、2006 年和 2013 年 15 岁丹麦人 DMFS 的分布（不含早期、非洞性龋病），根据丹麦国家卫生委员会 2013 年的数据

是下前牙和尖牙。这种位置患龋与年龄无关，但它表明龋活跃性非常高，当儿童属于龋活性低的人群时尤为明显。

在年轻恒牙列中，第一恒磨牙是最易患龋的牙齿，如上所述，在长达 12 年的时间里，点隙和裂沟是最常发生龋病的部位[88]。风险随着萌出后时间的增加而降低，萌出后的前 4~5 年是患邻面龋的危险年龄。在 12 岁时，第一恒磨牙的近中邻面龋在邻面龋中占了绝大多数[90]，与第二乳磨牙邻面龋坏情况密切相关[91]。21 岁时第一恒磨牙龋病占总体龋病负担比例最大，其𬌗面、近中面和远中面的龋损修复占所有修复牙面总数的 60%[92]。

12 岁以上，龋病的发展一般较慢。一项放射学研究发现，年轻组（6~12 岁）第一恒磨牙的近中邻面龋进展速度（从牙釉质的内半层到牙本质的外半层）比年长组（12~22 岁）大约快 4 倍[90]。

伴随社会发展变化的儿童和青少年龋

随着社会的发展，龋病也在一直变化。例如形态，与以前不同的是，一个明显肉眼可见的龋病，通常表明其底层组织也已受到严重破坏[93]。龋病的分布已经变得越来越不均衡，无论是在人群、个体和牙列水平（牙 / 面）。龋病危险因素的分布也是如此[94]，受到不断变化的社会新趋势的影响。本质上，龋病的危险因素与其他健康风险一样，不能孤立于个人所属的社会来考虑[95]。应监测儿童社会状况的所有变化，以寻找可能相关的新的或不断变化的患龋风险[96]。与父母和祖父母年轻时所经历的情况相比，现在的孩子每天都经历着不同的生活，在养育方式和家庭生活模式上都不同。近年来，单亲家庭的儿童数量有所增加[97]，与双亲家庭的儿童相比，他们更易患龋[63]。现代生活方式的一些特征促进了龋病的发生，比如不规律的饮食，孩子和父母之间民主交流的相处模式，父母对孩子睡眠时间的纵容，快餐、零食和软饮料的摄入增加等。许多行为也与生活方式疾病有关，如超重和肥胖[3]也是今天儿童和青少年的常见病[98-100]。儿童肥胖和龋病的病因是多因素的，包括饮食、社会和文化因素[101-102]。关于儿童肥胖与龋病之间关系的研究结果既混杂又没有定论[103]，然而，在瑞典的研究中，超重和龋病在儿童和青少年中有显著相关性[104-105]。研究还表明，饮用含糖饮料与儿童肥胖之间存在一定的关系[106-107]。以饮食为例，Sheiham 和 Watt 用共同危险因素的方法阐述了龋病以及超重和肥胖的相互病因[108]。值得注意的是，学龄前儿童低体重指数也显示有患龋的风险[109]，推测这种关系可能与不良的饮食习惯有关。

现代社会的另一个变化是，并不是所有的年轻人都能完全融入正常的社交，有些人坠入吸毒的歧途中，成瘾的生活方式被证明对口腔健康有负面影响[110]。如果父母滥用药物，子女的口腔健康应需要特别注意。文献证实，这一群体 ECC 的患病率很高[111]。

移民是现代社会的另一种现象。近几十年来，北欧国家有大量的移民涌入，将北欧社会转变为多元文化社会[84,112]。移民儿童对北欧的口腔卫生保健构成了重大挑战，尤其是幼儿[62,84,113]。在过去的十年中，北欧的许多研究都表明移民和非移民儿童、青少年之间口腔健康的差异[57,63,78,86,112,114]。Christensen 等人在丹麦哥本哈根进行的一项研究证明，母亲为非丹麦籍的 5~7 岁儿童患龋水平要高出 3~4 倍。该项研究还发现与龋病相关的其他因素包括家庭收入低、儿童数量多和母亲教育水平低[115]。前面提到的来自瑞典马尔默（Malmö）市区一个低收入多元文化人群的研究发现，3 岁儿童患龋率（包括非洞性龋）为 85%[61]。所有这些研究都强调：虽然公共口腔保健是免费的，以预防为导向，但不平等现象仍然与儿童和青少年龋有关。

移民儿童并不是一个同质的群体，而是来自不同的国家背景。很长一段时间以来，人们都认为致龋行为在文化差异上根深蒂固[116]。丹麦学者发现不同少数民族之间患龋率的具有显著差异；并将结果与丹麦儿童进行了比较，他们发现在儿童和父母的口腔护理和自我保健方面存在文化差异，这些社会行为因素可能有助于解释患龋率和严重程度的差异[112-113]。父母对儿童口腔健康的态度受到文化和种族多样性的影响[114, 117]。在一些少数民族群体和文化中，口腔保健并不会得到很高的重视，尤其是乳牙列期[118]。口腔健康知识匮乏、语言不通、来自周围环境的压力以及重新置家问题等都可能成为阻碍口腔健康保健的因素[119-121]。移民家庭除了社会和文化背景不同所造成的问题外，往往生活在较低的社会经济环境中，因此面临着更高的患龋危险[122]。公共口腔卫生工作者还必须以对其文化背景敏感的方式向移民群体宣传口腔保健知识[123]。

由于上述社会因素是决定儿童口腔健康的重要因素，口腔保健服务和儿童口腔医师必须致力于不仅要考虑个别儿童，而且要考虑整个儿童群体，包括儿童周围的环境及其生活条件[124]。研究表明，即使在青少年时期，家庭也是社会化和健康相关行为发展的重要媒介[52,125]。Nicolau 等人[126]探讨生命历程时指出：口腔卫生习惯的养成可能与其童年生活的社会经济环境有关。虽然龋病的病因学机制众所周知，但可能导致龋病的早期生活因素尚不完全了解。

几乎所有的孩子天生都会有健康的牙齿，因此，在孕期、婴儿期和学龄前阶段，让父母和口腔卫生保健专业人员参与进来，关注健康因素，从而在一生中保持口腔健康是非常重要的。最后，必须强调在口腔诊所和儿童保健中心工作的专业人员之间的良好合作也是很重要的[127]。

（汲岳芝　译）

（阮文华　卫峥　廖莹　邢向辉　审）

参考文献

[1] Filstrup SL, Briskie D, da Fonseca M, et al. Early childhood caries and quality of life: child and parent perspectives. Pediatr Dent, 2003, 25:431–440.

[2] Edelstein BL. Disparities in oral health and access to care: findings of national surveys. Ambul Pediatr, 2002, 2(Suppl 2):141–147.

[3] Petersen PE. The World Oral Health Report 2003: continuous improvement of oral health in the 21st century–the approach of the WHO Global Oral Health Programme. Community Dent Oral Epidemiol, 2003, 31(Suppl 1):3–23.

[4] Leal SC, Bronkhorst EM, Fan M, et al. Untreated cavitated dentine lesions: impact on children's quality of life. Caries Res, 2012, 46:102–106.

[5] Saracci R. The World Health Organisation needs to reconsider its definition of health. BMJ, 1997, 314:1409–1410.

[6] Sheiham A. Dental caries affects body weight, growth and quality of life in pre-school children. Br Dent J, 2006, 201:625–626.

[7] Ayhan H, Suskan E, Yildirim S. The effect of nursing or rampant caries on height, body weight and head circumference. J Clin Pediatr Dent, 1996, 20:209–212.

[8] Acs G, Shulman R, Ng MW, et al. The effect of dental rehabilitation on the body weight of children with early childhood caries. Pediatr Dent, 1999, 21:109–113.

[9] Thomas C, Primosch R. Changes in incremental weight and well–being of children with rampant caries following complete dental rehabilitation. Pediatr Dent, 2002, 24:109–113.

[10] Malden PE, Thomson WM, Jokovic A, et al. Changes in parent–assessed oral health-related quality of life among young children following dental treatment under general anaesthetic. Community Dent Oral Epidemiol, 2008, 36:108–117.

[11] Fleming P, Gregg TA, Saunders ID. Analysis of an emergency dental service provided at a children's hospital. Int J Paediatr Dent, 1991, 1:25–30.

[12] Foster H, Fitzgerald J. Dental disease in children with chronic illness. Arch Dis Child, 2005, 90:703–708.

[13] Grindefjord M, Dahllöf G, Nilsson B, et al. Prediction of dental caries development in 1-year-old children. Caries Res, 1995, 29:343–348.

[14] Alm A, Wendt LK, Koch G, et al. Prevalence of approximal caries in posterior teeth in 15-year-old Swedish teenagers in relation to their caries experience at 3 years of age. Caries Res, 2007, 41:392–398.

[15] Isaksson H. On dental caries and dental erosion in Swedish young adults. Swed Dent J Suppl, 2013, 232:1–60.

[16] Wang NJ, Riordan PJ. Fluoride supplements and caries in a non-fluoridated child population. Community Dent Oral Epidemiol, 1999, 27:117–123.

[17] Schwartz S. A one-year statistical analysis of dental emergencies in a pediatric hospital. J Can Dent Assoc, 1994, 60:959–968.

[18] Pine CM, Harris RV, Burnside G, et al. An investigation of the relationship between untreated decayed teeth and dental sepsis in 5-year-old children. Br Dent J, 2006, 200:45–47.

[19] Nagarkar SR, Kumar JV, Moss ME. Early childhood caries-related visits to emergency departments and ambulatory surgery facilities and associated charges in New York state. J Am Dent Assoc, 2012, 143:59–65.

[20] Palmer NO, Martin MV, Pealing R, et al. Paediatric antibiotic prescribing by general dental practitioners in England. Int J Paediatr Dent, 2001, 11:242–248.

[21] Ajantha GS, Hegde V. Antibacterial drug resistance and its impact on dentistry. N Y State Dent J, 2012, 78:38–41.

[22] Ronnerman A, Thilander B. A longitudinal study on the effect of unilateral extraction of primary molars. Scand J Dent Res, 1977, 85:362–372.

[23] Skaug I. Norsk språklydlære. Cappelens forlag: Oslo, 1996.

[24] Alm A, Wendt LK, Koch G. Dental treatment in the primary dentition of 7-12 year-old Swedish schoolchildren. Swed Dent J, 2003, 27:77–82.

[25] Qvist V, Johannessen L, Bruun M. Progression of approximal caries in relation to iatrogenic preparation damage. J Dent Res, 1992, 71:1370–1373.

[26] Lussi A. Verletzung der Nachbarzahne bei der Praparation approximaler Kavitaten. Eine In-vivo-Studie [Damage to neighboring teeth during the preparation of proximal cavities. An in-vivo study]. Schweiz Monatsschr Zahnmed, 1995, 105:1259–1264.

[27] Alm A, Wendt L, Koch G. Dental treatment of the primary dentition in 7–12 year-old Swedish children in relation to caries experience at 6 years of age. Swed Dent J, 2004, 28:61–66.

[28] Adulyanon S, Vourapukjaru J, Sheiham A. Oral impacts affecting daily performance in a low dental disease Thai population. Community Dent Oral Epidemiol, 1996, 24:385–389.

[29] Ratnayake N, Ekanayake L. Prevalence and impact of oral pain in 8-year-old children in Sri Lanka. Int J Paediatr Dent, 2005, 15: 105–112.

[30] Slade GD, Spencer AJ, Davies MJ, et al. Intra-oral distribution and impact of caries experience among South Australian school children. Aust Dent J, 1996, 41:343–350.

[31] Low W, Tan S, Schwartz S. The effect of severe caries on the quality of life in young children. Pediatr Dent, 1999, 21:325–326.

[32] Klingberg G. Dental fear and behavior management problems in children. A study of measurement, prevalence, concomitant factors, and clinical effects. Swed Dent J Suppl, 1995, 103:1–78.

[33] Raadal M, Strand GV, Amarante EC, et al. Relationship between caries prevalence at 5 years of age and dental anxiety at 10. Eur J Paediatr Dent, 2002, 3:22–26.

[34] Wogelius P, Poulsen S. Associations between dental anxiety, dental treatment due to toothache, and missed dental appointments among six to eight-year-old Danish children: a cross-sectional study. Acta Odontol Scand, 2005, 63:179–182.

[35] Porta M, Greenland S, Last JM. A Dictionary of Epidemiology. 5th edn. Edited for The International Epidemiological Association. Oxford University Press: Oxford, 2008.

[36] Fejerskov O, Nyvad B, Kidd E. Clinical and histological manifestations of dental caries // Fejerskov O & Kidd E, eds. Dental caries The disease and its clinical management. Blackwell Munksgaard: Copenhagen, 2003:71–97.

[37] Plutzer K, Spencer AJ. Efficacy of an oral health promotion intervention in the prevention of early childhood caries. Community Dent Oral Epidemiol, 2008, 36:335–346.

[38] Featherstone JD. The science and practice of caries prevention. J Am Dent Assoc, 2000, 131:887–899.

[39] Vidnes-Kopperud S, Tveit AB, Espelid I. Changes in the treatment concept for approximal caries from 1983 to 2009 in Norway. Caries Res, 2011, 45:113–120.

[40] Helm S. Recording system for the Danish Child Dental Health Services. Community Dent Oral Epidemiol, 1973, 1:3–8.

[41] Moberg Sköld U, Birkhed D, Borg E, et al. Approximal caries development in adolescents with low to moderate caries risk after different 3-year school-based supervised fluoride mouth rinsing programmes. Caries Res, 2005, 39:529–535.

[42] Amarante E, Raadal M, Espelid I. Impact of diagnostic criteria on the prevalence of dental caries in Norwegian children aged 5, 12 and 18 years. Community Dent Oral Epidemiol, 1998, 26:87–94.

[43] Forsling JO, Halling A, Lundin SA, et al. Proximal caries prevalence in 19-year-olds living in Sweden. A radiographic study in four counties. Swed Dent J, 1999, 23:59–70.

[44] Pitts NB. Modern concepts of caries measurement. J Dent Res, 2004, 83 Spec No C:C43–47.

[45] Nyvad B. Diagnosis versus detection of caries. Caries Res, 2004, 38:192–198.

[46] Ismail AI, Sohn W. A systematic review of clinical diagnostic criteria of early childhood caries. J Public Health Dent, 1999, 59: 171–191.

[47] De Grauwe A, Aps JK, Martens LC. Early Childhood Caries (ECC): what's in a name? Eur J Paediatr Dent, 2004, 5:62–70.

[48] Ismail AI. Prevention of early childhood caries. Community Dent Oral Epidemiol, 1998, 26(Suppl 1):49–61.

[49] Grindefjord M, Dahllöf G, Modéer T. Caries development in children from 2.5 to 3.5 years of age: a longitudinal study. Caries Res, 1995, 29:449–454.

[50] Grytten J, Rossow I, Holst D, et al. Longitudinal study of dental health behaviors and other caries predictors in early childhood. Community Dent Oral Epidemiol, 1988, 16:356–359.

[51] Mattila ML, Paunio P, Rautava P, et al. Changes in dental health and dental health habits from 3 to 5 years of age. J Public Health Dent, 1998, 58:270–274.

[52] Åström AN, Jakobsen R. The effect of parental dental health behavior on that of their adolescent offspring. Acta Odontol Scand, 1996, 54:235–241.

[53] Locker D. Deprivation and oral health: a review. Community Dent Oral Epidemiol, 2000, 28:161–169.

[54] Watt R, Sheiham A. Inequalities in oral health: a review of the evidence and recommendations for action. Br Dent J, 1999, 187:6–12.

[55] Newton JT, Bower EJ. The social determinants of oral health: new approaches to conceptualizing and researching complex causal networks. Community Dent Oral Epidemiol, 2005, 33:25–34.

[56] Hallberg U, Camling E, Zickert I, et al. Dental appointment no-shows: why do some parents fail to take their children to the dentist? Int J Paediatr Dent, 2008, 18:27–34.

[57] Wendt LK, Hallonsten AL, Koch G. Oral health in preschool children living in Sweden. Part Ⅱ-A longitudinal study. Findings at three years of age. Swed Dent J, 1992, 16:41–49.

[58] Alm A. On dental caries and caries-related factors in children and teenagers. Swed Dent J Suppl, 2008, 195:7–63.

[59] Isaksson H, Alm A, Koch G, et al. Caries prevalence in Swedish 20-year-olds in relation to their previous caries experience. Caries Res, 2013, 47:234–242.

[60] Wigen TI, Skaret E, Wang NJ. Dental avoidance behaviour in parent and child as risk indicators for caries in 5-year-old children. Int J Paediatr Dent, 2009, 19:431–437.

[61] Wennhall I, Matsson L, Schröder U, et al. Caries prevalence in 3-year-old children living in a low socio-economic multicultural urban area in southern Sweden. Swed Dent J, 2002, 26:167–172.

[62] Stecksen-Blicks C, Hasslöf P, Kieri C, et al. Caries and background factors in Swedish 4-year-old children with special reference to immigrant status. Acta Odontol Scand, 2014, 14:1–7.

[63] Socialstyrelsen Sverige. Sociala skillnader i tändhälsa bland barn och unga. Underlagsrapport till Barns och ungas hälsa, vård och omsorg. 2013. (The National Board of

Health and Welfare. Social differences in dental health in children and adolescents. http://www.socialstyrelsen.se/publikationer2013/2013-5-34 (accessed 27 July 2016).

[64] Skeie M, Espelid I, Riordan PJ, et al. Caries increment in children aged 3–5 years in relation to parents' dental attitudes: Oslo, Norway 2002 to 2004. Community Dent Oral Epidemiol, 2008, 36:1–10.

[65] Salanitri S, Seow WK. Developmental enamel defects in the primary dentition: aetiology and clinical management. Aust Dent J, 2013, 58:133–140.

[66] Wigen TI, Wang NJ. Maternal health and lifestyle, and caries experience in preschool children. A longitudinal study from pregnancy to age 5 yr. Eur J Oral Sci, 2011, 119:463–468.

[67] Chaffee BW, Gansky SA, Weintraub JA, et al. Maternal oral bacterial levels predict early childhood caries development. J Dent Res, 2014, 93:238–244.

[68] Schroth RJ, Lavelle C, Tate R, et al. Prenatal vitamin D and dental caries in infants. Pediatrics, 2014, 133:e1277–1284.

[69] Pattanaporn K, Saraithong P, Khongkhunthian S, et al. Mode of delivery, mutans streptococci colonization, and early childhood caries in three-to five-year-old Thai children. Community Dent Oral Epidemiol, 2013, 41:212–223.

[70] Tanaka K, Miyake Y. Association between breastfeeding and dental caries in Japanese children. J Epidemiol, 2012, 22:72–77.

[71] Azevedo TD, Bezerra AC, de Toledo OA. Feeding habits and severe early childhood caries in Brazilian preschool children. Pediatr Dent, 2005, 27:28–33.

[72] Dye BA, Vargas CM, Lee JJ, et al. Assessing the relationship between children's oral health status and that of their mothers. J Am Dent Assoc, 2011, 142:173–183.

[73] Hugoson A, Sjödin B, Norderyd O. Trends over 30 years, 1973–2003, in the prevalence and severity of periodontal disease. J Clin Periodontol, 2008, 35:405–414.

[74] André Kramer A-C, Skeie M, Skaare A, et al. Caries increment in primary teeth from 3 to 6 years of ag: a longitudinal study in Swedish children. Eur Arch Paediatr Dent, 2014, 15:169–173.

[75] Wigen TI, Wang NJ. Caries and background factors in Norwegian and immigrant 5-year-old children. Community Dent Oral Epidemiol, 2010, 38:19–28.

[76] Skeie MS, Raadal M, Strand GV, et al. Caries in primary teeth at 5 and 10 years of age: a longitudinal study. Eur J Paediatr Dent, 2004, 5:194–202.

[77] SBU. Statens beredning för medicinsk utvärdering. Karies-diagnostik, riskbedömning och icke-invasiv behandling. En systemisk litteraturöversikt. (SBU. Swedish Council on Health Technology Assessment. Caries-diagnosis, risk assessment and non invasive treatment). Elanders

Infologistics Väst AB, Mölnlycke: Stockholm, 2007. http://www.sbu.se/sv/Publicerat/Gul/Karies---diagnostik-riskbedomning-och-icke-invasiv-behandling/ (accessed 27 July 2016).

[78] Wendt LK, Hallonsten AL, Koch G. Oral health in pre-school children living in Sweden. Part Ⅲ-A longitudinal study. Risk analyses based on caries prevalence at 3 years of age and immigrant status. Swed Dent J, 1999, 23:17–25.

[79] Seppä L, Hausen H, Pollänen L, et al. Past caries recordings made in Public Dental Clinics as predictors of caries prevalence in early adolescence. Community Dent Oral Epidemiol, 1989, 17:277–81.

[80] Gomez SS, Emilson CG, Weber AA, et al. Prolonged effect of a mother-child caries preventive program on dental caries in the permanent 1st molars in 9 to 10-year-old children. Acta Odontol Scand, 2007, 65:271–274.

[81] Hugoson A, Koch G, Göthberg C, et al. Oral health of individuals aged 3–80 years in Jönköping, Sweden during 30 years (1973–2003). Ⅱ. Review of clinical and radiographic findings. Swed Dent J, 2005, 29:139–155.

[82] Poulsen S, Malling Pedersen M. Dental caries in Danish children: 1988–2001. Eur J Paediatr Dent, 2002, 3:195–198.

[83] Stecksen-Blicks C, Sunnegardh K, Borssen E. Caries experience and background factors in 4-year-old children: time trends 1967–2002. Caries Res, 2004, 38:149–155.

[84] Stecksen-Blicks C, Kieri C, Nyman JE, et al. Caries prevalence and background factors in Swedish 4-year-old children–a 40-year perspective. Int J Paediatr Dent, 2008, 18: 317–324.

[85] Vehkalahti M, Tarkkonen L, Varsio S, et al. Decrease in and polarization of dental caries occurrence among child and youth populations, 1976–1993. Caries Res, 1997, 31:161–165.

[86] Skeie MS, Espelid I, Skaare A, et al. Caries patterns in an urban, preschool population in Norway. Eur J Paediatr Dent, 2005, 6:16–22.

[87] Batchelor PA, Sheiham A. Grouping of tooth surfaces by susceptibility to caries: a study in 5-16 year-old children. BMC Oral Health, 2004, 4:2.

[88] Burt BA. Prevention policies in the light of the changed distribution of dental caries. Acta Odontol Scand, 1998, 56:179–186.

[89] Stenlund H, Mejare I, Källestål C. Caries rates related to approximal caries at ages 11–13: a 10-year follow-up study in Sweden. J Dent Res, 2002, 81:455–458.

[90] Mejàre I, Stenlund H. Caries rates for the mesial surface of the first permanent molar and the distal surface of the second primary molar from 6 to 12 years of age in Sweden. Caries Res, 2000, 34:454–461.

[91] Vanderas AP, Kavvadia K, Papagiannoulis L. Development of caries in permanent first molars adjacent to primary second molars with interproximal caries: four-year prospective radiographic study. Pediatr Dent, 2004, 26:362–368.

[92] Mejàre I, Källestål C, Stenlund H, et al. Caries development from 11 to 22 years of age: a prospective radiographic study. Prevalence and distribution. Caries Res, 1998, 32: 10–16.

[93] Pitts NB. Diagnostic tools and measurements--impact on appropriate care. Community Dent Oral Epidemiol, 1997, 25:24–35.

[94] Pitts NB. Are we ready to move from operative to non-operative/preventive treatment of dental caries in clinical practice? Caries Res, 2004, 38:294–304.

[95] Rose G. The stategy of preventive medicine. Oxford University Press: New York, 1992.

[96] König K. Implications of changes in caries prevalence on research. Int Dent J, 1994, 44:451–456.

[97] Plutzer K, Keirze M. Incidence and prevention of early childhood caries in one-and two-parent families. Child Care Health Dev, 2011, 37:5–10.

[98] Berg IM, Simonsson B, Brantefor B, et al. Prevalence of overweight and obesity in children and adolescents in a county in Sweden. Acta paediatr, 2001, 90:671–676.

[99] Marild S, Bondestam M, Bergström R, et al. Prevalence trends of obesity and overweight among 10-year-old children in western Sweden and relationship with parental body mass index. Acta Paediatr, 2004, 93:1588–1595.

[100] Neovius M, Janson A, Rössner S. Prevalence of obesity in Sweden. Obesity reviews : an official journal of the International Association for the Study of Obesity.Obes Rev, 2006, 7:1–3.

[101] Blomquist HK, Bergström E. Obesity in 4-year-old children more prevalent in girls and in municipalities with a low socioeconomic level. Acta paediatr, 2007, 96:113–116.

[102] Gerdin EW, Angbratt M, Aronsson K, Eriksson E, Johansson I. Dental caries and body mass index by socioeconomic status in Swedish children. Community Dent Oral Epidemiol, 2008, 36:459–465.

[103] Hayden C, Bowler JO, Chambers S, et al. Obesity and dental caries in children: a systematic review and meta-analysis. Community Dent Oral Epidemiol, 2013, 41:289–308.

[104] Alm A, Isaksson H, Fåhraeus C, et al. BMI status in Swedish children and young adults in relation to caries prevalence. Swed Dent J, 2011, 35:1–8.

[105] Modeer T, Blomberg CC, Wondimu B, et al. Association between obesity, flow rate of whole saliva, and dental caries in adolescents. Obesity, 2010, 18:2367–2373.

[106] Ludwig DS, Peterson KE, Gortmaker SL. Relation between consumption of sugar-sweetened drinks and childhood obesity: a prospective, observational analysis. Lancet, 2001, 357:505–508.

[107] James J, Kerr D. Prevention of childhood obesity by reducing soft drinks. Int J Obes, 2005, 29(Suppl 2):54–57.

[108] Sheiham A, Watt RG. The common risk factor approach: a rational basis for promoting oral health. Community Dent Oral Epidemiol, 2000, 28:399–406.

[109] Norberg C, Hallström Stalin U, Matsson L, et al. Body mass index (BMI) and dental caries in 5-year-old children from southern Sweden. Community Dent Oral Epidemiol, 2012, 40:315–322.

[110] Reece AS. Dentition of addiction in Queensland: poor dental status and major contributing drugs. Aust Dent J, 2007, 52: 144–149.

[111] Kivistö K, Alapulli H, Tupola S, et al. Dental health of young children prenatally exposed to buprenorphine. A concern of child neglect? Eur Arch Paediatr Dent, 2014, 15:197–202.

[112] Sundby A, Petersen PE. Oral health status in relation to ethnicity of children in the Municipality of Copenhagen, Denmark. Int J Paediatr Dent, 2003, 13:150–157.

[113] Petersen PE. Community-based oral health care for ethnic minorities–the example of Denmark. Int Dent J, 1996, 46 (Suppl 1): 271–276.

[114] Skeie MS, Riordan PJ, Klock KS, et al. Parental risk attitudes and caries-related behaviours among immigrant and western native children in Oslo. Community Dent Oral Epidemiol, 2006, 34:103–113.

[115] Christensen LB, Petersen PE, Hede B. Oral health in children in Denmark under different public dental health care schemes. Community Dent Health, 2010, 27:94–101.

[116] Feldens CA, Vitolo MR, Drachler Mde L. A randomized trial of the effectiveness of home visits in preventing early childhood caries. Community Dent Oral Epidemiol, 2007, 35:215–223.

[117] Adair PM, Pine CM, Burnside G, et al. Familial and cultural perceptions and beliefs of oral hygiene and dietary practices among ethnically and socio-economicall diverse groups. Community Dent Health, 2004, 21(Suppl 1): 102–111.

[118] Ng MW. Multicultural influences on child-rearing practices: implications for today's pediatric dentist. Pediatric Dent, 2003, 25:19–22.

[119] Chen M. Oral health of disadvantaged populations// Cohen LK & Gift HC. Disease Prevention and Oral Health Promotion: Socio-dental sciences in action. Munksgaard: Copenhagen, 1995: 153–212.

[120] Weinstein P, Domoto P, Wohlers K, et al. Mexican-American parents with children at risk for baby bottle tooth decay: pilot study at a migrant farmworkers clinic. ASDC J Dent Child, 1992, 59:376–383.

[121] Selikowitz HS. Acknowledging cultural differences in the care of refugees and immigrants. Int Dent J, 1994, 44:59–61.

[122] Bolin AK, Bolin A, Jansson L, et al. Children's dental health in Europe. Swed Dent J, 1997, 21:25–40.

[123] Dhawan N, Bedi R. Transcultural oral health care. The oral health of minority ethnic groups in the United Kingdom–a review. Dent Update, 2001, 28:30–34.

[124] Mattila ML, Rautava P, Ojanlatva A, et al. Will the role of family influence dental caries among seven-year-old children? Acta Odontol Scand, 2005, 63:73–84.

[125] Åström AN. Parental influences on adolescents' oral health behavior: two-year follow-up of the Norwegian Longitudinal Health Behavior Study participants. Eur J Oral Sci, 1998, 106 :922–930.

[126] Nicolau B, Marcenes W, Bartley M, et al. A life course approach to assessing causes of dental caries experience: the relationship between biological, behavioural, socio-economic and psychological conditions and caries in adolescents. Caries Res, 2003, 37:319–326.

[127] Mattila ML, Rautava P, Aromaa M, et al. Behavioural and demographic factors during early childhood and poor dental health at 10 years of age. Caries Res, 2005, 39:85–91.

[128] Pitts NB, Ekstrand KR, Foundation I. International Caries Detection and Assessment System (ICDAS) and its International Caries Classification and Management System (ICCMS)–methods for staging of the caries process and enabling dentists to manage caries. Community Dent Oral Epidemiol, 2013, 41:e41–52.

[129] Koch G. Effect of sodium fluoride in dentifrice and mouth wash on incidence of dental caries in schoolchildren. Odontol Revy, 1967, 18:(Suppl. 12). 7—125.

[130] Ismail AI, Sohn W, Tellez M, et al. The International Caries Detection and Assessment System (ICDAS): an integrated system for measuring dental caries. Community Dent Oral Epidemiol, 2007, 35:170–178.

[131] Möller IJ, Poulsen S. A standardized system for diagnosing, recording and analyzing dental caries data. Scand J Dent Res, 1973, 81:1–11.

[132] Tveit AB, Espelid I, Mjör IA, et al. Indekser for registrering av okklusalkaries og approksimalkaries. Nor Tannlegeforen Tid, 1990, 100:658–663.

[133] Nyvad B, Machiulskiene V, Baelum V. Reliability of a new caries diagnostic system differentiating between active and inactive caries lesions. Caries Res, 1999, 33:252–260.

[134] Wendt LK, Hallonsten AL, Koch G. Dental caries in one- and two-year-old children living in Sweden. Part I–A longitudinal study. Swed Dent J, 1991, 15:1–6.

[135] Grindefjord M, Dahllöf G, Ekström G, et al. Caries prevalence in 2.5-year-old children. Caries Res, 1993, 27: 505–510.

[136] Amarante EC. Prevalence of dental caries and periodontal disease in 5-, 12-, and 18-year-old children in Bergen, Norway. Thesis. [M.Sc. thesis]. Bergen: University of Bergen, 1995.

[137] Mejàre I, Källestål C, Stenlund H. Incidence and progression of approximal caries from 11 to 22 years of age in Sweden: A prospective radiographic study. Caries Res, 1999, 33:93–100.

[138] Poulsen S. Caries in the primary dentition as a health problem—epidemiology and ethics//Hugoson A, Falk M, Johansson S (eds). Consensus Conference on Caries in the Primary Dentition and its Clinical Management. Förlagshuset Gothia: Stockholm, 2002:11–22.

[139] Ruottinen S, Karjalainen S, Pienihakkinen K, et al. Sucrose intake since infancy and dental health in 10-year-old children. Caries Res, 2004, 38: 142–148.

[140] Skeie MS, Raadal M, Strand GV, et al. The relationship between caries in the primary dentition at 5 years of age and permanent dentition at 10 years of age—a longitudinal study. Int J Paediatr Dent, 2006, 16:152–160.

[141] Stecksen-Blicks C, Rydberg A, Nyman L, et al. Dental caries experience in children with congenital heart disease: a case–control study. Int J Paediatr Dent, 2004, 14:94–100.

[142] Wennhall I, Mårtensson EM, Sjunnesson I, et al. Caries-preventive effect of an oral health program for preschool children in a low socio-economic, multicultural area in Sweden: results after one year. Acta Odontol Scand, 2005, 63:163–167.

[143] Wigen TI, Espelid I, Skaare AB, et al. Family characteristics and caries experience in preschool children. A longitudinal study from pregnancy to 5 years of age. Community Dent Oral Epidemiol, 2011, 39:311–317.

[144] Ekbäck G. Can caries in the primary dentition be used to predict caries in the permanent dentition? An analysis of longitudinal individual data from 3–19 years of age in Sweden. Eur Arch Paediatr Dent, 2012, 13:308–311.

第11章

龋病预防

Göran Koch, Sven Poulsen, SvanteTwetman, Christina Stecksén-Blicks

龋病预防的概念

牙齿上出现的第一个龋损及其修复治疗标志着这颗牙齿将要开启一系列治疗，这种治疗的方式一次比一次复杂，而最终这颗牙齿也将终结于这种复杂的治疗。目前，对于龋病的病因及影响龋病发展过程的因素已有大量的科学研究，这有利于医生寻求有效的龋病预防措施。因此，医生应充分利用这些科学研究来控制龋齿。

尽管近几十年龋齿的发生率已有所降低（见第10章），但是龋齿依然是儿童及青少年常见疾病。因此，健康管理部门、牙科医师应重视龋病预防。儿童口腔医生更应该勇于接受这种挑战，帮助儿童和青少年免受龋病损害。比如，有早期龋的低龄儿童需尽早干预，因为他们比没有早期龋的儿童更容易罹患广泛性的龋病（见第10章）。

龋病预防的概念虽简单，但其实施、管理、评估及反馈较难。临床对照试验表明对于儿童，结合激励措施每两周专业清除一次牙菌斑可基本上完全控制龋病的发展[1]。然而，一项研究采用了类似的方法，由于缺乏激励措施，并没有得到满意的结果[2]。

口腔预防措施可分为几个不同的概念。口腔健康促进这种活动可以在社区层面进行推广，使人们通过所谓的"健康选择"享受健康的生活方式。全身用氟是口腔健康促进的一种方法。20世纪40年代提出的水氟化是一种容易实施且成本低廉的一种全身用氟方法，据报

道龋齿发生率降低40%~50%。世界卫生组织（WTO）推荐饮用水氟化是一种重要的龋病预防措施，但仅限于具有高技术水平水厂的大社区。在偏远农村地区，水工厂小且缺乏管理，饮用水氟化的实施是不切实际的。对于儿童和青少年，在牙齿发育和矿化阶段长期全身用氟可降低后期患龋的概率。现阶段饮用水氟化导致的龋病降低率比刚提出饮用水氟化时有所降低，这主要与食物、饮品、牙膏和局部用药等其他氟化物来源有关。在水化氟没有达到有效浓度及缺乏氟管理的地区，曾提出在牛奶和食盐中加氟并进行了实验，但其预防效果尚不明确（World Health Organization.Oral Health. Action plan for promoting and integrated disease prevention. Resolution WHA 60.17 May 2007. Geneva：WHO）。

此外，越来越多的科学研究已证实在牙齿萌出前氟暴露对预防龋病作用甚微。在牙齿萌出后进行局部氟化物治疗对于预防龋病是有效果的。因此，可以使用氟化物片剂进行吸吮或咀嚼。

从政策层面降低学龄儿童甜食的摄入也是口腔健康促进的一种方法。这一口腔健康促进还可以降低其他健康问题，比如超重，因为许多健康问题有相同的危险因素（共同危险因素，见第10章）。相对于健康促进，预防是为了降低特定疾病发生的危险。预防可分为三个层面：一级预防、二级预防、三级预防：

· 一级预防是预防新的龋损出现。

·二级预防是龋齿的早期诊断及早期处理。

·三级预防是龋齿的修复治疗，以免龋齿进一步发展甚至缺失。

一级龋病预防并不是绝对意义上的分类，因为所有预防方法都可归于一级和二级预防。例如，氟可以降低牙菌斑的生物活性，也可以促进龋损部位再矿化，从而阻止龋病的进展。

循证预防

循证医学目前是所有健康管理医学的重点，包括儿童口腔医学和儿童青少年的预防保健。Sackett[3]提出循证医学是将系统评估临床相关科学依据、患者口腔和系统疾病病史、牙医的临床经验和患者的治疗需求和偏好相结合的一门科学。儿童口腔科，包括其他口腔专科，大部分治疗方法缺乏充分的、有效的科学依据。尽管如此，医生需要根据自身能力来平衡循证医学中的三个方面，从而解决临床问题（图11.1）。

随机对照试验

随机对照试验（RCT）是评估预防措施有效性的最有效的科学方法，已经用于大量龋病预防试剂和龋病预防方法的试验。同时，新的龋病预防方法还在持续地更新。因此，儿童口腔科医生需要了解龋病预防随机对照试验的重要特征（框表11.1），这些特征可帮助评估试验的质量、理解试验的结果，也可以用来设计更加有效、更加高效的预防试验项目。

随机对照试验可以通过随机和双盲消除偏倚。设计思路见图11.2。试验至少需要三年时间，通过统计试验组和空白对照组新发龋病的差异来评估方法的有效性。早期的氟化物防龋试验中包含了一个或更多的试验组和一个安慰剂对照组。由于目前氟化物的防龋效果已被证实，再在对照组中使用不含氟的安慰剂是不符合伦理要求的。因此，新的龋病预防方法的试验需要将有确切效果的方法作为阳

框表11.1 随机对照试验重要特征的定义（修改自Cochrane Handbook, Glossary of Terms, 2005）

·随机对照试验：根据两项或者更多的处理因素，其中可能包括对照组或未处理组，将受试者随机分配到试验组或对照组进行比较的实验方法。
·偏倚：结果或解释上的系统误差。
·干扰因子：与干扰因素和结果都相关的一个因素。
·排除：试验中由于退出或者排除的受试者。
·随机分配：采用随机数字表法或者计算机产生随机序列等分配受试者到各个试验组。
·双盲试验是指试验者和受试者均不知道受试者采用了哪一种处理因素。单盲试验是指试验者或者受试者知道受试者采取了哪种处理因素。
·安慰剂对照：对照组中所用的是与试验组中类似的但不含活性药物成分的安慰剂（比如：无活性药物、无氟牙膏、无活性成分的外用药）

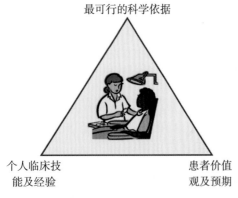

图11.1 循证医学的三个组成部分

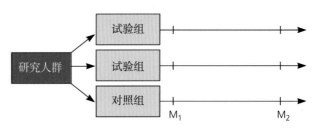

图11.2 龋病随机对照临床试验的基本设计。实验对象要随机分配到一个或更多的试验组或干预组和一个对照组或非干预组。通过比较各组患者从试验开始到结束（M₁到M₂）龋病的增长来获取试验结果

性对照组。

鉴于儿童和青少年龋病的降低，随机对照试验已成为一种重要的方法论。二三十年前患龋率相对高，故而小样本量依然能提供充分的统计学意义。随着患龋率的降低，每个试验组1000 或更多个体的样本量才有统计学意义。一些试验所需样本量太大，致使试验变得不合逻辑或不切实际。试验的统计学意义对于试验结果的解释是非常重要的。一个小样本的试验没有充分的统计学意义检测效应，也许被错误的解释为"证实为无效"，而正确的解释是"无法证实有效"。

框表 11.2 显示统计学有效性的几个指标：

- 绝对差
- 预防比例
- 需治疗数量

框表 11.2　龋病临床随机对照试验的效果测量统计指标

绝对差：$\triangle C - \triangle T$

预防比例（PF）：$[(\triangle C - \triangle T) / \triangle C] \times 100\%$

保留一个龋失补牙面数所需进行的治疗数（NNT）：$1 / (\triangle C - \triangle T)$，$\triangle C$ 是对照组或比较组中龋失补牙面数（DMFS）的平均增长量，$\triangle T$ 是试验组中龋失补牙面数（DMFS）的平均增长量。

这三项统计值的计算过程如下：

	人群 A	人群 B
	DMFS 的平均增长量	DMFS 的平均增长量
对照组	3.09	0.53
试验组	2.32	0.40
绝对差	0.77	0.13
预防比例	25%	25%
NNT	1.3 ≈ 2	7.7 ≈ 8

上述数据说明相同的预防比例（25%）情况下，在高龋病增加量和低龋病增加量的人群中绝对差是不同的（人群 A 中需减少 0.93 个 DMFS、人群 B 中需减少 0.16DMFS）。为了减少一个龋失补牙面数，人群 A 需要诊治两个患者，而人群 B 中需要治疗 8 个患者。

绝对差是根据待定人群的疾病程度而定的，需要重新换算为预防比例以用于其他人群。然而，预防比例在决定实施时是有误导性的，因为低龋活性人群中高百分率的降低是没有实际意义的。需治疗数量的计算分析有利于临床医生了解为了获得效应需要诊治多少患者。

证据的来源

出于各种原因儿童口腔医生往往很难及时了解最新的随机对照试验结果。首先，文献体量庞大，而且还在一直增长。其次，方法论——尤其是统计分析过程，超出了临床牙医的能力。最后，综合分析多个独立研究来决定适用于既定患者和群体的方案往往非常困难。临床医生可以阅读综述类文献（二次文献），其中总结的随机对照试验相关性更强，理解起来更容易（框表 11.3）。最有效的二次文献是系统综述，系统综述是基于对文献的系统检索、严格评价及对文献中证据的系统分析而得出的综述。最可靠的系统综述收录在 Cochrane Collaboration

---

框表 11.3　一次文献、二次文献、灰色文献、Meta 分析、系统综述的定义

- 一次文献：报道初始试验结果的文献，如随机对照试验。
- 二次文献：总结原始试验结果的文献，如一般综述和系统综述（见下）。相比系统综述，一般综述偏倚风险高、评分低。
- 灰色文献：是政府、学术机构、商业或工厂等印刷或电子版出版的文献，非商业出版但受知识产权保护，比如报告、会议纪要和博士论文目录。
- 系统综述：使用系统性及明确的方法鉴定、选择、关键性评价相关研究，搜集和分析一般综述中研究的数据。
- Meta 分析：系统综述中使用统计学方法整合研究结果。Meta 分析中的研究都应该具有同质性。

（www.cochrane.org）。其他机构也收录了儿童牙科医生相关的系统综述，比如 SBU（www.sbu.se）、NICE（www.nice.org.uk），以及 SIGN（www.sign.ac.uk）。框表 11.4 列出了局部用氟对龋病作用的一些系统综述。

龋病是如何发展的

预防疾病重要的基础是对病因的了解。在流行病学中，病因是影响疾病风险的一个因素，可能的病因因素常在流行病学研究中排进"因果关系网"中。这一概念曾作为理解龋病的模型[4]，框表 11.5 显示低龄儿童龋的病因是如何甄别的，以及如何从几个不同层面进行低龄儿童龋的防治：

·牙齿表面是宿主、饮食和牙菌斑复杂交互作用的地方。

·家庭成员间的相互作用。

·儿童及其家庭的生活环境。

基于上述认识，我们可以将致病因素划分为"上游"致病因素和"下游"致病因素。下游致病因素是指那些龋损部位可以看得到的活性因素，比如上述的牙齿表面；而上游致病因素是指那些影响家庭生活状况的因素，如上述的第二、第三层面。需要强调的是，儿童牙科医生有责任从各个层面减少龋病的致病因素。儿童牙科医生需要理解这点，并且积极致力于健康促进，提高全民的生活条件和儿童的健康

框表 11.4　关于局部使用氟化物效果的系统综述文献。SBU、Cochrane、NICE、SIGN 等机构都出版健康技术方面的系统综述

www.sbu.se.　www.thecochranelibrary.com.　www.nice.org.uk.　www.sign.ac.uk

氟化牙膏

Marinho VC, Higgins JP, Sheiham A, et al. Combinations of topical fluoride（toothpastes, mouthrinses, gels, varnishes）versus single topical fluoride for preventing dental caries in children and adolescents, 2004.

Marinho VC, Higgins JP, Sheiham A, et al. One topical fluoride（toothpastes, or mouthrinses, or gels, or varnishes）versus another for preventingdental caries in children and adolescents, 2004.

Santos AP, Nadanovsky P, de Oliveira BH.A systematic review and meta-analysis of the effects of fluoride toothpastes on the prevention of dental cariesin the primary dentition of preschool children, 2012.

Santos AP, Oliveira BH, Nadanovsky P. Effects of low and standard fluoride toothpastes on caries and fluorosis: systematic review and meta-analysis, 2013.

Twetman S, Axelsson S, Dahlgren H, et al. Carie-preventive effect of fluoride toothpaste: a systematic review, 2003

Wong MC, Glenny AM, Tsang BW, et al. Topical fluoride as a cause of dental fluorosis in children, 2010

Walsh T, Worthington HV, Glenny AM, et al. Fluoride toothpastes of different concentrations for preventing dental caries in children and adolescents, 2010.

氟剂

Benson PE, Parkin N, Dyer F, et al. Fluorides for the prevention of early tooth decay（demineralised white lesions）during fixed brace treatment, 2013

Cagetti MG, Campus G, Milia E, et al. A systematic review on fluoridated food in caries prevention, 2013

Azarpazhooh A, Main PA. Fluoride varnish in the prevention of dental caries in children and adolescents: a systematic review, 2008

Marinho VC, Worthington HV, Walsh T, et al. Fluoride varnishes for preventing dental caries in children and adolescents, 2013.

Tubert-Jeannin S, Auclair C, Amsallem E, et al. Fluoride supplements（tablets, drops, lozenges or chewing gums）for preventing dental caries in children, 2011.

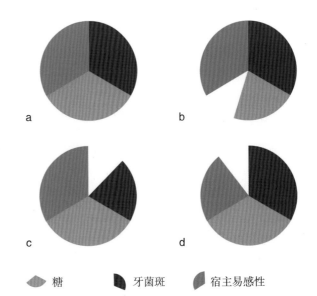

图 11.3　概念模型，疾病是由于许多病因因素（圈中的各个部分）共同发酵达到某一阈值时发生的（闭环）。a. 高水平牙菌斑、高糖摄入、高龋易感性导致龋病变的发生。b. 糖摄入量降低。c. 牙菌斑水平降低。d. 易感性降低，龋病就不会发生

> **框表 11.5　如何使用因果关系网理解不同层面的龋病病因**
>
> 下图左侧是常见的儿童健康问题，哮喘性支气管炎本身是由许多因素导致的，涉及生活环境、基因背景等，这些因素由左侧的箭头示意。有哮喘性支气管炎的儿童经常遭受感染和发热，为了保证充分的液体摄入量会增加果汁的摄入量。有哮喘性疾病儿童的父母也许不重视日常刷牙习惯。最后，药物本身影响唾液量而增加了龋风险。右侧的饼图显示生活方式的改变影响到龋病病因组分的变化。
>
>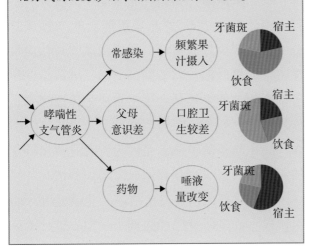

水平，并且采用可能的预防方法预防新的龋病发生、检测早期龋损并阻断其发展。本章中后面的内容主要涉及龋病风险评估和预防。这些内容是基于对龋病是多致病因素疾病的认识，龋病是由牙菌斑生物膜、生物膜中的底物以及宿主相互作用造成的。Rothman 等 [5] 提出的疾病模型帮助我们理解复杂的疾病和状况，厘清我们的思路（图 11.3）。根据这一模型，当一系列的组成因素共同发酵到某一阈值时，疾病才会发生（如龋病是由牙菌斑、糖、宿主不良因素等共同作用而发生）。

龋风险评估

　　龋风险评估是评估患者龋风险因素及判断龋风险因素是否超越可预防范围的临床过程。龋风险评估是患者详尽龋病防治措施中的一个重要组成部分，对于确定患者的个性化复诊时间至关重要 [6]。理论上讲，为了建立上游性的预防措施，需要在疾病发生之前预防病源性风险因素及非病源性风险因素。临床风险评估的过程有时合并龋病的预测。龋病预测是人群或特定人群中龋进展相关风险因子的科学或统计学建模过程。采用没有任何干扰的前瞻性实验评估龋病预测指标的有效性，结果以灵敏度和特异性的连续性数值表示（框表 11.6）。灵敏度和特异性以 0~1 表示，数值越高精确性就越好。灵敏度和特异性之和是 2 时，龋齿预测因子或者预测因子组合是完美的。需要强调的是，这些预测值仅在特定研究条件下才是"真实的"，外部有效性往往有限。然而，预测性研究结果可以推测出从业者的状况。个体的龋风险评估只能证明是对的或错的。颇为尴尬的是，富有经验的临床医生在做出正确的龋风险评估后采取了充分而有效的一级预防措施，可能最后却是"错误的"。因此，龋风险评估是一项不甚精准科学，即便辅以高质量研究也难以掌握。

龋齿是一种牙菌斑介导的多因素的疾病。众所周知，龋齿全面风险评估需要以大量的相关疾病危险因素为基础，同时也需以大量保护性的因素相平衡（图11.4）。因此，提出了许多

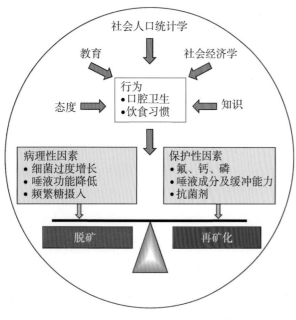

图 11.4　社会因素、行为习惯、生物学因素综合影响下的龋平衡

基于社会经济状况、生活方式、行为习惯、全身健康、饮食、口腔卫生、临床检查、龋齿治疗病史等因素。这些因素随着研究对象年龄组的差异而有变化。根据目前的风险评估状况，患者一般分为几个固定的风险类别（如低风险、中风险、高风险）。风险越高，越需要提供更广泛的预防措施。同样，高风险者需要更频繁的复查。

龋风险年龄

临床龋风险评估需在儿童第一次就诊时进行。由于超过50%的儿童可能会改变龋风险分类，变得更好或更坏，所以龋风险评估应贯穿整个儿童时期。需要强调的是，龋风险评估应结合相关的个体社会生活史或个体医疗史，如慢性病、残疾、喂养问题、父母离异等。引入"龋风险年龄"概念是因为所有儿童在特定的年龄都或多或少存在龋风险增加的情况。第一个龋风险年龄阶段是1~3岁，也就是乳牙萌出阶段。许多研究已经强调了一周岁进行龋风险评估的重要性，帮助父母建立好的口腔卫生习惯，避免早期龋的发生。这些评估对于易感人群和迁徙人群尤其重要。第二个龋风险年龄阶段是5~7岁，第一恒磨牙萌出阶段，第一恒磨牙窝沟深、易患龋需要及时进行窝沟封闭治疗。最后一个阶段，叛逆的青少年期12~15岁会萌出许多新的磨牙和前磨牙，这些牙齿容易患龋，需要提前采用预防措施。

龋风险评估的精确性

一项最新的系统综述分别评估了多变量龋病预测模型和单因素龋病预测方法在正确预测儿童未来龋病发生风险方面的精确性及证据质量[7]。表11.1总结了主要结果。尽管已经做了大量的研究，但似乎没有更完美或更优越的模型或方式来预测儿童龋病的发展。总体来讲，临床检测指标强于非临床检测指标，短期检测指标（最多2年）比长期检测指标更可靠。此外，

多变量模型和基线龋患病率指标在学龄前儿童中比在学龄期儿童和青少年中更加准确。灵敏度和特异性值大于 0.8 对于龋风险来说是可以接受的，对于学龄前儿童可以使用"最佳假设"的多变量模型[8]。既往龋指标（dmfs/DMFS）是所有年龄段中最有效的单一检测指标，唾液中细菌定量检测特异性高、灵敏度低。总之，正确识别高龋风险个体的概率要比识别低龋风险个体的概率要低。由于研究的不一致性及局限性，证据质量普遍较低[7]。

表 11.1　儿童龋病的多变量预测模型和单因素预测方法的精确性和证据质量。改编自 Mejàre 等的系统综述[7]。经 Taylor & Francis 同意转载

年龄组 / 风险因素	精确性[1]	证据质量[2]
学龄前儿童		
多变量模型	好 / 中等	⊕⊕○○
基线龋齿患病率	好 / 中等	⊕⊕○○
社会人口学 / 经济学	有限 / 低	⊕⊕○○
饮食习惯 / 饮食态度	低	⊕⊕○○
口腔卫生习惯 / 氟化物应用	低	⊕⊕○○
变异链球菌 / 乳酸杆菌	低	⊕⊕○○
学龄期儿童和青少年		
多变量模型	有限	⊕⊕○○
基线龋齿患病率	有限	⊕⊕○○
饮食习惯	有限	⊕⊕○○
口腔卫生 / 氟化物应用	不充分	⊕○○○
变异链球菌 / 乳酸杆菌	不充分	⊕○○○
牙齿萌出年龄	中等	⊕⊕○○

1. 根据敏感性和特异性总和将多变量模型和单一预测因素的准确性（效用）分为三个等级：≥ 1.5: 好 / 中等；≥ 1.3 组 <1.5: 有限；<1.3: 低
2. 等级划分。强（⊕⊕⊕⊕）：根据高或中等质量研究，不包含削弱整体判断的因素。中（⊕⊕⊕○）：根据高或中等质量研究，包含部分削弱整体判断的因素。低（⊕⊕○○）：根据高或中等质量研究，包含削弱整体判断的因素。很低（⊕○○○）：当科学证据缺乏、可行性研究质量低、相似质量研究相互矛盾时证据是不充分的

需要考虑的实际问题

龋风险评估是临床检查过程的一部分。综合的龋风险检查需要从病史、临床和放射线检查和辅助检查中搜集信息。

病　史

病史包括了儿童的社会状况、医学史及目前服用的药物。很少有全身疾病能直接影响牙齿，但药物治疗、严格照护加上父母焦虑也许会忽略正常口腔护理。有些药物糖含量高、pH 低，甚至抑制唾液分泌，是很明显的龋病高风险因素。神经精神疾病或功能紊乱，如注意缺陷多动障碍（ADHD）可能影响牙齿健康。经济水平低、复杂错乱的家庭关系或者社会状况会忽视口腔卫生状况及摄入不健康饮食。饮食习惯信息收集需要注重糖的摄入量和摄入频率。过去和目前的氟化物治疗史和目前的口腔卫生习惯需纳入龋风险评估过程中。

临床检查

临床检查提供了过去和现在龋的情况，龋患病情况是宿主易感性的一个指标。牙齿需要在干净且干燥状况下检查，以便检查龋活跃时的早期釉质脱矿。早期龋损的出现和范围需仔细检查。例如，靠近牙龈边缘釉质上白色粗糙无光泽的区域比褐色光滑区域的龋活性强。此外，病损需分为早期、中期或广泛的，以利于评估龋进展。牙列拥挤、深窝沟及釉质形态等局部加重因素也需要考虑。口腔卫生状况可以使用业界公开的方案进行评估。儿童有牙龈炎或者上切牙唇面可视的牙菌斑也是一个风险因素。

辅助检查

辅助唾液检查可为龋病过程提供重要信息。儿童很少出现唾液过少，但接受药物治疗的儿童需要检测唾液分泌率。儿童期，刺激后的唾液分泌率依赖于年龄和儿童的配合度。对于学龄期儿童，刺激性唾液流量低于

0.5mL/min 时可视为流量过低。简单的椅旁实验可提供更多关于唾液缓冲能力及产酸细菌（变异链球菌和乳酸杆菌）计数的信息。通常认为，变异链球菌和乳酸杆菌是龋病的生物标志物。婴幼儿采样时，可以通过唾液润湿的棉棒沿着上前牙牙颈部反复涂擦采集，然后将棉棒浸入椅旁的检测试剂中进行后续的细菌培养。

表 11.2 中列出了影响龋风险的关键因素。有一些正式或非正式的方法或模型可用来建立儿童龋风险评估，然后根据这些获得的数据进行龋风险分类。通过调查问卷，大部分牙科医生可根据儿童既往的龋病情况、口腔卫生、唾液流速及"直觉"对儿童的龋风险做出大概评估[9–10]。仅有 14% 的牙科医生曾使用预成的模板或电脑软件[9]。基于算法的龋风险模型评估提升了评估工作的客观性和一致性，被认为是最好的临床实践[11]。尽管准确性本身并没有显著增加，但计算机化风险评估项目的教育作用和互动功能在和患者沟通过程中是有用的。图 11.5 中展示了 Cariogram 项目。一些系统中的风

表 11.2　影响儿童龋风险的因素

低龋风险	高龋风险
既往史	
·健康	·哮喘、肥胖、严重过敏
	·特殊需求儿童
	·先天性心脏病，抑制唾液分泌的药物
家庭和社会经济	
·稳定收入	·家庭生活事件、有牙科焦虑的家长
·高学历	·贫穷，第一代移民，难民
	·兄弟姐妹有龋齿
口腔卫生情况	
·每天监督下刷牙	·刷牙不规律，无监督
·用含氟牙膏	·没有使用含氟牙膏
饮食	
·健康饮食，规律进食	·不规律进食，进食垃圾食品和快餐
·两餐之间加餐有限制	·频繁摄入糖果和含糖饮料
	·夜奶（学龄前儿童）
龋齿	
·没有或者非活跃性（静止性）早期龋损	·新发/活跃龋损或明显龋损

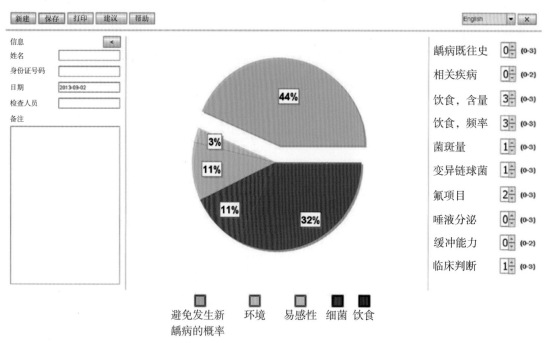

图 11.5　Cariogram 龋风险评估。通过计算机评估 10 个变量，程序预测流患者近期不发生新龋的概率是 44%（绿色部分），蓝色部分说明高糖摄入和频繁摄食是这一病例的主要危险因素。针对个体龋风险评估可给出相应的预防措施。www.mah.se 网站中这一软件可用于多种语言

险评估工具可获得数字化牙科记录,不幸的是,到目前为止,结果的真实性尚未得到验证。

龋病的预防措施

协作与交互

为了预防、逆转及减缓龋坏,人们提出了许多方法或者呼吁改变一些行为习惯,例如:氟化物的局部应用、饮食、口腔卫生、窝沟封闭。

龋病的预防有局部干预和全身干预两种方法。局部干预包括氟的应用和窝沟封闭。全身干预或行为管理干预是让患者能改变自己的风险因素。方法是告知患者这一疾病的知识和风险因素,改善患者对这一疾病的了解、态度及行为。需要强调的是,这些因素并不是独立存在的,而是相互作用的。例如,好的口腔卫生可强化局部氟化物应用的效果。

年轻人、父母和儿童的合作,知识和能力决定了预防措施的最终表现。图 11.6 显示父母配合程度不同的情况下,龋病预防措施实施后出现的三种不同的结果。

儿童口腔健康的许多预防措施是通过鼓励建立和维持良好的口腔卫生习惯来减少龋病的发生,这一习惯一旦建立,将可维持至成年,其牙齿也将终身受益。这些预防措施可在不同的地方实施,如儿童健康中心、牙科诊所和学校。这些方式既是口腔健康促进,也可改善口腔健康条件,而不仅仅是针对疾病的病因。

口腔预防措施的实施过程中家庭的态度、评价、合作,以及社会、种族、经济环境因素

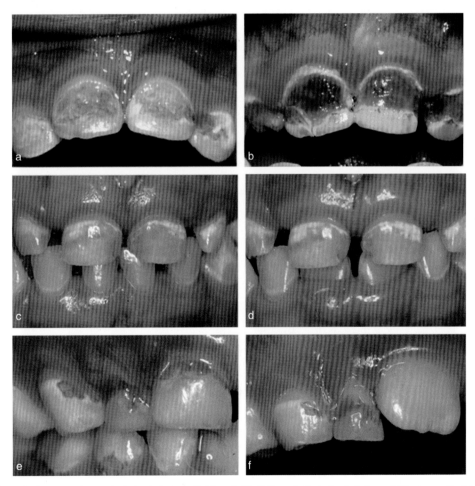

图 11.6 龋齿的发展。a. 一个 11 个月大的女孩频繁摄入水果蜜饯,父母改变不了这一习惯。b. 一年后切牙需要拔除。c. 一个 4 周岁的小男孩有进行性早期龋损。父母配合程度较好。d. 一年后龋损无进展。e. 一个 6 周岁男孩有活跃性龋损。加强预防措施。f. 一年后显示龋损已完全控制

可起着阻碍或促进的作用。由于语言问题导致信息理解受限对患者依从性有很大影响。此外，父母可以通过示范效应影响儿童的行为。父母本身意识到口腔卫生的重要，并将这一理念传递给儿童，如定期刷牙（自我管理），这将对儿童口腔健康有显著影响。父母文化信仰及其影响力、家庭中自主权、处理问题和信息能力、以及父母过去看牙的经历对自我管理都是有影响的。

行为习惯干预

动机性访谈（motivational interviewing，MI）是 Miller 和 Rollnick 提出的行为习惯干预的一种方法[12]，这是一种个性化谈话技巧，以增强个人改变习惯的动机和承诺。为了能在接受和同情的气氛中改变，通过激发和探索自我的原因来为某一特定目标增强动机和行动力。MI 的原则是当患者找不到改变的理由时，通过移情和反思的倾听，而不是争论，去理解原因及增强患者对自己能力和改变可能性的信念。治疗师要帮助患者说出自己对问题的理解，自己对改变的观点，并帮助患者强化实施这种改变的决定及承诺。然而，最新的系统综述对于MI 在改善口腔健康习惯方面的有效性还是不确定的[13]。

氟化物的局部应用

局部使用氟化物是预防龋病发生最有效的方法之一。在过去的几十年中已实施了大量的临床研究。尽管实验中涉及的样本量、儿童年龄、诊断标准、龋活跃性、氟化物应用方法等不尽相同，但毫无疑问，氟化物有降低龋病发生的作用。欲知更详细的信息，读者可参考框图11.4列出的关于氟应用的专业教材和文献。为了获得好的疗效，要明白一个基本的原理：在牙菌斑和牙釉质间的氟可减缓早期龋损表面矿物质溶解，并促进其再矿化。长期使用低浓度的氟溶液或者氟制剂可获得此效果，或者偶

尔使用高浓度的氟制剂促进牙釉质表面或者牙釉质里面中的氟沉积，然后再缓慢释放到牙菌斑和牙釉质界面。一般来说，氟需要与儿童龋活跃程度相匹配，龋活跃性越高，氟治疗需要越频繁。

氟预防龋病这一理念在近几十年经历了典型的转变。之前的认识是：在牙齿发育和矿化阶段给牙釉质羟基磷灰石晶体中加氟可发挥长期的抗龋作用。现在对氟防龋原理的观点是：氟在牙菌斑和牙釉质界面才能发挥作用，可减缓早期龋损表面矿物质溶解，促进矿物质再矿化。研究发现局部使用氟可促进氟化钙晶体沉积在牙齿表面。当 pH 降到酸性临界值以下时，釉质表面晶体溶解，若氟离子出现则可阻断龋病的进展。那么，局部氟的使用形成一个 pH 控制的氟缓慢释放系统，在必要时形成氟化钙晶体。需要注意的是，如果频繁摄入致龋食物，那么即使局部使用氟，其脱矿抑制能力也是有

框表 11.7　致龋食物、含氟牙膏和釉质脱矿的关系

实验评估了釉质表面脱矿程度和糖溶液的消耗及每天用含氟或无氟牙膏刷牙的关系。结果显示使用含氟牙膏时，每天服用 7 次或更多次糖溶液的情况下釉质开始脱矿；而使用无氟牙膏时，每天服用三次糖溶液时就开始脱矿。

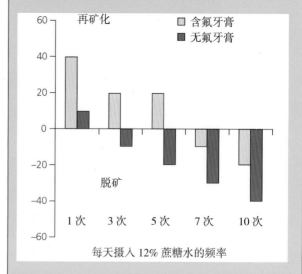

经许可引自 Duggal, et al[27]. Sage Publications, 2001

限的（框表 11.7）。

表 11.3 列举了常用氟制剂预防龋齿的证据质量。证据质量是根据系统综述和 GRADE 分级系统来分级的（强、中、低、极低）（www.sbu.se）。

表 11.3 儿童各种龋病预防方法的证据质量

牙列	效应 / 预防分数	证据质量（GRADE）
乳牙列		
每天使用含氟牙膏		
1000~1450 mg/kg	19%~27%	⊕⊕○○
<550 mg/kg	低效的	
含氟涂料	37%	⊕⊕○○
氟化添加物（药片、滴剂、糖果或口香糖）	不清楚	⊕⊕○○
氟化牛奶	不清楚	⊕○○○
恒牙列		
每天使用含氟牙膏		
1000~1450 mg/kg	19%~27%	⊕⊕⊕⊕
<550 mg/kg	无效应	
监督下刷牙	31%	⊕⊕⊕⊕
无监督下刷牙	23%	
含氟漱口水	24%	⊕⊕○○
含氟涂料	43%	⊕⊕⊕○
氟化添加物（药片、滴剂、糖果或口香糖）	24%	⊕○○○
氯己定漱口水	不清楚	⊕○○○
高龋风险人群恒磨牙咬合面树脂材料窝沟封闭	73%~85%	⊕⊕⊕○
牙线清理	无效应	⊕○○○
刷牙指导	无效应	⊕○○○
降低糖摄入 < 10 E%	有效	⊕⊕⊕○
醇类（木糖醇）	39%	⊕⊕○○

根据 GRADE，强（⊕⊕⊕⊕）：根据高或中等质量研究，不包含削弱整体判断的因素。中（⊕⊕⊕○）：根据高或中等质量研究，包含部分削弱整体判断的因素。低（⊕⊕○○）：根据高或中等质量研究，包含削弱整体判断的因素。很低（⊕○○○）：当科学证据缺乏、可行性研究质量低、相似质量研究相互矛盾时证据是不充分的

自我应用氟化物

含氟牙膏是使用氟化物的理想工具。每天使用含氟牙膏可使患龋率降低 30%（GRADE 评级证据质量：恒牙强，乳牙低）。低龄儿童在使用牙膏时会吞咽 30% 牙膏，基于此原因，控制儿童含氟牙膏的用量是重要的。儿童第一颗乳牙萌出后可以使用含氟牙膏。儿童牙膏用量是小手指指甲盖大小（图 11.7），5~6 岁儿童牙膏用量是 1cm 大小，11~12 岁儿童牙膏用量是 2cm。11~12 周岁以下儿童使用的牙膏氟浓度为 1000 mg/kg，12 周岁以上是 1500 mg/kg。

20 世纪 60 年代到 80 年代学校防龋项目中流行使用氟化物漱口水，每周或者两周一次使用 0.2%NaF 溶液，之后由于儿童普遍使用含氟牙膏而终止了这个项目。然而，在高龋或者龋活性增加的儿童中，使用氟化物漱口水的效果是肯定，患龋率降低 20%~25%（GRADE 评级低）。每天用 0.05%NaF 溶液漱口效果最好。学龄前儿童会吞咽漱口水，故而不推荐学龄前儿童使用含氟漱口水。

含氟咀嚼片或口香糖可以作为儿童氟强化的一种治疗方法。龋活性很高的 3 岁以上的儿童可以使用含氟咀嚼片，龋活性很高的 10 岁以上儿童可以使用含氟口香糖（GRADE 评级低）。含氟咀嚼片的使用需要根据儿童年龄及当地饮水含氟量的不同而调整剂量。

专业应用氟化物

含氟涂料含有高浓度的氟，可粘在牙齿表

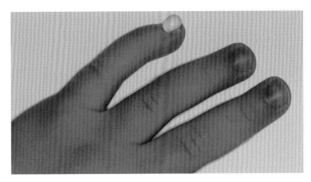

图 11.7 两岁儿童含氟牙膏的使用量（小指甲盖大小）

面数天，可增加牙釉质表面和表面下层的氟含量。氟可缓慢释放到牙釉质和牙菌斑界面。整体患龋率可以降低 40% 左右（GRADE 评级：恒牙中等，乳牙低）。含氟涂料使用方便，一年应用两次就可以获得较好的效果。

含氟凝胶在市场上有各种浓度和口味。大多数含氟凝胶是弱酸性的，以增强釉质中氟的摄入。含氟凝胶可以专业机构使用或居家使用，使用时一般需要个性化托盘辅助。学龄前儿童有吞咽风险不建议使用含氟凝胶。高龋活性或唾液减少症的儿童适合使用含氟凝胶。

氟斑牙和氟毒性

氟斑牙是牙齿发育阶段长期摄入氟引起的釉质发育缺陷。每天摄入氟 40~100µg/kg 时可以引发恒牙轻度氟斑牙。研究发现，如果氟摄入低于此阈值，就不会出现氟斑牙。据报道北美和澳大利亚等国家由于氟补充剂的添加导致轻型氟斑牙发生率的提高。这可能因为在牙齿发育期间，尤其是 0~4 岁，多种途径叠加，致使氟增多有关。这些途径包括水、食物、饮料以及牙膏中的氟。控制和建议氟的合理摄入是儿童口腔科医生责无旁贷的职责。因此，儿童口腔科医生需了解口腔科常用的氟制剂浓度（框表 11.8）。值得注意的是，儿童在使用牙膏和漱口水时可能会吞咽少量的氟。谨慎、专业地使用局部氟化物和根据建议正确使用含氟牙膏不会导致氟斑牙。

尽管在口腔科诊治及预防措施中使用的氟制剂氟的浓度和含量均远低于中毒剂量（氟斑牙除外），了解氟全身中毒症状是很重要的。
急性中毒剂量

摄入氟 5mg/kg 会出现急性氟中毒。儿童表现为恶心、上腹部疼痛及呕吐，需要尽快到医院观察或做急诊处理。据报道儿童一次氟摄入剂量超过 15mg/kg 可能会死亡。
建议

氟剂使用的一般建议：

·第一颗乳牙萌出后就可以使用含氟牙膏，一天两次。

·高龋发病率的区域，实施基于学校的含氟漱口水的项目。

·高龋风险的父母需有个性化的氟添加计划，包括含氟漱口水、氟漆、氟凝胶或氟咀嚼片等。

框表 11.8　儿童龋病预防中使用的氟制剂浓度

制剂	氟浓度（%）	单次使用量	单次使用量中氟含量（mg）
牙膏			
F 1500 mg/kg	0.15	0.6g	0.9
F 1000 mg/kg	0.1	0.6g	0.6
F 500 mg/kg	0.05	0.4g	0.2
含氟漱口水			
0.2%NaF	0.1	10mL	10
0.05% NaF	0.02	10mL	2
氟漆			
高氟型（2.26% F）	2.3	0.4mL	9
氟凝胶			
高氟	1.23	5 mL	62
低氟	0.1	5 mL	5

饮　食

许多研究已证实了龋和饮食间的关系。随着年龄增长龋病发病率会增高，所以饮食对牙齿的影响是终生的。蔗糖是主要的致龋食物，变异链球菌代谢蔗糖合成可溶性或不可溶性的胞外多糖。然而，所有可发酵的碳水化合物都可以被许多不同的细菌代谢，包括牙菌斑中的变异链球菌，它们的酸性代谢产物可以导致牙齿的脱矿。因此，大多数食物、几乎所有的零食、糖果、饮料都有潜在龋风险。乳糖（牛奶中的糖）的产酸性要弱于其他糖类。

据研究，糖的龋风险与摄入含糖食物的持续时间和频率有关，液体食物和黏着性食物也是有区别的。频率指一天中摄入含糖食物的次数。摄入含糖食物的持续时间和频率影响牙齿暴露于糖的时间。摄糖频率与总糖消耗量的相对重要性尚不明确。一篇系统综述表明当游离糖摄入量低于总能量摄入量的 10% 时，龋病发生率就会降低[14]。此外，2015 年 WHO 指南提出控制糖摄入以预防和控制肥胖和龋齿（www.who.int/nutrition/publications/guidelines/sugars_intake/en/）。

个体饮食龋风险还与唾液分泌量低、口腔卫生差、低氟暴露有关。糖摄入的龋风险会随着合适的唾液分泌量、好的口腔卫生及局部氟化物暴露而有所降低。因此，糖和龋病之间的流行病学关系在用含氟牙膏刷牙的人群中是不显著的。这提示我们用含氟牙膏刷牙所起到的预防作用可抵消饮食的致龋风险。

膳食咨询

调查患者的饮食习惯是制定防龋饮食必要的基础。获得饮食的有效信息常常会比较困难，通常会高估健康饮食的摄入，低估不健康饮食的摄入。详细的饮食清单及称重可以最有效地获得不同饮食的定量数据。这显然是耗时且不切实际的。获得饮食习惯，一种半定量的方法则更实用。患者或者父母以一种特定方式连续

3~7d 记录所有食物的摄入量。"饮食习惯评估"则更为简单，这种方法是通过调查问卷或者面谈的方式获取包括糖果、饮料和饼干等致龋食物的摄入量。记录这些食物的每天或每周的摄入量，以便于后期饮食结构调整。

牙科医生在不忽略营养的基础上，应注重于致龋食物摄入建议的饮食咨询上。有关改善口腔健康的饮食咨询主要针对患者饮食习惯、碳水化合物的摄入（尤其是蔗糖）、零食、含糖饮料和黏着性食物的摄入频率。含糖饮品用奶瓶喂养含糖饮料，尤其是夜晚喂养很容易导致低龄儿童猖獗龋的发生。

饮食咨询时医生可提供容易理解的工具帮助儿童和家庭改变饮食习惯。含有健康食物和不健康食物的图片有助于帮助因语言问题无法理解文字信息的父母。

关于防龋的饮食和饮食习惯的一般指南是相对简单的：

·限制进餐的频率：每天 5~6 次，通常包括三次主餐和三次加餐。尽量避免含蔗糖饮食及饮料的摄入。两餐之间不吃零食。避免奶瓶喂养含蔗糖饮品，尤其是晚上。

·糖果和甜食限定为一周一次（星期六甜食）。

·如果甜食和口香糖摄入无法避免，采用蔗糖替代剂的甜食，如木糖醇和山梨醇。

·婴儿喂养建议，避免早期儿童龋的发生（奶瓶龋或喂养龋）。

·牙齿酸蚀症预防建议，减少摄入酸性饮料，如软饮料、果汁和运动型饮料。

蔗糖替代品

龋齿是由于产酸细菌与可发酵的碳水化合物长时间相互作用产生的，因此，为了预防龋齿，采用蔗糖替代品和人工甜味剂是明智的。蔗糖替代品可分为无营养的甜味剂和从天然来源获得的高热量甜味剂。在"有益牙齿健康"的产品如口香糖、药片和糖果中最广泛使用的

糖是糖醇，如木糖醇、山梨醇、甘露醇、麦芽糖和乳糖醇。木糖醇是有特定抗龋活性的。然而系统综述显示支持木糖醇的证据与山梨醇的证据是相互矛盾的[15]。抗菌性是以代谢过程为基础的，木糖醇由口腔细菌中果糖磷酸转移酶系统代谢为木糖醇 -5- 磷酸。这一物质抑制了进一步细胞代谢，酸性产物减少，限制了牙菌斑中 pH 的降低。木糖醇使用没有绝对禁忌证，但欧盟建议 3 岁以下儿童每天摄入量应少于 3g。单次高剂量的摄入可能会引起易感人群的肠胃不适及软便。

木糖醇已广泛应用于对照试验和临床试验。1975 年开创性的 "Turku 糖试验" 中几乎完全用果糖和木糖醇代替了饮食中的蔗糖，结果显示几乎没有龋病的形成。之后部分糖替代品的研究也显示可以显著降低儿童龋病的发生，尤其是龋发病率高的人群。

木糖醇的临床试验指出分次摄入木糖醇，每天总量超过 5~6g，对微生物生长和龋病预防会有显著效果。世界各地的健康机构推荐龋风险人群按照这个方案使用木糖醇。为了明确糖醇的龋预防作用 / 治疗建议，实施了多项设计完善、包含安慰剂对照的随机临床对照试验，试验涉及效率、可行性、依从性、剂量、载体、与其他预防策略的协同性。随后，果糖或木糖醇口香糖成了公共健康产品。口香糖和咀嚼片使用的最大障碍是使用频繁以及需要大量装有治疗剂量的微丸。此外，长期使用的成本也是较高的。

为了避免含高水平变异链球菌的母亲和新生儿之间链球菌的垂直传播，研究者进行了一项有趣的试验，即在儿童第一颗乳牙萌出之前和萌出过程中母亲摄入木糖醇（框表 11.9）。

基于目前的证据，提出了下列指南：

· 推荐高龋风险儿童和青少年以含糖醇食物作为每日氟暴露的替代物。

· 首选可刺激唾液分泌的产品，如口香糖和吸吮片。

框表 11.9　防止母婴变异链球菌的垂直传播

阻断致龋菌在父母和儿童间垂直传播的方法被称为初级一级预防。这些预防方法通常用于唾液中变异链球菌含量高的新生儿母亲，并在儿童乳牙萌出之前及萌出过程中实施。

芬兰的一项试验表明，在假定的高龋风险儿童中，其母亲服用含木糖醇口香糖减少了唾液中变异链球菌含量，儿童 5 岁时口腔内龋坏（龋失补）也会降低，这种影响甚至持续到 10 岁时的龋病发生以及龋病的修复治疗（引自 Laitala, et al, 2013[28]）

瑞士的一项研究将唾液变异链球菌含量高的母亲随机分配到三个咀嚼口香糖组：①木糖醇，②氯己定 / 木糖醇 / 山梨醇，③氟化钠 / 木糖醇 / 山梨醇。试验在宝宝 6 个月开始，一年后结束。所有母亲均每天咀嚼 3 次相应口香糖，每次 5min。在儿童 4 岁时，观察到母亲在儿童第一次乳牙萌出时用木糖醇作为单一甜味剂嚼口香糖的儿童比那些使用含氟、山梨醇和少量木糖醇的口香糖的儿童龋病更少。儿童 10 岁时，木糖醇干预对龋病无影响（Thorild, et al, 2012[29]）。

这些研究是在低龋社区进行的，参与研究的父母依从性好。目前还没有实施母婴健康经济学分析。尚需要高龋人群的研究，最终形成大众健康建议。

· 每单位尽可能包含更多的糖醇，并且是唯一的甜味剂。

· 需要分次摄入，至少一天三次。

菌斑控制

刷　牙

良好的口腔卫生可以通过居家和口腔门诊的机械和化学方法来获得和维持。刷牙本身能预防龋坏是缺乏科学证据的，因为正常刷牙并不能清除点隙、窝沟及其他位置滞留的牙菌斑。但是刷牙对于健康的牙周组织是至关重要的，研究已证实不刷牙习惯和牙龈炎间的，以及婴幼儿早期龋的关系[16-17]。因此，必须强调刷牙技能及要教会所有年龄段儿童及其父母刷牙技能。告知父母儿童长第一颗牙齿就要刷牙，以及告知父母在儿童第一颗牙齿萌出后就要建立正确的刷牙方法。应在第一颗牙萌出时就对父母进行正确刷牙方法的培训，并在第一颗磨牙萌出时就建立起规律的刷牙习惯。因为低年龄段儿童不能自己有效刷牙，所以儿童 6 周岁之前，父母应帮助他们刷牙，之后要常规监督儿童刷牙。需要强调第一恒磨牙的清洁。在乳牙列期和混合牙列期，合适大小的软毛牙刷及含氟牙膏是最有效的清洁用品。必要时推荐使用药片及漱口水。电动牙刷和手动牙刷有相似的清洁效果，且电动牙刷对有些儿童是一种激励工具，对于残疾人是极好的帮助。在恒牙列完全萌出后建议使用牙线和牙签。

一些关于刷牙的建议：

· 从长第一颗乳牙开始就要刷牙，第一颗乳磨牙萌出前就要养成正确的定期刷牙方法。

· 一天刷牙两次：早饭后和睡觉前。

· 低龄儿童使用小头、柄大的软毛牙刷。

· 使用少量的含氟牙膏。

抗菌药物

使用抗菌药物预防和控制儿童龋病的概念可追溯至"特定菌斑假说"期。背景理论是致龋微生物可被广谱抗生素（如氯己定）所抑制，从而控制龋病。然而就生态学菌斑假说观点来说，这一理论是被质疑的，因为龋病并不是一个特定微生物感染的疾病，而是共生微生物生态失衡的结果。此外，最新研究提出了新的见解，人类生物膜对健康和生存有重要作用，生物膜有助于维持口腔健康[18]。长期使用口腔药物治疗可能对口腔生物膜的多样性和稳定性有负面影响，因此应该限制使用。由此，使用无害或有益的细菌引起了人们的兴趣。益生菌是"活的微生物，适量使用有利宿主健康"，这些益生菌通过干扰和抑制其他微生物来维持和修复天然微生物群落（内稳态）[19]。这一概念

和学龄前儿童氟的应用一样是应用前景较大的龋预防方法，但需要进一步的研究来了解其作用方式[20]。其他有希望的抗菌方法有靶向抗菌肽和常用的氨基酸精氨酸。

所有口腔科使用的抗菌剂中，葡萄糖酸氯己定被认为是金标准。这个药物对口腔结构有强的亲和力，可干扰革兰氏阳性菌的细胞壁运输及代谢方式。在儿童中进行的大量临床试验表明，局部使用氯己定凝胶或涂剂可在长达三个月的时间内降低唾液和牙菌斑中变异链球菌的水平，但随后对龋形成和龋活性的影响则是不一致和不明确的[21]。同样的，用氯己定和（或）聚维酮碘预防和阻止早期儿童龋证明是不成功的。因此，没有证据表明使用氯己定可以预防儿童龋齿，即使是高龋人群[22]。然而，氯己定漱口依然是口腔手术后、口服药物期间及残疾儿童短期控制牙菌斑及保持口腔卫生的方法。氯己定是低毒性的，除了牙齿着色外基本没有副作用，因为有点苦也许并不受儿童的喜欢。

窝沟封闭

牙齿龋病的好发部位与人群患龋率相关。在低龋病人群中，恒磨牙的咬合面是龋病最易发的部位，由于其解剖结构容易滞留菌斑。在高龋人群中，邻面龋病的发生率显著升高。因此，低龋人群中学龄儿童的龋坏大多数发生在第一和第二恒磨牙的咬合面。显然，旨在预防点隙窝沟龋坏的窝沟封闭技术是至关重要的（见第 10 章）。

窝沟封闭是在牙齿的点隙窝沟处放置一种材料预防和阻止龋坏的发展，原理是阻止点隙窝沟处致龋菌的生长。窝沟封闭材料通过酸蚀技术或者化学结合与釉质表面结合固位，如玻璃离子窝沟封闭剂。

20 世纪 60 年代末期和 70 年代早期研究出了第一代树脂基封闭剂，随后大量的窝沟封闭剂包括含氟释放能力的窝沟封闭剂不断问

世。最常使用的窝沟封闭剂是光固化树脂封闭剂，其次是玻璃离子水门汀。尽管窝沟封闭剂固位性较差，这些窝沟封闭剂可通过氟释放预防龋齿的发生。一些封闭剂是透明的，一些加入了填料以增加耐磨性和可视性。

许多临床试验研究了窝沟封闭剂的有效性，评估了以下指标：封闭和未封闭牙齿上龋病增量的差异、不同窝沟封闭材料的效果、固位性及安全性。大多数的材料试验采用了半口设计，即左右两侧的牙齿随机分配为封闭组、对照组。

一篇 Cochrane 关于窝沟封闭的临床试验系统综述中，包括了 34 项研究，共 6529 个儿童和青少年，年龄分布 5~16 岁（框表 11.10）。研究结果显示建议采用窝沟封闭来预防和控制龋坏。对于龋病高风险儿童，窝沟封闭是有效的；但对于龋病低风险和中风险儿童，窝沟封闭效果不显著。同样，不同的窝沟封闭剂其相对防龋效果差异也是不显著的。5~10 岁儿童中第一恒磨牙的窝沟封闭预防效果，24 个月 OR=0.12（95% CI 0.07，0.19），48~54 个月 OR=0.21（95% CI 0.16，0.28）。综述显示龋活跃度降低 73%~85%（GRADE 评分中）。树脂封闭剂固位较好，玻璃离子封闭剂相对较差。目前研究未发现有不良反应。

窝沟封闭在低龋风险人群中的使用是有争议的。然而，低龋发病率人群中部分人群还是会发生龋坏。高危个体恒磨牙咬合面的窝沟封闭为低龋风险人群的龋病预防提供了有效的方法[23]。窝沟封闭是一级预防，同时窝沟封闭剂也可阻止小型龋洞和非洞型龋损的发展（二级预防）。

预防策略

预防策略可分为两个方面：群体策略和高风险策略。折中策略是针对高风险的群体策略。群体策略的目的是降低群体中每个个体的风险因素，无论他们是否健康。北欧国家已实施的

框图 11.10　摘录至 Cochrane 图书馆发表的窝沟封闭系统综述的摘要

目的：

- 评估儿童和青少年窝沟封闭与未做窝沟封闭的龋病预防效果。这是根据人群中不同的龋病背景水平进行的。
- 比较不同的窝沟封闭剂预防儿童和青少年龋病的效果。

选择标准： 至少历经 12 个月的随机对照试验或类随机对照试验，比较 20 岁以下儿童和青少年前磨牙和磨牙的咬合面和邻面是否有龋坏。

主要结果： 与没有窝沟封闭治疗的对照组相比，第二代、第三代、第四代树脂类窝沟封闭剂对于 5~10 岁儿童（随访 2 年）第一恒磨牙的防龋比值比（OR）0.12，95% CI（0.07，0.19）。假设 40% 的对照组在 2 年的随访期中发生龋坏（每 1000 个牙齿有 400 个龋齿），应用树脂类窝沟封闭剂可将牙面龋坏的百分比降低至 6.25%（95% CI：0.0384，0.0963）；相似的，假设 70% 的对照组在 2 年的随访期中发生龋坏（每 1000 个牙齿有 700 个龋齿），应用树脂窝沟封闭剂可将牙面龋坏的百分比降低至 18.92%（95%CI：0.1228，0.2718）。在随后的更长时间随访中，这种防龋效果得以维持，但证据的质量和数量均有所降低。24 个月的随访研究还没有发现充分的证据证实玻璃离子窝沟封闭剂相比较于无窝沟封闭剂有防龋效果 [龋补牙面数（DFS）平均差 −0.18，95%CI：−0.39，0.03，这个试验有不确定的风险偏倚，452 个儿童随机分配，404 个儿童被评估，证据质量较低]。窝沟封闭剂之间的比较：不同类型窝沟封闭剂之间的相对效应在这一综述中尚无定论。

作者结论： 建议使用窝沟封闭的方法预防或控制龋病。对于高龋风险儿童，牙齿窝沟封闭是有效的，但是关于其他一些条件下窝沟封闭的益处研究很少。不同类型的窝沟封闭剂的相对有效性还没有定论。

经许可引自 Ahovuo-Saloranta, et al[24]. John Wiley & Sons, 2013

群体策略不建议使用含氟漱口水，建议使用含氟牙膏及减少糖摄入。高风险策略主要针对高

风险个体，即将有限的资源用在刀刃上。如前所诉，一个折中策略是高风险的群体策略，即措施仅应用于已知的高风险群体，如在低龋人群中的某些移民群体。

近几十年口腔健康的显著改善引起了北欧国家儿童口腔科医生对控制个体疾病预防方法的广泛兴趣。针对整个群体或者亚群体中风险因素降低方面的兴趣则不是很大。想要保持群体疾病水平总体较低的状态是有困难的。由此来看，群体策略和高风险策略并不能分开进行，而应该携手并进。群体策略的目的是降低整个群体风险因素的整体水平，而高风险策略针对的是控制有早期龋损的个体龋病（见 12 章）。在北欧国家儿童和青少年口腔健康管理的系统策略是非常容易实施的。

本章提到了所谓的共同风险因素策略[24]，这是因为口腔疾病和其他一些慢性疾病享有共同危险因素。儿童风险因素，如饮食、口腔卫生等是龋齿、牙周病、肥胖及皮肤病的共同风险因素。如果要通过降低共同危险因素方法改善儿童的口腔健康，那么牙科服务必须与其他健康管理机构和社会服务部门合作。

预防和手术护理：一个协调的方式

12 章中将详细讲述如何将预防（非手术方法）纳入龋病的治疗过程。高龋活性或高龋风险的儿童治疗计划中，将会结合一些基本的预防方法。对于持续进展的高龋活性儿童进行直接的修复治疗无论伦理学还是科学上都是不合理的或者不公平的。这种治疗效果总是很差。因此，在龋病修复治疗过程中需要融入龋病预防的措施。

（李晓静　译）

（阮文华　冀堃　廖莹　邢向辉　审）

参考文献

[1] Axelsson P, Lindhe J. The effect of a preventive program on dental plaque, gingivitis and caries in shoolchildren. Results after one and two years. J Clin Periodontol, 1974, 1:126–142.

[2] Hamp S-E, Lindhe J, Fornell J, et al. Effect of a field program based on systematic plaque control on caries and gingivitis in schoolchildren after 3 years. Community Dent Oral Epidemiol, 1978, 6:17–23.

[3] Sackett DL, Rosenberg WM, Gray JA, et al. Evidence based medicine: what it is and what it isn't. British Med J, 1996, 312:71–72.

[4] Holst D, Schuller AA, Aleksejuniene J, et al. Caries in populations-a theoretical, causal approach. Eur J Oral Sci, 2001, 109:143–148.

[5] Rothman KJ, Greenland S, Lash TL. Modern epidemiology. Philadelphia, PA: Lippincott-Raven, 2008.

[6] Twetman S, Fontana M, Featherstone JD. Caries risk assessment-can we achieve consensus? Community Dent Oral Epidemiol, 2013, 41:64–70.

[7] Mejàre I, Axelsson S, Dahlén G, et al. Caries risk assessment. A systematic review. Acta Odontol Scand, 2014, 72:81–91.

[8] Gao XL, Hsu CY, Xu Y, et al. Building caries risk assessment models for children. J Dent Res, 2010, 89: 637–643.

[9] Riley JL 3rd, Qvist V, Fellows JL, et al. Dentists' use of caries risk assessment in children: findings from the Dental Practice-Based Research Network. Gen Dent, 2010, 58:230–234.

[10] Sarmadi R, Gabre P, Gahnberg L. Strategies for caries risk assessment in children and adolescents at public dental clinics in a Swedish county. Int J Paediatr Dent, 2009, 19:135–140.

[11] Gao X, Di Wu I, Lo EC, et al. Validity of caries risk assessment programmes in preschool children. J Dent, 2013, 41:787–795.

[12] Miller RW, Rollnick S. Motivational Interviewing: Preparing People for Change. New York: Guilford Press, 2002.

[13] Cascaes AM, Bielemann RM, Clark VL, et al. Effectiveness of motivational interviewing at improving oral health: a systematic review. Rev Saude Publica, 2014, 48:142–153.

[14] Moynihan PJ, Kelly SAM. Effect on Caries of Restricting Sugars Intake: Systematic Review to Inform WHO Guidelines. J Dent Res, 2014, 93:8–18.

[15] Mickenautsch S, Yengopal V. Effect of xylitol versus sorbitol: a quantitative systematic review of clinical trials. Int Dent J, 2012, 62:175–188.

[16] Needleman IG. Oral hygiene. Today's view. Int Dent J, 1998, 48:495–500.

[17] Wendt L-K, Hallonsten A-L, Koch G, et al. Oral hygiene in relation to caries development and immigrant status in infants

and toddlers. Scand J Dent Res, 1994, 102:269–273.

[18] Marsh PD, Head DA, Devine DA. Prospects of oral disease control in the future−an opinion. J Oral Microbiol, 2014, 6:26176.

[19] de Vrese M, Schrezenmeir J. Probiotics, prebiotics, and synbiotics. Adv Biochem Eng Biotechnol, 2008, 111:1–66.

[20] Twetman S, Keller MK. Probiotics for caries prevention and control. Adv Dent Res, 2012, 24:98–102.

[21] James P, Parnell C, Whelton H. The caries-preventive effect of chlorhexidine varnish in children and adolescents: a systematic review. Caries Res, 2010, 44:333–340.

[22] Walsh T, OliveiraNeto JM, Moore D. Chlorhexidine treatment for the prevention of dental caries in children and adolescents. Cochrane Database Syst Rev, 2015, Apr 13,4:CD008457.

[23] Batchelor PA, Sheiham A. Grouping of tooth surfaces by susceptibility to caries: a study in 5–16 year-old children. BMC Oral Health, 2004, 4:2.

[24] Ahovuo-Saloranta A, Forss H, Walsh T, et al. Sealants for preventing dental decay in the permanent teeth. Cochrane Database Syst Rev, 2013, 28:3:CD001830. doi: 10.1002/14651858.CD001830.pub4.

[25] Sheiham A, Watt RG. The common risk factor approach: a rational basis for promoting oral health. Community Dent Oral Epidemiol, 2000, 28:399–406.

[26] Twetman S, Fontana M. Patient caries risk assessment. Monogr Oral Sci, 2009, 21:91–101.

[27] Duggal MS, Toumba KJ, Amaechi BT, et al. Enamel demineralization in situ with various frequencies of carbo hydrate consumption with and without fluoride toothpaste. J Dent Res, 2001, 80:1721–1724.

[28] Laitala ML, Alanen P, Isokangas P, et al. Long-term effects of maternal prevention on children's dental decay and need for restorative treatment. Community Dent Oral Epidemiol, 2013, 41:534–540.

[29] Thorild I, Lindau B, Twetman S. Long-term effect of maternal ylitol exposure on their children's caries prevalence. Eur Arch Paediatr Dent, 2012, 13:305–307.

第12章 龋病的诊断与治疗

Annika Julihn, Margaret Grindefjord, Ivar Espelid

龋病诊断的概念

临床实践中，龋病的有效管理取决于龋病的准确诊断。在制定治疗计划、安排临床操作前，对患者龋齿的性质需要进行全面的评估。这种评估小到每颗牙齿、大到患者全身健康状况。本章讨论龋病诊断的概念、龋病辅助检查手段、龋病的非手术和手术治疗以及龋病修复材料的性质和使用方法。特定年龄相关的龋病诊断与治疗方法也将分专题进行阐述。

龋病是微生物酵解饮食中的碳水化合物，形成酸性产物，对易感牙齿硬组织表面造成破坏的结果[1-2]。这种疾病是由覆盖在牙齿表面的细菌生物膜（牙菌斑）引起的，是牙釉质表面持续进行的矿物质获得与丢失（脱矿和再矿化）的动态平衡失衡的过程。如果脱矿作用大于再矿化作用，导致牙釉质表面永久性、不可逆的矿物质流失，牙齿表面将会形成龋洞，造成牙齿硬组织的持续性破坏[3]。龋病的临床表现范围从釉质表层下的小范围脱矿到严重的牙齿形态破坏（图12.1）。临床上经过视诊、触诊或结合其他诊断学方法（如放射学）检查一旦发现龋病脱矿的症状或体征，龋病即可明确诊断。本章所述的"龋病"一词是指"龋病"这一疾病以及龋病的症状（病变）。参见框表12.1。

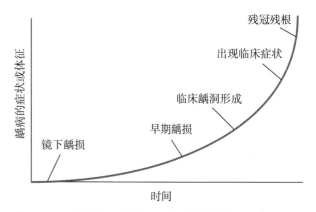

图12.1 龋病怎么界定？龋病的界定有赖于患牙的症状以及体征，而后者的表现取决于龋病的严重程度。本图显示牙齿硬组织病变从亚临床水平到逐渐破坏的整个发展过程，该过程具有时间累积效应

龋齿病变的检测与评估（龋病的诊断）

评估龋病病变是否存在取决于医生选择的标准。经典理论认为，龋洞如果破坏到牙本质，是需要修复充填的。随着对龋病流行病学、发病率、地区分布、严重程度及龋损进展速度等方面的认识不断深化，龋病的治疗理念也随之改变。当前，国际学术界越来越倾向于尽可能地从手术干预转向非手术治疗龋齿[4]。因此，医生有必要对龋病病变以及病变以后的转归行为（逆转、恶化或无变化）进行更为详细的描述和评估[5]。

龋病病变严重程度的评估与分级

一个可靠而有效的龋病病变评估与分级系统具有以下优点：

· 可以更准确地监测该病的进展，并可评估龋病控制措施的效果。

· 能够统一临床诊治标准，从而使不同医生之间的指标可以进行可靠性评估。

· 有助于医生、患者及其家长之间的沟通交流。

· 有助于医生、研究人员以及公共牙科健康工作者的沟通交流。

基于上述目的，ICDAS（Internationalcaries Detection and Assessment System）系统应运而生。ICDAS 系统仍在不断完善中，以便使系统的有效性、可靠性进一步提升[6]。依据龋病病变的严重程度，ICDAS 将龋病病变分为 6 级。该分级系统适用于牙齿所有类型的表面，但是根据牙齿不同的表面特征（点隙裂沟、光滑面）和是否有相邻牙齿存在（近中面和远中面）而

框表 12.1

龋病的诊断
对患者包括临床表现在内的所有信息进行全面的专业的评估。

龋 病
生物膜中的微生物酵解饮食源性的碳水化合物，产生酸性代谢产物。这种酸性产物破坏牙齿局部硬组织的结构。随着疾病的进一步发展，蛋白水解酶参与牙本质的破坏。

龋病的症状
主观症状：牙釉质色泽改变、龋洞、疼痛或其他龋病相关症状。
客观体征：临床上通过视诊、探诊（触诊）或其他手段如 X 光片、光导纤维透照技术等发现的龋病体征。

龋病病变的严重程度（龋病病变的评估）
根据龋病病变的严重程度指数及活动程度（活动性与静止性病变）判断的龋损程度。

龋病的治疗
非手术治疗意味着无须去除牙齿硬组织。
手术治疗包括龋洞组织的祛腐、洞形制备及修复材料的充填。

有所不同。分级编码以及分级标准详见框表 12.2。

判断有邻牙存在的邻面龋病变严重程度及分级的方法是咬翼片检查。如何将放射学检查结果与临床 ICDAS 标准相结合仍有待确定。图 12.2a 显示基于 ICDAS 分级系统的牙齿光滑面及殆面龋损模式图，图 12.2b 显示基于 ICDAS 分级系统的牙齿颊舌侧及殆面龋损模式图，该图同时提供了邻面龋损的放射学检查分级标准。

龋病活跃度的检测与分级

龋病活跃度的评估与龋病的检测一样重要。框表 12.3 列出了活动龋与静止龋的评估标准。该标准由 Nyvad 等人[7] 和 Ekstrand 等人[8] 提出，略有修改。图 12.3 显示活动龋与静止龋的临床特征。

诊断手段

视探诊检查与放射学检查

视探检查和咬翼片检查是目前仍在广泛使用的两种传统的诊断方法。那么，这些诊断手段的准确性怎样？也就是说，它们在多大程度上与一个病变组织的真实性相匹配？一篇系统

框表 12.2 ICDAS 龋病病变评估与分级系统的分级编码以及分级标准

0 级 健康牙齿表面

1 级 釉质早期视觉改变（只能在持续性吹干或仅仅某个点隙裂沟才能看到）

2 级 釉质明显视觉改变

3 级 局限性牙釉质破坏（未暴露牙本质）

4 级 深部牙本质黑影

5 级 明显龋洞伴有牙本质暴露

6 级 暴露牙本质的明显大面积龋洞

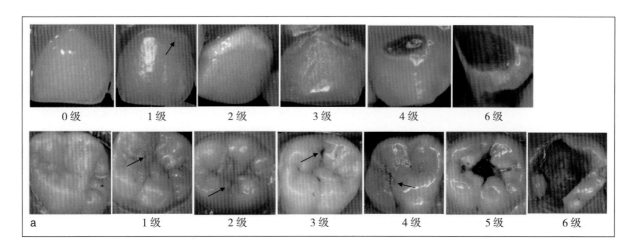

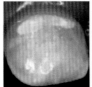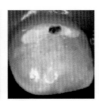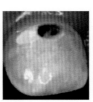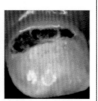

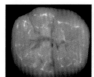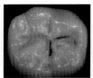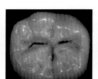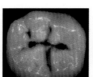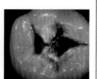

颊侧、舌侧龋病（临床特征）

颊侧龋齿 1 型（B1）牙釉质白垩色或变色，未见龋洞形成

颊侧龋齿 2 型（B2）釉质可见小龋洞形成

颊侧龋齿 3 型（B3）釉质中等大小龋洞形成，牙本质暴露（探诊确认）

颊侧龋齿 4 型（B4）釉质大面积龋坏，牙本质洞较大

颊侧龋齿 5 型（B5）釉质广泛性龋坏，牙本质大量丧失

𬌗面龋病（临床及放射学影像学特征）

𬌗面龋病 1 型（O1）牙釉质白垩色或棕褐色，未见龋洞形成，X 线片检查未见明显异常

𬌗面龋病 2 型（O2）小洞形成，或点隙裂沟周围牙质变色，形成灰白色/不透明的斑块，和（或）X 线片检查透射影出现。

𬌗面龋病 3 型（O3）𬌗面出现中等大小的龋洞和（或）牙本质外三分之一 X 线片透射影

𬌗面龋病 4 型（O4）𬌗面龋洞大，和（或）牙本质中三分之一 X 线片透射影

𬌗面龋病 5 型（O5）𬌗面龋洞很大，和（或）牙本质内三分之一 X 线片透射影

邻面龋（放射学影像特征）

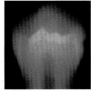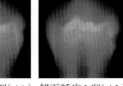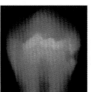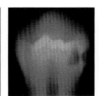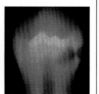

邻面龋病 1 型（A1）邻面牙釉质外二分之一 X 线片透射影

邻面龋病 2 型（A2）邻面牙釉质内二分之一 X 线片透射影

邻面龋病 3 型（A3）邻面牙本质外三分之一 X 线片透射影

邻面龋病 4 型（A4）邻面牙本质中三分之一 X 线片透射影

邻面龋病 5 型（A5）邻面牙本质内三分之一 X 线片透射影

图 12.2　a. ICDAS 光滑面及𬌗面龋病病变严重程度分级标准模式图。b. 另外一种分级方法：光滑面、𬌗面、邻面龋病病变严重程度的五级分级标准模式图

框表 12.3　活动龋与静止龋的龋洞型、非龋洞型龋损的临床特征

	活动龋	静止龋
非龋洞型	牙釉质白垩色	牙釉质白垩色、棕褐色或黑色
	轻探表面粗糙感	轻探表面质硬、光滑、顺畅
	表面常有菌斑覆盖	
	经常位于牙颈部龈缘	发病部位远离牙颈部
龋洞型	龋洞探诊时卡顿感	探诊时基底质硬
	轻轻探诊时龋洞基底质软或有皮革样感	局部组织变色（棕色、黑色）
		洞口经常敞开，容易清洁

性综述指出[9]视探诊检查是一种简单、低廉、可靠的方法，可用于诊断所有没有邻牙接触的牙面上的明显病变。当然，视探诊检查对于颊舌侧牙釉质的早期龋病检测也是可靠的。然而，在𬌗面牙釉质和早期牙本质病变的检测准确性上这些检查手段要略微逊色。𬌗面视诊时要结合咬翼片检查。对于邻面有牙齿接触的牙釉质、牙本质龋病变同样需要咬翼片检查。

牙齿应该清洁，干燥，并在良好的光线下检查。干燥的牙齿表面有助于发现白垩斑，因为干燥状态下龋坏与健康牙釉质的折射率差异较大。

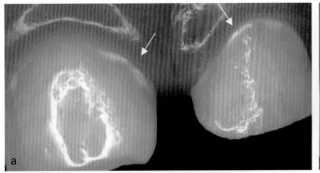
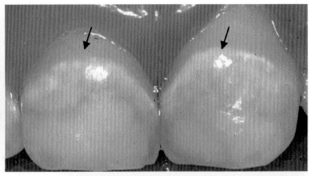
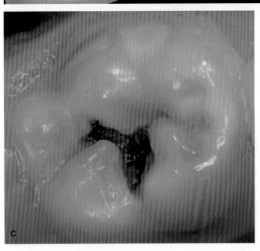
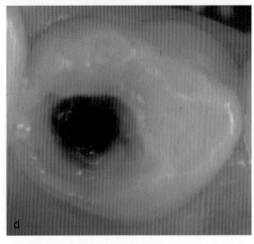

图 12.3　活动龋和非活动龋 / 静止龋病损。上排显示尚无龋洞形成时的龋损，下排显示有龋洞形成时的龋损。a. 2 岁患者，乳上切牙唇侧颈部活动性龋损，龋洞尚未形成。釉质表面光泽消失，探针粗糙。b. 4 岁患者，乳上切牙唇侧静止龋，龋洞尚未形成。龋损组织远离牙颈部，有光泽，探诊坚硬。c. 5 岁患者，下颌第二乳磨牙活动性龋，龋洞形成。牙本质探诊质软，洞缘钝而不规则。d. 7 岁患者，下颌第一乳磨牙静止龋，龋洞形成。牙本质棕黑色，探诊质硬，洞缘锐利而规则

𬌗面（点隙裂沟）

为避免医源性损伤，使用探针检查时动作要轻柔，尤其是点隙裂沟部位（图 12.4）。探针是一个非常重要的辅助检查工具，也方便去除牙面的菌斑。早期尚未成洞的裂隙龋探诊检查无助于改善视诊的检查结果[10]。因此，很有必要认清这一事实：即使探诊有勾拉感，也并不意味着有质软龋齿病变的存在。

一旦磨牙𬌗面成为菌斑滞留区，磨牙萌出过程中可能会发生早期龋病[11]。这是因为磨牙𬌗面低于𬌗平面，牙刷不易刷到。这些早期病变的特征是裂隙边缘出现白色斑块，如果表面不干净、不干燥且光线不佳，很容易被忽视。基于同样原因，这些区域的微小洞损不经仔细检查也很容易遗漏。

裂隙周围牙质着色为龋病的诊断带来了困惑。因为变色并不意味着活动性的龋病发展。

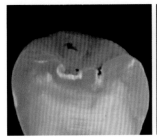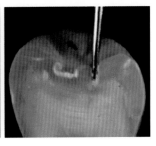

图 12.4　前磨牙剖断面，显示牙齿裂隙釉质龋损。左侧是探诊前；右侧为暴力探诊，导致龋损区域的釉质破坏

下列特征有助于鉴别活动性龋和非活动性龋或静止龋

活动性损害：最常见于刚刚萌出或正在萌出的牙齿，常与其他龋活跃因素并存。釉质色泽往往表现为不透明、变浊或浅褐色。轻轻加压探诊可以探及裂隙入口处釉质发软。一旦变色区的釉质连续性破坏（临床龋洞形成），咬翼片检查经常发现牙本质的透射影（图 12.5）。许多边缘性病例很难明确诊断。对于这些病例，咬翼片检查无疑是一个很好的评估牙本质损害的手段（图 12.6a，b）。

非活动性损害：常见于成人"成熟"的牙齿，没有明显的龋活跃迹象。牙齿颜色为深褐色或黑色，牙面探诊质硬（图 12.6c），一般没有牙本质损害。

开放的光滑面

牙齿的唇颊面和舌面容易检查。与点隙裂沟或者有邻牙接触的邻面相比，医生容易发现颊舌面的早期龋损，如牙面颜色、质地的细微变化。开放性光滑面的活动龋经常位于近龈缘的牙颈部，呈白垩色，质地粗糙（图 12.3a）。反之，典型的静止龋经常见于完全萌出的乳牙，龋损组织远离牙龈缘，探诊质硬，可能有光泽（图 12.3b）。

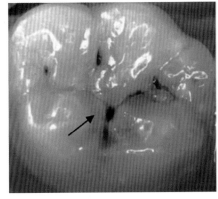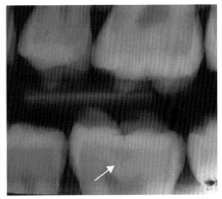

图 12.5　第一恒磨牙中央窝一个显而易见的小洞（箭头），洞缘釉质白浊，质地粗糙，表明这是一个活动性的龋损。其下方为牙本质龋洞。X 片显示牙本质大面积透射影（箭头）

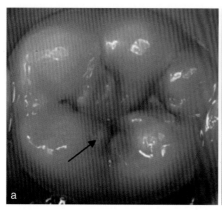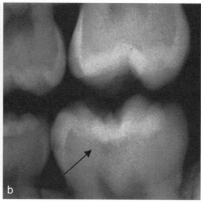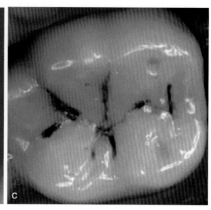

图 12.6　a. 8 岁患者，第一恒磨牙殆面裂隙，浅褐色病损区。病损区周围釉质白浊、变软，表明这是一个活动性的龋损（箭头）。b. X 片显示牙本质透射影（箭头）。c. 19 岁患者，龋病活跃性低，第一恒磨牙裂沟深褐色／黑色，沟裂探诊质硬，显示静止龋

邻　面

对于有邻牙接触的邻面来说，发现、评估龋病最常用的手段就是放射学检查。然而，对于尚未形成龋洞的早期邻面龋损难以通过放射学检查发现[9]，通常也无法通过视探诊发现。值得注意的是，在龋齿发病率较低的人群中，咬翼片诊断为假阳性的比例相对较高。影像学诊断龋病的有效性在第 8 章中有详细描述。

对于有邻牙接触的邻面龋病，决定非手术治疗还是手术治疗的原则是牙齿表面有明显的龋洞形成。因此，这个诊断至关重要。然而，在这个问题上，X 线片没有提供直接的信息。如图 12.7 所示，两个具有相似影像学表现的病变中只有一个有临床意义上的龋洞。关于儿童青少年邻面龋病的临床特征与影像学表现之间的比较研究结果差异很大。影像学表现为牙本质外二分之一有透射影的临床具有龋洞的概率为 41%~100%，中位数是 78%[12-18]。这种巨大差异很大可能归咎于研究者所使用的不同的龋洞判断方法、不同的龋洞深度及具有不同龋活跃性的不同人群。显然，病损越深，龋洞形成的可能性越大。

一些迹象有助于判定是否有龋洞形成。对于邻面龋病 A2 型、A3 型的患者来说（图

12.2b），龋活跃性高的患者比龋活跃性低的患者更容易出现龋洞[14]。伴有龈缘出血的牙齿表面更容易发生龋洞[19-20]。将邻牙分开暴露邻面进行轻力探诊有助于发现牙齿邻面龋病。邻面印模法有助于诊断边缘性病例[14-17-20]。不可否认的是，至今仍缺乏一种简单有效的方法来判断有邻牙接触的牙齿邻面是否存在龋洞。

氟化物的广泛使用可能引起了窝沟龋和邻面龋临床表现的改变。相对完整的牙釉质表面隐藏着牙本质病变并不罕见（图 12.8）。持续的氟化物供应似乎可以延缓牙釉质龋坏过程，

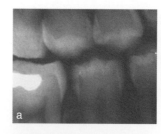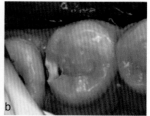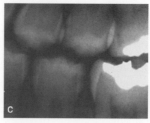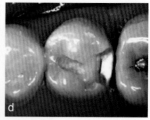

图 12.7　两颗下颌第二前磨牙远中面龋损。影像学显示两颗牙齿的牙本质外层（a、c）都有透射影，但是备牙时，只有一颗存在临床意义上的龋洞（b）

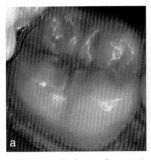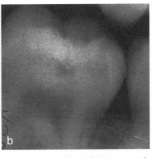

图 12.8 患者 14 岁,下颌第二恒磨牙骀面未见明显异常,但其下方有隐匿性病灶。a.视触诊检查骀面没有任何龋病的迹象。b.咬翼片显示牙本质明显的透射影。备洞时确认下方质软的牙本质龋损病灶

减慢病变牙本质上的牙釉质崩解。这种现象有时被称为"隐匿性龋"[21]。

可供选择的其他龋病诊断工具

儿童牙医可使用多种辅助性龋病诊断手段:

- 光纤透照(FOTI)
- 数字成像光纤透照(DiFOTI)
- 激光荧光龋检测(DIAGNOdent)
- 近红外透照技术(NIR)(DIAGNOcam)
- 定量光导荧光法(QLF)
- 龋电测仪(ECM)

前五种是光学方法,最后一种是基于电阻抗的方法。FOTI(DiFOTI)可以代替咬翼片使用。Holt 和 Azevedo[22] 比较了 FOTI 和 X 线检查的诊断结果后得出结论,在准确性和可靠性方面,FOTI 并没有比咬翼片更优越。在不能使用放射线检查的情况下,例如儿童不接受拍 X 线片,FOTI 可以作为一种替代方法。DIAGNOcam 是 FOTI 的升级版,但是这些方法还需要经过验证才能作为放射检查的补充。在一项临床研究中,使用激光荧光龋检测仪(DIAGNOdent)同时检测牙釉质和牙本质病变,结果发现该技术具有较高的敏感性,假阳性诊断比例高(特异性低)[23]。这表明当依赖这种方法时,过度治疗的风险相当大。

QLF 能比较准确地检测到矿物质流失的细小变化,但目前在临床上应用较少。有两项研究探讨了 ECM 对拔除牙齿上的龋损检测能力[24-25]。结果表明,该技术特异性高,但灵敏度差异较大。

总之,这些龋病诊断的辅助工具各有优缺点。一篇系统性文献综述显示尚没有足够的证据支持这些辅助性诊断工具在龋病诊断方面的准确性[26]。

龋病治疗的概念

牙科学中有一种牢固的传统,就是将龋病治疗与修复技术等同起来,并使用术语"预防(prevention)"来表示旨在防止实施这类治疗的方法。这种思维方式的主要问题在于将牙科的重心放在修复治疗之上。这也影响了我们对治疗方式的选择、对修复治疗价值的判断以及对医疗资源的分配。但是,既然龋病的症状和体征是疾病进展的结果,那么医生的治疗目标也应该是在受损组织需要修复之前就阻止疾病的发展[27]。换句话说,治疗目标首先应是利用非手术治疗方法控制疾病,其次才是修复受损组织。所以,将资源依此分配也非常重要。

非手术治疗的目标是逆转、阻止或者延缓龋损进展。在任何可能的情况下,它都应当是治疗选择之一。对于任何一个慢性疾病来说,手术治疗并不可取。因此,只用当龋损进展不可遏制,即已形成龋洞且无法进行有效菌斑控制时,才应该考虑手术治疗。从某种程度上说,对未形成龋洞的病损进行非手术治疗和对更加严重的病损进行手术(修复)治疗,两者的治疗目标相同,都是阻止疾病进展,以防止进一步的组织破坏以及可能引起疼痛、牙体破损和口腔功能减退的牙齿及其他组织的感染。两者的主要区别在于从远期来看,未行修复治疗的牙齿受益更多。

非手术治疗

非手术治疗技术与龋病预防中所使用的方法相同，即口腔卫生指导、窝沟封闭以及氟化物使用。非手术治疗主要用于未形成龋洞的病损，但也有例外，如发生于无法配合治疗的患儿口内的龋洞（详见"0~3 岁"部分）。

最常用的方法如下：

• 一般干预（患者为导向）：最为基本和重要的方法是激励和教导患者清除龋损表面的菌斑，并且养成每日用含氟牙膏保持该区域清洁的习惯。饮食指导也可以包括在这一方法内。在特殊情况下，当患者和（或）患儿家长不能清洁牙齿时，可以考虑使用专业的菌斑去除方法[28]（图 12.9）。

• 局部干预（病损为导向）：窝沟封闭可以用于发生于点隙裂沟的未形成龋洞的病损。这种治疗概念基于一种假设，那就是正确放置的封闭剂可以阻止来自口腔环境的微渗漏，从而阻断龋损病灶中微生物的营养供给，龋病进展随之停止。有文献表明，无论是釉质龋还是牙本质龋，只要封闭剂完整，龋病就不会进一步发展[29-33]。但是，关于在临床操作中封闭未形成龋洞点隙的有效性依然缺乏完整证据[34-35]。值得注意的是，这并不代表这种操作没有用，缺乏有效性证据的原因更可能是缺少针对同年龄层的、设计严谨且实施良好的临床试验。在封闭剂选择方面，一项循证医学系统评价将树脂封闭剂作为预防和控制第一磨牙龋病的首选[36]。此外，近期一篇系统回顾认为：利用树脂封闭剂进行𬌗面窝沟封闭，可能阻止非龋洞型𬌗面牙本质龋损进展[29]。但是，只有进行更长时间的临床追踪试验，才能增加证据的科学性。

• 含氟涂料应用是用药物治疗非龋洞型病损的方式。在一项持续 3 年的试验中，当青少年以 3 个月一次的频率涂布多乐氟（Duraphat®）时，前磨牙和磨牙的邻面龋进展率显著下降[37]。

这种操作需要包括专业人员、时间和器械在内的资源，所以，它应该在充分考虑效益的情况下实施。如果能成功实施，对儿童来说，这项治疗将比修复更有价值，因为它保留了更多健康的牙体组织。含氟涂料作为封闭剂来治疗非龋洞型龋损的有效性没有完整证据支持，说明在这一领域需要更多研究[34-35]。

• 基于防龋和释氟性，玻璃离子可以作为窝沟或其他龋损的临时封闭剂。这一点将在本章下文中描述。

手术（修复）治疗

当牙齿中的矿物质流失过多以致形成龋洞时，牙齿中的物质以及表面连续性就会发生不可逆转的改变。这是一个关键时期，因为除非菌斑可以从龋洞表面有效去除，否则硬组织破坏将会持续。严格来说，选择非手术治疗与手术（修复）治疗的关键点就在于患者是否可以有效去除菌斑，而这常常与龋损形态有关（图 12.2a 中的 3~6 级），尤其是在咬合面和有邻牙接触的邻面。在颊舌面，由于用牙刷就可以进行清洁，因此即使病损区域已形成明显龋洞，龋病依然可以在未修复的情况下停止发展（图 12.9）。

大部分修复方法都会造成健康牙体组织的不可逆损失，并因此使牙齿变得脆弱。而且，修复体并不能永久存在。因此，在替换修复体的时候，窝洞将会扩大，牙齿将更为脆弱。这在乳牙Ⅱ类洞修复上体现得最为突出。这类修复体的长期稳定性将在本章之后进行讨论。而且，在有Ⅱ类洞修复体存在的情况下，对邻牙邻面产生医源性损伤的概率将会显著增加，而这将会增加损伤牙面龋坏的可能[38-39]。所以，在决定手术治疗是否为最佳选择之前，医生有理由对患者进行详细检查。

在决定修复治疗之前，应该考虑下列因素：

牙位 22 和 23　　　　正面像

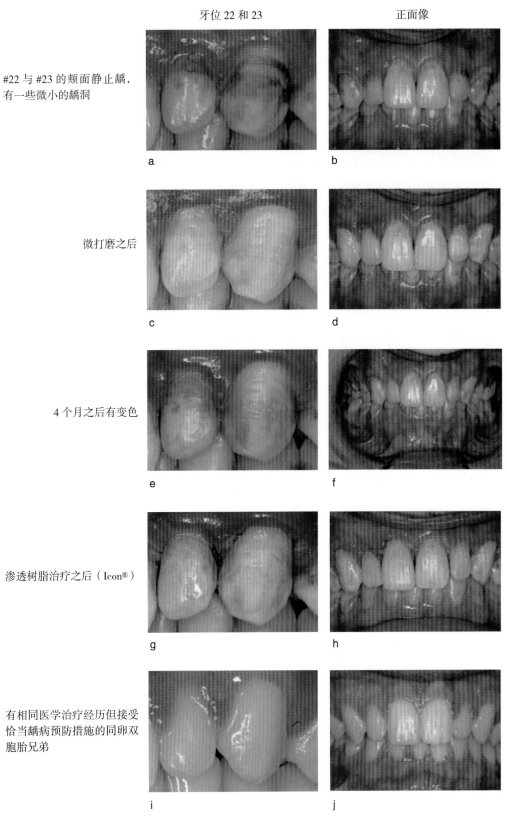

#22 与 #23 的颊面静止龋，有一些微小的龋洞

a　　　　b

微打磨之后

c　　　　d

4 个月之后有变色

e　　　　f

渗透树脂治疗之后（Icon®）

g　　　　h

有相同医学治疗经历但接受恰当龋病预防措施的同卵双胞胎兄弟

i　　　　j

图 12.9　一名接受了骨髓移植治疗的 14 岁男孩。3 个月之后，由于出现了移植物抗宿主病，他的住院时间延长至总共 4 个月。由于自身原因以及所接受的治疗，他的唾液分泌过少。同时，在治疗期间，他经常饮用高糖饮料，既没有进行良好口腔卫生控制，也没有接受氟化物处理。图 a 和 b 显示的是骨髓移植 16 个月后的情况。经 Eva Gudrun Sveinsdottir 许可引用

- 患者去除菌斑的能力。龋损能否停止依赖于菌斑能否从龋洞表面移除。基本上，患者可以用牙刷去除颊舌面龋洞表面的菌斑。因此，关键问题在于：患儿或家长能否做到有效清洁龋洞？这一点能否正确实现是因人而异的。尤其是对于不能有效配合修复治疗的儿童，最好的选择是教会家长清除龋洞表面的菌斑，也就是说，将活动中的龋损转换为非活动的、静止的龋损。而对于与邻牙有接触的明显邻面龋洞来说，家长并不能将其清洁干净，因为即使用牙线也只能从牙齿表面擦过，无法清除龋洞表面的菌斑。在这种情况下，应当修复龋损。这也同样适用于咬合面的大部分龋洞。图12.5中的磨牙就是一个例子。由于脱矿釉质的阻挡，刷毛无法到达龋洞底部，并不能有效清洁。因此，应当对其进行修复。

- 龋活跃性——活动龋或静止龋。如果有迹象表明龋洞中病损静止，修复治疗可能并不重要[40]。这对于颊舌面龋尤为适用。对于无法进行直接检查的病损部位，也就是与邻牙有接触的邻面，龋活跃性检查往往比较困难。在一个患者口内发现多个邻面龋或者充填物往往可以提示高龋活跃性。整体来看，这也提示了龋病有更大概率发生且进展速度较快。但是，即使是龋活跃患者，某一病损的进展速率也是很难评估的。判断龋损活动抑或静止的唯一方式是进行反复的影像学检查。这里需要强调的是，即使是高质量的影像，受每次检查投射角度、明暗度和（或）对比度细微差别的影响，评估病损进展将会比较困难，即龋损是好转、恶化还是无明显变化。虽然非龋洞型病损在影像学上可能表现为静止，这依然没有完整科学证据支持[9-34]。

- 在有过度治疗风险的人群中考虑龋流行性因素。在对影像进行解读时，可能有做出假阳性或假阴性结果的风险（见第8章）。大部分情况下，过度治疗的风险在评估邻面病损时产生。原因是在低龋流行率的人群中，产生假阳性影像学诊断的比例相对较高。换句话说，阳性诊断的预测价值较低。因此，为了进行补偿，在一些临界病例中，采取"等等看"的原则将会更好。

乳牙手术（修复）治疗的适应证

有一些无可争辩的理由表明需要保留健康乳牙牙列（框表12.4）。但是，临床牙医和学龄前儿童的家长有时会对修复乳牙的好处和有效性产生怀疑。有两项来自英国的研究调查了在没有修复乳牙龋齿的情况下产生牙痛的风险。其中一项显示[41]，总体的乳磨牙龋损情况才是牙痛的预测指标，提高修复治疗的水平并不能降低疼痛或拔牙的概率。作者由此认为，如果预测牙痛的指标是患者口腔整体龋损情况而不是修复治疗行为，那么对儿童来说，治疗重心应该放在对疾病的预防上，而不是修复治疗上。另一项研究[42]发现，龋深达牙本质的患者中82%儿童未经任何治疗，但直到脱落也没有临床症状，而18%的儿童出现疼痛，随后被拔除或者治疗。容易引发症状的龋齿往往发生于3岁以前儿童、有龋损并累及牙髓的磨牙。在这些牙齿中有34%出现疼痛。这两项都是回顾性研究，而且有一些方法上的缺陷：没有使用咬翼片，也没有说明修复时病损的严

框表12.4　控制乳牙列龋病的主要理由

- 预防疼痛和不适
- 预防颌骨和恒牙胚的局部感染
- 预防全身感染
- 防止产生消极态度，增加对保持良好口腔卫生的兴趣
- 维持良好的咀嚼功能，美观及全身健康
- 创造良好的口腔健康环境，预防恒牙龋齿
- 预防错𬌗畸形

重程度。在 Milsom 等人的研究[41] 中，参与的全科医生并没有进行随机抽取，而且这也许是最致命的缺点——受试儿童并没有被随机分配到修复和不修复的组别内。值得注意的一点是，修复和不修复的牙齿有着相同的表现。但是，这可能是修复治疗时病损已经进入后期并累及牙髓所导致的。因此，修复治疗的质量存在疑问。不仅如此，试验中唯一衡量结果的指标是疼痛，而其他重要的因素都未纳入考虑范围（框表 12.4）。所以，需要承认的是，我们仍需要设计前瞻性随机试验，来评价哪个年龄段以及哪颗乳牙可以从修复治疗中获益[43]。

治疗计划

对儿童的治疗计划包括对儿童进行检查和病史记录之后对其采取的策略。任何一项治疗措施都应该依据儿童的年龄、发育以及配合程度进行调整。这些已经在第 6 章进行说明。治疗可以分为四个阶段（框表 12.5）：

阶段一：应急处理

这一阶段尤其适用于龋活跃性高的患儿。

框表 12.5　治疗计划。背景资料：病史、临床检查和影像学检查

阶段一：应急处理

· 开髓引流—临时材料封闭

· 必要时行牙拔除术

· 应急牙髓治疗

阶段二：龋病管理，全身及局部干预

· 口腔卫生指导，菌斑控制

· 饮食习惯，饮食咨询

· 唾液检查，细菌学检测

· 局部涂氟

· 窝沟封闭

阶段三：修复（手术）治疗

阶段四：风险评估并制定随访计划

治疗的目标在于缓解患儿的剧烈疼痛和不适，或是防止这种痛苦带来的即刻伤害。最常用的治疗方法有牙拔除术、根管治疗或去除深部龋损后临时用充填材料封闭（图 12.10）。对于配合度不佳的患儿来说，急症处理应该在镇静或全麻下进行（见第 9 章）。

阶段二：龋病管理，全身及局部干预

这一阶段应基于对龋病情况的综合考虑，一般从对龋活跃性的评估开始。活跃龋的典型表现是质地粗糙、边界模糊、位置靠近龈缘的白斑。活跃龋损的数量越多，龋活跃性越高[44]。对有常规监测的儿童来说，龋损情况随时间的变化已经用龋病严重程度评级系统记录。这种病损进展的级别记录也有利于评估龋活跃性。根据检查结果，医生应当用本章之前所提的局部和全身干预措施对病损进行处理（见"非手术治疗"部分）。对高龋活跃性的患者来说，阶段二最为重要，因为它包括针对疾病本身的处理。对于治疗非常困难的病例，在可以用"最终"修复体修复之前，可能需要数月甚至数年的时间才能有效控制疾病。无论怎样，长期目标应当是减少需要修复的牙齿，并由此保证患者终身的口腔和牙齿健康（图 12.11）。

阶段三：修复（手术）治疗

龋损的手术治疗往往指传统技术，包括完全去除质软脱矿的牙本质；目标是防止龋损进一步发展，同时对目标牙进行充填，以恢复其原来的大小和形状（如果可能的话，还有颜色）。但是，完全去除龋损的原则存在争议，有文献指出成功的龋病治疗并不一定需要完全去除感染牙本质[40-45]。在控制龋病的过程中，为了处理和减少修复治疗的并发症，学者们提出微创技术等更为保守的方法，这些方法得到广泛使用。现在并没有证据表明，在停止龋损进展方面，完全去除龋坏组织比微创技术效果更好。

在一篇最近更新的循证医学系统评价[46]中，研究者比较了分次去腐、部分去腐、完

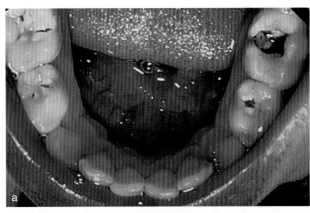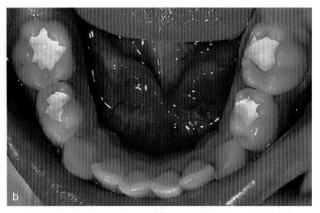

图 12.10　a. 一个频繁进食高蔗糖饮食，具有高龋活跃性的 3 岁男孩。b. 在粗略除去龋损并用氧化锌丁香油水门汀临时充填后，患儿准备非手术治疗

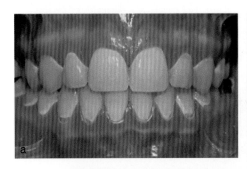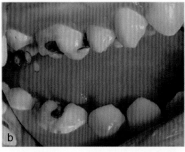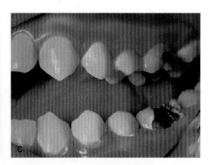

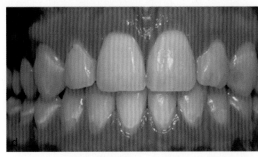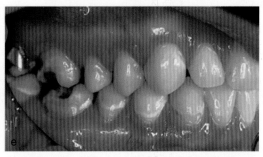

图 12.11　a~c. 一个有高龋活跃性，同时不注意维持口腔健康的 13 岁女孩，接诊后用全身和局部措施进行干预。d. 5 年后：龋损进展得到适当控制。e. 8 年后：龋损进展控制良好。注意那些最开始龋损活跃的部位现在已拥有光滑表面

全不去腐与完全去除龋坏组织这四种方法在乳牙、恒牙龋病管理中的效果。研究结果是，在牙本质龋病的管理过程中，对无症状、有活力的牙齿应用微创技术将比完全去除龋坏组织更具临床优势。

•分次去腐技术成熟，可用于深龋治疗。第一步是去腐，也就是去除坏死和无结构的组织，并保留髓壁上的松软牙本质。随后，暂时封闭窝洞，牙髓有修复反应并产生继发性牙本质 [47]。之后重新打开窝洞，去除剩余的脱矿牙

本质。与完全去除龋坏组织相比，分次去腐的露髓概率更低，可以更好地保留牙髓活力 [48]。

•部分去腐是指完全去除釉牙本质界和侧壁上的龋坏牙本质，同时只去除髓壁浅表龋坏牙本质的方法。这种方法的假设基础是，位于窝洞龋损之上、有良好边缘封闭的充填体可以阻止龋病发展。窝洞封闭将会促使继发性牙本质形成以及牙本质小管钙化，从而防止牙髓暴露 [40]。但是，长期追踪的临床试验证明，无论用什么材料保护和诱导剩余龋坏牙本质，要使

这项技术成功，窝洞封闭尤为重要 [49-50]。部分去腐技术在龋损进展和修复体长期稳定性方面与完全去除龋坏组织有着相似的结果 [46]。一些近期的系统性回顾指出，部分去腐更具优势，因为它降低了牙髓暴露和术后牙髓反应的风险 [46-51]。但是，应该进行更长追踪时间的研究来增加科学证据。

手术治疗的适应证将在本章之后特定部分以不同年龄组的形式讲述。

阶段四：风险评估并制定随访计划

在治疗阶段的最后，需要进行个体龋病风险评估并征得后续回访的知情同意。在一些北欧国家，儿童和青少年的患龋率已经降低。这引发了讨论：考虑到资源最大利用率的问题，医生们之前认同并广泛采用的一年（或更短）回访间隔是否太过短暂？短暂的回访间隔和频繁的检查有两个问题：

• 原本可以用于高风险患者的资源被用于检查健康个体。

• 过度医疗的风险增加。

关于第一个问题，我们坚持认为无论专业和薪金如何，所有的牙医都应该在牙科诊疗过程中努力实现对资源的最优利用。第二个问题则取决于牙医的技术和对牙科治疗的态度。如果某一牙医将他的大部分时间和注意力都放在修复治疗上，那么他将有很大可能对患者进行过度医疗。相反的，如果牙医在治疗龋病的过程中注意预防和非手术治疗方法，同时，他在龋病诊断和风险评估上富有经验，那么他进行过度医疗的可能性将会低得多。风险评估的相关内容将在第 8 章和第 11 章进行讨论。

修复治疗步骤

修复材料：基本原则及操作方法

由于对汞可能产生的副作用存在争议，北欧国家不再允许儿童牙科使用汞合金。因此，儿童牙科首选玻璃离子类材料、复合体、复合树脂。这些牙色材料可以直接粘接到牙齿组织，对乳牙及年轻恒牙可以进行不同修复效果的治疗。根据微创牙科原则，这些材料适用于牙质少量丧失的微小洞损。得益于氟的释放，玻璃离子类材料还有抗龋的特性 [52]；复合体及复合树脂则有优异的美容修复效果。

随着银汞合金使用的日渐减少，新的牙科修复材料层出不穷。当代理商吹嘘他们产品的优点时，牙医可能很难在这个领域跟上时代的步伐。修复材料的分类也可能令人困惑，如树脂改良性玻璃离子和复合体之间的区别。McLean 等人 [53] 提出了一种粘接材料分类的命名法，并有两篇综述描述了这些材料的性能和适应证 [54-55]。表 12.1 总结了玻璃离子材料、复合体及复合树脂的一般性能。树脂基础修复材料，如复合树脂、复合体以及树脂改良性玻璃离子都会释放未固化的树脂及其降解产物。尽管这些材料已经上市几十年了，但我们对树脂基础修复材料的潜在生物学效应知之甚少 [56]。在选择使用常规的玻璃离子材料（聚烯酸酯水门汀）和树脂基础材料修复乳牙时，应考虑树脂基础材料可能引起的副作用。

传统的玻璃离子材料同牙釉质及牙本质均有黏结性，且有释氟能力。氟的释放主要发生在修复治疗的前一个星期。当然，由于玻璃离子材料抗拉强度低，脆性大，它们不能用于恒牙的应力承载区域，只能作为临时填充物。为了改善物理和美学性能，加快固化时间，树脂改良性玻璃离子应运而生。树脂改良性玻璃离子的固化结合了光诱导固化和酸碱反应化学固化。然而，它们不适合承受应力的恒牙 II 类洞修复。小的 II 类洞修复可以考虑使用高黏度的玻璃离子。

聚酸改良性复合材料（复合体）的理念是保留氟化物释放的优点，同时改善材料的物理

表 12.1　玻璃离子类材料、复合体、复合树脂一般性能

材料类别	强度与磨耗	粘接性能	操作性能	释氟性能
玻璃离子，传统型与树脂改良性型	抗断裂强度低耐磨性能差	同牙釉质及牙本质之间的粘接强度中等	需要调拌，推荐胶囊包装。聚合反应慢，初始强度低	强，潜在防龋，有从口腔环境中再摄氟能力
复合体	抗断裂强度高，耐磨性能好	同牙釉质及牙本质之间的粘接强度强（需要酸蚀）	操作容易，初始强度高，对潮湿敏感	低，可能没有防龋性能
复合树脂	抗断裂强度很高，耐磨性能很好	同牙釉质及牙本质之间的粘接强度强（需要酸蚀）	粘接过程可能复杂，初始强度高，对潮湿敏感	无

性能。然而，复合体释氟能力相对较低，其临床价值备受质疑。它的优点是双重固化，但这一优点尚无定论。

在过去十年中复合树脂的性能不断提高，如今后牙应力承载区的修复治疗开始大量使用复合树脂。使用复合树脂前，要对牙釉质和牙本质进行预处理，以便树脂能更好地粘接。关于这种材料的修复技术、材料性能和使用寿命将在下面章节中详述。

橡皮障

牙釉质酸蚀、使用牙本质粘接剂这些步骤对水汽污染很敏感，最好选择橡皮障隔湿。充填治疗时采用橡皮障隔离有两个目的：

·暴露操作区域的视野，隔开非手术区域。
·避免操作区域的水汽污染。

在北欧国家，使用复合树脂和其他湿敏充填材料时普遍采用橡皮障。人们意识到，橡皮障可以帮助儿童牙科的所有治疗工作，并能提高修复治疗的质量。在牙齿预备、修复体充填及抛光过程中全程使用橡皮障可以限制唇、颊、舌的运动，避免吸唾器对治疗过程的影响。同时，橡皮障创造了一个良好的手术视野。有必要强调使用橡皮障时，为了将橡皮障嵌入牙齿而使用橡皮障夹及牙线时，有可能引起疼痛不适。所以，上橡皮障前，必须使用局部麻醉剂（局部麻醉或表面麻醉）。还有一点需要注意

的是防止使用橡皮障过程中出现的乳胶过敏，提倡使用不含乳胶的橡皮障布。

两种常用的上障方法详见框表 12.6 及

框表 12.6　橡皮障

乳磨牙区域修复治疗前采用橡皮障暴露视野

·选择合适大小的障夹，乳磨牙常用 14 号或 14A。
·橡皮布上打上必要数目的孔后将布放到障夹上。
·将障夹放到最后面的孔上。
·障夹、橡皮布连同支架一起移入口中，将橡皮布移出放到障夹的翼下，将障夹撑开夹在乳磨牙的牙颈部，暴露乳磨牙（替代方案：先将障夹夹到乳磨牙上，然后将橡皮布的最后一个洞对准障夹，滑过障夹的翼部即可）。
·用牙线将橡皮布固定在最前面的牙齿上，必要时木楔固位。

上颌前牙区修复治疗前采用橡皮障暴露视野、局部隔湿

·选择合适的障夹，尖牙、前磨牙常用 00 号；或者不用障夹，直接用牙线将橡皮布固定在牙齿上。
·橡皮布上打上必要数目的孔后将布放到障夹上。
·将橡皮布移到牙齿上。
·将障夹固定到前磨牙上。
·牙线绕过所有待治疗牙齿的牙颈部结扎，防止龈沟液的渗出。
·也可使用橡皮障楔线代替障夹固定橡皮布。

图 12.12、图 12.13。第一种上障法主要用于乳磨牙区域，暴露视野，进行牙体预备及充填治疗（图 12.12）。第二种上障法主要用于上颌前牙区，目的在于局部牙齿的隔湿（图 12.13）。

不同年龄段患者龋病的治疗措施

0~3 岁

儿童早期发生的龋病国际通用术语是低龄儿童龋（early childhood caries，ECC）[57]（见第 10 章）。ECC 最好发于上颌乳切牙、第一乳磨牙。上切牙颈三分之一处首先受累，而下切牙通常完好。如果龋病继续发展，其他萌出的牙齿也会受累，尤其是乳磨牙的窝沟，尖牙以及第二乳磨牙也会发生龋病。若不采取措施任由龋病发展的话，龋病进展可能非常快，导致牙髓感染（图 12.14）。ECC 如果持续时间短的话，在完全萌出的牙齿上能看到曾经发生活动性龋病的地方遗留下的"瘢痕"，这些"瘢痕"区域往往远离龋齿易感区（图 12.3b）。

儿童口腔就诊行为管理与治疗措施

由于这个年龄段儿童心智发育不成熟如耐性差、害怕接触陌生人以及令人紧张的环境，因此医生在治疗时面临的主要问题就是不合作。即使轻微的不适或疼痛刺激，就可能引发患儿害怕，从而拒绝治疗。考虑到这些患者切牙上往往并发多个牙面的龋损，令医生无法进行修复治疗。在没有全麻或镇静治疗时，这些

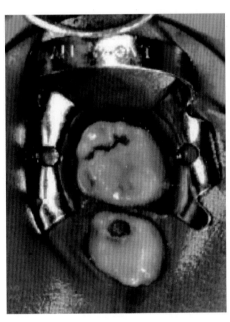

图 12.12 乳磨牙修复治疗前，使用橡皮障暴露操作区域

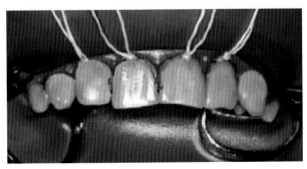

图 12.13 上颌前牙区修复治疗前，使用橡皮障暴露视野，局部隔湿

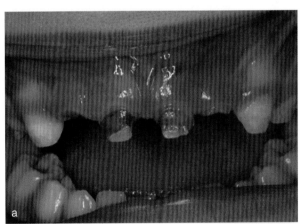

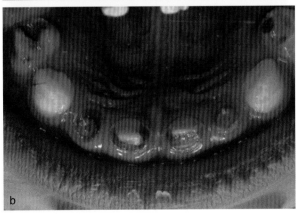

图 12.14 4 岁儿童，重度低龄儿童龋。由于夜间吮吸含糖饮料，上颌前牙萌出时就开始龋坏，值得注意的是上颌第一乳磨牙龋损严重。从未接受过口腔卫生指导

患者的治疗难度堪比登天。无论是深度镇静还是全身麻醉，对幼儿来说都是令人紧张的药物侵入性治疗。这些治疗费用昂贵，治疗时需要麻醉师在场。所以，除非万不得已，而且所采取的治疗方式对患者的创伤已经做到最小化，否则尽量避免全身麻醉治疗。全麻治疗的指征应该是严重龋病，需要复杂的长时间治疗，如多颗牙齿需要拔除，复杂的充填治疗等。对于有经验的牙医来说，清醒镇静技术不失为一种安全的治疗方法，可用于并不复杂的牙科治疗（见第9章）。基于上述考虑，医生应该尽可能使用非手术治疗，使活动龋转变为静止龋。如果成功，修复治疗就变得多余，或者修复治疗可以推迟到孩子能接受治疗的年龄。

非手术治疗策略应利用所有相关手段，包括一般和局部干预措施，以促进龋病静止化，或至少减慢龋病的发展。一般性干预包括诊疗过程中给予家长关于龋病预防措施方面的信息、对家长的鼓励以及口腔卫生指导。当通过询问父母的饮食和睡眠习惯来查找可能的病因因素时，一定要非常小心，不要激起父母的挫败感和内疚感。众所周知，年轻父母面临许多各种各样的困难问题。尽管如此，他们仍然努力为他们的孩子创造机会，帮助他们建立起良好的饮食、睡眠和口腔卫生习惯。为了提升年轻家长良好的依从性，医生应该对家长面临的问题表现出更多的兴趣和同情，应该为他们提供专业的建议而不是评判他们对不对。要想取得非手术治疗的良好结果，这些措施是必须要做到的。

ECC有效的治疗方法包括改变不良的饮食习惯以及使用含氟牙膏刷牙。每天清除牙菌斑，使龋损牙齿暴露在氟化物中非常重要。必须个性化指导饮食、口腔卫生和氟化物的使用。如果主要问题是晚上喝含糖饮料，那么突然中断含糖饮料可能会很困难，也会给家庭带来新的问题。在这种情况下，可以使用水作为"解渴剂"

逐步过渡。这方面的安排可能会对家长有所帮助。在龋病静止前，有必要让患者相对频繁的复查，进行专业化的涂氟治疗以及正向鼓励。

对于因牙本质暴露而感到刷牙疼痛的患者，推荐使用氯己定溶液或凝胶帮助牙齿局部的清洁。若患者有活动性龋病或有活动性龋病风险，可在服用氟化物药物（每晚0.25mg）的同时使用含氟牙膏，以确保患者有足够的氟化物。由于氟化物的局部效应非常明显，应鼓励儿童含化片剂，以获得更多的唾液氟化物浓度。如果含氟牙膏氟化物浓度高于推荐剂量，一定要告知家长氟斑牙的患病风险。

对乳切牙龋病的局部干预包括专业清洁即使用牙刷清除菌斑、牙面软垢，使用橡皮杯或手动工具抛光，以及病损局部涂氟化漆或填上一层薄薄的玻璃离子材料（如GC Fuji Triage®）（图12.15）。这一步骤务必反复进行，如一个月一次，直到龋病静止下来。龋病静止下来的特征是牙本质颜色由浅黄色变成深黄色、棕色或黑色，探诊牙本质质硬（图12.3d）。乳磨牙𬌗面龋损推荐使用微创技术，但是龋损深的话需要使用局麻药进行分步或部分去腐修复治疗。

相比挖匙和旋转切削工具，Carisolv®和Kindersolv®技术对牙齿组织的创伤更小，儿童的痛苦更小，更适合于儿童的牙病治疗[58-60]。

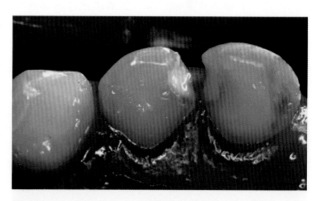

图12.15 患者2岁，上颌乳切牙近中牙本质龋。使用薄层玻璃离子充填阻止牙本质龋坏的进一步发展。充填之前，使用手用器械清除龋坏的软化组织

玻璃离子是窝洞暂时性封闭的首选材料，因为释放的氟化物可以阻止龋病的发展，帮助龋病的静止化[61]。值得注意的是，除了氟化物暴露对于龋病控制的重要性，目前还没有循证医学证据发现有效治疗 ECC 的方法[62]。上述治疗策略主要来自临床观察取得的经验。

重度低龄儿童龋（severe early childhood caries，S-ECC）患者往往乳切牙（有时乳尖牙以及第二乳磨牙）多个牙面龋坏，第一乳磨牙𬌗面龋洞大，可能合并牙髓炎、根尖炎及瘘管。由于萌出迟，第二乳磨牙龋损程度一般较轻。

对于龋损多、治疗复杂的幼儿进行全麻下口腔治疗时，通常会采用比常规治疗更激进的方法，拔的牙更多，不主张保守治疗（见第 9 章）。原因有两点：首先，儿童全身麻醉下治疗的时间越短越好。时间越长，麻醉风险越高。其次，只选择预后良好的治疗方法。乳牙根管治疗存在一定的术后并发症风险。因此，如果乳切牙和第一乳磨牙有牙髓炎症或龋损范围大，就应该拔除，因为这些牙齿对牙列的正常咬合发育没有多大价值。相对来说，乳尖牙和第二乳磨牙对颌骨的正常发育和恒牙的萌出更为重要。牙齿的修复治疗可以采用玻璃离子、复合树脂或复合材料和不锈钢预成冠（见"修复治疗技术"章节）。

3~6 岁（乳牙）

3 岁以后，乳切牙龋损的活动性病变较少见，但如有，应采取非手术方法将病变转入非活动性。静止龋不需要特别处理。𬌗面上活动性病变的龋洞（通常涉及牙本质）应予以修复，以防止病变进一步发展。

5 岁前后，第二乳磨牙龋病好发。乳牙列中，龋病最好发的牙面是第二乳磨牙的𬌗面和第一乳磨牙的远中面。5 岁患者中，50% 以上的乳磨牙邻面龋损局限于牙釉质[63-64]。随着龋

齿患病率的升高，局限于牙釉质的病变比例也增加[64]。

乳磨牙邻面龋病的进展速度相对较快。病变越过整个邻面牙釉质的中位数时间乳牙为 2.5 年，儿童年轻恒牙为 4 年，青年人为 >7 年[65]。遗憾的是，尚无报道显示萌出过程中的乳磨牙与萌出建合后的乳磨牙邻面牙釉质龋损的进展速度。一项 6~12 岁纵向研究报告显示，相互接触的第二乳磨牙与第一磨牙邻面牙釉质的龋损进展速度中，乳牙是恒牙的 1.6 倍[66]。

手术治疗

近年来乳牙龋病如何有效治疗的理念正在发生改变。经典理论是去净腐质，充填修复。然而，不断涌现的生物学治疗方法、微创治疗方法正在挑战这种理念[46-51]。本章将讨论这些生物学治疗方法，包括分次去腐法、部分去腐法、不去腐质的直接修复法（Hall 技术）。临床试验表明，龋病生物学疗法与传统手术方法相比疗效相仿，但是前者具有减少医源性露髓概率、减慢或停止乳牙龋病进展的优点。这些治疗可以使儿童在乳牙脱落之前免受牙齿疼痛或炎症。基于上述结果，一些研究课题组认为部分去腐法可能是乳牙深龋治疗的最佳途径[67-70]。

很少有研究探讨部分去腐法治疗时不同的洞形（如 I 类洞、II 类洞）对牙髓健康的影响。一项为期 24 个月的随机对照试验发现，与𬌗面龋损相比，邻面龋病的部分去腐法治疗成功率略低，但差异不显著[69]。然而，由于乳牙 II 类洞修复治疗失败的风险高于 I 类洞[71]，因此只建议乳牙𬌗面深龋时进行部分去腐法治疗。

学龄前儿童乳牙 II 类洞修复治疗的最佳时机选择比较艰难。医生必须在儿童的合作能力、龋齿活跃性、修复材料的预期寿命等因素与龋病的快速进展风险之间进行权衡。综上所述，学龄前儿童乳牙的龋病进展相对较快，而恒磨

牙龋病进展相对较慢，所以前者更注重手术治疗。支持这一观点的另一个因素是，乳磨牙龋洞与牙髓之间的距离越近，Ⅱ类洞修复的失败风险就越高[72]。一般情况下，学龄前儿童只要邻面龋坏达到釉牙本质界（或更深）时就要进行修复治疗。

修复治疗技术

牙科粘接技术的发展使得修复体固位形的设计变得不再非常重要。制备粘接材料如玻璃离子、复合树脂或复合体的洞形时，医生首先应该重点清除松软龋坏组织，其次是修整龋洞边缘外形，去除脆弱的无基釉。3~6 岁儿童乳牙最常见的洞形制备包括乳磨牙的Ⅰ类洞、Ⅱ类洞。

乳牙𬌗面Ⅰ类洞洞形制备时，应以龋损伸展范围为导向进行洞形预备。根据病变的范围，使用配备大小合适的圆形金刚砂或不锈钢车针的高速手机打开牙釉质入口，再使用慢机圆针去除软化牙本质。只有为了获得入口路径去除软化牙本质时才能磨除健康牙釉质。按照"预防性充填技术"的要求，常规窝洞修复治疗后，应将粘接性修复材料覆盖到所有的窝沟裂隙（见"预防性树脂/玻璃离子修复治疗"章节）。

小的Ⅱ类洞可以使用树脂改性玻璃离子或高黏性玻璃离子。它要求邻面接触区仍有部分的健康牙齿组织（图 12.16）。使用高速手机在龋洞洞缘制作牙釉质入口通道，推荐的车针为 ISO 014 号小号圆金刚砂车针。然后根据病变的范围，用缓慢旋转的圆钻去除腐质，扩大洞形。玻璃离子材料比较脆弱，备牙时洞缘的边缘角最好接近 90°。

对邻面接触区完全丧失牙体组织的大型龋洞最好使用复合树脂或复合体修复，因为这些材料更能抵抗咀嚼力（图 12.17）。

尽管使用了粘接性材料，笔者还是建议在乳牙龋损修复时制作固位形。因为研究表明，固位力缺失是复合体[73]及金属加强型玻璃离

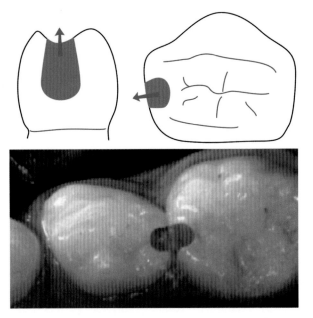

图 12.16 乳磨牙玻璃离子修复时，小的Ⅱ类洞洞形制备要求。一般要求洞缘边缘线跟龋损形态吻合，但是图示箭头方向上建议稍做倒凹加强固位

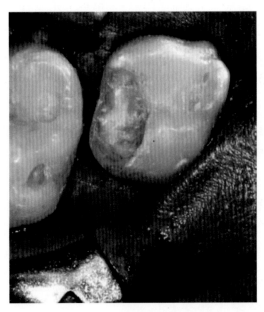

图 12.17 较大的乳磨牙Ⅱ类洞洞形制备，用于复合树脂或复合体修复。修复体的固位力来自机械固位与粘接固位

子[74-75]修复失败的一个常见原因。应遵循制造商的说明，以获得最大的粘接性能。使用复合树脂和复合体时，酸蚀、粘接牙釉质与牙本质的效果似乎一样安全有效。

乳尖牙及乳切牙的Ⅲ类洞洞形制备通常从唇、颊侧制作入口路径，可以使用慢机圆针制

备入口，去除龋质。也可以使用高速手机圆针制备洞形入口。修整洞壁，使洞缘形态与龋洞大小、形状相吻合。

与修复体使用寿命相关的材料性能和可能的副作用

理想情况下，乳牙修复后的充填体应该持续到乳牙自然替换。但是，乳牙修复治疗的预后要比恒牙差。尤其是乳牙的咀嚼压力承载区域，该区域修复体很难长时间保留。牙体小以及合作差是两个主要问题。Alm 等人[76]发现，在 7~12 岁年龄组中，约 30% 的乳牙修复体是重新充填的。Wendt 等人[77]发现 8 岁组患者乳牙充填物脱落率为 33%，而年轻恒牙充填物脱落率只有 13%。

来自丹麦的一项研究表明乳牙Ⅱ类洞采用树脂改良性玻璃离子或复合体修复后，修复体 50% 生存时间是 5 年以上[72]。作者认为这两种材料都适合于乳牙的修复。然而，这项研究中患者治疗时的平均年龄已经 8 岁，相对来说，他们已经算相当成熟了。我们完全可以想象，学龄前期儿童乳磨牙Ⅱ类洞修复体的生存时间会短于学龄期儿童。此外，Qvist 等人[78]研究表明，日常实践中，树脂改良性玻璃离子、复合体与银汞合金修复体的使用寿命相差无几。这些材料的Ⅱ类洞修复体生存时间平均超过 5 年。这可能与牙本质表面处理剂提高了树脂改性玻璃离子的粘接性能有关。此外，操作人员的操作对修复治疗成功率的影响也具有显著性差异。

在咀嚼压力承载区，玻璃离子修复后的保存率低于银汞合金或复合树脂[79]。一项为期 2 年的临床随访研究比较了乳磨牙银汞合金和玻璃离子修复体的使用寿命。结果表明乳牙玻璃离子修复体并不比银汞合金修复体差，但采用玻璃离子修复体修复时，对牙齿解剖形态破坏更严重[80]。Welbury 等学者[81]发现 5 年后，玻璃离子修复体平均生存时间为 33 个月，而

银汞合金则为 41 个月。5~11 岁患者中，银汞合金修复体在解剖学形态、边缘完整性方面显示出更加耐用的优点，而且银汞合金修复体的整体失败率比玻璃离子更低。儿童牙齿修复体的寿命与患者治疗时的年龄有关，但这似乎只适用于 6 岁以下的儿童[75-82]。

有综述[83]指出，传统的玻璃离子不适用于咀嚼压力承载区的修复治疗。然而，通过提高粉液比、聚烯酸的浓度或分子量，可以改善物理性能[84]。世界卫生组织促成了这些新材料的研发，并将这些材料用于非创伤性修复治疗（atraumatic restorative treatment，ART）。这些高黏性的玻璃离子具有更快的凝固时间，也可用于非应力集中区的充填治疗。这些材料在Ⅰ类洞、Ⅱ类洞中的使用寿命已有一些不错的研究[2, 85-87]，但仍缺乏远期随访以及设计良好的病例对照研究。

树脂改良性玻璃离子比常规或金属加强型玻璃离子具有更好的物理性能，这些材料在Ⅱ类洞修复中表现出良好的临床效果[74]。这可能与它的固化时间短，不易受到早期水汽污染有关。

复合体号称最适用于乳牙应力集中区的修复治疗。但迄今为止，很少有相关的临床研究。Roeters 和他的同事进行了一项为期 3 年的临床研究[88]表明：复合体具有优异的操作性能、较低的失败率。他们认为复合体是一种值得信赖的乳磨牙修复材料。

显然，目前乳磨牙Ⅱ类洞修复治疗中洞形设计、修复材料的选择、粘接技术等方面还存在一定的不确定性，我们还需要更多的知识、经验和精心设计的临床研究。Chadwick 和 Evans 在他们的综述[83]中总结道：有些操作人员做得比其他操作人员更好。正确把握牙科材料的临床操作对所有临床医生来说都是一个挑战，对于好动不配合的儿童来说这一挑战尤其明显。

非创伤性修复治疗

ART介于非手术治疗和修复治疗之间。ART治疗包括两个步骤，即仅用手工工具去除龋坏牙本质表层，然后使用玻璃离子充填封闭窝洞。ART治疗理念认为一旦龋损部位封堵，也没有局部微渗漏，里面的龋坏组织将不会继续发展。这一理念与深龋的分次去腐法如出一辙。Frencken等人[89]最早提出ART技术，作为一种可能的牙科治疗，主要用于牙科资源匮乏的发展中国家。ART技术主要适用于乳牙、恒牙单面洞的修复治疗。研究表明，该技术可以阻断牙本质龋坏进展，治疗成功的关键是边缘密封要好[90]。对于具备现代儿童牙科服务的国家，该方法可用于低龄、合作能力差的儿童龋病过渡性的治疗。最近一篇基于循证医学的综述[46]指出：分次去腐法与部分去腐法可以降低没有自觉症状的牙髓活力良好的乳牙或恒牙龋的露髓概率。多个证据表明部分去腐法治疗后不需要重新磨开充填物进行去腐治疗[91]。这一结论支持了前面综述的观点。

不锈钢金属冠

不锈钢预成冠（stainless-steel crowns，SSC）适用于乳牙、恒牙的修复治疗。

儿童牙科使用SSC有两个主要的适应证：

（1）乳磨牙牙冠广泛性缺损。

（2）第一恒磨牙严重的发育缺陷。

第一种情况下，由于牙冠广泛性、多个牙面的龋坏，预后差，需要多次修复治疗，SSC替代乳牙牙冠发挥作用。治疗成功的话，乳磨牙在位时间中并发症很低[92]。对于严重发育缺陷的恒磨牙来说，SSC提供了一种过渡性的修复治疗，为日后拔除或修复治疗的选择提供了回旋余地。第二种情况下，SSC可以一直使用到恒牙可以铸造冠修复为止。

框表12.7列出了SSC修复时的操作步骤。临床病例参见图12.18。治疗前，局部注射麻醉剂，对牙髓组织和牙龈组织做充分的镇痛处理。保守洞形预备，仅去除适量的𬌗面及邻面牙体组织，方便金属冠的就位。必要时，颊侧和舌侧牙面可以适当调磨，因为金属冠有一定程度的弹性，小的倒凹不影响金属冠的就位，而后者对固位很重要。去除所有的软化腐质，SSC粘接前还需要对大的龋洞进行玻璃离子充填。如果龋洞延伸到龈沟，应首先修复龋洞，然后依据修复体外形调整金属冠的边缘形态，使金属冠的边缘盖过修复体边缘（图12.19）。SSC使用玻璃离子水门汀粘接固位，有利于预防继发龋。

Hall技术问世于2010年，该技术对龋质去除及牙体预备没有特别要求。一篇最近发表的回顾性研究显示Hall技术与传统的牙体预备后金属冠修复相比具有相同的成功率。然而，该研究的Hall组病例临床观察期相对较短（传统金属冠53月，Hall组15月）[93]。

框表12.7　不锈钢金属冠操作步骤

1. 局部止痛。

2. 去除软化腐质。

3. 必要时使用盖髓剂保护牙髓。

4. 大洞先用玻璃离子充填窝洞，等待修复材料固化（树脂改良性玻璃离子需要光固化）。

5. 调磨𬌗面，为不锈钢冠预留空间，这样不会抬高咬合高度。可以使用球形金刚砂车针。

6. 颊侧、舌侧牙面使用蜡烛形金刚砂车针进行适当预备，保持外形轮廓，以便金属冠的固位。

7. 邻面使用蜡烛形金刚砂车针进行预备，以便金属冠在邻接面就位。

8. 根据牙齿的近远中径选择大小合适的金属冠。

9. 使用金属冠剪或砂石修整冠的边缘，减少冠的高度，使金属冠稳定固位在牙齿的𬌗面，同时其边缘延伸到龈沟。

10. 必要时，使用缩紧钳调整冠的轮廓，使其边缘能更好适应牙颈部形态。也可使用钳子改变咬合面形态，调整咬合。

11. 金属冠龈缘抛光。

12. 玻璃离子水门汀粘接固位。

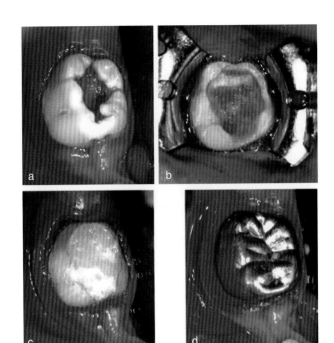

图 12.18　a. 右侧下颌第二乳磨牙，多个牙面严重龋坏，适合金属冠修复。b. 去除腐质时牙髓暴露。c. 冠髓切断术后使用玻璃离子充填窝洞，牙备，准备金属冠修复。d. 金属冠修复患牙

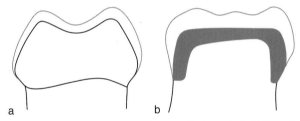

图 12.19　a. 牙合面及邻面牙备必须充分，为金属冠留出足够的空间。保留颈部外形轮廓，保证金属冠的固位。b. 严重龋损先用玻璃离子修复，然后调整金属冠外形，包住整个龋损修复区域

不能忽视儿童因不锈钢冠和金属矫正器而产生的镍过敏问题日益增加[94]。这个问题似乎与旧的镍铬配方（72% Ni）有关，因此这种配方的合金应该淘汰。

6~12 岁

混合牙列中乳磨牙的治疗

在这一时期，新发的乳牙龋病主要发生在乳磨牙的近中面，甚至在 5 岁时没有龋齿的儿童到了这一阶段也可能出现龋病[95]。当然，

在这一时期，恒牙也可能发生龋病，主要是第一恒磨牙。需要强调的是，在这个年龄阶段，无论是手术治疗还是非手术治疗，都需要持续关注乳牙健康，并及时治疗乳牙龋病。治疗的目的是为恒牙列的健康形成创造尽可能好的条件。治疗的适应证和治疗原则与上一年龄段大体相同。

由于乳牙接近替换，尽量采用非手术治疗。简化治疗程序，如去腐后进行暂时性充填也是可行的办法。治疗方法的选择应符合每个儿童的最大利益。

乳牙龋齿与新萌出的恒牙龋齿之间存在着正相关关系[95]。然而，根据乳牙的龋易感性来预测年轻恒牙的龋易感性毕竟差强人意。一项系统综述指出，根据乳牙患龋经历及其他龋风险因素预测年轻恒牙牙本质龋的灵敏度平均为 62%，特异性平均为 79%[9]。上述结果来自两篇文献报道，这些文献中使用的预测因子包括患者的乳牙龋病经历、刷牙频率、饮食习惯和社会人口因素等[96-97]。这意味着正确辨别低风险儿童的能力高于正确预测恒牙发展为牙本质龋的能力。所以，预测 10 个不会发展为恒牙牙本质龋的儿童中只有 4 个是正确的，预测 10 个将会发展为恒牙牙本质龋的儿童中只有 6 个是正确的 *。

为了防止第一恒磨牙近中面发生龋坏，应特别注意第二乳磨牙远中面。原因在于：如果第二乳磨牙远中面发生龋坏，则第一恒磨牙近中面发生龋坏的风险大大增加[66]。因此，及早发现第二乳磨牙远中面龋病（主要通过拍摄咬翼片），并给予适当的治疗是非常重要的。如果第二乳磨牙远中面需要手术治疗，应使用玻璃离子，它对第一恒磨牙近中面有潜在的龋病预防作用。特别强调在第二乳磨牙远中面备牙时应保护好第一恒磨牙的近中面。

*译者注：此处原文有误，应为预测 10 个不会发展为恒牙牙本质龋的儿童中有 8 个是正确的

第一恒磨牙点隙裂沟的治疗

在这个年龄组中，第一恒磨牙的点隙裂沟是最常见的龋病部位。这些位置菌斑最容易聚集[11]。因此，预防和治疗点隙裂沟龋是现代儿童牙科的重要内容（图12.20）。

窝沟封闭是一种利用窝沟封闭剂将点隙裂沟密封预防龋病的方法。这些窝沟封闭材料通过酸蚀技术（树脂类封闭剂）或化学粘接（玻璃离子封闭剂）的方式粘接到牙釉质表面。自20世纪60年代末该技术进入临床以来，在树脂和酸蚀技术的基础上，各种预防性、非手术治疗非龋洞型龋病以及窝沟龋的方法不断涌现[98]。本书中"窝沟封闭技术"一词特指对健康无龋或尚未成洞的早期龋损的点隙裂沟进行治疗的一种技术，不推荐用于有软化龋质形成并已去除的龋洞修复治疗。"预防性修复治疗"一词特指龋病修复治疗以及修复后的裂隙封闭。

窝沟封闭

第11章主要介绍了如何正确进行窝沟封闭、窝沟封闭适应证及其龋病预防的效果。在过去几十年里，窝沟封闭适应证不断扩大，现已包括𬌗面小的龋损治疗。这意味着在不清除龋坏牙釉质的情况下可以直接使用封闭剂覆盖

龋损部位。基于这个背景，笔者将讨论龋病的非手术治疗，涉及树脂和玻璃离子两种材料。这两种材料各自有不同的性能[99]。玻璃离子通过释氟能力阻止龋病的发展，树脂则是通过完美的沟裂密封能力阻断口腔微生物的微渗漏来抑制龋病的发展[51]。树脂具有良好的长期保存性能和耐磨性，但其防龋能力取决于最佳的隔湿处理。在整个操作过程中，去除软垢菌斑以及牙面清洁非常重要。建议使用抛光刷、抛光杯或浮石。抛光膏可能含有油脂，不建议使用。如果油脂残留在牙釉质表面，会影响树脂的粘接性能（图12.21）。与树脂相比，玻璃离子封闭剂强度较低，保留率也低[100]；玻璃离子的主要优点是可用于难以隔湿的牙齿，也不会增加患龋风险。因此，玻璃离子封闭剂可以看作是一种临时性封闭剂和氟化物载体。树脂类以及玻璃离子类封闭剂的操作步骤参见框表12.8和框表12.9。不同品牌之间的操作步骤可能不同，应遵循制造商的说明。目前市场上专门用于窝沟封闭的玻璃离子类封闭剂不多。

窝沟封闭的适应证

除了预防龋齿外，窝沟封闭还可用于阻止龋病的发展。已有研究表明，即使在牙本质中，

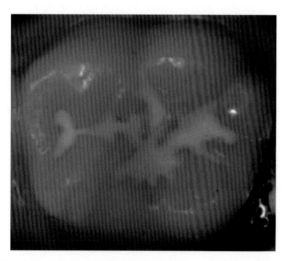

图12.20 窝沟封闭剂覆盖所有裂隙。封闭剂没有过厚现象，封闭的范围也没有过度扩大

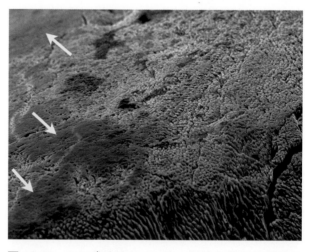

图12.21 30%磷酸酸蚀45s后，扫描电镜下见到的牙釉质表面。由于酸蚀前缺乏有效清洁，釉质表面残留黑色有机物质（白色箭头。放大300倍）（Courtesy of Jörgen G. Norén.）

框表 12.8　树脂类窝沟封闭

1. 为了获得最佳的牙釉质表面酸蚀效果，必须使用浮石或喷砂抛光牙面，仔细去除软垢及牙菌斑。
2. 酸蚀至少 20s，用水彻底冲洗。
3. 最好使用橡皮障，但牙齿部分萌出时不能使用，否则引起疼痛以及牙龈损伤。
4. 将封闭剂涂布到所有的裂隙，封闭区域限于裂隙范围，不要过度延伸，也不要太厚（图 12.20）。
5. 光固化后，检查树脂是否固化、黏附到牙面并覆盖到所有裂缝。
6. 喷水下用浮石打磨、去除未固化的表层树脂，避免不必要的树脂暴露。

框表 12.9　传统的玻璃离子窝沟封闭（GC Fuji Triage）

1. 为了获得最佳的粘接效果，用浮石和抛光杯仔细清除裂隙中的软垢和菌斑。
2. 轻轻吹干牙齿表面，但不能过渡干燥（玻璃离子最适合粘在稍微湿润的牙釉质表面）。
3. 调拌玻璃离子（可使用胶囊型玻璃离子）。
4. 涂刷封闭剂。尽量将光源贴近封闭剂表面（限粉色），以加快固化速度。
5. 涂布防水漆。
6. 调拌后 6min，喷水下调磨抛光。

树脂也能够阻止病变的进展，前提是树脂的封闭能够有效地阻断微渗漏。这种微渗漏将为牙本质中的微生物提供营养物质[33]。这个操作的关键是在使用树脂前要充分清洁裂隙以及确保牙釉质表面恰当的干燥度。许多牙医不愿意将龋坏的牙本质遗留在封闭剂下方，其实封闭前只要去除明显的软化牙本质就可以了（见"预防性树脂 / 玻璃离子修复治疗"章节）。这意味着尚未成洞的釉质病变（ICDAS Ⅰ级和Ⅱ级，图 12.2 a 或Ⅰ型和Ⅱ型，图 12.2 b）无须洞形制备即可封闭，而有龋洞形成的则需要修复治疗（ICDAS Ⅲ级 / Ⅲ型或以上）。

是否所有的裂隙都需要封闭呢？首先，这是一个资源合理使用的问题。为此，医生要考虑个人龋病活跃性以及群体龋病流行情况[36]。即使健康裂隙做个窝沟封闭对牙齿没有害处，它也涉及一个成本问题。因为每一次治疗都将占用牙科工作者可观的时间。牙科工作者包括牙医、洁牙师以及牙科助理。众所周知，优秀的牙科工作者培养成本是非常昂贵的。"所有牙齿都进行窝沟封闭"的政策也增加了发生副作用的风险，即由于隔湿差、封闭治疗不完全引起健康裂隙的龋齿。事实上，这种现象已经发生。因此，窝沟封闭的主要适应证应是尚没有形成龋洞的点隙裂沟早期龋损（牙釉质活动性龋损）[99]。

由于隔湿困难，树脂类封闭剂通常禁用于正在萌出的牙齿。而玻璃离子对隔湿要求不高，对于未完全萌出的恒牙可以选择玻璃离子作为暂时性的窝沟封闭材料封闭裂隙，其释氟能力也可用于裂隙早期龋的非手术治疗。恒牙萌出期间龋病风险很高。尽管恒牙建𬌗后多数龋损由于咀嚼的清洁作用而停止下来[11]，玻璃离子类封闭剂仍不失为恒牙早期龋的快捷无风险的解决方案。

最新的一项系统回顾和荟萃分析得出结论：恒牙点隙裂沟浅或中等深度的龋病似乎可以使用非手术治疗方案和微创方法（如预防性树脂充填）进行治疗[101]。然而，由于研究质量有限，证据被评为低或非常低。

预防性树脂 / 玻璃离子修复治疗

许多术语用来表达这种将充填治疗与窝沟封闭技术结合起来的操作过程[102]。该过程包括去除龋坏窝沟的软化龋质，用树脂或玻璃离子充填，然后使用封闭剂封闭所有的点隙裂沟（图 12.22）。该技术的理念是尽量减少健康牙体组织的丧失，同时预防或阻止其他裂隙的龋病。

用慢机车针去除软化组织，避免去除健康

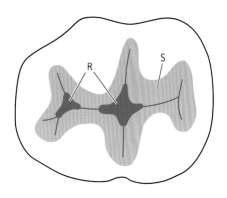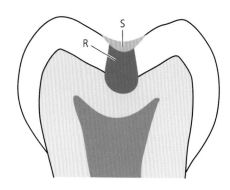

图 12.22　预防性树脂／玻璃离子充填术。R：充填材料（树脂／玻璃离子）；S：封闭剂

的牙釉质和牙本质。同时，作为窝沟封闭操作程序的一部分，点隙裂沟的菌斑及软垢必须去除干净。根据具体情况，选择不同的充填材料，如玻璃离子、复合体或复合树脂。对于未完全萌出的牙齿或隔湿条件较差的牙齿，首选玻璃离子。使用时，采用注射方式涂刷到裂沟处，覆膜固化，调磨完成。初步固化后，喷水下低速磨除过多的玻璃离子，涂布防护漆，使下方的玻璃离子进一步固化。

由于玻璃离子材料容易脱落，不耐磨，如果隔湿没有问题的话首选不易脱落的树脂类封闭剂。龋洞充填复合树脂或复合体，去除多余的材料，酸蚀全部点隙裂沟，树脂封闭，这就是"预防性树脂充填术"（图 12.22）。

现代修复技术和封闭技术的结合催生了多种窝沟龋的预防、非手术和手术修复方法。基于个体龋损状况及隔湿可能性，笔者给出了窝沟封闭及其预防性充填术的原则（框表 12.10）。需要强调的是，以清除牙菌斑和使用氟化物为基础的预防龋齿的基本方法也可以有效地预防点隙裂沟龋齿。丹麦学者 Nexø 的研究结果[103]对此做了很好的注释。该项目基于强化患者教育，并在恒磨牙萌出期间进行个性化的专业牙齿清洁。

第一恒磨牙近中面

所有接受过修复治疗的恒牙邻面中，第一恒磨牙近中面高居榜首。12 岁时，所有进行过修复治疗的恒牙邻面中，第一恒磨牙近中面占 90% 以上[104]。

如果第二乳磨牙脱落而第二前磨牙尚未萌出，或者其前方牙齿的邻接面经过适当的处理，那么第一恒磨牙近中面龋损就能直接暴露出来。这相当于形成了一个改良的单面洞。如果龋损范围小、边缘嵴尚未破坏，应该选择复合树脂或复合体。这些材料是基于酸蚀粘接技术的，有利于固位。充填物抛光后，酸蚀牙釉质表面，涂布一层树脂，使表面尽可能光滑。对于龋活性很高的个体，应该使用玻璃离子。

框表 12.10	窝沟封闭／预防性树脂充填术适应证		
窝沟龋分类（图 12.2）	个性化龋风险（儿童／牙齿）	隔湿难度	治疗方法
健康（0 级）	低风险	难或易	无
	高风险	易	树脂类封闭剂
		难	玻璃离子类封闭剂
龋病（Ⅰ～Ⅱ级／型）	低或高	易	树脂类封闭剂
		难	玻璃离子类封闭剂
龋病（Ⅱ～Ⅲ级／型）	低或高	易	预防性树脂充填术
		难	预防性玻璃离子充填术

玻璃离子这种材料时间长了会磨耗，因此日后需要更换。

如果必须从骀面进入病灶，有两种选择：制备常规Ⅱ类洞形或碟形洞形。这些将在本章后面讲述。

年轻恒切牙的邻面

从唇舌侧进入前牙邻面病灶可以尽可能多地保存健康牙体组织（图 12.23）。所制备洞形的大小取决于病变的范围。如果使用复合树脂，建议在洞形边缘制作斜面，以增加酸蚀的面积。在进行酸蚀和粘接之前，如果病变较深，且判断接近牙髓，则应使用盖髓剂进行护髓处理。尽管玻璃离子或者树脂改良性玻璃离子寿命有限，对于龋活性很高的个体，这些材料似乎更可取。

12~19 岁

6~13 岁时，恒磨牙的骀面龋远远超过邻面龋。13 岁时，80% 以上的牙本质龋或修复治疗过的牙面涉及骀面[104]。青春期以及青年

期，与骀面龋坏相关的邻面龋损比例持续增加[104-105]。图 12.24 显示 27 岁时，几乎一半龋补牙面发生在邻接面。显而易见，青春期须特别留意邻接面的健康。

病变进展率：恒牙患龋率和生存时间

骀面。儿童青少年第一恒磨牙的骀面仍被认为是最易受龋病影响的牙面。研究表明，萌出后第一年龋风险最高[106-107]。13 岁后牙本质龋发生率直线下降[104]（图 12.25）。第二磨牙萌出后的前三年龋风险最高[104, 106, 108]。因此，针对恒磨牙骀面的龋病预防和非手术治疗措施应集中在萌出后的第一年。与磨牙相比，前磨牙骀面牙本质龋发生风险较低[109]。

前磨牙与磨牙之间的邻接面。在青春期及青年期，第二双尖牙的远中面、第一磨牙的近远中面是最易罹患龋病的牙面。在患龋率普遍较低的人群中，年轻恒牙邻面龋病的进展速度通常较慢[65,110-111]。病变进展率可表示为发病率（发生新龋的频率）。例如，发病率 3.9 意味着每年在 100 个有危险的牙面中会出现 3.9

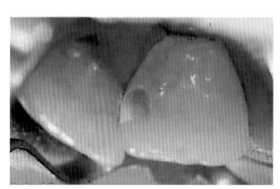

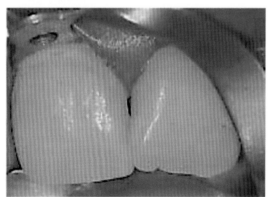

图 12.23　上颌切牙的Ⅲ类洞

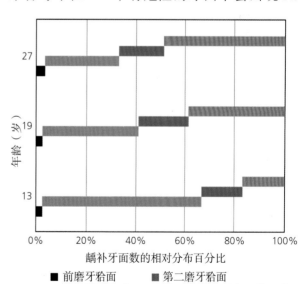

图 12.24　在 13 岁、19 岁和 27 岁时，通过放射学检查评估的邻面与骀面龋补牙面数（decayed and filled surfaces，DFS）的相对百分比。邻面龋齿（D）表示 X 片下有邻面釉牙本质界或更深的透射影；骀面龋（D）表示骀面牙本质明显透射影。所有患者（n= 250）从 13 岁随访到 27 岁。改编自 Mejàre, et al, 2004[104]

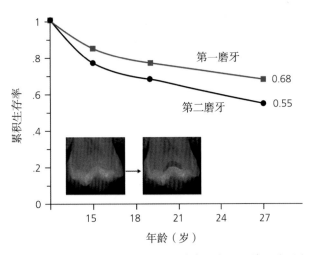

图 12.25　X 线片检查显示磨牙（第一磨牙和第二磨牙）
𬌗面从健康到牙本质明显透射影的累积生存曲线。曲线
斜率显示 12~15 岁是新发牙本质龋的高峰阶段，尤其是
第二磨牙。注意，第一磨牙 12 岁组只显示了 X 线片检
查健康的儿童。改编自 Mejàre, et al, 2004[104]

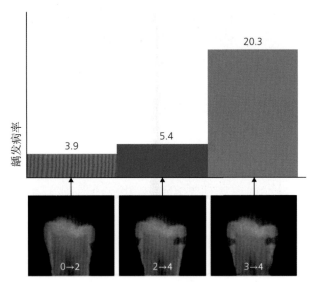

图 12.26　从 11 岁到 22 岁邻面龋发病率（每年新发邻
面龋 /100 个牙面）。所有牙面的均值。改编自 Mejàre,
et al, 1999[111]

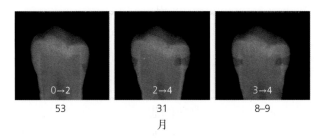

图 12.27　从 11 岁到 22 岁邻面龋病的生存时间。三个
龋病进展关键节点的 90 百分位数：从 0 型到 2 型，从
2 型到 4 型，从 3 型到 4 型。改编自 Mejàre, et al, 1999[111]

个新的龋损牙面。龋病进展可以使用以下方式
进行描述：从健康状态到牙釉质龋；从健康
状态到牙本质龋；龋损从牙釉质发展到牙本
质；龋损从釉牙本质界到牙本质层。图 12.26
显示 11 年时间里（从 11 岁到 22 岁）年均 3.9
个新发的邻面牙釉质龋（邻面牙釉质龋发病
率 3.9%）。龋损一旦进入牙本质，进展速度
就会加快。邻面釉牙本质龋发病率 5.4%，高
于邻面牙釉质龋发病率。邻面牙本质龋发病率
20.3%，几乎是邻面牙釉质 - 牙本质龋发病率
的四倍。这些只是均值，个体之间差异很大。

　　龋病进展速率也叫生存时间，即在一段
时间内，病变保持在一个特定的龋坏状态，直
到它发展到下一个状态。患龋率低的人群中，
病损从釉牙本质界发展到牙本质外二分之一大
约需要 3 年时间。这意味着一半的病变在此期
间进展到牙本质，而另一半则不会。未加氟
和加氟地区的生存时间似乎是相同的[105,111]。
图 12.27 显示了三个关键进展阶段的 90 百分
位数：健康状态到牙釉质龋形成、牙釉质龋发
展到牙本质龋、牙本质龋。龋病局限在牙釉质
内层而不侵入牙本质层的 90 百分位数生存时
间为 31 个月。就是说，这段时间有 10% 的患

者发展为牙本质龋。同理，10% 的龋病患者在
8~9 个月的时间里突破釉牙本质界。

龋病形成和发展的影响因素

　　能否识别龋病进展的高危因素呢？我们永
远无法确定个体的高危因素。如前所述，龋洞
形成是评估病变进展的关键。其他影响龋病的
因素有：

　　·牙面的类型。不同牙面之间龋损生存时
间差异很大[111]。如同样是牙本质龋损，上颌
第二双尖牙远中面的生存时间最短，为 2.1 年
（图 12.28）。下颌第一磨牙远中面以及下颌
第二磨牙近中面的生存时间为 2.8 年，低于均
值 3.1 年。表明这两个位置龋损进展快，属高
风险部位。

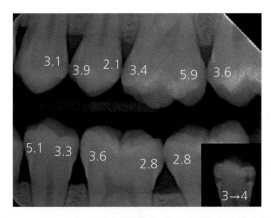

图 12.28　不同部位的邻面牙本质龋由Ⅲ型进展为Ⅳ型的生存时间均值（年）。改编自 Mejàre, et al, 1999 [111]。

·牙齿萌出后的年龄。很少有研究探讨萌出后的年龄与龋病进展之间的关系。在一项包括瑞典和美国儿童和青年人的研究中，Shwartz 等人[65] 发现，10~11 岁儿童牙釉质病变的生存时间均值约为 4 年，而 17~22 岁儿童（研究结束时的年龄）生存时间均值超过 7 年。另一项研究[66] 比较了 6~11 岁、12~22 岁的两组患者第一磨牙近中面的患龋率。结果表明，与 12~22 岁组相比，6~11 岁组儿童釉质由健康状态发展为龋病、并且不断进展发展到釉质深层的速度并不显得特别快，但是一旦突破釉质深层，就会迅速发展到牙本质的外二分之一。这个阶段的进展速度 6~11 岁组儿童比 12~22 岁组青少年快 4 倍。所以，新萌出的年轻恒牙龋病突破牙釉质后的速度相对要快些，第一磨牙的近中面尤其明显；而在较年长的青少年和青年人中进展较慢。

在一项长达 15 年的纵向研究中，学者们调查了 3 个年龄组的病变进展率：12~15 岁组、16~19 岁组、20~27 岁组（图 12.29）。调查结果表明无论是牙釉质的健康生存时间还是牙釉质牙本质龋病的进展生存时间均取决于年龄因素（图 12.29）：个体年龄越大，生存时间越长。显然，牙齿萌出后的前 2~3 年是邻面龋病新发以及龋病进一步恶化的危险期。对于年龄较小的儿童（12~15 岁），需特别注意儿童

牙齿萌出的年龄差异。图 12.30 显示这种差异非常显著。釉牙本质边界病变的生存时间（从Ⅲ型到Ⅳ型）表明，对于釉 – 牙本质边界病变，如果是青年人我们可以比较安全地使用"等等看"原则；如果是青少年，由于病变进展风险高需要及时治疗。图 12.31 显示出不同年龄段之间邻面龋病进展速度的巨大差异。

·相邻牙齿的邻面健康状态。关于相邻牙齿的邻面健康状态对龋病发展影响的研究较少。瑞典一项针对 6~12 岁儿童的研究表明，当第一恒磨牙的近中面与健康的第二乳磨牙远中面相邻时，恒磨牙近中面发生龋病的风险可以忽略不计。如果第二乳磨牙远中面有龋坏，第一磨牙近中面龋病发生率几乎要高出 15 倍[109]。

·龋病经历。多项研究表明，在 12~13 岁时出现邻面牙本质病变的儿童，与没有或很少出现类似病变的儿童相比，出现新的邻面牙本质病变以及现有病变恶化的风险更高[111-112]。例如，12 岁时如果前磨牙和第二磨牙的牙釉质出现病变，那么这些病变恶化以致需要修复治疗的风险就很大[113]。龋损的数量也有关系。龋损数量越多，至少一个龋损区域相对快速进展的风险就越高。

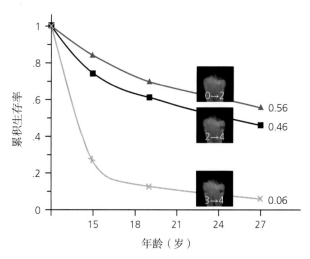

图 12.29　12~27 岁儿童邻面龋病累积生存曲线。从 X 线片检查健康到釉质深层龋病；从釉质深层龋病到牙本质外层龋病；从釉牙本质交界处的龋病到牙本质外层龋病。改编自 Mejàre, et al, 2004[104]

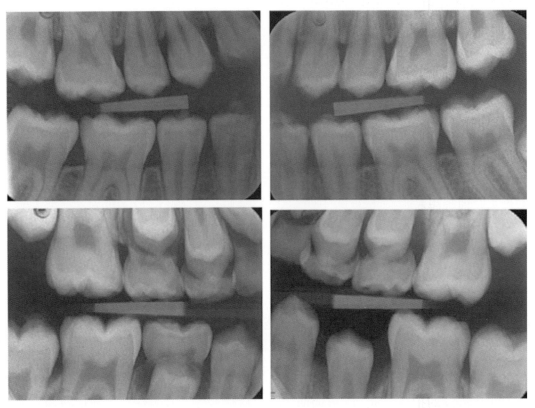

图 12.30 两名 12 岁儿童。一名儿童第二双尖牙、第二磨牙几乎建𬌗，而另一名儿童乳牙尚在替换中

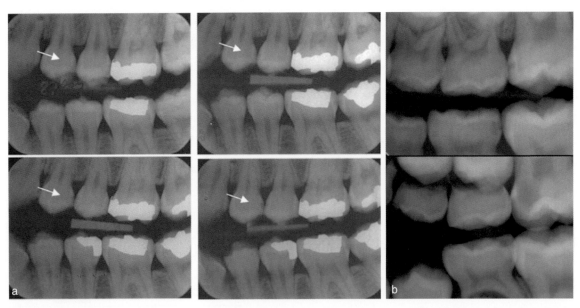

图 12.31 a. 同一患者从 15 岁到 21 岁的咬翼片显示左上第一前磨牙远中面和左上第二前磨牙近中面病变进展缓慢。这些牙面的牙釉质病变在 6 年时间里没有进一步发展到牙本质。b.11 岁女孩左上第一磨牙萌出不久罹患龋病。这是一个新萌出的牙齿罹患龋病且龋病进展很快的病例。随访 1 年时未拍摄咬翼片。随访 2 年时，由于严重的龋齿和牙髓感染，拔除了患牙

·邻面的医源性破坏。丹麦的一项研究表明，Ⅱ类洞制备过程中，约 70% 的病例牙齿邻面牙釉质遭到破坏[39]。与未受损表面相比，受损邻接面的龋病进展更快。造成这一现象的原因可能是，备牙过程中磨除了釉质表层矿化区，而这层矿化区抗龋能力相对较强。而且表层磨除后，表面变得粗糙，更容易滞留牙菌斑。因此，邻面洞形预备必须使用保护装置。

所有这些因素可以帮助医生评估个体、个体的牙齿以及牙面罹患新龋的风险和已有病变的进展风险。同时，这些因素也可以帮助医生判定龋病治疗的合适时间以及复诊间隔时间。

修复治疗的适应证

切牙　在低龋人群中，切牙活动性龋损相对少见。如果切牙邻面出现龋洞，修复治疗往往是必要的，至少是出于美学上的原因。同样，切牙唇面龋齿也需要修复治疗。

𬌗面　修复治疗的指征与乳磨牙相同，即及时治疗活动性龋病（通常已经累及牙本质），防止病变进一步恶化。这样，洞形相对较小，可以尽可能保存健康牙齿组织。仅通过放射学检查发现的牙本质龋损（隐匿性龋）也需要手术治疗或窝沟封闭。洞形制备时执行保守原则（预防性树脂 / 玻璃离子充填术）。静止龋无须特别处理。

前磨牙和磨牙的邻面　年轻的前磨牙或磨牙的Ⅱ类洞修复涉及牙齿边缘嵴的去除。尽管医生可以恢复牙齿的外形轮廓，但是到目前为止，还没有一种牙科材料能够媲美天然牙齿边缘嵴的精巧结构，也没有一种牙科材料能够匹配口腔功能运动时天然牙承受高负荷的能力。此外，修复体和牙齿之间的界面总是非常脆弱。因此，使用非手术方法代替不必要的机械备牙和充填治疗显得格外重要。当然，将修复治疗推迟到牙齿硬组织严重破坏的时候对患者也没有好处。一旦牙尖崩塌，牙冠完整性及功能将严重削弱。医生还必须考虑龋病对牙髓的影

响。因此，选择正确的治疗方案和合适的治疗时机富有挑战性。医生必须综合考虑各种因素。有些因素在本章前面已经提到，不再赘述。

有两个因素必须考虑：一是病变进展速度。如果决定不进行手术治疗，而使用非手术治疗和随访观察，必须评估病变的进展速度。另一个是所使用修复材料的预期生存时间。一般来说，前磨牙和磨牙病变进展速度相比乳磨牙要慢，这些牙位的Ⅱ类修复体生存时间也比乳磨牙更长。

龋病病变进展缓慢还是迅速的关键节点是明显龋洞的形成。正如本章前面所提到的，龋洞的形成往往难以确定。因此，医生必须依靠咬翼片来判断龋洞是否形成，通过反复的咬翼片检查来判断龋损病变的变化趋势。当然，放射学评估有固有的缺点（见第 8 章），依靠放射检查结果制订治疗计划时必须考虑这一点。个体龋活性不同，病变的发展速度也不同。牙面不同，病变发展速度也不同。病变发展速度还与个体龋齿数量和牙齿萌出后的时间有关。本章前面已经描述了这些因素。

还有一些实际情况需要考虑。推迟龋病治疗涉及龋齿进展的监测以及有时候相当短的复诊间隔时间。诸如"我能相信患者能按时复诊吗？"一类的问题。这些问题也可能是一个需要考虑的因素，并可能是决定是否治疗的决定性因素。确定适当的时间治疗个体的患牙是一项具有挑战性的任务，表达清楚和毫不含糊同样具有挑战性。在理解和使用上述适应证时应牢记以下原则：

临床意义上的龋洞形成或者放射透射影提示病变已经进展到牙本质是牙齿邻接面病变的确切信号，迫切需要临床治疗。支持这一原则的一个重要发现就是，无论邻面龋洞是否形成，牙本质外侧二分之一均发生感染，尽管非龋洞型病变的感染水平明显偏低[20]（图 12.7）。

洞形设计

根据微创牙科的原则，Ⅱ类洞洞形制备趋向更加保守。造成这一变化的原因有几个方面：更低的龋活性，更有效的预防措施，粘接技术的发展，保留牙体组织的诉求，以及审美方面的考虑。

碟形洞形

随着复合树脂物理性能的提高，碟形洞形设计（图12.32）越来越多地取代了传统的Ⅱ类洞洞形，成为小的乳牙邻面龋病的首选。碟形洞形制备是一种保守的治疗方法，它可以尽可能多地保留健康的牙体组织，尽可能保留牙尖区牙本质避免牙尖崩塌（图12.33）。洞形轮廓线上尽量保留与邻牙接触的天然牙体组织，以防止邻面磨耗引起的牙齿近中移动。

复合树脂与牙釉质和牙本质的充分粘接是成功治疗的重要因素。此外，需暴露整个洞形轮廓线上的牙釉质。在充填时适当过量充填复合树脂，以对冲复合树脂的聚合收缩。为了保证复合树脂材料的充分聚合固化，每次只能充填薄薄的一层树脂。这种保守的洞形制备依赖于良好的口腔卫生以及氟化物预防原则，无须讲究洞缘的"预防性扩展"。

关于碟形洞形邻面修复成功率的长期临床研究相对较少。Nordbø等人[114]发现：年轻恒牙修复3年后成功率为82%，7.2年后成功率为70%。失败的主要原因是继发龋和边缘密合性差。研究者认为，后牙邻面小的龋损应该常规采用碟形的Ⅱ类洞复合树脂充填术。

一项前瞻性的、纵向的Ⅱ类修复体使用寿命研究显示，备牙时增加机械性的固位形（鸠尾）有利于延长修复体的使用寿命[115]。

决定修复体寿命的重要因素参见框表12.11。

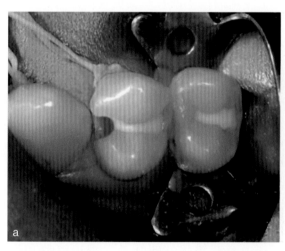
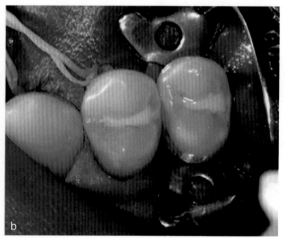

图12.32 碟形洞形设计：a.充填前。b.复合树脂充填后

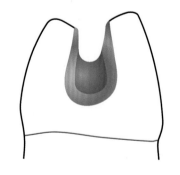
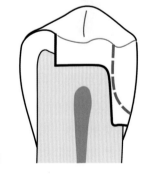

图12.33 a.碟形洞形设计是基于复合树脂与牙釉质和牙本质的粘接性能。b.碟形洞形设计（虚线）比传统的Ⅱ类洞保留了更多的牙体组织

传统的 II 类洞洞形

传统的 II 类洞洞形设计适用于邻𬌗面大面积龋损（图 12.34）。这种洞形最初是为银汞合金设计的，复合树脂也可以使用这种洞形。北欧国家已经放弃使用银汞合金。

鸠尾峡处的洞深至少 1.5mm。轴髓线角倾斜、洞缘圆钝处理是防止充填体折断的重要方法。使用复合材料充填时，𬌗面预备应遵循预防性树脂充填术的修复原则尽可能保守，而邻面要预备必要的固位形。

框表 12.11　决定邻面修复体使用寿命的重要因素

操作者

· 知识、技能和态度

· 材料性能及操作

· 牙体制备：一些机械性的固位形设计，牙釉质酸蚀可以延长寿命

· 龋洞大小：修复大型龋洞极具挑战性

· 材料充填固化过程中的隔湿处理

患者

· 龋活性以及口腔卫生状况

· 不良习惯如夜磨牙和特殊饮食嗜好

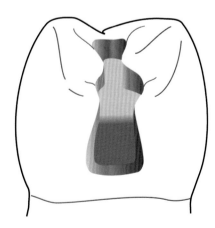

图 12.34　传统的 II 类洞洞形制备，用于银汞合金充填。图示邻面洞向颊侧、舌侧方向上最小的伸展

（阮文华　译）

（卫峥　赵姝亚　廖莹　审）

参考文献

[1] Fejerskov O, Nyvad B, Kidd EAM. Dental caries: the disease and its clinical management. 3rd edn. Oxford: Wiley Blackwell, 2015.

[2] Marsh P, Lewis M, Rogers H, et al. Oral Microbiology. 6th edn. [S. l.]: Elsevier, 2016.

[3] Featherstone JD. Remineralization, the natural caries repair process–the need for new approaches. Adv Dent Res, 2009, 21:4–7.

[4] Pitts NB. Are we ready to move from operative to non-operative/preventive treatment of dental caries in clinical practice? Caries Res, 2004, 38:294–304.

[5] Pitts NB. Modern concepts of caries measurement. J Dent Res, 2004, 83 Spec. No. C:C43–47.

[6] Pitts N. "ICDAS"—an international system for caries detection and assessment being developed to facilitate caries epidemiology, research and appropriate clinical management. Community Dental Health, 2004, 21:193–198.

[7] Nyvad B, Machiulskiene V, Baelum V. Construct and predictive validity of clinical caries diagnostic criteria assessing lesion activity. J Dent Res, 2003, 82:117–122.

[8] Ekstrand KR, Martignon S, Ricketts DJ, et al. Detection and activity assessment of primary coronal caries lesions: a methodologic study. Oper Dent, 2007, 32:225–235.

[9] Caries Diagnosis, Risk Assessment and Non-operative Treatment of Early Caries Lesions. The Swedish Council on Technology Assessment in Health Care. SBU report No. 188, 2007 (in Swedish).

[10] Lussi A. Comparison of different methods for the diagnosis of fissure caries without cavitation. Caries Res, 1993, 27:409–416.

[11] Carvalho JC, Ekstrand KR, Thylstrup A. Dental plaque and caries on occlusal surfaces of first permanent molars in relation to stage of eruption. J Dent Res, 1989, 68:773–779.

[12] Bille J, Thylstrup A. Radiographic diagnosis and clinical tissue changes in relation to treatment of approximal carious lesions. Caries Res, 1982, 16:1–6.

[13] de Araujo FB, de Araujo DR, dos Santos CK, et al. Diagnosis of approximal caries in primary teeth: radiographic versus clinical examination using tooth separation. Am J Dent, 1996, 9:54–56.

[14] Lunder N, von der Fehr FR. Approximal cavitation related to bite-wing image and caries activity in adolescents. Caries Res, 1996, 30:143–147.

[15] Mejàre I, Gröndahl HG, Carlstedt K, et al. Accuracy at radiography and probing for the diagnosis of proximal caries.

Scand J Dent Res, 1985, 93:178–184.

[16] Mejàre I, Malmgren B. Clinical and radiographic appearance of proximal carious lesions at the time of operative treatment in young permanent teeth. Scand J Dent Res, 1986, 94:19–26.

[17] Pitts NB, Rimmer PA. An in vivo comparison of radiographic and directly assessed clinical caries status of posterior approximal surfaces in primary and permanent teeth. Caries Res, 1992, 26:146–152.

[18] Rugg-Gunn AJ. Approximal carious lesions. A comparison of the radiological and clinical appearances. Br Dent J, 1972, 133:481–484.

[19] Ekstrand KR, Bruun G, Bruun M. Plaque and gingival status as indicators for caries progression on approximal surfaces. Caries Res, 1998, 32:41–45.

[20] Ratledge DK, Kidd EA, Beighton D. A clinical and microbiological study of approximal carious lesions. Part 1: the relationship between cavitation, radiographic lesion depth, the site-specific gingival index and the level of infection of the dentine. Caries Res, 2001, 35:3–7.

[21] Ball IA. The 'fluoride syndrome': occult caries? Br Dent J, 1986, 160:75–76.

[22] Holt RD, Azevedo MR. Fibre optic transillumination and radiographs in diagnosis of approximal caries in primary teeth. Community Dent Health, 1989, 6:239–247.

[23] Reis A, Mendes FM, Angnes V, et al. Performance of methods of occlusal caries detection in permanent teeth under clinical and laboratory conditions. J Dent, 2006, 34:89–96.

[24] Ekstrand KR, Ricketts DN, Kidd EA. Reproducibility and accuracy of three methods for assessment of demineralization depth of the occlusal surface: an in vitro examination. Caries Res, 1997, 31:224–231.

[25] Kuhnisch J, Heinrich-Weltzien R, Tabatabaie M, et al. An in vitro comparison between two methods of electrical resistance measurement for occlusal caries detection. Caries Res, 2006, 40:104–111.

[26] Twetman S, Axelsson S, Dahlén G, et al. Adjunct methods for caries detection: a systematic review of literature. Acta Odontol Scand, 2013, 71:388–397.

[27] Fontana M, Cabezas CG, Fitzgerald M. Cariology for the 21st Century: current caries management concepts for dental practice. J Mich Dent Assoc, 2013, 95:32–40.

[28] Thylstrup A, Bruun C, Holmen L. In vivo caries models—mechanisms for caries initiation and arrestment. Adv Dent Res, 1994, 8:144–157.

[29] de Assunção, da Costa Gde F, Borges BC. Systematic review of noninvasive treatments to arrest dentin non-cavitated caries lesions. World J Clin Cases, 2014, 2:137–141.

[30] Handelman SL. Effect of sealant placement on occlusal caries progression. Clin Prev Dent, 1982, 4:11–16.

[31] Mertz-Fairhurst EJ, Schuster GS, Fairhurst CW. Arresting caries by sealants: results of a clinical study. J Am Dent Assoc, 1986, 112:194–197.

[32] Mertz-Fairhurst EJ, Curtis JW, Jr., Ergle JW, et al. Ultraconservative and cariostatic sealed restorations: results at year 10. J Am Dent Assoc, 1998, 129:55–66.

[33] Oong EM, Griffin SO, Kohn WG, et al. The effect of dental sealants on bacteria levels in caries lesions: a review of the evidence. J Am Dent Assoc, 2008, 139:271–278.

[34] Diagnosis and Management of Dental Caries//Evidence report/Technology Assessment. No. 36: AHRQ Publications No. 01-E056, 2001.

[35] Prevention of Dental Caries. A Systematic review. The Swedish Council on Technology Assessment in Health Care. SBU report No. 161, 2002 (in Swedish).

[36] Ahovuo-Saloranta A, Forss H, Walsh T, et al. Sealants for preventing dental decay in the permanent teeth. Cochrane Database Syst Rev, 2013,3:CD001830.

[37] Modéer T, Twetman S, Bergstrand F. Three-year study of the effect of fluoride varnish (Duraphat) on proximal caries progression in teenagers. Scand J Dent Res, 1984, 92:400–407.

[38] Lenters M, van Amerongen WE, Mandari GJ. Iatrogenic damage to the adjacent surfaces of primary molars, in three different ways of cavity preparation. Eur Arch Paediatr Dent, 2006, 7:6–10.

[39] Qvist V, Johannessen L, Bruun M. Progression of approximal caries in relation to iatrogenic preparation damage. J Dent Res, 1992, 71:1370–1373.

[40] Kidd E. How clean must a cavity be before restoration? Caries Res, 2004, 38:305–313.

[41] Milsom KM, Tickle M, Blinkhorn AS. Dental pain and dental treatment of young children attending the general dental service. Br Dent J, 2002, 192:280–284.

[42] Levine RS, Pitts NB, Nugent ZJ. The fate of 1,587 unrestored carious deciduous teeth: a retrospective general dental practice based study from northern England. Br Dent J, 2002, 193:99–103.

[43] Consensus Conference on Caries in the Primary Dentition and its Clinical Management. Stockholm: Gothia, 2002. ISBN: 91-7205-343-7.

[44] Vanderas AP, Gizani S, Papagiannoulis L. Progression of proximal caries in children with different caries indices: A 4-year radiographic study. Eur Arch Paediatr Dent, 2006, 7:148–152.

[45] Thompson V, Craig RG, Curro FA, et al. Treatment of deep carious lesions by complete excavation or partial removal: a critical review. J Am Dent Assoc, 2008, 139:705–712.

[46] Ricketts D, Lamont T, Innes NPT, et al. Operative caries

management in adults and children. Cochrane Database Syst Rev, 2013,3:CD003808.

[47] Bjørndal L. The caries process and its effect on the pulp: the science is changing and so is our understanding. Pediatr Dent, 2008, 30:192–196.

[48] Bjørndal L, Reit C, Bruun G, et al. Treatment of deep caries lesions in adults: randomized clinical trials comparing stepwise vs. direct complete excavation, and direct pulp capping vs. partial pulpotomy. Eur J Oral Sci, 2010, 118: 290–297.

[49] Franzon R, Casagrande L, Pinto AS, et al. Clinical and radiographic evaluation of indirect pulp treatment in primary molars: 36 months follow-up. Am J Dent, 2007, 20:189–192.

[50] Marchi JJ, de Araujo FB, Froner AM. Indirect pulp capping in the primary dentition: a 4 year follow-up study. J Clin Pediatr Dent, 2006, 31:68–71.

[51] Schwendicke F, Dörfer CE, Paris S. Incomplete caries removal: a systematic review and meta-analysis. J Dent Res, 2013, 92:306–314.

[52] Burke FM, Ray NJ, McConnell RJ. Fluoride-containing restorative materials. Int Dent J, 2006, 56:33–43.

[53] McLean JW, Nicholson JW, Wilson AD. Proposed nomenclature for GIC dental cements and related materials. Quintessence Int, 1994, 25:587–589.

[54] Berg JH. The continuum of restorative materials in pediatric dentistry—a review for the clinician. Pediatr Dent, 1998, 20:93–100.

[55] Croll TP. Alternatives to silver amalgam and resin composite in pediatric dentistry. Quintessence Int, 1998, 29:697–703.

[56] Geurtsen W. Biocompatibility of resin-modified filling materials. Crit Rev Oral Biol Med, 2000, 11:333–355.

[57] Drury TF, Horowitz AM, Ismail AI, et al. Diagnosing and reporting early childhood caries for research purposes. A report of a workshop sponsored by the National Institute of Dental and Craniofacial Research, the Health Resources and Services Administration, and the Health Care Financing Administration. J Public Health Dent, 1999, 59:192–197.

[58] Fluckiger L, Waltimo T, Stich H, et al. Comparison of chemo-mechanical caries removal using Carisolv or conventional hand excavation in deciduous teeth in vitro. J Dent, 2005, 33:87–90.

[59] Kavvadia K, Karagianni V, Polychronopoulou A, et al. Primary teeth caries removal using the Carisolv chemomechanical method: a clinical trial. Pediatr Dent, 2004, 26:23–28.

[60] Schwendicke F, Paris S, Tu YK. Effects of using different criteria for caries removal: A systematic review and network meta-analysis. J Dent, 2015, 43:1–15.

[61] Mattos-Graner RO, Zelante F, Line RC, et al. Association between caries prevalence and clinical, microbiological and dietary variables in 1.0 to 2.5-year-old Brazilian children. Caries Res, 1998, 32:319–323.

[62] Ammari JB, Baqain ZH, Ashley PF. Effects of programs for prevention of early childhood caries. A systematic review. Med Princ Pract, 2007, 16:437–442.

[63] Amarante E, Raadal M, Espelid I. Impact of diagnostic criteria on the prevalence of dental caries in Norwegian children aged 5, 12 and 18 years. Community Dent Oral Epidemiol, 1998, 26:87–94.

[64] Hugoson A, Koch G, Helkimo AN, et al. Caries prevalence and distribution in individuals aged 3–20 years in Jönköping, Sweden, over a 30-year period (1973–2003). Int J Paediatr Dent, 2008, 18:18–26.

[65] Shwartz M, Gröndahl HG, Pliskin JS, et al. A longitudinal analysis from bite-wing radiographs of the rate of progression of approximal carious lesions through human dental enamel. Arch Oral Biol, 1984, 29:529–536.

[66] Mejàre I, Stenlund H. Caries rates for the mesial surface of the first permanent molar and the distal surface of the second primary molar from 6 to 12 years of age in Sweden. Caries Res, 2000, 34:454–461.

[67] Casagrande L, Falster CA, Di Hipolito V, et al. Effect of adhesive restorations over incomplete dentin caries removal: 5-year follow-up study in primary teeth. J Dent Child, 2009, 76:117–122.

[68] Franzon R, Gomes M, Pitoni CM, et al. Dentin rehardening after indirect pulp treatment in primary teeth. J Dent Child, 2009, 76:223–228.

[69] Franzon R, Guimarães LF, Magalhães CE, et al. Outcomes of one-step incomplete and complete excavation in primary teeth: a 24-month randomized controlled trial. Caries Res, 2014, 48:376–383.

[70] Marchi JJ, Froner AM, Alves HL. Analysis of primary tooth dentin after indirect pulp capping. J Dent Child, 2008, 75:295–300.

[71] Alves dos Santos MP, Luiz RR, Maia LC. Randomized trial of resin–based restorations in class I and class II beveled preparations in primary molars: 48-month results. J Dent, 2010, 38:451–459.

[72] Qvist V, Laurberg L, Poulsen A, et al. Class II restorations in primary teeth: 7-year study on three resin-modified glass ionomer cements and a compomer. Eur J Oral Sci, 2004, 112:188–196.

[73] Andersson-Wenckert IE, Folkesson UH, van Dijken JW. Durability of a polyacid-modified composite resin (compomer) in primary molars. A multicenter study. Acta Odontol Scand, 1997, 55:255–260.

[74] Espelid I, Tveit AB, Tornes KH, et al. Clinical behaviour of

glass ionomer restorations in primary teeth. J Dent, 1999, 27: 437–442.

[75] Kilpatrick NM, Murray JJ, McCabe JF. The use of a reinforced GIC cermet for the restoration of primary molars: a clinical trial. Br Dent J, 1995, 179:175–179.

[76] Alm A, Wendt LK, Koch G. Dental treatment in the primary dentition of 7–12 year-old Swedish schoolchildren. Swed Dent J, 2003, 27:77–82.

[77] Wendt LK, Koch G, Birkhed D. Replacements of restorations in the primary and young permanent dentition. Swed Dent J, 1998, 22: 149–155.

[78] Qvist V, Laurberg L, Poulsen A, et al. Eight-year study on conventional glass ionomer and amalgam restorations in primary teeth. Acta Odontol Scand, 2004, 62:37–45.

[79] Qvist V, Laurberg L, Poulsen A, et al. Longevity and cariostatic effects of everyday conventional GIC and amalgam restorations in primary teeth: three-year results. J Dent Res, 1997, 76:1387–1396.

[80] Walls AW, Murray JJ, McCabe JF. The use of glass polyalkenoate (ionomer) cements in the deciduous dentition. Br Dent J, 1988, 165:13–17.

[81] Welbury RR, Walls AW, Murray JJ, et al. The 5-year results of a clinical trial comparing a glass polyalkenoate (ionomer) cement restoration with an amalgam restoration. Br Dent J, 1991, 170:177–181.

[82] Roberts JF, Sherriff M. The fate and survival of amalgam and preformed crown molar restorations placed in a specialist paediatric dental practice. Br Dent J, 1990, 169:237–244.

[83] Chadwick BL, Evans DJ. Restoration of class II cavities in primary molar teeth with conventional and resin modified glass ionomer cements: a systematic review of the literature. Eur Arch Paediatr Dent, 2007, 8:14–21.

[84] Guggenberger R, May R, Stefan KP. New trends in GIC chemistry. Biomaterials, 1998, 19:479–483.

[85] Frankenberger R, Garcia-Godoy F, Kramer N. Clinical performance of viscous glass ionomer cement in posterior cavities over two years. Int J Dent, 2009, 2009:781462.

[86] Rutar J, McAllan L, Tyas MJ. Three-year clinical performance of glass ionomer cement in primary molars. Int J Paediatr Dent, 2002, 12:146–147.

[87] Yilmaz Y, Eyuboglu O, Kocogullari ME, et al. A one-year clinical evaluation of a high-viscosity glass ionomer cement in primary molars. J Contemp Dent Pract, 2006, 7:71–78.

[88] Roeters JJ, Frankenmolen F, Burgersdijk RC, et al. Clinical evaluation of Dyract in primary molars: 3-year results. Am J Dent, 1998, 11:143–148.

[89] Frencken JE, Makoni F, Sithole WD. ART restorations and glass ionomer sealants in Zimbabwe: survival after 3 years. Community Dent Oral Epidemiol, 1998, 26:372–381.

[90] Taifour D, Frencken JE, van't Hof MA, et al. Effects of glass ionomer sealants in newly erupted first molars after 5 years: a pilot study. Community Dent Oral Epidemiol, 2003, 31:314–319.

[91] Maltz M, Garcia R, Jardim JJ, et al. Randomized trial of partial vs. stepwise caries removal: 3-year follow-up. J Dent Res, 2012, 91:1026–1031.

[92] Attari N, Roberts JF. Restoration of primary teeth with crowns: a systematic review of the literature. Eur Arch Paediatr Dent, 2006, 7:58–62, discussion 63.

[93] Ludwig KH, Fontana M, Vinson LA, et al. The success of stainless steel crowns placed with the Hall technique: A retrospective study. J Am Dent Assoc, 2014, 145:1248–1253.

[94] Feasby WH, Ecclestone ER, Grainger RM. Nickel sensitivity in pediatric dental patients. Pediatr Dent, 1988, 10:127–129.

[95] Skeie MS, Raadal M, Strand GV, et al. The relationship between caries in the primary dentition at 5 years of age and permanent dentition at 10 years of age—a longitudinal study. Int J Paediatr Dent, 2006, 16:152–160.

[96] Stewart PW, Stamm JW. Classification tree prediction models for dental caries from clinical, microbiological, and interview data. J Dent Res, 1991, 70:1239–1251.

[97] Vanobbergen J, Martens L, Lesaffre E, et al. The value of a baseline caries risk assessment model in the primary dentition for the prediction of caries incidence in the permanent dentition. Caries Res, 2001, 35:442–450.

[98] Croll TP. Repair of Class I resin-composite restoration. ASDC J Dent Child, 1997, 64:22–27.

[99] Kidd E, Joyston-Bechal S. Update on fissure sealants. Dent Update, 1994, 21:323–326.

[100] Yengopal V, Mickenautsch S. Resin-modified glass-ionomer cements versus resin-based materials as fissure sealants: a meta-analysis of clinical trials. Eur Arch Paediatr Dent, 2010, 11: 18–25.

[101] Schwendicke F, Jäger AM, Paris S, et al. Treating pit-and-fissure caries: A systematic review and network meta-analysis. J Dent Res, 2015, 94:522–533.

[102] Croll TP, Cavanaugh RR. Direct bonded Class I restorations and sealants: six options. Quintessence Int, 1997, 28:157–168.

[103] Carvalho JC, Thylstrup A, Ekstrand KR. Results after 3 years of non-operative occlusal caries treatment of erupting permanent first molars. Community Dent Oral Epidemiol, 1992, 20:187–192.

[104] Mejàre I, Stenlund H, Zelezny-Holmlund C. Caries incidence and lesion progression from adolescence to young adulthood: a prospective 15-year cohort study in Sweden. Caries Res, 2004, 38:130–141.

[105] Lith A, Lindstrand C, Gröndahl HG. Caries development

in a young population managed by a restrictive attitude to radiography and operative intervention: II. A study at the surface level. Dentomaxillofac Radiol, 2002, 31:232–239.

[106] Abernathy JR, Graves RC, Greenberg BG, et al. Application of life table methodology in determining dental caries rates. Community Dent Oral Epidemiol, 1986, 14:261–264.

[107] Månsson B. Caries progression in the first permanent molars. A longitudinal study. Swed Dent J, 1977, 1:185–191.

[108] Baelum V, Machiulskiene V, Nyvad B, et al. Application of survival analysis to carious lesion transitions in intervention trials. Community Dent Oral Epidemiol, 2003, 31: 252–260.

[109] Mejàre I, Stenlund H, Julihn A, et al. Influence of approximal caries in primary molars on caries rate for the mesial surface of the first permanent molar in Swedish children from 6 to 12 years of age. Caries Res, 2001, 35:178–185.

[110] Lervik T, Haugejorden O, Aas C. Progression of posterior approximal carious lesions in Norwegian teenagers from 1982 to 1986. Acta Odontol Scand, 1990, 48:223–227.

[111] Mejàre I, Källestål C, Stenlund H. Incidence and progression of approximal caries from 11 to 22 years of age in Sweden: a prospective radiographic study. Caries Res, 1999, 33:93–100.

[112] Lith A, Gröndahl HG. Predicting development of approximal dentin lesions by means of past caries experience. Community Dent Oral Epidemiol, 1992, 20:25–29.

[113] David J, Raadal M, Wang NJ, et al. Caries increment and prediction from 12 to 18 years of age: a follow-up study. Eur Arch Paediatr Dent, 2006, 7:31–37.

[114] Nordbø H, Leirskar J, von der Fehr FR. Saucer-shaped cavity preparations for posterior approximal resin composite restorations: observations up to 10 years. Quintessence Int, 1998, 29:5–11.

[115] Kopperud SE, Tveit AB, Gaarden T, et al. Longevity of posterior dental restorations and reasons for failure. Eur J Oral Sci, 2012, 120:539–548.

第13章

牙齿酸蚀症

Ann-Katrin Johansson, Inga B. Arnadottir, Göran Koch, Sven Poulsen

近年来，口腔界开始越来越关注牙齿酸蚀症（尤其是发生在儿童和青少年中的）导致的牙齿磨损。这是因为基于临床观察和许多国家的报告表明酸蚀症不仅患病率很高，而且还可能增加龋齿的发生率和严重程度。文献指出，在年轻的个体中，全球软饮料消费量的增加是造成牙齿酸蚀症的最重要因素。其他因素，例如生活方式的改变，对身体形象的过度关注以及慢性疾病，可能是导致牙齿酸蚀症发生率增加的其他原因。牙齿磨损病因复杂，是口腔环境中各种机制和因素同时作用于牙齿的结果。牙齿酸蚀是这些因素之一，它的定义是没有细菌参与的化学过程造成的牙齿缺损。除了酸蚀之外，牙齿的摩擦和磨耗可能在相同或不同的情况下发生，这增加了牙齿磨损现象的复杂性。

研究表明，在没有酸对牙齿硬组织进行预软化的情况下，摩擦和磨耗的磨损程度会大大降低。因此，牙齿酸蚀被认为是造成牙齿磨损的最重要因素，而摩擦和磨耗则没有那么重要[1]。与牙齿磨损有关的另一个术语是楔缺，即釉牙骨质的颊侧区域在侵蚀和应力的共同作用下引起的缺损（框表13.1）。

发病率

最近的研究声称，儿童和青少年的酸蚀症的患病率很高并且在持续增高。由于诊断标准、评分系统以及要评分的牙齿和表面的选择

> **框表 13.1　不同类型牙齿磨损的定义**
>
> 酸蚀症：没有细菌参与的化学过程导致的牙齿磨损。
> 摩擦：牙齿之间的接触导致牙齿磨损。
> 磨耗：由于异物或其他物质（例如牙刷、牙膏或其他研磨性成分）造成的牙齿磨损。
> 楔缺：釉牙骨质的颊侧区域在侵蚀和应力共同作用下导致的牙齿磨损，从而引起缺损。

各不相同，因此比较这些研究通常很困难。然而，已经有足够的研究可以对乳牙列和年轻恒牙列的酸蚀症的发病率和分布情况有一个大致的认识（表13.1）。

据报道，在2~7岁的儿童中，涉及牙本质的酸蚀症的发生率为8%~34%，而仅限于牙釉质的酸蚀症的发生率显然更高。在年轻恒牙列中，大多数报道的研究是在11~20岁的青少年中进行的，牙本质酸蚀症的发生率为2%~53%。纵向研究表明，受酸蚀症影响的牙齿数量在增加，并且随着年龄的增长，其严重程度也有所增加。

酸蚀症的分布

牙列中牙齿发生酸蚀症的分布不均匀。研究表明，无法根据病因准确预测此类病变的位置[2]。但是很明显，酸蚀症对某些牙齿的影响要大于其他牙齿。在儿童和青少年中，上颌前牙，尤其是上颌前牙的腭侧面和第一恒磨牙是

表 13.1　不同国家的儿童（乳牙）和青少年（恒牙）的牙齿酸蚀症的发生率。患病率表示侵蚀性损害已到达牙本质或接近大面积的牙本质暴露的罹患率

国家	年龄（岁）	人数（个）	患病率（%）	作者（年份）
儿童				
英国	4~5	178	30	Millward 等（1994）
英国	5	＞1000	24	Downer（1995）
英国	1.5~4.5	1658	8	Moynihan，Holt（1996）
沙特阿拉伯	5~6	354	34	Al-Majed 等（2002）
爱尔兰	5	202	21	Harding 等（2003）
印度	5~6	100	30	Deshpande 等（2005）
德国	2~7	463	13	Wiegand 等（2006）
瑞典	5~6	135	13	Hasselkvist 等（2010）
青少年				
英国	14	1035	30	Milosevic 等（1994）
英国	15	＞1000	2	Downer（1995）
沙特阿拉伯	20	95	16	Johansson 等（1996）
古巴	12	1010	17	Kunzel 等（2000）
沙特阿拉伯	12~14	862	26	Al–Majed 等（2002）
冰岛	15	278	22	Arnadottir 等（2003）
英国	14	1308	13	Dugmore 等（2003）
英国	14	2351	53	Bardsley 等（2004）
土耳其	11	153	28	Caglar 等（2005）
丹麦	15~17	558	1.6	Larsen 等（2005）
苏丹	12~14	157	22	El Karim 等（2007）
冰岛	12	757	16	Arnadottir 等（2010）
冰岛	15	750	31	Arnadottir 等（2010）
挪威	16~18	795	15	Søvik 等（2014）
瑞典	13~14	227	12	Hasselkvist 等（2010）
瑞典	18~19	247	22	Hasselkvist 等（2010）
瑞典	20	494	18	Isaksson 等（2014）

最常受影响的。图 13.1 显示了在 12 岁和 15 岁男孩和女孩中的牙齿酸蚀症的分布情况。不管是在男孩还是在女孩中，下颌第一磨牙的酸蚀症发生率最高。这些图还表明，与 12 岁相比，15 岁时酸蚀症的患病率有所增加。

在上颌切牙的腭侧面腐蚀严重的情况下，可能在牙颈处出现肩领（图 13.2）。有时，邻面也会受到影响。儿童和青少年恒牙列牙齿上的杯状凹陷（见"临床检查"标题下的第二段）最常见于下颌第一磨牙，但在所有的牙尖或切缘处都可能出现（图 13.3）。如果已经诊断出牙齿的一个面有酸蚀症，那么需要仔细检查其

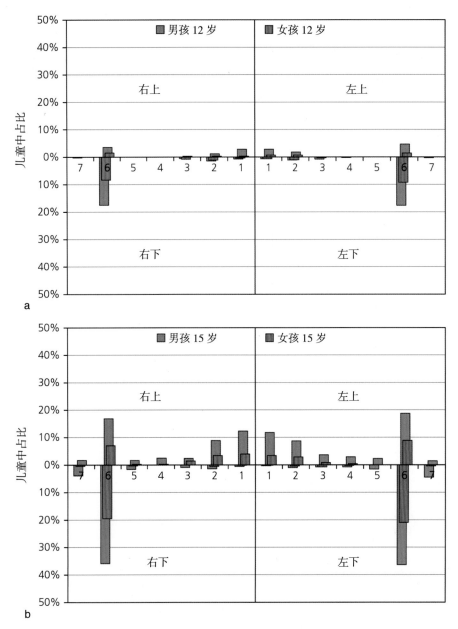

a

b

图 13.1 按牙位和性别划分的牙齿酸蚀症的分布。12 岁（a）和 15 岁（b）时发生牙齿酸蚀症的男孩和女孩的百分比。经许可引自 Arnadottir, et al. John Wiley & Sons, 2010

他表面是否有牙齿表面剥脱的迹象。这可能意味着存在颊 – 颈部缺损或修复体上翘。非典型的牙位出现酸蚀症，可能是吮吸柠檬的结果（图 13.4）。显微硬度测量表明，乳牙牙釉质比恒牙牙釉质软，并且腐蚀过程比恒牙牙釉质相对更快。此外，乳牙体积较小的事实进一步增加了因牙齿酸蚀症而发生并发症的风险[3]（图 13.5）。

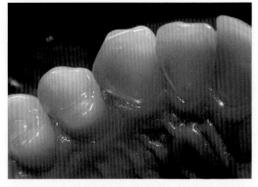

图 13.2 上颌切牙腭侧面严重侵蚀。靠近牙龈边缘的牙釉质完好无损，并出现了肩领

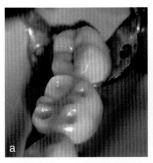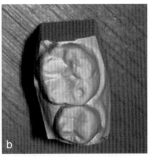

图13.3　a. 下颌第一恒磨牙（36牙）上的杯状凹陷。b. 该病例的研究模型

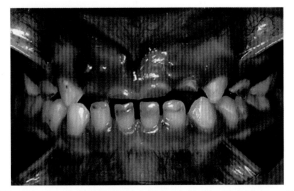

图13.4　6岁的儿童因吸吮柠檬而导致的牙齿腐蚀。牙齿腐蚀已引起严重的牙髓问题，尤其是在52和51区

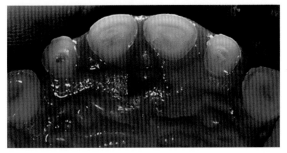

图13.5　乳前牙的腭侧面接近牙髓暴露。能看到二级和三级牙本质

框表 13.2　外在和内在病因的举例，以及对儿童和青少年发生酸蚀症的重要的修正因素的例子，以及与酸蚀症有关的因素的举例		
外部因素（饮食和饮料）		酸性食品、饮料和药物
内部因素，系统性疾病和综合征		胃肠道不适 饮食失调 哮喘 脑瘫 唐氏综合征
修正因素	进食模式	进食频率和持续时间 饮食方法
	唾液因素	分泌率 缓冲能力 唾液的成分
	口腔卫生	方法，强度和频率 牙刷，牙膏和（或）其他口腔卫生产品的类型

病因学

习惯上，造成牙齿酸蚀症的病因可分为外在和内在病因（框表13.2）。病因不明时曾使用"特发性酸蚀"一词，但目前已不建议在临床应用这一概念[4]。

外在因素包括所有酸性饮料及酸性食品，如水果和泡菜；还有酸性药物（如阿司匹林和维生素C片剂）和环境暴露（高度氯化的游泳池）。

儿童牙齿侵蚀的最常见病因是软饮料的高消费，包括碳酸饮料和果汁，这会使牙列频繁接触柠檬酸、磷酸或苹果酸。某些危险产品的pH见框表13.3。

内在因素包括各种胃肠道和饮食失调，例如呕吐、反流和反刍，会导致胃酸与牙齿接触。

几种慢性健康状况与牙齿侵蚀有关，尤其是那些与胃酸/胃部疾病和影响唾液分泌有关的疾病。

侵蚀力的决定因素

在体外研究中，在没有唾液的生理作用或舌头的摩擦作用下，通过测量初始pH、可中和的酸度和溶解牙釉质的能力，可以估算饮食成分的侵蚀力。除了酸性物质外，食物中钙和磷酸盐的含量也是腐蚀牙齿导致牙体组织溶解的重要因素。因此，即使pH非常低，也有可能防止某些饮料和奶制品（如酸奶）导致的牙齿酸蚀。

这些因素之间的相互作用通常难以评估总体风险和临床结果。

框表 13.3	与发生牙齿酸蚀症风险有关的常见饮料			
饮料	酸	甜味剂	pH	可滴定量 NaOH (0.1 mol/L)
橙汁	柠檬酸	–	3.8	2.6
苹果汁	马来酸和柠檬酸	糖	2.7	2.1
可乐	磷酸	糖	2.5	0.3
低糖可乐	磷酸和柠檬酸	人工甜味剂	2.8	0.3
芬达	柠檬酸	糖	2.7	1.0
七喜	柠檬酸	糖	3.1	0.8
低糖七喜	柠檬酸	人工甜味剂	2.9	0.8

改编自 Johansson, 2002[27]

胃食管反流（疾病）

研究表明，与健康儿童相比，患有胃食管反流（疾病）[GER（D）] 的儿童发生酸蚀症的患病率更高，尽管认为这是婴儿的正常生理状况。在年幼的儿童中，症状可能多种多样，通常仅描述为胃痛或持续咳嗽。大孩子有更精确的症状：胃上部疼痛、胃灼热、反流、吞咽困难和咳嗽，尤其是在夜间。在某些情况下，患者根本没有任何典型症状，这称为"隐性反流"。但是，可以通过 24 小时 pH 监测来检测这种情况，这是 GER（D）诊断的金标准。在极少数情况下，反流可能是自发的，这被称为"反刍"，最常见于残障者或饮食失调者。

哮喘

哮喘在儿童人群中很常见，许多哮喘的儿童患有 GER（D）。虽然一些报告显示哮喘患儿的牙齿酸蚀症的患病率增加，但另外一些报告却没有。在哮喘患者中，支气管扩张药物可能会减少唾液分泌，并使食管下括约肌松弛，并增加酸性反流的可能性[5]。另外，药物本身可能是酸性的，并且患者常常由于口呼吸导致口干，所有这些都会增加患牙酸蚀症的风险。

饮食失调

饮食失调的儿童和青少年患酸蚀症的风险增加。在一项研究中，饮食失调患者的牙齿酸蚀症是对照组的 8 倍。神经性暴食症患者会出现自发性呕吐，其他类型的饮食失调患者也会出现这种情况，比如说神经性厌食症。除此之外，饮食失调的患者经常摄入大量的无糖软饮料和水果，过多的口腔清洁并伴有胃肠道不适，以及唾液分泌减少，增加了酸蚀症的风险[6-7]。

大量药物会引起口干，例如抗胆碱能药、GER（D）药物和精神障碍药物。带有细胞抑制剂或放射治疗（通常与呕吐相结合）的癌症治疗经常会损害唾液腺的功能，并增加发生酸蚀症的风险。糖尿病（1 型和 2 型）、甲状旁腺功能低下和甲状旁腺功能亢进、甲亢和先天性唾液腺发育不全、唐氏综合征、脑瘫、普拉德 – 威利综合征或使用亚甲二氧基甲基苯丙胺（摇头丸）是与牙齿酸蚀症相关的其他疾病[8]。

与牙齿酸蚀有关的其他因素

饮食习惯

个体饮用酸性饮料的方法在侵蚀性病变的发展中起着重要作用。与直接吞咽的人相比，在吞咽前将饮料保留在口中一段时间的人受到的腐蚀损害可能更大，因为酸与牙齿之间的接触时间增加[9]。在一项研究中，发现有 43% 的牙齿酸蚀症儿童有含饮料习惯，而无龋儿童仅有 3%，有龋齿活动性的对照组为 15%[10]，另一项研究表明，牙齿酸蚀症患者与喝软饮料对照组患儿的口腔 pH 有所不同[11]。龋齿也与睡前或午睡时在婴儿奶瓶中饮用酸性饮料有关[12]。如果将吸管朝向嘴后方放置，则通过吸管吸吮可能会降低饮料的侵蚀力，这可能非常困难，尤其对于儿童而言[13]（图 13.6）。

唾液因素

如果唾液分泌速率和缓冲能力降低，则可能会增加侵蚀作用。唾液可通过稀释和清除酸性物质来预防酸蚀，并且在防护膜的形成、脱矿和再矿化中起重要作用。需要强调的是，唾液特性可能代表牙齿酸蚀症罹患风险。不同个体之间以及口内不同位置的获得性膜厚度不同，且厚度可因软饮料的酸性作用而减小。较厚的获得性膜相比较薄者保护力更强，有人认为唾液的分泌和获得性膜的厚度可明显影响酸蚀的位置和发生发展[14-16]。在测量三组儿童（一组患有广泛的酸蚀，一组没有龋齿和一组具有高的患龋率）的未刺激和刺激的唾液流速、缓冲能力和变异链球菌数量时，发现以下几点：酸蚀组与无龋组具有极大在龋齿方面非常相似，并与高龋组的唾液特性有很高的相似性[17]。在另一项研究中也发现了类似的结果，与没有酸蚀和龋齿的儿童相比，在未刺激和刺激条件下，患有酸蚀的儿童表现出较低的唾液分泌率，较低的缓冲能力和较低的唾液 pH，以及饮用软饮料后的 pH 下降[18]（框表 13.2）。

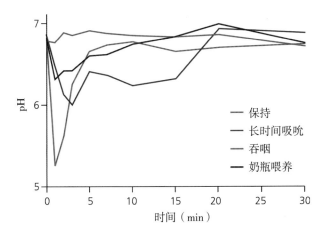

图 13.6　使用微触碰（microtouch）方法和低糖可乐从奶瓶中使用三种饮用和挤奶的方法，pH 下降（平均值）的情况。保持：将饮料在口中保持 2min。长时间吸吮：从玻璃杯中饮 15min。吞咽：每隔 5min 快速吞咽 3 次。奶瓶喂养：从婴儿的奶瓶中挤 15min。经许可引自 Johansson, et al[9]. John Wiley & Sons, 2004

口腔卫生习惯

研究表明，有酸蚀的人比没有酸蚀的人有更好的口腔卫生[19]。现代牙齿清洁方法显然比那些不规律、不规范的口腔卫生方法更容易导致酸蚀症，因为侵蚀性病变会在无牙菌斑的表面形成。无菌斑的牙面可能是口腔清洁的结果，也是嘴唇、舌头和脸颊自洁作用的结果。牙齿邻面菌斑很难被彻底清除，这可能是它们很少发生侵蚀性病变的原因。

我们已经讨论了在牙面受到酸性刺激后的口腔卫生活动，但由于其被酸"预软化"，可能导致牙齿组织损失更大。因此，建议在酸性刺激后至少一个小时后再刷牙。

生活方式

有人认为：当今的生活方式似乎增加了对牙列的酸性刺激，从而为牙列引入了新的危险因素[20]。生活方式对全身健康和口腔健康都有很大影响。随时间变化，生活方式通常反映出社会环境，包括饮食习惯、体育锻炼、药物使用和与压力有关的因素。现代生活方式的重要变化是软饮料消费量的增加，牛奶消费量的减少及体育活动的减少，肥胖、糖尿病、骨质疏松和儿童人群超重的患病率上升[21-24]。

大多数儿童和青少年饮用软饮料的事实[25]增加了这些人群中牙齿腐蚀的风险。青少年在运动期间和运动后唾液分泌降低的情况下经常饮用运动饮料[15]，以及在可乐饮料的帮助下在夜间保持清醒的年轻计算机用户，患酸蚀症的风险会增加。

健康的生活方式也可能对酸蚀症的发生和严重程度产生影响，这在素食儿童和青少年中很普遍。素食者和吃规定饮食的儿童经常食用大量的果汁、水果和蔬菜，也许还添加了醋调味料，并且为了保持口腔健康，他们还进行非常彻底的牙齿清洁。

近年来，尤其是女孩中流行起来的对身材和外表的越来越近乎不健康的关注可能会导致心理病理行为，如导致厌食和（或）贪食症，包括饥饿、呕吐和促进牙齿侵蚀的食物模式。这些严重病例应由医师治疗，并同时由牙医治疗，以确保牙侵蚀不会加剧[7]。

牙齿侵蚀的发生没有遵循任何明显的社会经济模式。尽管一些报告显示，侵蚀性磨损在社会经济地位低下的儿童和青少年中更为普遍，但其他报告则表明情况正好相反。性别差异也是如此，但总的来说，男孩比女孩受影响更大，这可以用以下事实来解释：男孩比同龄的女孩喝更多的软饮料。

只有牢固地建立了新的生活方式并且不再回到早期的生活方式后，新生活方式的后果往往才变得显而易见。因此，牙齿侵蚀的口腔医学方面不仅涉及适当的饮食和病史，而且还涉及人们的生活方式。例如，已经表明，儿童每周喝软饮料的次数与患有酸蚀症的牙齿的数量有关（图 13.7）[26]。

病史和临床检查

病　史

儿童和青少年面临许多不同的酸蚀刺激，这些刺激可能导致开始出现牙齿酸蚀症或者使已经存在的牙齿酸蚀病灶恶化。因此，对牙酸蚀症患者进行病史检查通常非常耗时。在年幼的孩子中，必须从父母那里获得病史，牙医应认识到并非所有父母都完全了解孩子的饮食习惯。有关全身健康的信息，例如胃部疾病、饮食失调和哮喘，以及药物类型是必须了解的。除了常规饮食史外，还特别要注意酸性食物的摄入，包括食用酸性饮料和水果，还应了解可能与酸性物质接触增加有关的其他生活方式因素，包括体育活动、计算机的使用和口腔卫生习惯。饮食史应持续几天，最好是一周，以便包括周末。当然，这一点尤其困难，尤其是对于年幼的孩子，他们除了自己的家人待在一起，白天可能在日托中心和学校结识不同的人，以及与朋友或祖父母在一起。不仅需要考虑什么时候吃/喝了什么，还要注意是怎么吃/喝的。应当获得有关口腔卫生习惯的信息。最后，重要的是要记住：酸蚀性病变可能不是孩子目前的习惯造成的，而可能是由于较早暴露于酸蚀性环境（如之前大量饮用汽水）引起的。框表13.4列出了一些病例记录和牙齿酸蚀临床评估的实用步骤。

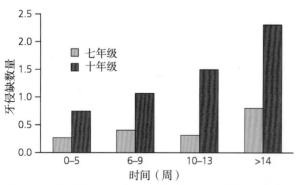

图 13.7　七年级（12岁）和十年级（15岁）儿童的软饮料摄入频率与受牙齿侵蚀影响的牙齿数量之间的剂量反应关系。经许可引自 Arnadottir, et al[26]. Icelandic Pental Journal, 2008

框表 13.4　评估牙齿酸蚀症病例的步骤

病史
- 病史和用药
- 牙科史和牙齿问题
- 生活方式
- 饮食习惯
- 口腔卫生习惯
- 早期酸性暴露

临床检查
- 视诊
- 仔细探诊
- 牙齿酸蚀等级

补充检查
- 唾液流量和缓冲能力
- 口内照片
- 研究模型

临床检查

对酸蚀症患者进行临床检查的第一步是对牙齿表面的外观检查。这应该在良好的工作光线下以及清洁干燥的牙齿表面上完成。由于酸蚀症可能导致轻到重度的牙齿敏感，因此必须谨慎进行吹气。在检查时，最好使用较大的镜子，例如用于口腔摄影中用于拍摄咬合面影像的反光镜，因为放大的视野可以同时检查多个牙齿[27]。

早期酸蚀症的临床表现很容易被遗漏，因为病变没有变色，不粘在探针上，并且通常没有或只有有限的症状。在晚期阶段，酸蚀的临床体征更为明显。如果牙齿表面的形态发生了变化（不是由于机械力或龋齿引起的），则应怀疑牙齿受到酸蚀。在牙齿磨耗严重的情况下，应始终将酸蚀视为潜在因素，因为通过酸蚀使牙齿硬组织软化可能会增加牙齿表面的损失。酸蚀性病变的表面可能有不同的外观。它可以是有光泽的或无光泽的，可以是不规则的，但通常是圆形或扁平的，就像"融化了"一样。牙齿的发育结构可能消失，在更严重的情况下，牙齿形态也会改变。儿童新萌出的牙齿中能观察到许多肉眼可见的结构将消失。在用锋利的探针仔细轻柔地探查时，会产生典型的玻璃般光滑的感觉，这是牙齿酸蚀的重要症状。有时在牙齿的颊面可以看到小的凹面。在大量牙本质暴露的情况下，医生可以看到"锯齿状"的牙釉质边缘。在严重的情况下，医生可能会通过剩余的牙体组织见到牙髓：这在上颌乳中切牙的腭侧面最常见。患牙也可能形成临床上可检测的保护性三期牙本质，或牙髓直接受累。恒牙列和乳牙列腐蚀的一个常见临床症状是杯状凹陷：牙釉质中的"小孔"最常见于第一磨牙的牙尖[28]（图 13.8）。两个或多个杯状凹陷可能会融合在一起，在咬合面上形成一个较大的缺损[21]。修复体有时可能会由于牙齿出现酸蚀而浮起到牙齿表面上方。这些不仅在临床上可见，而且还可能在 X 线片、研究模型和照片中被发现。

在饮食过程中牙体组织的明显丧失除了导致审美和（或）功能问题外，还可能导致错𬌗。这是因为牙齿组织缺损导致代偿性牙槽骨生长。框表 13.5 列出了一些临床特征（图 13.8）。

研究模型对于从三维角度观察牙齿形态特征的变化很有价值，但应认真制备以提高诊断可能性。观察石膏的角度将影响病变的外观。口内照片在临床评估中具有一定的价值，但是其二维特性、较差的光照条件和不适当的相机角度极大地限制了其作为诊断工具的价值。

应考虑刺激和静息时唾液分泌率以及缓冲能力的分析。

框表 13.5　牙齿酸蚀症的临床特征

- 牙釉质表面光滑、无光泽，不规则，圆形或平坦
- 发育结构消失
- 牙齿的形态改变
- 牙本质暴露
- 杯状凹陷
- 颊颈部缺损
- 修复体浮起

经许可引自 Johansson, et al[28]. Taylor & Francis, 1996

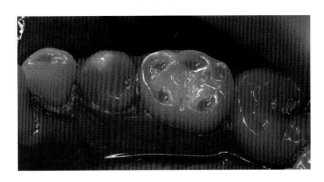

图 13.8　酸蚀的临床症状：乳磨牙（牙齿 83 和 85）和恒磨牙（牙齿 46）上的杯状凹陷

牙齿酸蚀指数

已经有几种不同的评分系统用于临床中对牙齿磨损和牙齿酸蚀进行分级。一些系统基于对代表性牙的部分记录[28-29]，而另一些系统则建议使用全口评分或将两者的结合[30-31]。基于临床和流行病学目的，对几个代表性牙进行检查的方式较为实际：建议对每个孩子进行4颗牙（恒牙）和6颗牙（乳牙）检查记录，包括对杯状凹陷进行分级以简化数据收集[28,32]。

一些指标仅针对乳牙[30]或仅针对恒牙[33]，而另一些指标既用于乳牙又用于恒牙[28-29]。通常，在大多数情况下，最好采用相对简单的计分方法。与依靠单一方法或双重方法的系统相比，使用临床检查、检查研究模型和照片对侵蚀性磨损进行分级的组合方法具有一定的优势。选择计分系统时，重要的是要考虑将要使用数据的调查类型是出于管理目的的临床评分，还是基于人群或实验室的研究。在临床环境中，需要牢记检查的持续时间，因为某些系统对于患者和临床医生而言都非常耗时。为了更全面地记录酸蚀的严重程度和随访情况，应该使用可区分不同酸蚀阶段的量表。

早期釉质酸蚀普遍存在于儿童和青少年中。这些病变必须尽早发现，以便医生预防进一步损害。牙齿侵蚀的分级系统必须能够区分牙釉质侵蚀的不同阶段以及牙本质或接近牙本质暴露的严重侵蚀。基于最常见的牙齿侵蚀部位，带有标记牙齿的系统在个人和流行病学方面都节省了时间（图13.9a、b）。如果侵蚀分级的等级太粗糙，则只能记录更严重的侵蚀性病变，这增加了忽视牙齿侵蚀早期迹象的风险，从而丧失了早期干预和随访的可能性。因此，在临床和流行病学工作中，标记牙齿的选择和用于登记的比例是必不可少的。框表13.6显示了用于对儿童和青少年的上前牙颊和腭表面上的牙齿侵蚀进行分级的量表。其他登记应包括记录第一个恒磨牙

或乳磨牙上的杯状凹陷和颊侧颈部缺损。框表13.7中显示了用于在乳磨牙和第一恒磨牙中杯状凹陷的不同分级。

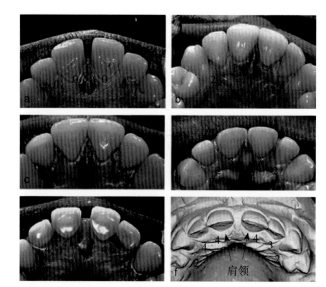

图13.9 根据框表13.6中的等级对牙侵蚀的不同严重程度进行图解说明：图f是图e中患者的研究模型，说明口腔内照片可以与研究模型相结合，因为两者可以相互补充，从而评估牙齿酸蚀程度。经许可引自Johansson & Carlsson[47]. Gothia Fortbildning, 2006

框表13.6　用于对上颌前牙的颊和舌侧面的牙齿严重程度分级量表（13~23或53~63）

分级	标准
0	没有可见的变化，发育结构仍然存在，牙体形态完整。
1	光滑的牙釉质，发育结构全部或部分消失。釉质表面有光泽、磨砂状、不规则、貌似"融化"，圆形或扁平、牙体形态基本完整。
2	牙釉质表面如1级中所述。牙体形态明显改变，牙釉质内陷或凹陷形成，无牙本质暴露。
3	牙釉质表面如1级和2级中所述。牙体形态发生了很大变化（接近大表面的牙本质暴露）或牙本质表面暴露了≤1/3。
4	牙釉质表面如1级，2级和3级中所述。牙本质表面暴露>1/3或可见牙髓。

注意：应记录邻面酸蚀的和"肩领"的存在。经许可引自Johansson, et al[28]. Taylor & Francis, 1996

框表 13.7　用于在第一恒磨牙和乳磨牙的牙合面的杯状凹陷的分级

分级	标准
0	无杯状凹陷 / 牙尖完整
1	圆形的牙尖
2	杯状凹陷 ≤ 1mm
3	杯状凹陷 > 1mm
4	融合的杯状凹陷：至少两个杯状凹陷在同一颗牙齿上融合在一起

经许可引自 Hasselqvist, et al[32]. Swedish Dental Association, 2010

酸蚀症患者的随访

通常，引发、改变和加重酸蚀症的因素将持续一生。因此，一旦儿童被诊断出患有牙酸蚀症，就应该进行长期监测和监督。除了向患者和父母提供有关病情和预防建议的必要信息外，还可以使用照片、连续的研究模型、唾液分析结果以及咨询患者的家庭医生（了解患者是否患有胃部疾病、饮食失调或哮喘病）作为控制酸蚀症的方法。

可以通过比较合适时间间隔的研究模型来评估酸蚀的进展。在某些情况下，X线片（最好是咬合片）可能很有价值。同样，非常重要的是预测所涉牙齿的存留时间及其对患者的影响。有一个例外是临近替换的乳牙严重受累。研究表明，如果乳牙中存在严重酸蚀，则恒牙列中严重酸蚀的风险将增加近 4 倍[34]。酸蚀症的临床预后分析因人而异，相同的酸蚀程度在一个患者身上可能是完全可接受的，而在另一位患者身上却不是。如果诊断出儿童或青少年患有酸蚀症，则该病变的侵蚀性很可能比病变严重程度相同的成年人更活跃。由于青少年的恒牙比成年人的预期存留时间更长，因此与老年人相比，随着年龄的增长，相同的酸蚀性问题随着时间的推移出现并发症的风险可能更高。

为了正确诊断，在临床上记录酸蚀症的情况必不可少。当今市场上可用的现代电子牙科系统具有适合于记录龋齿的内置功能，但很少有因牙齿磨耗 / 酸蚀的记录，从而使临床记录变得复杂。

预　防

一般方面

可以通过患者的个人咨询以及以人群为中心的一般干预措施来控制牙齿酸蚀。在这两种策略中，都重点强调了牙科团队识别酸蚀的早期阶段以及了解其发病机制的能力[27]。通过与患者、父母和大众进行与牙齿酸蚀有关的有效沟通也非常重要，因为在大多数情况下，预防措施的成功将在很大程度上取决于他们对病情的正确理解和合作。

患者咨询

如果怀疑患者患有进行性牙齿酸蚀，则必须加快检查速度以抑制或防止进一步的牙齿表面脱落，这一点很重要。如前所述，个体之间对酸蚀刺激的抵抗力差异很大。因此，对于一个特定的孩子可以喝多少酸性饮料而没有发生酸蚀的风险，无法给出普遍有效的建议。但是，对于诊断为酸蚀症的孩子来说，在其生命的某些时期内，酸性刺激过于严重。酸蚀的迹象很可能与早期的习惯或条件有关，而与目前的情况无关。预防酸蚀症通常很复杂，因此在做出任何建议之前，建议评估酸蚀症的进展。

在由于外在原因引起酸蚀的情况下，减少所有酸性摄入量是防止进一步酸蚀的一种方法。这可能需要改变生活方式，因此有时可能不仅涉及受影响的孩子，还涉及整个家庭。如果能够正确诊断出乳牙牙列酸蚀，并能理解其中的相关因素，则可以针对恒牙列采取预防策略，因为相同的病因也很可能也会影响儿童

的恒牙列 [3]。在正确的时机告知有关酸蚀的建议和信息可能帮助一些患者完全阻止病情进展，而对某一些患者仅靠咨询则难以控制进展。框表 13.8 提供了关于外源性牙齿酸蚀症的建议示例。

预防的最终目的是避免新的酸蚀症损发生的发生，并阻止现有病变的进展。在一些活动性酸蚀症患者中，预防措施可能只会延缓病程。由于内在原因，例如 GER（D）和进食障碍，而患酸蚀症的患者尤其如此，这种状况在儿童和青少年中都可能发现，并且通常很难控制。

消除或减少酸蚀的内在因素的一种方法是咨询患者的家庭医生。通过治疗或控制系统性疾病，可以最有效地防止进一步发生牙齿酸蚀。对于患有 GER（D）的患者，适当的医学检查有时包括对食道中酸度进行 24 小时 pH 测量，然后通过药物或手术进行诊断和治疗。如果发生夜间反流，为了减少胃中酸性物质进入口腔的风险，可以将孩子的床头抬高 5~10cm。如果使用抗酸剂作为胃反流的药物，可以在吞咽前将其舍在口腔中，以中和口腔中的酸性物质 [35]。

框表 13.8　对外源性酸蚀症的儿童 / 父母的建议示例

- 避免或限制含酸的饮料，水果和其他类型的食物，尤其是在两餐之间和夜间。
- 口渴时，尤其是在两餐之间和夜间，请喝水。
- 注意酸性物质的接触时间，例如喝酒的方法。
- 随餐喝牛奶；用奶酪或其他奶制品作为一餐中最后吃的东西。
- 吃整个水果而不是喝果汁；不要吸吮柠檬或其他水果。
- 将酸性食品与酸性较低的食品混合以中和，例如水果与奶制品。如果您喝酸性饮料：
  - 迅速吞咽，不要将饮料含在嘴里。
  - 如果使用吸管，请将其放置在前牙的后面。
  - 避免随身携带线有酸性饮料的瓶子。
  - 切勿将酸性饮料放入婴儿奶瓶。

与往常一样，应在饮食上适当考虑医学建议。如果怀疑饮食失调，建议与父母、学校护士、家庭医生或心理医生 / 精神科医生联系。饮食失调患者的饮食建议应与医生或精神科人员合作，因为它不仅要考虑牙齿和向体健康，还要考虑精神健康。

只要受累的牙齿结构没有完全丧失，并且牙面上有足够的钙、磷酸盐或氟化物，则可以实现酸蚀表面的再矿化。遇到酸性刺激后漱口可阻断酸蚀过程，但牙齿不会再矿化。如果酸蚀后残留在牙面的脆性网状结构立即因摩擦或磨损而磨耗掉，则丧失了再矿化的可能性。因此，建议在酸性刺激后至少一个小时内避免使用牙膏刷牙。酸性刺激后，不用牙膏刷牙可出现唾液成分的沉积，从而导致再矿化 [36]。还发现牙齿酸蚀与睡前和饭后刷牙，牙刷的类型和刷牙方法有关 [18,37]。

为了防止牙齿酸蚀，唾液分泌率非常重要，如果唾液分泌不足，则需要增加唾液分泌率。首先，确保摄入足够的液体；其次，可以使用氟化物片剂或特殊的无糖片剂刺激唾液分泌。也可以建议使用口香糖，但应谨慎使用，因为在某些患者中口香糖可能会增加咬合磨损。但是，一些研究表明，咀嚼含钙的口香糖后，可能会发生早期侵蚀的再矿化。如果是药物导致唾液分泌减少或反流增加，或者药物本身呈酸性，则应与医学专家合作考虑消除或替代药物。框表 13.9 给出了对酸蚀症患者建议的口腔卫生习惯的示例。

对于夜磨牙患者，建议使用保护性咬合夹板，以消除摩擦或磨损。但是，据推测，夹板可能在夜间返流期间充当酸的储存器，从而增加了牙齿腐蚀的风险。

使用氟化物来控制牙齿酸蚀症的临床证据较弱 [38]。但是，即使对酸蚀患者的治疗效果有限，仍建议对其进行氟化物治疗。同时必须强调的是，改变生活方式，从而减少病因，比任

框表 13.9 对患有牙酸蚀症的儿童的口腔卫生建议

• 不要在吃酸性食物前刷牙，并且在酸性食物后至少等待一个小时才能刷牙；
• 使用柔软的牙刷，必要时使用温水刷牙；
• 反流或呕吐后刷舌头；
• 使用氟化物浓度高，磨料少的牙膏。

何其他预防措施都更为有效。

酸蚀引起的牙齿敏度可以通过不同的方式减轻。但是，必须特别强调的是，第一个也是最重要的行动是尽可能消除或减少所有酸性环境。与此同时，高浓度的氟化物治疗以及使用特殊的牙膏可能是有用的。其他方法可通过不同类型的粘接剂或脱敏剂阻塞扩大的牙本质小管。这种治疗可能会降低敏感性，但预后取决于阻断剂的存留时间及其对口腔中进一步酸蚀的抵抗力。因此，可能有必要进行重复治疗。在严重的情况下，甚至有必要修复被酸蚀的表面，以防止或消除敏感性和进一步的酸蚀破坏。在某些情况下，封闭剂可能有助于预防和恢复杯状凹陷。框表 13.10 显示了确诊为酸蚀症的临床治疗措施的示例。

基于人群的预防

大众应该了解的是，最有效的预防酸蚀的方法是减少的儿童和青少年的酸性饮料摄入量，不管他们有没有发生牙齿酸蚀。即使知识并不一定会导致生活方式的改变，相关信息也有一定的预防作用。研究表明，学校自动售货机中供应的软饮料是选择饮料的重要因素。倡

框表 13.10 确诊为糜烂的临床治疗措施的一些示例

• 氟化物清漆或凝胶，封闭缝隙
• 阻塞牙本质小管，粘接或脱敏剂
• 粘接技术修复
• 避免牙齿漂白

导儿童和青少年采取更健康的生活方式主要是为了应对超重或肥胖，但对于改善口腔健康和预防酸蚀症也很有价值。

其他适当的预防措施是通过添加钙来改良酸性饮料。在某些国家 / 地区可以买到这种改良产品，以降低饮料的腐蚀性[39]。

修复治疗

有许多适应证表明需要对酸蚀症进行修复性治疗。对于其他预防措施没有效的病例可以进行修复治疗以改善其美学和功能，或控制敏感和疼痛。在某些情况下，需要进行修复性干预以防止不良的正畸作用或牙体组织的进一步丧失。但是，修复效果往往持续较短，这意味着将来需要对儿童和青少年早期修复的牙齿进行进一步治疗。重要的是，要认识到牙齿外形的丧失并不一定需要修复，并且有关修复性干预的任何决定都应始终考虑到个体差异性。

事实证明，软饮料——尤其是果汁，可以缩短许多牙科材料的寿命。在体外浸泡在苹果汁和橙汁中一年后，传统的玻璃离子已完全溶解，但其受可乐饮料的影响较小。浸入可乐中的树脂强化玻璃离子的显微硬度降低，但受果汁的影响较小[40]。研究表明，即使许多牙科材料会受到酸的影响，导致出现各种类型的问题，但复合树脂和陶瓷似乎具有良好的稳定性[41-42]。体内和体外研究探索了摄入软饮料对正畸矫治器与牙齿表面之间粘接力的影响。研究表明，每天喝几次软饮料的孩子比不喝软饮料的孩子的托槽更容易脱落[43]。另一项研究表明，由于酸蚀而磨损的后牙修复体（包括直接和间接的复合物）的寿命比因龋齿而修复的对照牙齿要短。酸蚀组三年后的失败率是 50%，对照组是 20%。在此期间，酸蚀组中有 28% 的修复体完全消失，另有 22% 的牙折[44]。

在儿童和青少年中，即使没有充分评估复合树脂在酸蚀症中的长期表现，也必须将复合作为修复治疗的首选方法。对于患有侵蚀性磨损的儿童，最好使用微创技术进行修复性治疗。如果需要加强修复体的固位，如修复杯状凹陷，建议预备斜面。杯状凹陷中病变继续进展的风险增加，因为任何酸性环境都可能残留在杯状凹陷内部，从而导致酸与牙齿表面之间的接触时间延长。

在前牙局部磨损的患者中，由酸蚀引起的垂直高度降低可能会导致修复材料空间不足。在许多情况下，使用 Dahl 技术或改良 Dahl 技术增加咬合可能是一个很好的解决方案[45]。改良

Dahl 技术可以通过连续数月昼夜使用咬合夹板来实施。但是，当今使用的 Dahl 技术最常见的改良，尤其是对于年轻人，是增高包括腭侧面在内的上颌前牙。在任何情况下，Dahl 技术都会在双侧后牙产生开𬌗，但是随着时间的推移，后牙的补偿性牙槽骨生长以及前牙的压低使咬合正常化，并且在复合树脂修复的情况下，咬合将恢复正常（图 13.10）。

少数情况下，即使在年轻人或青少年中也考虑采取贴面等修复体进行治疗。

必须记住，修复性治疗不是针对病因的治疗。酸蚀过程仍然可以继续进展并影响牙列，患者需要进行后期的支持和随访。

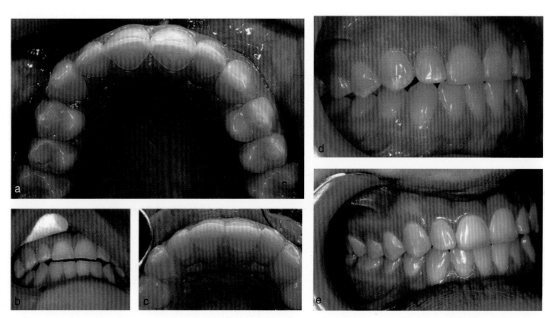

图 13.10　a.15 岁的女孩，其腭侧面被酸蚀且上颌前牙敏感。b. 在 12 牙上进行了复合树脂修复，建立了足以修复 11、21 和 22（c）的新垂直距离。d. 结果是存在后牙区的错𬌗，但由于（e）代偿性萌出和牙槽骨生长，约 4 周后恢复正常。经许可引自 Johansson & Carlsson[47]. Gothia Fortbildning，2006

（张倩　译）

（冀堃　赵姝亚　审）

参考文献

[1] Bartlett DW. The role of erosion in tooth wear: aetiology, preven-tion and management. Int Dent J, 2005, 55 (Suppl 1):277–284.

[2] Järvinen V, Rytomaa I, Meurman JH. Location of dental erosion in a referred population. Caries Res, 1992, 26:391–396.

[3] Johansson AK, Sorvari R, Birkhed D, et al. Dental erosion in deciduous teeth—an in vivo and in vitro study. J Dent, 2001, 29:333–340.

[4] Imfeld T. Dental erosion. Definition, classification and links.

Eur J Oral Sci, 1996, 104:151–155.

[5] Shaw L, Al-Dlaigan YH. Childhood asthma and dental erosion. ASDC J Dent Child, 2000, 67:102–106.

[6] Öhrn R, Enzell K, Angmar-Månsson B. Oral status of 81 subjects with eating disorders. Eur J Oral Sci, 1999, 107:157–163.

[7] Johansson AK, Norring C, Unell L, et al. Eating disorders and oral health: a matched case-control study. Eur J Oral Sci, 2012, 120:61–68.

[8] Young WG. The oral medicine of tooth wear. Aust Dent J, 2001, 46:236–250.

[9] Johansson AK, Lingstrom P, Imfeld T, et al. Influence of drinking method on tooth-surface pH in relation to dental erosion. J Oral Sci, 2004, 112:484–489.

[10] O'Sullivan EA, Curzon ME. A comparison of acidic dietary factors in children with and without dental erosion. ASDC J Dent Child, 2000, 67:186–192.

[11] Moazzez R, Smith BG, Bartlett DW. Oral pH and drinking habit during ingestion of a carbonated drink in a group of adolescents with dental erosion. J Dent, 2000, 28:395–397.

[12] Al-Malik MI, Holt RD, Bedi R. The relationship between erosion, caries and rampant caries and dietary habits in preschool children in Saudi Arabia. Int J Paediatr Dent, 2001, 11:430–439.

[13] Edwards M, Ashwood RA, Littlewood SJ, et al. A videofluoroscopic comparison of straw and cup drinking: the potential influence on dental erosion. Br Dent J, 1998, 185:244–249.

[14] Young WG, Khan F. Sites of dental erosion are saliva-dependent. J Oral Rehabil, 2002, 29: 35–43

[15] Amaechi BT, Higham SM, Edgar WM, et al. Thickness of acquired salivary pellicle as a determinant of the sites of dental erosion. J Dent Res, 1999, 78:1821–1828.

[16] Sorvari R, Rytömaa I. Drinks and dental health. Proc Finn Dent Soc, 1991, 87:621–631.

[17] O'Sullivan EA, Curzon ME. Salivary factors affecting dental erosion in children. Caries Res, 2000, 34:82–87.

[18] Sánchez GA(1), Fernandez De Preliasco MV. Salivary pH changes during soft drinks consumption in children. Int J Paediatr Dent, 2003, 13:251–257.

[19] Johansson AK, Lingström P, Birkhed D. Comparison of factors potentially related to the occurrence of dental erosion in high-and low-erosion groups. Eur J Oral Sci, 2002, 110:204–211.

[20] Imfeld T, ten Cate JM. Preface. Eur J Oral Sci, 1996, 104:149.

[21] American Academy of Pediatrics Committee on School Health. Soft drinks in schools. Pediatrics, 2004, 113:152–154.

[22] Hasselkvist A, Johansson A, Johansson AK. Association between soft drink consumption, oral health and some lifestyle factors in Swedish adolescents. Acta Odontol Scand, 2014, 72:1039–1046.

[23] Harnack L, Stang J, Story M. Soft drink consumption among US children and adolescents: nutritional consequences. J Am Diet Assoc, 1999, 99:436–441.

[24] Isaksson H, Birkhed D, Wendt LK, et al. Prevalence of dental erosion and association with lifestyle factors in Swedish 20-year olds. Acta Odontol Scand, 2014, 72:448–457.

[25] Rugg-Gunn AJ, Nunn JH. Diet and dental erosion. In: Nutrition, diet and oral health. Oxford: Oxford University Press, 1999.

[26] Arnadottir IB, Gudlaugsson JO, Jonsson SH. Body Mass Index (BMI) caries and erosion in Icelandic teenagers. Icelandic Dental Journal, 2008, 26:46–49.

[27] Johansson AK. On dental erosion and associated factors. Swed Dent J Suppl, 2002, (156):1–77.

[28] Johansson AK, Johansson A, Birkhed D, et al. Dental erosion, soft-drink intake, and oral health in young Saudi men, and the development of a system for assessing erosive anterior tooth wear. Acta Odontol Scand, 1996, 54:369–378.

[29] Downer MC. The 1993 national survey of children's dental health. Br Dent J, 1995, 178:407–412.

[30] O'Sullivan EA. A new index for the measurement of erosion in children. Eur J Paediatr Dent, 2000, 1:69–74.

[31] Bartlett D, Ganss C, Lussi A. Basic Erosive Wear Examination (BEWE): a new scoring system for scientific and clinical needs. Clin Oral Investig. 2008;12 Suppl 1:S65–68.

[32] Hasselkvist A, Johansson A, Johansson AK. Dental erosion and soft drink consumption in Swedish children and adolescents and the development of a simplified erosion partial recording system. Swed Dent J, 2010, 34:187–195.

[33] Lussi A, Schaffner M, Hotz P, et al. Dental erosion in a population of Swiss adults. Community Dent Oral Epidemiol, 1991, 19:286–290.

[34] Ganss C, Klimek J, Giese K. Dental erosion in children and adolescents—a cross-sectional and longitudinal investigation using study models. Community Dent Oral Epidemiol, 2001, 29:264–271.

[35] Meurman JH, Kuittinen T, Kangas M, et al. Buffering effect of antacids in the mouth—a new treatment of dental erosion? Scand J Dent Res, 1988, 96:412–417.

[36] Kuroiwa M, Kodaka T, Kuroiwa M, et al. Brushing-induced effects with and without a non-fluoride abrasive dentifrice on rem-ineralization of enamel surfaces etched with phosphoric acid. Caries Res, 1994, 28:309–314.

[37] Al-Dlaigan YH, Shaw L, Smith AJ. Dental erosion in a group of British 14-year-old, school children. Part III: Influence of oral hygiene practises. Br Dent J, 2002, 192:526–530.

[38] Austin RS, Stenhagen KR, Hove LH, et al. The effect of single-application fluoride treatment on simulated gastric erosion and erosion-abrasion of enamel in vitro. Int J

Prosthodont, 2014, 27:425–426.

[39] Hooper S, Hughes J, Parker D, et al. A clinical study in situ to assess the effect of a food approved polymer on the erosion potential of drinks. J Dent, 2007, 35:541–546.

[40] Aliping-McKenzie M, Linden RW, Nicholson JW. Effects of pH on the microhardness of resin-based restorative materials. Oper Dent, 2005, 30:661–666.

[41] Jaeggi T, Gruninger A, Lussi A. Restorative therapy of erosion. Monogr Oral Sci, 2006, 20:200–214.

[42] Mohamed-Tahir MA, Tan HY, Woo AA, et al. The effect of Coca-Cola and fruit juices on the surface hardness of glass-ionomers and 'compomers'. J Oral Rehabil, 2004, 31:1046–1052.

[43] Oncag G, Tuncer AV, Tosun YS. Acidic soft drinks effects on the shear bond strength of orthodontic brackets and a scanning electron microscopy evaluation of the enamel. Angle Orthod, 2005, 75:247–253.

[44] Bartlett D, Sundaram G. An up to 3-year randomized clinical study comparing indirect and direct resin composites used to restore worn posterior teeth. Int J Prosthodont, 2006, 19:613–617.

[45] Dahl BL, Krogstad O, Karlsen K. An alternative treatment in cases with advanced localized attrition. J Oral Rehabil, 1975, 2:209–214.

[46] Arnadottir IB, Holbrook WP, Eggertsson H, et al. Prevalence of dental erosion in children: a national survey. Community Dent Oral Epidemiol, 2010, 38:521–526.

[47] Johansson AK, Carlsson GE. Dental erosion: bakgrund och kliniska aspekter. Förlagshuset Gothia, 2006.

第14章

牙周病

Bengt Sjödin, Dorte Haubek

牙周组织的炎症反应在儿童和青少年中很常见。大多数情况下，炎症一般仅限于牙龈组织。牙龈炎的特征是牙龈发炎，检测不到骨或结缔组织附着丧失。与成人一样，儿童和青少年的牙周炎可能有不同的表现，根据目前命名法将其分为侵袭性（严重和快速的疾病进展）和慢性（缓慢发展的疾病，通常具有低至中度进展）两类。

与成人一样，儿童和青少年的牙龈炎和牙周炎主要是由于牙齿表面和龈沟内的微生物聚集引起的，尤其是牙龈炎。牙龈的状态反映了个体的口腔卫生水平。但是，严重的炎症也可能预示着全身疾病的存在，特别是当牙龈炎症反应与牙菌斑的量不成比例时[1]。

尽早发现并治疗牙周疾病不仅非常有效，还可以在一定程度上阻止牙周组织的丧失或抑制疾病的进展。因此，我们有充分的理由关注青少年牙周组织的炎症反应[2]。此外，还有其他情况，例如牙龈萎缩和牙龈增生。

正常牙周状况

乳牙列

乳牙牙龈龈缘肥厚、圆钝（图14.1）。正常牙龈的点彩从两三岁开始缓慢形成。随着乳牙生理间隙出现，两相邻乳牙间的牙龈呈鞍形完全充填牙间隙。当磨牙建立邻面接触关系时，牙间隙由龈乳头完全填充，乳头的中央边缘凹下，形成龈谷，与接触区相吻合[3]。

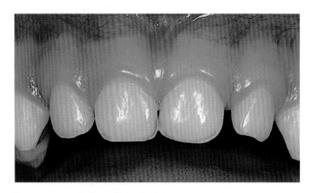

图14.1 临床上正常乳牙牙龈

牙周结缔组织的构成与年轻恒牙相似。然而，与恒牙相比，乳牙结合上皮较厚，这可能影响上皮对某些物质的渗透性，如细菌毒素。乳牙列时期的结合上皮的低通透性使得其对炎症的抵抗力更强[4]。

在X线片上，可以发现乳牙周围的牙槽骨有一个明显但菲薄的硬骨板和相对较宽的牙周膜，骨小梁少，骨髓腔大，血管丰富。牙根牙骨质薄，以细胞牙骨质为主[4]。

恒牙列

如第5章所述，乳牙脱落与恒牙萌出可以引起牙列形态和组织学变化。

与乳牙牙龈相比，恒牙周围的健康龈缘较薄，呈粉红色（图14.2）。牙齿完全萌出后，龈缘位于牙釉质表面，在釉牙骨质冠方0.5~2mm。在被动萌出期，如边缘软组织缓慢消退时，儿童结合上皮宽度较长。尽管牙周探针很容易沿着牙齿表面插入较深，但不建议进行不必要的探查，以免损伤结合上皮。

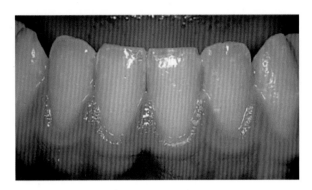

图 14.2　临床上正常恒牙牙龈

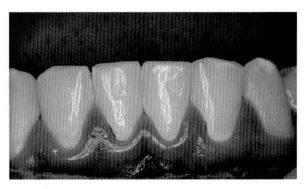

图 14.3　慢性牙龈炎

细菌性炎性牙周疾病

理解牙周疾病致病机制的主要问题之一是难以清楚地区分正常和病理状况。即使没有菌斑，牙龈组织仍然会有白细胞通过结合上皮向牙龈沟迁移。结缔组织中也可能存在一些炎性细胞[4]。

刺激物与个体吞噬细胞的吞噬能力和免疫活性之间的平衡将决定疾病的严重程度。如果牙菌斑积聚量很小，防御机制反应正常，就不会有临床症状。明显的菌斑积聚或防御反应缺陷会导致临床症状出现[4]。

牙龈炎

临床表现

炎症反应包括血管反应和炎症细胞的聚积。当血管反应达到一定水平时，临床就会出现炎症症状。牙龈缘外观发红，肿胀，龈乳头自邻间隙突起（图 14.3）、肥大、表面光亮。临床检查可见龈沟有渗出，特别是对游离龈轻轻施加压力时。探诊时牙龈易出血。

牙龈缘的血管和细胞反应被认为是机体对微生物的第一道天然防线。牙龈炎症的主要致病因素是菌斑堆积，因此有效的菌斑控制一般会迅速消除临床症状[3]。但是，后期不良的口腔卫生将会导致再次复发。亚临床反应和临床牙龈炎发作可能会长期交替出现。

牙龈炎诊断依据是临床症状，如充血、肿胀和有出血倾向。目前倾向于简化诊断标准，将牙龈出血倾向作为衡量牙龈炎症状况的指标。牙龈出血指数（GBI）是一个简单的标准：轻探边缘龈是否出血。该指数是牙龈出血单位与检查单位总数的百分比[4]。

对于健康儿童，牙龈的感染通常是表浅的，当儿童出现严重的全口持续性的牙龈炎时，牙医应根据其近期的既往史进行详细的临床检查，并考虑对儿童的全身健康状况进行检查。

与年龄相关的差异

流行病学和实验室研究发现，儿童时期牙龈炎的发展趋势与年龄有关。因此学龄前儿童与青少年和成人相比不易患牙龈炎[2-3]。造成这种差异的原因还不完全清楚，但已经证明，类似螺旋体和产黑色素类杆菌虽然在成人中经常发现，但在牙龈正常有少量菌斑的儿童中并不经常出现[5]。此外，牙龈炎患儿的微生物菌斑中梭杆菌、真杆菌和乳酸杆菌的比例较低[5]。与成人相比，细胞增殖和胶原的更新也可能更显著。儿童牙龈病变的细胞浸润以 T 淋巴细胞为主，而成人牙龈病变以 B 淋巴细胞为主，这表明免疫反应与年龄有关。乳牙列牙龈结合上皮较厚，这可能是影响上皮结构通透性的一个因素，对于年龄相关的牙龈炎发展变化也有重要意义。

病　因

　　牙龈炎通常是由微生物菌斑引起的[5]。大多数细菌作为口腔正常生态的一部分存在，其中很多具有潜在致病性，但根据特定病原体的特征而言，牙龈炎属于非特异性炎症。关于微生物在牙龈炎发病中的机制许多研究已经得出结论：局部聚集的细菌和细菌代谢物的量在牙龈炎的发病中起着至关重要的作用。牙龈炎是多因素发病，许多内在和外在因素都会影响其临床表现的严重程度[6-7]。

影响菌斑形成的因素

　　牙结石是由菌斑矿化形成的。龈上结石主要位于大唾液腺导管附近（图 14.4）。龈下结石主要积聚在深牙周袋区域（图 14.5，图

14.6）。牙结石的表面粗糙，导致更多的细菌定植。因此，牙结石可以危害牙周健康[4]。

　　在儿童时期偶尔可见外源性染色，这是一种牢固附着在牙齿上的黑色沉积物，常见于乳牙，有时也见于恒牙[8]。通常是位于牙釉质

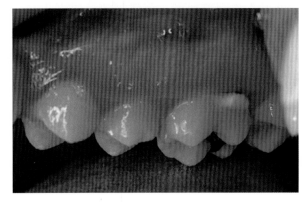

图 14.4　龈上结石

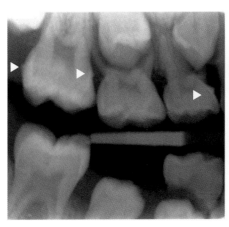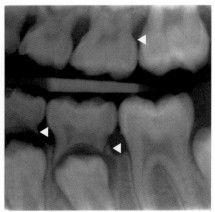

图 14.5　咬翼片显示乳牙和恒牙的邻面牙结石。箭头指示龈下结石

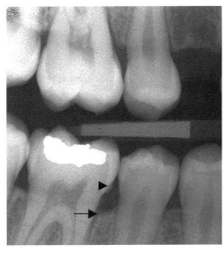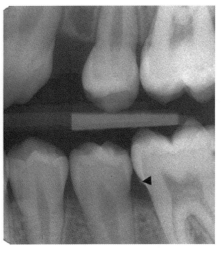

图 14.6　一个 14 岁男孩的 X 线照片显示了邻面龈下结石和下颌第一磨牙的轻微骨丧失。箭头指示骨质丧失，▶指示龈下结石

颈部的一条细长的深色色素线。病因尚不清楚，但似乎与微生物群落的组成有关。这种染色除了不美观外，无损害牙齿健康的报告（图14.7）。

牙釉质矿化不良或牙齿形态缺陷可能使牙齿外形不规则或粗糙，容易导致菌斑聚集。如矿化不良的早萌牙可能伴有明显的牙龈炎，如果后续暴露的牙颈部釉质正常，牙龈炎就会消失（见第20章）。

明显的龋损使菌斑积聚，并逐渐妨碍口腔卫生。牙颈部龋病几乎无一例外地伴有局部的慢性牙龈炎。

修复体的边缘缺损、表面粗糙或邻接不良都会由于菌斑堆积增加而引起慢性牙龈炎。首次进行邻面或颈部修复的牙医对患者未来的牙周健康负有重大责任。

错𬌗畸形在牙周病的病因学中并不占主导地位，但牙列拥挤和牙齿异常可能会增加口腔卫生实施的难度（图14.8）。

固定正畸矫治器可能会影响日常口腔卫生；弓丝和托槽会引起菌斑积聚（图14.9），活动矫治器可导致口炎（见第15章）。矫治器对支持组织造成的任何损害都要进行适当的处理和控制。

影响防御系统的因素

• 口呼吸。临床观察和流行病学研究表明：口呼吸或口唇闭合不全与慢性牙龈炎有关（图14.10）。口呼吸可能引起前牙区的牙龈长时间干燥。有人认为这可能导致血管收缩和宿主的抵抗力降低[9]。

• 激素变化。 事实证明，在怀孕期间，激素变化增加了妊娠期牙龈炎的易感性。青春期牙龈炎即为激素水平造成的边缘龈明显水肿（图14.11）。流行病学认为，牙龈炎的发病率在女孩中比男孩早2~3年达到峰值，与青春期大致相同[7]。牙龈炎的严重程度与青春期发育成熟情况相关联，这进一步证实了性激素对青春期牙龈状态影响的理论[2,7]。

• 萌出性龈炎。萌出性龈炎是指在恒牙萌出时牙龈周围的严重炎症反应。在乳牙脱落和恒牙萌出的部位牙菌斑堆积风险大，且不易清洁，甚至清洁时可能引起不适，从而导致局部炎症反应发生。另外，有时牙龈症状与细菌性

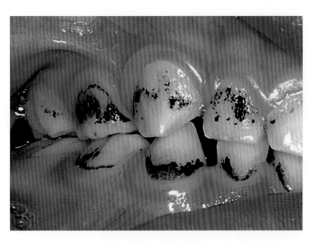

图14.7　儿童口腔牙面的色素沉着

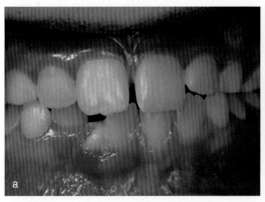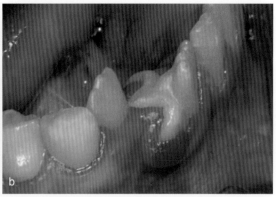

图14.8　下颌切牙41双生牙的牙龈炎。a.牙齿41的唇面观图。b.41的远中面观图

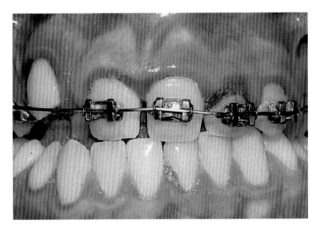

图 14.9　正畸治疗患者的不良口腔卫生和牙龈炎

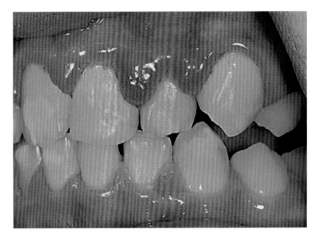

图 14.11　青春期水肿性牙龈炎症反应

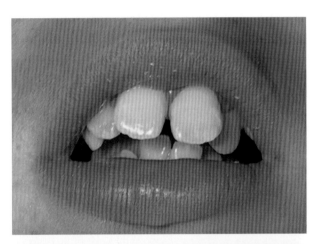

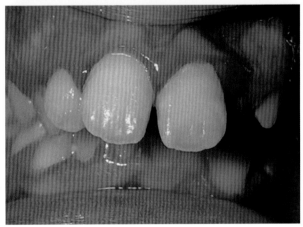

图 14.10　与口呼吸有关的慢性牙龈炎

刺激物不成比例，这可能有其他致病因素影响了炎症反应。研究发现，牙齿萌出期牙齿和口腔上皮之间的融合部位发生上皮退行性变，提示该区是上皮屏障的薄弱环节，新形成的结合上皮的通透性增强可能使该部位非常容易受到

细菌堆积的影响。一旦牙龈发炎，正在萌出牙齿的结合上皮可能会与牙釉质分离，为致病菌制造了一个可以引起深层组织感染的生态环境。这种龈下菌斑的形成可以解释为什么正在萌出时的牙龈炎通常比已经萌出的牙齿更难治愈 [3]。

全身性疾病和综合征

• 糖尿病。糖尿病儿童比健康儿童更容易患牙周病。糖尿病控制不力则最容易发展为慢性牙龈炎。因此，应尽早给糖尿病患儿以指导和督促，以维持有效的菌斑控制 [10]。

• 白血病。儿童时期最常见的是急性淋巴细胞白血病，在住院期间和细胞毒性药物中经常伴有严重的口腔症状。药物干扰上皮细胞的复制以及外周血白细胞数量减少导致组织对感染的抵抗力差。因此，无论是在细胞毒性治疗前还是在药物治疗期间，菌斑控制都是至关重要的 [4]。

• 粒细胞缺乏症。这种恶性的中性粒细胞减少症在儿童很少见，但与周期性中性粒细胞减少症和慢性中性粒细胞减少症一样，口腔溃疡和牙周症状也很普遍。在慢性病例中，牙龈会出现增生性肉芽肿样改变 [4]。

• 心脏病。口腔症状的严重程度与全身发绀成正比。牙龈呈蓝红色。由于组织代谢降低，对微生物的防御能力减弱，外周发绀患儿的牙龈炎患病率较高。抗生素预防的适应证见第 23 章。

治 疗

仅涉及牙龈缘和龈乳头的牙龈炎具有可复性，通过菌斑控制可以治愈，且对牙龈组织无永久性损伤。不管怎样，家长必须承担起控制学龄前儿童牙菌斑的责任。针对最常见的边缘性牙龈炎，使用软毛牙刷进行简化的巴氏刷牙就足够了。

针对较严重的牙龈炎，通常需要专业的牙齿清洁，以确保清除龈下菌斑和牙结石。这一般在局部麻醉下进行。在早期，可通过化学菌斑控制来辅助治疗。牙龈炎的治疗还应包括针对该病的口腔卫生宣教[11]。

牙周病

临床表现

炎性牙周病包括牙龈炎和牙周炎。并非所有牙龈炎都会发展成为牙周炎。牙周炎指的是一种持续的炎症过程，涉及牙周深层组织，并伴有牙齿支持组织的丧失[4]。

牙周炎与牙龈炎的不同之处在于炎症的组织学表现。与牙龈炎相比，在牙周炎中发现的浆细胞和 B 淋巴细胞比例更高。

牙周炎几乎没有主观症状，因此患者必须依靠专业人员的早期诊断。 诊断主要基于探测牙周袋深度及附着丧失和（或）X 线片上边缘骨丧失的记录。但是上述检查不能区分牙周组织破坏是由于当时的疾病、以前的疾病发作还是其他原因造成，因此必须对炎症状态进行评估。进展性牙周炎的表现是探诊时大量出血和溢脓。然而，考虑到萌出期牙齿或刚萌出的恒牙牙龈的特殊形态，应避免探针插入龈沟。一般来说，在 12~14 岁之前，没有必要系统性地探测牙周袋深度或附着水平。

牙周炎的分类和流行病学

分 类

儿童和青少年牙周炎的报道始于患有全身系统性疾病的个体。自 20 世纪 70 年代末以来，已有健康儿童和青少年牙周炎病例报道。除了发病早、进展快、有特殊菌群和多发局限牙周病变外，还有研究认为，儿童和青少年的牙周炎是一种独特的疾病，不同于成人的牙周病。然而，该观点存在争议。

"青春前期牙周炎""青少年牙周炎""早期进行性牙周炎""早期牙周炎""偶发性附着丧失"等术语目前在文献中仍然使用。根据最新研究，这一观点已逐渐改变，当前共识是，基于发病年龄的诊断并不能体现牙周病的实质。现今使用的分类系统中，"侵袭性牙周炎"和"慢性牙周炎"取代了以前使用的术语（表 14.1）。这两种类型的框表疾病根据严重程度和在牙列中的分布分为局限型或广泛型[1]。虽然美国牙周病学会（1999）提出年龄不应成为诊断的标准，但年龄在一定程度上仍用于侵袭性牙周炎的亚分类。局限型的具体特征包括青春期发作，而广泛型的患者一般认为年龄较大，但在 30 岁以下。然而，个别患者的发病年龄显然难以确定，因为使用目前的检查方法，诊断要基于支持组织的丧失，而这可能是在实际发病后很长一段时间才表现出来的。除年龄外，牙周炎的诊断还需要考虑其他因素。例如，所涉及的牙齿数量用于亚分类中。局限型牙周炎主要影响第一恒磨牙和切牙，而广泛性牙周炎涉及更多或大多数恒牙。 然而，也有一些局限型牙周炎病例发展为广泛型牙周炎的报道，如慢性牙周炎或早期牙周炎发展为侵袭性牙周炎[12-13]。

许多研究表明，大量的侵袭性牙周炎病例在儿童时期发病，并影响乳磨牙[14-15]（图 14.12）。这些患者的乳磨牙区似乎存在牙槽骨丧失，但未见有关早期乳磨牙脱落的报道。

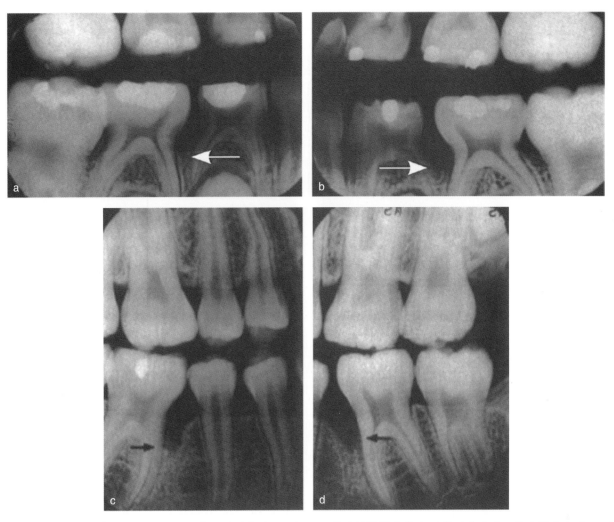

图 14.12　一个 14 岁的男孩局限性侵袭性牙周炎（c、d）。8 岁时拍摄并存档的 X 线照片显示，骨支持丧失（a、b）（箭头）

儿童和青少年牙周病最常见的是单个或少数位点丧失或广泛的轻度附着丧失。病变一般局限于第一恒磨牙，局限型侵袭性牙周炎也通常是该牙受累。单一病变或轻微病变前被称为早期牙周炎或偶发性牙周炎，现在被归为慢性牙周炎。与侵袭性牙周炎患者相比，患者常表现更多的牙菌斑和牙结石，并且牙龈炎评分也更高（框表 14.1）。

流行病学

虽然对儿童的流行病学研究很少，但包括青少年在内的大量研究已经开展。患病率报道数据差异较大[16]。当然，患病率表明不同人群间存在发病差异，但不容置疑，结果不同很可能也是由于使用了不同的检查方式，不同人口抽样标准与方法。

早期的流行病学研究使用临床附着丧失（CAL）作为诊断标准，目前还采用的是影像学标准，通常，测量釉牙骨质界到骨缘之间的距离来判断附着丧失的程度。根据方法学研究，无论乳牙和恒牙，CAL 距离 >2mm 的被视为异常。据报道，发达国家儿童和青少年的影像学骨丢失发生率平均为 2%~13%[17-18]。

大多数流行病学研究没有区分轻度牙周附着丧失（慢性牙周炎）和重度牙周附着丧失（侵袭性牙周炎）。流行病学中，大多数可能是轻微病变。然而，对青少年的纵向研究表明，与

框表 14.1　细菌炎性牙周疾病的分类

牙龈炎

- 涉及牙龈的炎症反应。临床诊断依据充血，肿胀和出血倾向。

慢性牙周炎

- 中度炎症迹象，牙周破坏区域除外。
- 在儿童和青少年中常为孤立病变。
- 影响表面上健康的人。

侵袭性牙周炎

局限性

- 中度炎症迹象，牙周破坏区域除外。
- 涉及两个或更多牙齿，通常是第一恒磨牙和切牙。

广泛性

- 恒牙列

　严重炎症迹象。

　第一磨牙和切牙以及至少三个其他牙齿的牙周破坏。

- 乳牙列

　通常有严重的炎症迹象。

　涉及多颗牙齿。

通常与全身性疾病相关。

没有附着丧失迹象的青少年相比，轻微病变或少量病变更容易波及其他部位，或在原有部位（聚集性牙周炎）发生更严重的附着丧失[12,19-21]。

慢性牙周炎

慢性牙周炎是最常见于成人，但也可能发生在年轻人。这种牙周炎的特征是牙周支持组织轻度丧失，进展速度缓慢（图 14.6）。患者常表现有明显的菌斑堆积，龈下结石常见[17]。

幼儿期间牙周支持组织的丧失通常表现为乳磨牙单一病变。受累乳牙周围牙周袋加深有限。斯堪的纳维亚（Scandinavian）的研究报告称：在 7~9 岁的儿童中，2%~4% 在乳牙列中出现单个位点的影像学骨丧失[22]。这些部位

大多可被描述为偶发性附着丧失，与各种类型的局部创伤或与牙列发育相关的因素有关。这种类型的缺陷也可能代表已经痊愈的早期炎症过程。然而，更重要的是，它可能代表进行性牙周病的初始阶段[14,23]。临床或影像学骨丧失的患者应被视为有患早期牙周炎的风险。

在发达国家，大多数关于青少年牙周支持组织缺失的流行病学研究报告的发生率低于5%。与年幼儿童一样，大多数受影响的青少年显示出单个位点[24]。然而，每个人的位点数量以及附着丧失的程度似乎随着年龄的增长而增加。通常，第一恒磨牙会受到影响。这些患者常见症状是龈下结石（图 14.6）[18]。

侵袭性牙周炎

侵袭性牙周炎的患病率在不同的研究中有所不同，但这些差异可能因为采用了不同的标准。因此，在比较报道的患病率时应谨慎。大多数研究表明，尽管在一些人群中患病率是相当高，而青少年人群的患病率不到 0.5%[18]。大多数报告的病例显示为局部病变，即局限型侵袭性牙周炎。除病变部位外，患者一般表现为中度牙龈炎症。通常情况下，与慢性牙周炎患者相比，患者的菌斑和龈下结石较少。当患者表现为广泛骨丧失时，诊断为广泛型侵袭性牙周炎，然而，不同流行病学研究对于广泛型侵袭性牙周炎诊断标准中附着丧失程度和累及牙齿数目的描述存在差异[18]。在这两种疾病中，牙周袋内常存龈下牙石，但不绝对。

尽管有健康幼儿广泛型牙周炎的病例报告（图 14.13），但该病常常与全身疾病有关。牙周破坏一般在牙萌出后早期就开始了，特征表现为重型牙龈炎，导致牙齿过早脱落。患儿应转诊至儿科医师进行全身检查[25]。

青少年局限型侵袭性牙周炎是一种进展迅速的疾病，见于刚萌出的恒牙。它的定义是主要发生在青春期，通常累及第一恒磨牙和切牙

（图 14.14）。炎症表现通常局限于牙周组织，可见附着丧失。与慢性牙周炎患者相比，患者常常但并非总是出现较少的牙菌斑和牙结石。X 线片通常显示磨牙处垂直或拱形骨丧失，切牙的水平骨丧失。受累部位通常会在探诊时出血。

当患者出现广泛的骨丧失，包括除第一磨牙和切牙外至少 3 颗牙齿时，诊断为广泛型侵袭性牙周炎。这种疾病通常伴有菌斑、牙结石和严重的炎症。

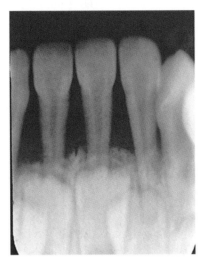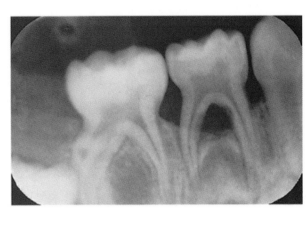

图 14.13　一个 3 岁男孩广泛性侵袭性牙周炎。涉及所有象限的乳牙

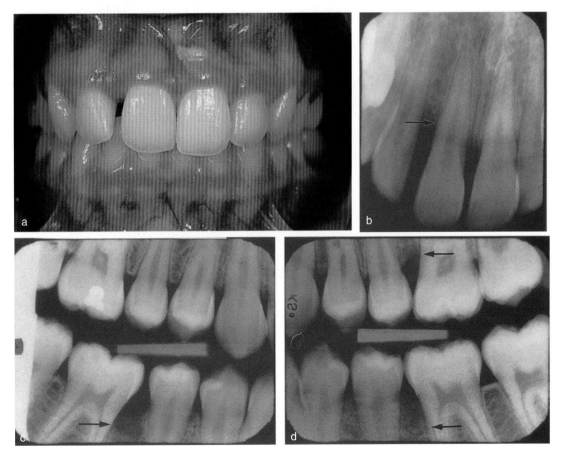

图 14.14　a. 13 岁女孩，患有局限性的侵袭性牙周炎，临床上可见上颌恒切牙之间的缝隙。b、c、d. X 线片显示同一区域以及恒磨牙区域的骨质破坏（箭头所示）

病因和危险因素

一般因素

牙周炎是一种牙齿支持组织的感染性疾病。如果牙龈组织长期暴露于菌斑，深层的牙周组织也会累及，并因炎症活动进展逐渐会被破坏。如果没有治疗，牙齿可能会失去韧带的支持。大多数儿童和青少年表现出不同程度的牙龈炎。为什么有些人发展为破坏性牙周炎，而另一些人不患破坏性牙周炎，其中的原因还不完全清楚。

虽然细菌感染是发生牙龈炎和牙周炎的先决条件，但这只能解释疾病在一定范围内的变化。牙龈炎与牙周炎的破坏形式多种多样，如进展速度、累及的牙齿数目和临床表现等。这意味着牙龈炎和牙周炎是多因素致病。

大多数关于青少年患者发病因素的研究都集中于侵袭性牙周炎。主要涉及各种感染、宿主的反应变化、遗传因素和个人相关因素影响，如种族。

微生物学

口腔中存在大量不同的微生物[26]。越来越多的证据表明，这些微生物中可能只有一个亚群导致组织破坏。仅仅出现所谓的牙周病原体并不能解释疾病发展的所有问题。当致病微生物比例增加，牙周微环境改变，可能会导致牙周炎的发生[27-28]。然而在侵袭性牙周炎的发病机制中，伴放线放线杆菌的作用受到了极大的关注。这种细菌属于兼性厌氧短杆菌，可以产生多种致病因子。特别令人关注的是其分泌白细胞毒素的能力，这种毒素可伤害和杀死人类白细胞[29-30]。其他毒性因子包括细胞致死性毒素，该毒素可以减少组织中胶原蛋白的含量。伴放线放线杆菌可能具有侵袭牙周组织的能力。大多数侵袭性牙周炎的年轻患者都携带这种微生物，但它的存在并不一定意味着疾病的发生，因为许多健康的人也携带这种微生物。在不同的克隆型之间似乎存在着毒力的变异。伴放线放线杆菌的一个克隆型（JP2）常在北非或西非后裔的青少年中发现。有强有力的证据表明，这种高白细胞介素毒性克隆型与局限型侵袭性牙周炎的病因和发病机制有关[30-31]。

年轻患者的侵袭性牙周炎和慢性牙周炎的龈下菌群明显不同。伴放线放线杆菌（*A.actinomycetemcomitans*）和其他牙周病原体，如牙龈卟啉单胞菌（*Porphyromonas gingivalis*）、中间普氏菌（*Prevotella intermedia*）和其他一些微生物在侵袭性牙周炎或慢性牙周炎的年轻人牙菌斑中可被检出。

在大多牙周炎病例中，似乎有理由认为这种疾病是由不同微生物的多重感染以及这种感染与宿主反应的相互作用的结果[32]。

宿主防御因子

宿主防御系统由大量的细胞和分子组成，其作用是保护机体免受感染。多形核白细胞（PMNs）是先天宿主防御对抗细菌感染的重要组成部分。由于PMNs功能缺陷，如白细胞黏附缺陷（LAD）患者，表现出严重的牙周炎，因此PMNs的功能受到关注。PMNs具有向血管外迁移、黏附、吞噬细胞和杀灭微生物的能力。早期发现表明：青少年侵袭性牙周炎患者中PMNs的趋化性降低，但这并未被后来的研究证实[32]。虽然患有系统性疾病的患者，如白细胞黏附缺陷病（LAD）、掌跖角化综合征（Papillion Lefevre）和其他疾病的患者同时出现PMN细胞缺陷和严重牙周炎，但这似乎不适用于患有侵袭性牙周炎的"普通"年轻患者。近年来，关于先天免疫系统的文献大量发表，许多不同的因素被认为对侵袭性牙周炎的发生具有重要作用。

在过去的几十年中，对于特异性免疫应答在侵袭性牙周炎发病中的机制已经进行了研究。在慢性牙周炎和侵袭性牙周炎中，细胞因子的大致相似，但在侵袭性牙周炎中发现T

细胞数量增加，巨噬细胞数量减少[32]。即使有证据显示血清 IgG 水平，特别是针对伴放线放线杆菌和其他牙周病原抗体显著升高，抗体水平和牙周疾病之间的关系依然非常复杂，正如疾病与体液免疫反应之间的关系。从牙龈炎发展到牙周病伴随着细胞群从 T 细胞向 B 细胞的转变。从体液免疫转变到细胞免疫的观点一直存在争议，这可能解释了疾病的发展以及患者的易感性。与此同时，有研究表明，牙周状况从轻度到重度的恶化可能是由于发展为广泛型侵袭性牙周炎的患者抗体应答较弱所致[32]。

遗传因素

在一些家族中，可见到重型牙周炎明显聚集。这一发现以及流行病学研究结果表明：遗传因素可能是侵袭性牙周炎发展的重要因素。对受累家族的隔离研究揭示了不同的遗传方式，包括常染色体显性和隐性遗传以及 X 连锁遗传。大多数研究的家庭数量有限，导致研究结果不一致。但是，侵袭性牙周炎的家族性聚集可能是对微生物易感性较强的一种表现，部分由宿主的基因型决定。报道中近亲患严重牙周炎差异很大（8%~63%）[33-34]。显然，不同的结果不仅由于所属族群的差异，还可以归因于诊断标准和被检查亲属的数量不同。

即使对于遗传的方式存在争议，但似乎可以确定遗传是一个必须考虑的重要因素。对于临床医生来说，对诊断为侵袭性牙周炎患者的孩子、兄弟姐妹和父母进行临床检查的也是至关重要的。

种　族

美国的综合流行病学调查显示：与白人青少年相比，黑人或西班牙裔青少年患侵袭性牙周炎或慢性牙周炎的可能性要高出 5~15 倍。此外，斯堪的纳维亚研究显示：亚裔移民儿童患牙周炎的风险高于斯堪的纳维亚后裔儿童[35-36]。

其他因素

修复体有缺陷或有明显龋损的区域，局部炎症反应可能会累及到深层牙周组织。牙列在发育期，萌出异常，如第一恒磨牙异位萌出和低位乳磨牙可能有利于菌斑积聚，导致慢性牙龈炎，并可能发展成为破坏性的牙周病。

早期报告常认为，青少年局限型侵袭性牙周炎患者通常表现出较少的牙菌斑和龈下牙石。然而，最近研究却发现，其菌斑和牙石水平与慢性牙周炎近似。邻面龈下结石常出现在乳牙列和年轻恒牙列边缘骨丧失区，通常与慢性炎症表现相关（图 14.5）。相较于无骨丧失的患者，牙结石更容易出现于牙周支持组织丧失的患者中[13]。然而，牙结石在牙周病变的发生和发展中的确切作用尚不清楚，并且龈下牙结石与牙周疾病之间有关联的发现并不意味着牙结石对于疾病的发展具有重要的病因学意义。但是，粗糙的钙化沉积物会促进细菌定植，故应将其清除。

吸烟被认为是成年人患牙周炎最重要的危险因素之一，也应被视为青少年发病的重要因素[4]。吸烟者患牙周炎风险增加的原因尚不完全清楚，但吸烟时相关的物质可作为血管收缩剂，可能导致组织缺血。这些物质也可能对成纤维细胞和炎性细胞不利，从而影响伤口愈合。

系统性疾病和综合征

• 唐氏综合征。牙周病是唐氏综合征患儿的常见疾病。牙槽骨丧失在前牙区段更为严重，尤其在下颌。这些患儿易患牙周病的原因可能是中性粒细胞和单核细胞的吞噬功能受损，以及口腔卫生不良[37]。

• 1 型糖尿病。针对青少年糖尿病的许多研究表明，与健康对照组相比，他们易丧失牙周支持组织（图 14.15，图 14.16）。血糖控制差的患者有患牙周病的危险。

• 低磷酸酯酶血症。这种遗传性代谢综合征导致血清碱性磷酸酶活性降低、佝偻病样骨骼变化和牙槽骨丧失，病变通常局限于乳前牙区（图 14.17），导致牙齿过早脱落。受累区域的牙齿显微镜下表现为根部牙骨质发育不全、大髓腔和球间牙本质形成。研究结果表明恒牙也会受累，这使得患有低磷酸酯酶血症的儿童在青春期和成年期都有发生牙周并发症的风险[25]。

•组织细胞增生征-X（网状内皮组织增生症）。这种病变可能会导致与颌骨病变有关的牙槽骨破坏。嗜酸性肉芽肿（骨组织细胞增

多症）在下颌骨较上颌骨更为常见。慢发性特发性组织细胞增多症可导致牙根周围的骨质破坏并引起牙齿脱落。这种疾病的治疗（皮质类固醇、放疗和细胞抑制剂）可能对牙周组织产生继发性的不良影响[25]。

•Papillon-Lefevre 综合征。这是一种罕见的遗传性疾病，会累及手和脚（掌跖角化病），可导致突发性牙周炎和牙槽骨迅速破坏。口腔症状在乳牙萌出后即开始，乳牙过早脱落则破坏停止，但恒牙萌出后又开始出现[38]。

筛查和治疗

筛　查

有证据认为，部分有早期临床或影像学附着丧失迹象的青少年存在疾病进展的风险。数据还表明，参加有组织的牙科保健的年轻患者有更好的先决条件来维护或改善他们的牙周状况[20]。虽然附着缺失在人群中发生率较低，但对儿童和青少年进行常规口腔检查时，应考虑纳入牙周状况评估（框表 14.2）。

因为只有少数人患有这种疾病，所以在所有儿童和青少年中进行全口牙周检查的必要性一直受到质疑。另一种选择是进行部分牙周检查，包括评估切牙和第一磨牙的邻面。此外，儿童和青少年牙周状况的评估可以基于边缘骨水平的影像学分析。

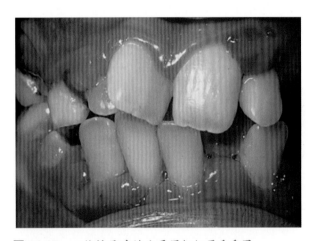

图 14.15　一位糖尿病幼儿牙周组织严重受累

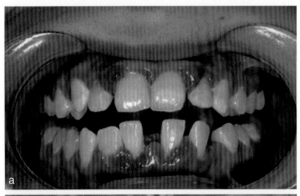
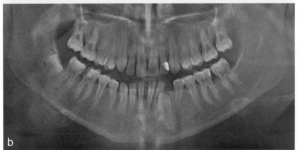

图 14.16　一名代谢控制不良的 19 岁糖尿病患者的侵袭性牙周炎。a. 临床照片。b. 全景 X 线片

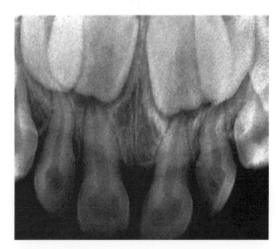

图 14.17　低磷酸酶血症儿童的牙槽骨丧失

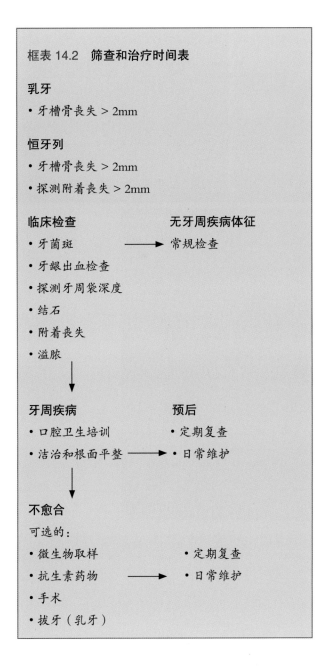

框表 14.2　筛查和治疗时间表

乳牙
- 牙槽骨丧失 > 2mm

恒牙列
- 牙槽骨丧失 > 2mm
- 探测附着丧失 > 2mm

临床检查	无牙周疾病体征
• 牙菌斑	→ 常规检查
• 牙龈出血检查	
• 探测牙周袋深度	
• 结石	
• 附着丧失	
• 溢脓	

牙周疾病	预后
• 口腔卫生培训	• 定期复查
• 洁治和根面平整 →	• 日常维护

不愈合

可选的：

• 微生物取样	• 定期复查
• 抗生素药物 →	• 日常维护
• 手术	
• 拔牙（乳牙）	

高发人群（如发病早、近亲患侵袭性牙周炎、全身性疾病）的临床检查应该更全面。

发现临床或影像学的骨丧失后应常规做临床检查。病理性牙周袋、附着丧失、出血过多、化脓和（或）龈下牙石均需要治疗。牙周炎的早诊断对有效的牙周治疗及较好的预后非常重要。青少年患者治愈潜力通常比较大。

治　疗

青少年侵袭性牙周炎患者的早期治疗与慢性牙周炎患者的治疗没有明显不同，但出现一定的骨丧失时需要进行强化治疗。早期治疗包括对患者进行牙菌斑控制的培训，以及由牙科卫生员或牙医进行专业的刮治和根面平整。在所有牙周治疗中，良好的口腔卫生是治疗成功的先决条件[39]。已经证实，在慢性和侵袭性牙周炎病例中，疾病进展与牙菌斑相关。因此，治疗需要与预防相结合以减少菌斑集聚。

刮治和根面平整是清除龈下菌斑和牙石，减少牙龈炎症，促进愈合的有效方法。彻底刮治和根面平整可以从根本上减少细菌数量，并使牙周袋变浅或消除牙周袋。该治疗要在局部镇痛下进行（图 14.18）。

大多数慢性牙周炎可通过这种标准的牙周治疗得以控制。侵袭性牙周炎对常规治疗的效果较难预测。辅助应用抗生素似乎可以提高临床疗效。研究表明，对于广泛型侵袭性牙周炎患者这种治疗方法是相当好的，而大量研究认为局限型侵袭性牙周炎患者的治疗不用抗生素就可以有好的疗效（图 14.19）。在过去几十年中，耐药性的不断增加要求应用抗生素时一定要谨慎。对于局部病变的青少年患者，用传统疗法开始治疗应该是合理的（图 14.18）。预后欠佳者则需要调整治疗方法[39]。

认真的疗效评估应在刮治和根面平整 4~6 周后进行，目的是检查是否在持续改善，或者是否需要进一步洁治。愈合不佳需要进一步治疗及加强自我菌斑控制和重复刮治。对于恒牙，可考虑手术治疗以消除牙周袋（图 14.20）。目的是促使新生骨修复垂直性骨缺损。

在临床治疗成功后，患者应该接受定期的维护计划。复诊时，需要重新检查口腔卫生、牙龈状况，探查牙周袋深度和评估附着水平。如果病情加重，则重复刮治。可对牙龈下微生物取样以检测潜在致病菌是否存在，并进行抗生素敏感性检测。治疗重度侵袭性牙周炎可以将全身抗生素应用与非手术治疗相结合（见上文）。对于患侵袭性牙周炎幼儿，拔除影响严重的乳

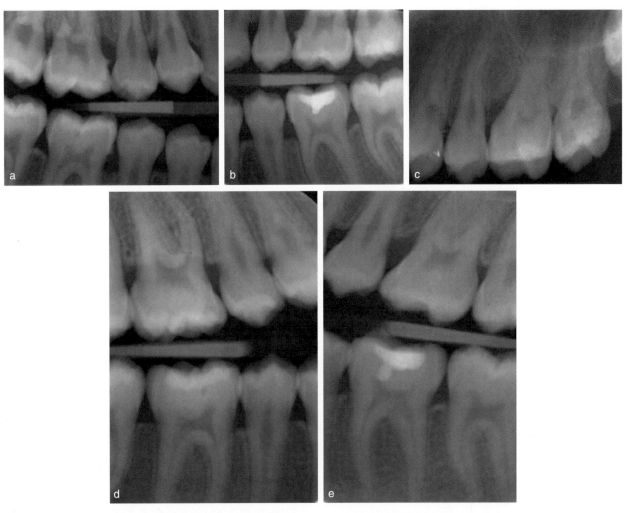

图 14.18　a、b、c. 一名 13 岁女孩第一恒磨牙的慢性牙周炎。进行了刮治和根面平整。d、e. 6 个月后拍摄的 X 线片显示骨缺损已愈合

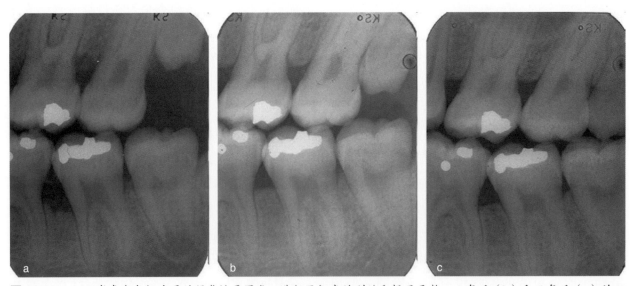

图 14.19　a. 18 岁青少年恒磨牙的侵袭性牙周炎。进行了彻底的刮治和根面平整。一年后（b）和三年后（c）的 X 线片显示骨缺损已基本愈合

牙也是一种选择。在青少年中，常采用牙周手术进行较深牙周袋的彻底清创（图 14.20）。

预防细菌性的炎症性牙周病

机械性菌斑控制

刷牙：通过口腔清洁机械性清除菌斑可缓解牙龈炎。因此，控制牙菌斑对维护牙龈健康至关重要。研究证明，父母至少在学龄前必须给孩子刷牙，能坚持至 10 岁前最好，这样才能够确保孩子有良好的口腔卫生[11]。家长倾向采用简单、易行的刷牙方法，尤其针对幼儿。牙刷牙弓内外的水平移动的简化巴氏（Bass）刷牙法对孩子和家长非常实用。

对所有的牙齿表面进行彻底的清刷非常重要。推荐给儿童使用的牙刷应该刷头较小，刷毛较软，且手柄较大易于握持。尽管日常刷牙很重要，但是有效口腔清洁比刷牙频率更重要。无论如何，快速刷牙和随意刷牙对口腔卫生几乎没有什么帮助。对父母和孩子进行刷牙指导以及定期用菌斑指示剂监督刷牙都非常重要。保证每天刷牙两次，早上和晚上睡前各一次。

牙签：只有在非常特殊的情况下，并在牙医或牙科牙卫士的详细指导下，才推荐儿童使用牙签。由于儿童的牙龈组织几乎完全填满了牙间隙，牙签的使用会导致牙龈退缩和牙齿邻面的非必要暴露。

牙线：邻面区域是刷牙最不容易刷到的区域，牙线可以作为这些区域清洁的辅助工具。研究表明，当口腔卫生和牙龈健康已经相当良好时，使用牙线并不会导致进一步的改善。然而，它可以使牙龈健康状况差的人受益。

化学性菌斑控制

大多研究集中在对牙菌斑有效的化学试剂上。这类试剂或者可以抑制生物膜形成，或者可以抑制微生物代谢。这两种作用都可以预防或减少牙周疾病。研究最多的试剂是氯己定。在许多国家，氯己定被制成漱口水、牙科凝胶和保护漆等。在没有其他有效的口腔卫生措施时，可以定期或长期间歇使用氯己定以控制高风险患者的牙龈炎。此外，在口腔手术或牙齿及周围组织损伤时，氯己定有时可作为机械性口腔清洁的补充。

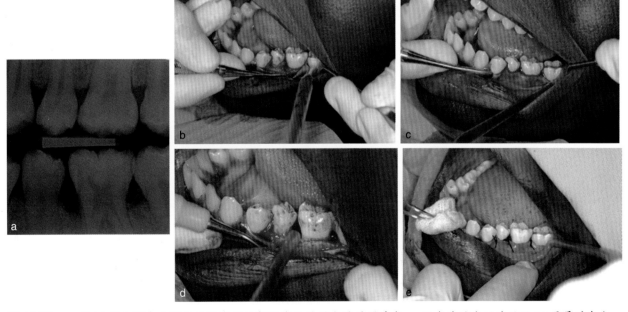

图 14.20　一名 14 岁女孩在左下磨牙区实施局部边缘性牙周炎的牙周手术。a.X 射线咬合照片显示 36 牙骨质丧失。b. 沟内切口。c. 牙龈翻开。d. 暴露的牙根表面进行机械清创术。e. 皮瓣复位并缝合

儿童和青少年牙龈和牙周的各种其他疾病和病变

牙龈退缩

10%~15% 的青少年存在局部牙龈退缩（图14.21）。在幼儿中，病变常发生于下颌切牙的唇面，而青少年时病损主要在上颌磨牙和前磨牙的颊面。青少年牙龈退缩常与牙齿唇倾及位置异常、刷牙造成的创伤、正畸治疗史或不良牙菌斑控制有关。下颌切牙区牙龈退缩的一个诱发因素是系带的高附着[40]。

治疗局限性牙龈萎缩首先是确定病因和诱发因素。一般指导患者正确刷牙就能很好地控制牙菌斑，终止牙龈退缩。因此，软毛牙刷是必须的。当下颌切牙唇倾或位置异常时，由于尖牙间宽度的增加会形成天然间隙从而使牙齿排列整齐。如果牙龈退缩是系带附着过高，口唇运动牵拉系带使边缘龈退缩，建议进行系带切除。少数病例需要外科手术治疗，如牙龈移植术、侧向转位瓣术或冠向复位瓣术[4]。

牙龈肥大

儿童的慢性边缘性龈炎常表现为充血和水肿。单纯边缘性牙龈炎的水肿一般局限于游离龈。以水肿为主的牙龈肿大有时见于青春期和周围性发绀的儿童。口呼吸患儿也可见牙龈缘肥大。

药物性牙龈增生

钙通道阻滞剂（硝苯地平）、免疫抑制剂（环孢菌素 A）和抗惊厥药（苯妥英钠）等药物可引起牙龈过度增生（图 14.22），有报道称抗癫痫药（丙戊酸钠）也可引起牙龈增生[41]。

苯妥英钠用于癫痫大发作以及精神运动性发作的儿童。这种抗癫痫药的治疗常会引发结缔组织反应。苯妥英钠引起的牙龈过度增生在儿童中比成人更常见。前牙区通常比牙列的其他区域影响更严重。增生起始于龈乳头，呈分叶状增大。在苯妥英钠治疗前或开始时就进行菌斑控制，可最大程度减少牙龈增生最小化的发生，但不能完全预防其发生。一些患者边缘龈颊舌向肥厚，尤其是前牙区。约 50% 儿童由于口腔卫生不洁导致牙龈增生形成假性牙周袋（探诊深度 >4mm）。少数严重者牙龈覆盖了大部分的解剖牙冠。这时可以考虑手术治疗；同时一定要加强预防措施，最大程度减少术后牙龈增生复发的风险。

牙龈增生是指与正常牙龈相比，牙龈的组成发生了改变，其中非胶原基质中糖胺聚糖含量升高。

目前，在一些病例中，抗癫痫治疗时苯妥英钠可以被其他药物所代替，不再引起牙龈增生。

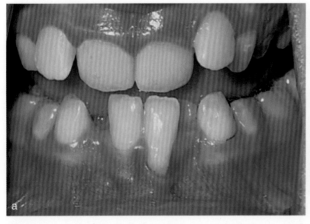
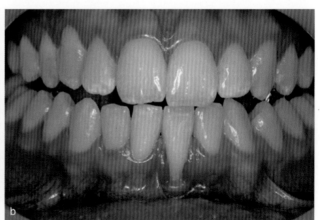
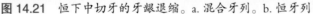

图 14.21　恒下中切牙的牙龈退缩。a. 混合牙列。b. 恒牙列

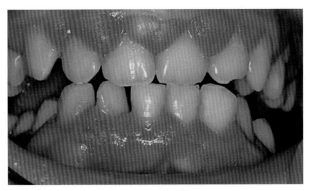

图 14.22 苯妥英钠引起的牙龈增生

牙龈纤维瘤病

牙龈纤维瘤病是一种特殊类型的弥漫性、非炎症性牙龈肿大（图 14.23）。通常为常染色体遗传病。牙龈纤维性变可累及全口或局限于磨牙区，病变通常对称，波及整个牙龈直至膜龈联合处。严重时可改变患者面形。该病发病较早，且好多时间与牙齿迟萌有关。肿大的牙龈质地坚韧且颜色苍白，可以通过牙龈切除术治疗，广泛时可以采用根向复位瓣术。

坏死性牙龈炎

坏死性牙龈炎（NG）又称为急性坏死性溃疡性牙龈炎，发病急，以疼痛坏死性溃疡性牙龈损伤为特征，常波及龈乳头。有时坏死性溃疡病变可累及附着龈和口腔黏膜，上覆灰白色的假膜。坏死性牙龈炎常伴有恶臭味。严重时感染可累及深层牙周组织，称为坏死性牙周炎。

NG 多见于营养不良的儿童，在今天的发达国家少见。在 NG 病变中常可检出螺旋体（microor-ganisms）、硒单胞菌（Selenomonas）、梭杆菌（Fusobacterium）和中间普氏菌（Prevotella intermedia）等微生物，同时可伴有非特异性不稳定菌群。然而，微生物的致病机制尚不清楚。白细胞功能和免疫系统出现异常也有报道。

对于儿童，建议行专业菌斑清除，并用 0.5% 过氧化氢或 0.1% 氯已定漱口。如果清创无效，患儿同时存在感染传播的风险或影响全身健康时应使用抗生素。

刨伤性溃疡性龈病损

这种类型的病变始于牙龈缘，是受过外伤的牙龈组织叠加细菌感染引起的。创伤主要是由于过度或错误的刷牙造成的；感染则来自口腔内多种正常菌群。通常，溃疡上面覆盖着薄的、淡黄色或灰白色的渗出物，受损部位会出现疼痛。病变位于颊侧牙龈，无类似 NG 的龈乳头坏死症状，也不出现类似单纯疱疹病毒感染那样的疱（图 14.24）。治疗建议是先进行专业牙齿清洁，然后停止刷牙 7~10d。在此期间，患儿应每天用 0.1% 的氯已定溶液清洗两次。医生应提供正确的刷牙指导（图 14.24）。

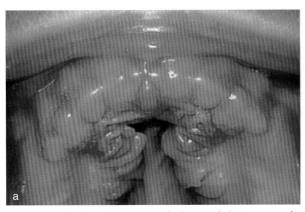
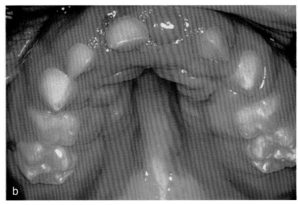

图 14.23 a.新生儿的牙龈纤维瘤病。b.手术矫正后 5 岁的牙龈纤维瘤病

链球菌性牙龈炎

在罕见的链球菌性扁桃体炎病例中，感染可扩散至牙龈组织。牙龈疼痛、红肿，有自发出血倾向。治疗包括改善口腔卫生和抗生素应用。在抗生素前应进行微生物学诊断。

异物导致的牙周病损

幼儿通过将物体放入口中以发现和了解世界是幼儿早期发育的正常过程[42-43]。异物的吞入和误吸主要发生于学龄前儿童，3岁时达到高峰。可出现严重后果[43]。幼童口腔异物可能是一块塑料或来自各种玩具的塑料带、橡皮筋、电线的绝缘片等（图14.25）。如果这种异物咬在小的圆形乳切牙周围，它可能会隐藏在牙周袋中引起感染，造成牙龈炎，并最终导致牙槽骨丧失[42-43]。在某些情况下，累及的牙齿会松动，但去除异物后可能会恢复[43]。这些病例可能很少见，但可能较难诊断。由于通常受影响是3岁以下儿童，儿童牙医应了解这种情况。

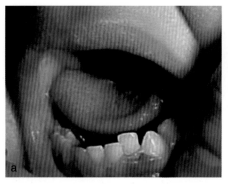
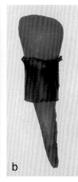

图14.25 6个月婴儿的口腔内异物（儿童玩具中的塑料圈或橡皮带）。a.围绕72牙的蓝色塑料环/橡皮带。b.拔出的72牙体周围的蓝色塑料环。经许可引自 Crønbæk & Poulsen[42]. Springer Sciene+Business Media, 2014

（高黎 译）
（冀堃 赵姝亚 张倩 审）

参考文献

[1] American Academy of Periodontology. Position paper. Periodontal diseases of children and adolescents. J Periodontol, 2003, 74: 1696–1704.

[2] Bimstein E, Huja PE, Ebersole JL. The potential lifespan impact of gingivitis and periodontitis in children. J Clin Pediatr Dent, 2013, 38:95–99.

[3] Matsson L. Development of experimental gingivitis in preschool children and young adults. A comparative experimental study. J Clin Periodontol, 1978, 5:24–34.

[4] Lindhe L, Lang NP, Karring T, et al. Clinical periodontology and implant dentistry. 5th edn. Wiley-Blackwell, 2008.

[5] Bimstein E, Ram D, Irshied J, et al. Periodontal diseases, caries, and microbial composition of the subgingival plaque in children: A longitudinal study. J Dent Child, 2002, 69:133–137.

[6] da Silva PL, Barbosa TS, Amato JN, et al. Gingivitis, psychological factors and quality of life in children. Oral Health Prev Dent, 2014. doi:10.3290/j.ohpd.a32344, 2014-07-10, PubMed:25019107.

[7] Matsson L. Factors influencing the susceptibility to gingivitis during childhood—a review. Int J Paediatr Dent, 1993, 3:119–127.

[8] Ronay V, Attin T. Black stain—a review. Oral Health Prev Dent, 2011, 9:37–45.

[9] Stensson M, Wendt LK, Koch G, et al. Oral health in preschool children with asthma. Int J Paediatr Dent, 2008, 18: 243–250.

[10] Lalla E, Cheng B, Lal S, et al. Periodontal changes in children and adolescents with diabetes: a case-control study. Diabetes Care, 2006, 29:295–299.

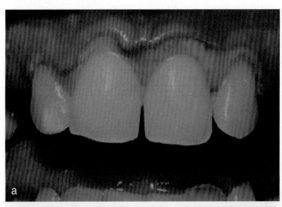
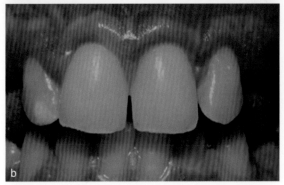

图14.24 a.创伤性溃疡性牙龈病变。b.治疗后

[11] Clerehugh V, Tugnait A. Diagnosis and management of periodontal diseases in children and adolescents. Periodontology, 2000, 2001, 26: 146–168.

[12] Brown LJ, Albandar JM, Brunelle JA, et al. Early-onset periodontitis: progression of attachment loss during 6 years. J Periodontol, 1996, 67:968–975.

[13] Shapira L, Smidt A, van Dyke TE, et al. Sequential manifestation of different forms of early-onset periodontitis. A case report. J Periodontol, 1994, 65:631–635.

[14] Bimstein E. Seven-year follow-up of ten children with periodontitis. Pediatr Dent, 2003, 25:389–396.

[15] Sjödin B, Matsson L, Unell L, et al. Marginal bone loss in the primary dentition of patients with juvenile periodontitis. J Clin Periodontol, 1993, 20:32–36.

[16] Albandar JM. Aggressive and acute periodontal diseases. Periodontology, 2000, 2014, 65:7–12.

[17] Källestål C. Periodontal conditions in Swedish adolescents. Thesis. Umeå, Sweden, 1991.

[18] Susin C, Haas AN, Albandar JM. Epidemiology and demographics of aggressive periodontitis. Periodontology, 2000, 2014, 65:27–45.

[19] Aberg CH, Sjödin B, Lakio L, et al. Presence of Aggregatibacter actinomycetemcomitans in young individuals: a 16-year clinical and microbiological follow-up study. J Clin Periodontol, 2009, 36:815–822.

[20] Albandar JM, Baghdady VS, Ghose LJ. Periodontal disease progression in teenagers with no preventive dental care provision. J Clin Periodontol, 1991, 18:300–304.

[21] Mros ST, Berglundh T. Aggressive periodontitis in children: a 14–19-year follow-up. J Clin Periodontol, 2010, 37:283–287.

[22] Sjödin B, Matsson L. Marginal bone loss in the primary dentition. A survey of 7–9-year-old children in Sweden. J Clin Periodontol, 1994, 21:313–9.

[23] Cogen RB, Wright JT, Tate AL. Destructive periodontal disease in healthy children. J Periodontol, 1992, 63:761–765.

[24] Albandar JM, Tinoco EM. Global epidemiology of periodontal diseases in children and young persons. Periodontology, 2000, 2002, 29:153–176.

[25] Khocht A, Albandar JM. Aggressive forms of periodontitis secondary to systemic disorders. Periodontology, 2000-2014, 65: 134–138.

[26] Dewhirst FE, Chen T, Izard J, et al. The human oral microbiome. J Bacteriol, 2010, 192:5002–5017.

[27] Könönen E, Müller HP. Microbiology of aggressive periodontitis. Periodontology, 2000, 2014, 65:46–78.

[28] Lopez R, Dahlén G, Retamales C, et al. Clustering of subgingival microbial species in adolescents with periodontitis. Eur J Oral Sci, 2011, 119:141–150.

[29] Albandar JM, Brown LJ, Löe H. Putative periodontal pathogens in subgingival plaque of young adults with and without early-onset periodontitis. J Periodontol, 1997, 68:973–981.

[30] Haubek D, Poulsen K, Westergaard J, et al. Highly toxic clone of Actinobacillus actinomycetemcomitans in geographically widespread cases of juvenile periodontitis in adolescents of African origin. J Clin Periodontol, 1996, 34:1576–1578.

[31] Haubek D, Ennibi O-E, Poulsen K, et al. Risk of aggressive periodontitis in adolescent carriers of the JP2 clone of Aggregatibacter (Actinobacillus) actinomycetemcomitans in Morocco: a prospective longitudinal cohort study. Lancet, 2008, 371:237–242.

[32] Kulkarni C, Kinane DF. Host responses in aggressive periodontitis. Periodontology 2000, 2014, 65:79–91.

[33] Hodge P, Michalowicz B. Genetic predisposition to periodontitis in children and young adults. Periodontology, 2000, 2001, 26:113–134.

[34] Vieira AR, Albandar JM. Role of genetic factors in the pathogenesis of aggressive periodontitis. Periodontology, 2000, 2014, 65:92–106.

[35] Aass AM, Albandar J, Aasenden R, et al. Variation in prevalence of radiographic alveolar bone loss in subgroups of 14-year-old schoolchildren in Oslo. J Clin Periodontol, 1988, 15:130–133.

[36] Matsson L, Sjödin B, Blomquist HK. Periodontal health in adopted children of Asian origin living in Sweden. Swed Dent J, 1997, 21: 177–184.

[37] Barr-Agholme M. Periodontal disease in adolescents with Down syndrome. Thesis. Stockholm, Sweden, 1999.

[38] Ullbro C. Studies on clinical expression, genotype, and gingival crevicular fluid characteristics in young patients with Papillon-Lefèvre syndrome. Thesis. Umeå, Sweden, 2004.

[39] Teughels W, Dhondt R, Dekeyser C, et al. Treatment of aggressive periodontitis. Periodontology, 2000, 2014, 65:107–133.

[40] Andlin-Sobocki A. Gingival recession, keratinized and attached gingiva in anterior teeth of children. Thesis. Umeå, Sweden, 1993.

[41] Dahllöf G. Phenytoin-induced gingival overgrowth in epileptic children. A clinical, histological and biochemical study. Thesis. Stockholm, Sweden, 1986.

[42] Grønbæk AB, Poulsen S. Foreign bodies in the oral cavity of very young children are rare and difficult to diagnose. Eur Arch Paediatr Dent, 2014, 15:291–292.

[43] Leith R, O'Connell AC. A foreign body in disguise. Eur Arch Paediatr Dent, 2013, 14:359–362.

第15章

口腔软组织病变和外科小手术

Göran Koch, Dorte Haubek

儿童和青少年可能会出现多种口腔病理变化，如口腔黏膜病变、骨病变、囊肿、肿瘤或类肿瘤病变。了解口腔组织的病理变化是提供正确诊断和适当治疗的前提。本章将介绍儿童和青少年中最常见的病理状况或口腔黏膜的变化。

除少数病例外，儿童和青少年的口腔外科手术与成人的口腔外科手术相似。由于成长中的个体的特殊情况，有一些特殊且常见的手术操作与成人手术不同。本章中将介绍这些最常见的手术方法。有关口腔病理学的更详细的知识以及儿童口腔外科的更详细的信息，请参阅"背景文献"部分中列出的图书。

口腔黏膜病变

除了特定的皮肤病变外，儿童的许多常见传染病也可存在有口腔病变。细菌、病毒和真菌可能导致口腔黏膜感染。由于潜在的污染风险，在儿童患病期间和康复后的一周内，应避免不必要的牙科治疗。

细菌感染

感染性脓疱病

感染性脓疱病在儿童中比成人更常见。它是由链球菌和葡萄球菌引起的，通常会影响口周区域。感染导致炎性囊泡状病变破裂，留下分泌物或痂皮覆盖的病变（图15.1）。病变只会引起轻微的疼痛感。由于这种疾病具有传染性，因此可以在家庭成员和伙伴之间传播。在急性期，应避免牙科治疗。在大多数情况下，经过严格的卫生措施后，病灶会愈合而无并发症，但通常建议服用抗生素。

猩红热

猩红热是儿童时期由溶血性链球菌引起的常见疾病。全身症状是发烧、扁桃体炎和淋巴结炎。几天后会出现丘疹性红色皮疹。除了扁桃体肿胀外，最典型的口腔表现是舌头的外观从"草莓状"到"覆盆子状"的逐渐变化。在感染的初始阶段，舌头表面覆盖一层白苔，白苔上散布着充血的菌状乳头。后来，白苔脱落，红色的水肿性菌状乳头在临床表现上占主导地位。

病毒感染

许多病毒可能导致儿童口腔黏膜感染。近

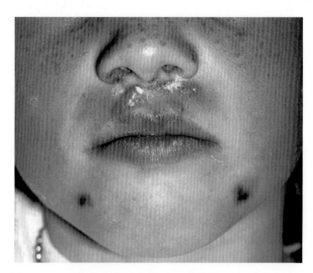

图15.1 一名感染性脓疱病的7岁女孩

年来，很多地区已经引入了许多疫苗接种计划，这就包括麻疹、腮腺炎和风疹（MMR）联合疫苗，它是针对麻疹、腮腺炎和风疹的免疫疫苗。在某些类型的 MMR 疫苗中，包括针对水痘的疫苗（MMRV）。在制定了良好疫苗接种计划的国家中，许多儿童不再患有这些疾病，下文简单介绍了其中一些主要在儿童时期表现出来的疾病。

风　疹

风疹是一种病毒感染，其特征是皮肤上有浅红色的斑点。有时，在软腭上也发现了黄斑，称为 Forschheimer 斑（图 15.2）。

麻　疹

麻疹是一种病毒性疾病。经过 10~12d 的潜伏期，孩子会出现咳嗽、发烧和畏光。几天后，浅红色的斑丘疹皮损遍布整个皮肤。在皮肤病变萌发前几天，口腔表现为麻疹黏膜斑，出现在颊黏膜上，前期呈灰白色小斑，被一个稍有红斑的区域包围（图 15.3）。

腮腺炎

腮腺炎是一种病毒感染性疾病，影响唾液腺。全身症状包括发烧、腺体感染和疼痛。单侧腮腺炎和牙源性肿胀可能难以区分。

水　痘

水痘是一种病毒性疾病，多见于儿童。全身症状是发烧、咽炎和皮肤上的水疱性病变，从躯干开始，然后遍及整个皮肤（图 15.4）。病变有不同程度的发展。口腔表现为发白的囊泡，周围有红色的晕圈，主要出现在嘴唇、颊部和舌头的黏膜上（图 15.5）。

疱疹性龈口炎

单纯疱疹性龈口炎是由单纯疱疹病毒（HSV）引起的，并通过个人接触传播，例如通过母亲的唾液传播。初次口腔感染是在首次接触病毒后发生的。研究发现，在不同人群中有 40%~90% 的人有抗 HSV 的抗体，表明 HSV 感染几乎影响了所有个体，即使其中许多人只

是亚临床感染。从 6 个月开始，原发性单纯疱疹感染的发生率增加，在 2~5 岁时达到顶峰。小于 6 个月大的孩子通常受到母体抗体的保护。因此，原发性单纯疱疹感染是儿童常见疾

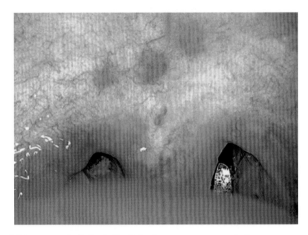

图 15.2　风疹患儿软腭上的 Forschheimer 斑点

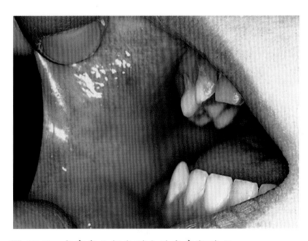

图 15.3　麻疹患儿颊黏膜上的麻疹黏膜斑

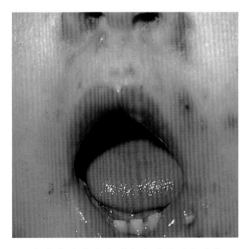

图 15.4　水痘患儿皮肤上的水疱病变（水痘）

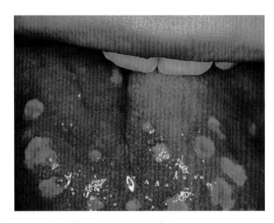

图 15.5　水痘患儿舌黏膜上的囊泡

病。潜伏期为 3~5d。原发感染通常表现为急性疱疹性龈口炎，整个牙龈呈红色、水肿和发炎。全身症状是发烧、头痛、不适和疼痛。1~2d 后，口腔黏膜上会形成小囊泡。随后，它们破裂，留下直径 1~3mm 的疼痛性溃疡（图 15.6）。

原发性单纯疱疹感染通常是自限性的。孩子将在 10d 之内康复。治疗主要是支持性的，如给予止痛药和退烧药，补充充足的水分以及必要时使用局部麻醉药膏以促进进食。在严重的情况下，必须住院和（或）使用抗病毒药。

已经表明，单纯性疱疹反复感染源于 HSV 的再次激活，HSV 在激发期之间仍处于休眠状态。再次激活可能是由于阳光、柑橘类水果或牙科治疗等对黏膜造成的伤害。在每次激活时，相同位置都会出现复发性疱疹感染，如唇疱疹（图 15.7）。用含有阿昔洛韦的药膏（药店

可以买到）局部治疗，可能会最大限度地减少症状。

扁平疣

口内疣可表现为单个或多个病变，是由人乳头瘤病毒引起的。它们可能与皮肤疣有关，应考虑采取预防措施以减少污染风险（图15.8）。

真菌感染

真菌感染可能导致儿童和青少年的黏膜病变。

口腔念珠菌病

口腔念珠菌病是由白念珠菌引起的，这种真菌通常在口腔中发现。仅当口腔环境发生变化或免疫或激素平衡普遍受损时，真菌才会侵入黏膜。这种变化可以通过服用抗生素和免疫抑制药物引起。口腔黏膜的临床表现可能有所不同。伪膜性念珠菌病（鹅口疮）是新生儿和患有慢性疾病的儿童中最常见的真菌感染。它的特征是凸起的珍珠样白色斑块（图 15.9）可以被擦掉，擦掉后可见黏膜红斑或出血。临床表现可以从急性到慢性。在某些患者中，可以有黏膜的肥厚（图 15.10）。治疗方法是使用抗真菌制剂，如制霉菌素、两性霉素 B 或咪康唑。在大多数情况下，用包含这些制剂的漱口水、含片和凝胶进行治疗都可达到较好效果。

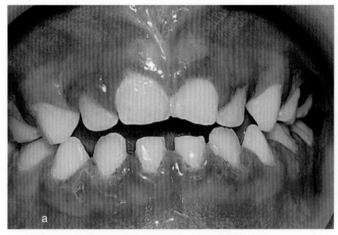
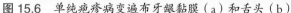
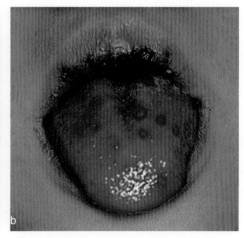

图 15.6　单纯疱疹病变遍布牙龈黏膜（a）和舌头（b）

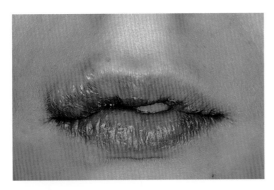

图 15.7　唇疱疹

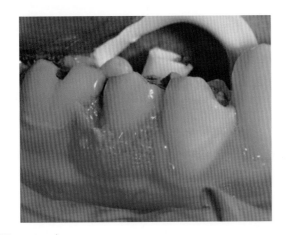

图 15.8　疣

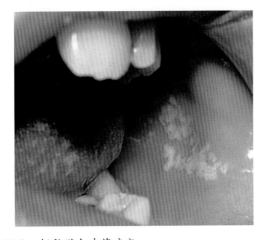

图 15.9　颊黏膜念珠菌病变

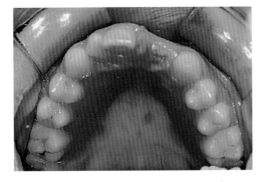

图 15.10　局部义齿患儿腭黏膜的白念珠菌感染

免疫学相关和其他黏膜病变

阿弗他溃疡

复发性阿弗他溃疡（RAU）或复发性阿弗他口炎（RAS）是儿童中最常见的口腔溃疡。研究表明，青少年患病率约为 35%。免疫防御系统的改变被认为是发生此病的主要诱因。在儿童中使用免疫抑制药物时常见的阿弗他溃疡及常见的情况都证实了这一点。特定的口腔链球菌感染被认为是刺激因素之一。

病变最常见于非咀嚼性黏膜，如口腔前庭和舌头。病变为白色小丘疹，逐渐溃破。溃疡的直径为 0.2~1cm，中央部分覆盖着淡黄灰色的膜，而漏斗状底部的边缘变红。周围组织有轻微肿胀。溃疡极度疼痛，溃疡的大小和数量可能不同（图 15.11）。溃疡在 1~2 周内愈合，无瘢痕。反复发作之间的间隔可能从一周到几个月不等。

可以放心的是，该病通常不需要治疗，因为病变通常会在 10~14d 治愈。但是，最严重的情况下可建议使用多种治疗方式。通常，该治疗遵循以下一种或多种方法：

• 治疗口腔微生物（氯己定、产生过氧化氢的酶溶液）。

• 增强免疫系统（摄入 Longo-vital®）。

• 对症治疗疼痛（侵蚀溶液、局麻药）。

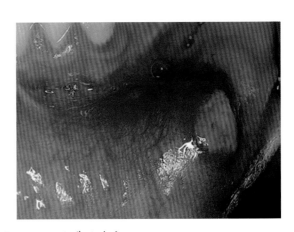

图 15.11　阿弗他溃疡

多形性红斑

多形性红斑是一种皮肤病，也可能发展为口腔病变；或该疾病的唯一表征为口腔表现。红斑不被认为是一种特定的疾病，而是对一系列独立的促发因素（如食物或药物过敏、感染、放疗或全身疾病）的全身反应。它起病非常迅速。在24h内，儿童可能会出现皮肤和（或）黏膜的广泛病变。皮肤病变是无症状的红斑或丘疹，主要累及手和脚。在广泛的囊泡性多形性红斑中，甚至包括眼睛和生殖器症状（Stevens-Johnson综合征）。最初，口腔病变的特征是囊泡或大疱，迅速破裂形成溃疡（图15.12a）。与病毒性病变相比，溃疡更大，更深并且经常流血。嘴唇受累最为常见。几天后，溃疡将结痂，并在2周内愈合（图15.12b、c）。

在嘴唇受到严重影响的情况下，患者进食和饮水会遇到很大困难。对于轻度的病例，局部麻醉可能是唯一的治疗方法。在严重的情况下，应采用皮质类固醇和抗生素进行全身治疗。

通过临床评估和检查即可诊断该病。

创伤性病变

在儿童中偶尔会出现口腔黏膜的创伤性刺激。最常见的情况是在牙齿局部麻醉后意外地或由于口腔组织的感觉降低而发生的颊、唇或舌头咬伤（图15.13）。临床表现为明显的肿胀和出血，随后发展为大的发白的假膜性黏膜病变。病变是自限性的，将在大约一周内愈合。

黏膜的自残也称为自残或自伤，最常见于残疾儿童，例如，舌头运动不受控制（见第24章）。黏膜病变是由儿童将舌头从口腔中挤出并因此使其在下颌切牙上受伤而引起的，可能会出现角化过度的伤口。通过打磨抛光使下颌中切牙的切缘或下颌骨的丙烯酸夹板变光滑，可能有助于治愈病变。其他类型的自残也可能包括咬人、打人或挫伤自己，或牵拉口腔黏膜和（或）组织。自残可以是偶然性的或重复性的。

克罗恩病

克罗恩病通常与口腔病变有关。口腔病变也可能先于肠道疾病的症状。在克罗恩病中，最常见的口腔病理学发现是阿弗他溃疡，炎性增生，包括黏膜裂隙和后磨牙区域硬化的"标签样"病变（图15.14）。病变往往易复发。

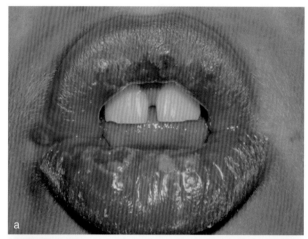

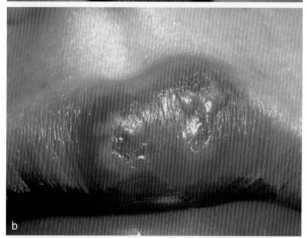

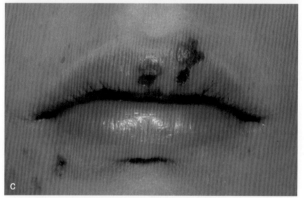

图15.12 多形性红斑。a. 口腔损伤，显示囊泡和大疱迅速破裂。b.2~3d后出现病变。c.2d后结痂（愈合）

地图舌

　　地图舌是儿童发生的良性迁徙性舌炎。临床表现为粉红色、不规则脱落的区域，周围环绕着轮廓分明，稍微凸起的白色边界。受影响的区域每天都在变化，外观可以描述为不断变化的地图（图 15.15）。有时，口腔黏膜的其他部位也会受到影响（移行性口炎）。目前病因不明，但具有遗传性。它通常是无症状的，但是有些孩子会感到不适和烧灼感，尤其是在进食辛辣食物时。在严重的情况下，急性期可进行局部麻醉。

囊肿、肿瘤和肿瘤样病变

　　口腔囊肿通常被描述为口腔组织中包含液体或气体的腔，并且经常衬有上皮。框表 15.1 列出了一些最常见的囊肿。

　　即使在很小的孩子中，也可能出现头颈部的肿瘤和肿瘤样病变。幸运的是，这些病变大多数都是良性的，恶性肿瘤的发生率非常低。要注意的是：儿童中所有恶性肿瘤中约有 25% 发生在头部和颈部。口腔区域的许多肿瘤是错构瘤，即类似于组织赘生物的一种良性局部畸形。由于错构瘤中组织的比例失调，它们可以扩展到周围组织。一般来说，增长达到某个阶段时就会停止，如血管瘤和淋巴管瘤。框表 15.2 列出了儿童口腔结构中常见的肿瘤。

　　正确诊断和处理口腔区域的肿瘤和肿瘤样病变非常重要。如果病变看起来可疑且诊断不确定，则应将孩子转诊给病理学专家。

　　接下来将简要介绍一些在儿童和青少年中发生频率较高的口腔囊肿和肿瘤。如果想知道有关囊肿和肿瘤的更全面的信息，请参阅口腔病理学教科书。

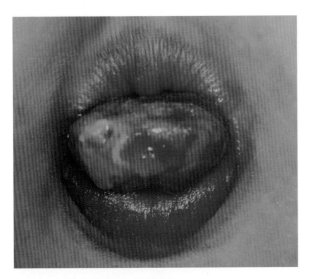

图 15.13　局部麻醉后的舌创伤

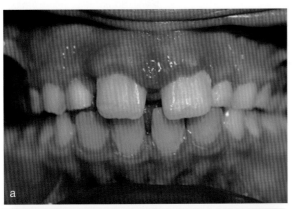

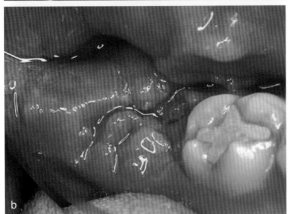

图 15.14　克罗恩病的牙龈特征。a. 切牙区；b. 磨牙区

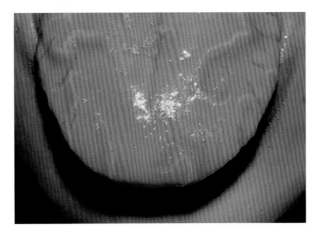

图 15.15　地图舌是儿童中比较普遍的一种情况

框表 15.1　儿童和青少年的常见囊肿

颌骨上皮性囊肿

牙源性囊肿

- 新生儿的牙龈囊肿（Bohn 结节）
- 爱泼斯坦小结
- 萌出性囊肿
- 含牙囊肿（囊性）
- 牙周囊肿
- 根尖囊肿
- 残余囊肿
- 牙源性角化囊肿
- 球上颌囊肿

非牙源性囊肿

- 鼻咽囊肿
- 鼻唇囊肿
- 皮样囊肿
- 出血性囊肿

软组织囊肿

黏液性囊肿（假性囊肿）

- 黏液囊肿
- 舌下囊肿

框表 15.2　儿童和青少年的牙源性，骨性和软组织来源的常见肿瘤

牙源性肿瘤

成釉细胞瘤

成釉细胞纤维瘤

黏液瘤

牙骨质细胞瘤

牙瘤

骨源性肿瘤

骨化性纤维瘤

中央巨细胞瘤

家族性巨颌症（家族性纤维异常增生）

骨纤维结构不良（单发，多发或 Allbright 综合征的一部分）

恶性肿瘤

软组织肿瘤

乳头状瘤

纤维瘤

牙龈瘤

- 化脓性肉芽肿
- 周围钙化肉芽肿
- 周围巨细胞肉芽肿

血管瘤

- 毛细血管瘤
- 海绵状血管瘤

淋巴管瘤

神经性浆瘤

多形性腺瘤

恶性肿瘤

伯恩结节

伯恩（Bohn）结节（新生儿的牙龈囊肿）常发生在 3 个月大的婴儿。囊性内容物是从牙板的上皮残留发展而来的，通常以 4~6 群的形式出现在牙槽嵴的颊侧和舌侧区（图 15.16）。结节可被误认为为早期乳牙萌出，不需要特殊处理，结节会自发崩解。

爱泼斯坦小结

在大多数新生儿中，沿腭中线可以看到小的囊性病变，并被认为是沿腭中缝的上皮剩余。爱泼斯坦小结通常在出生后不久就消失。

萌出性囊肿

萌出性囊肿可定义为位于软组织中的含牙囊肿。如果囊肿中有出血，则将其分类为萌出

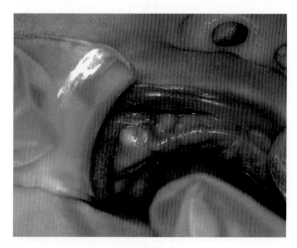

图 15.16　新生婴儿的 Bohn 结节

性血肿。囊肿可发生在很小的孩子中，但更常见于牙齿萌出时。通常在萌出牙齿的部位，牙龈组织可呈现为一个小的光滑的肿胀。如果需要治疗，开窗减压术是首选治疗方法。开窗后牙齿将会迅速萌出。

由大型的海绵状充血血管组成，肿瘤通常引起受影响组织的可压缩肿胀，并且颜色通常比毛细管血管瘤更蓝（图 15.23）。由于无法控制的出血风险，血管瘤的治疗总是很复杂。幸运的是，黏膜中的先天性血管瘤常自发性消退。

黏液潴留囊肿（黏液囊肿和舌下囊肿）

黏液囊肿多发于儿童，多数发生在下唇。它是由嘴唇的创伤引起的，导致嘴唇中某一腺体的排泄管道阻塞，从而可能导致上皮衬里的黏液潴留囊肿的形成。临床表现通常是唇黏膜光滑、无痛、圆形肿胀。治疗是去除囊肿和波及的腺体（图 15.17）。如果进行开窗减压术可能导致其复发。

舌下囊肿本质上是一个大的黏液囊肿，是位于口底的蓝色肿胀（图 15.18）。它来自舌下的唾液腺。由于创伤或感染引起的黏液从舌下腺排泄管溢出或滞留，可能会出现广泛的半透明肿胀。

牙龈瘤

牙龈瘤是位于牙龈黏膜上的肿瘤样肥大组织。病因通常与牙齿萌出或脱落的创伤或刺激有关。大小可能从几毫米到几厘米不等。牙龈瘤的表面质地、内容物和颜色取决于它的组织成分。化脓性肉芽肿、周围钙化肉芽肿和周围巨细胞肉芽肿（图 15.19~图 15.21）都是牙龈瘤。治疗方法是切除，并通过组织病理学分析来确认其最终诊断。

血管瘤

在软组织肿瘤中，血管瘤是儿童相对常见的错构瘤（框表 15.2）。大多数病变在出生时就存在。最常见的位置是舌头，其次是嘴唇和颊黏膜。在临床上，有两种不同形式：毛细血管血管瘤和海绵状血管瘤。前者由细小的毛细血管增生组成，通常表现为皮肤和口腔黏膜上的红色胎记（图 15.22）。海绵状血管瘤通常位于更深处，

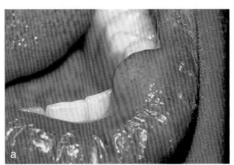
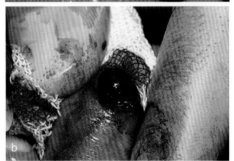
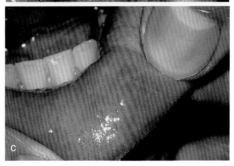

图 15.17　a. 下唇黏液潴留囊肿。b. 手术切除囊肿。c. 1 周后愈合

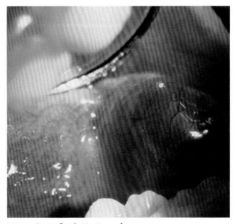

图 15.18　舌下囊肿位于口底

儿童口腔外科手术

拔 牙

　　儿童和青少年拔牙的适应证、禁忌证和技术与成人有所不同。由于许多原因，乳牙列中通常可以采取较为彻底的治疗方法。通常来说，坏死的牙齿、发生替代性吸收的及没有继承恒牙的乳牙、严重龋坏的牙齿（尤其是具有进行性牙根吸收的牙齿）和受到严重创伤的乳切牙应拔除。用于拔除乳牙的牙钳是专门根据这些牙齿的解剖形状和大小而设计的。由于根部更细长且弯曲，拔除磨牙过程中根折的风险要比恒牙高一些。因此，建议在使用牙钳之前，用直挺小心地挺松牙齿。重要的是要牢牢地固定住下颌，以便更轻松地控制牙钳的运动，并稳定地将牙钳的工作端置于龈袋深处的牙齿的冠

和颈部周围。拔除乳磨牙的方法是：在拔出牙齿之前，将牙齿稍微向牙槽窝下压，然后沿颊舌方向缓慢摇动牙齿以扩大牙槽窝。牙齿轻微

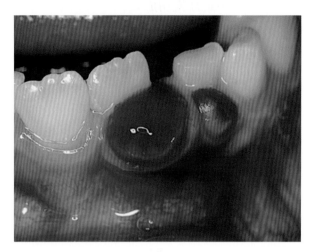

图 15.21　周围巨细胞肉芽肿

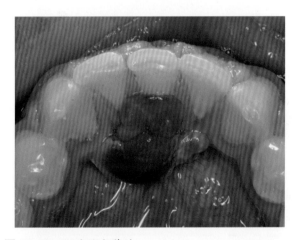

图 15.19　化脓性肉芽肿

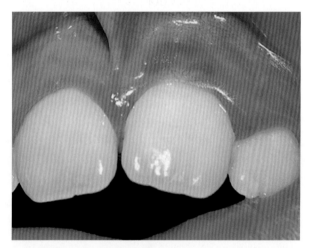

图 15.22　毛细血管血管瘤

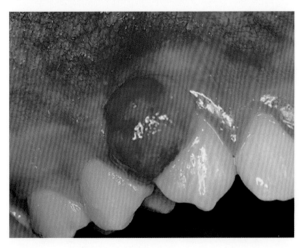

图 15.20　周围钙化肉芽肿

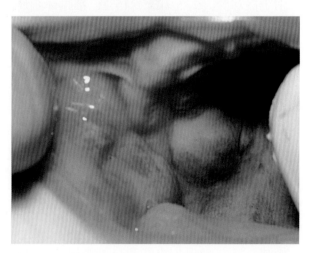

图 15.23　新生儿上腭的海绵状血管瘤。注意脸颊也有毛细血管血管瘤

旋转即可拔除切牙（图 15.24）。

　　在某些情况下，乳磨牙的根部包绕着恒牙胚（图 15.25）。因此，在拔牙之前，可考虑用金刚砂或裂钻将牙齿切成两半（图 15.26），以避免继承恒牙移位或脱出。如果存在小的根折片，如果它没有感染且不妨碍继承恒牙的萌出，最好的治疗方法是不管它。但是，如果根折片发生感染或坏死，则应使用锋利的挺子或扩孔钻（可拧入碎片根管）将其取出。

暴露阻生或未萌出的牙齿

　　阻生牙的外科手术治疗已经在第 5 章中讨论过了。阻生的乳牙通常应通过手术拔除。异位萌出的恒牙通常可通过外科手术进行暴露治疗，并结合正畸治疗以将其引导至适当位置。此类治疗方法通常用于上颌尖牙异位萌出同时存在恒切牙吸收风险的病例（图 15.27）。如果由于某种原因导致牙齿的萌出通路受阻，则

应去除障碍，最好是在牙根形成三分之二时。过早拔除乳切牙可能会导致恒切牙迟萌。在这种情况下，可能必须进行口腔黏膜开窗助萌术（图 15.28）。阻生的恒牙（正中多生牙）如果干扰了周围牙齿的萌出，引起牙齿萌出位置的异常或发展为病理性状况，则必须进行手术拔除。

牙齿萌出处的软组织或口腔黏膜组织的局部过度生长

　　正常萌出的牙齿上的软组织瓣（盖）有时会引起刺激。可以在皮瓣下用生理盐水或 0.2% 氯己定溶液冲洗。有时可考虑去除皮瓣，采用电刀手术或常规手术很容易完成。此外，在游离牙龈边缘可产生各种类型的牙龈瘤，即牙龈的局部增生。通常，这种增生组织都可以用电刀手术刮除或切除，特别是有软组织蒂附着于牙龈上时。

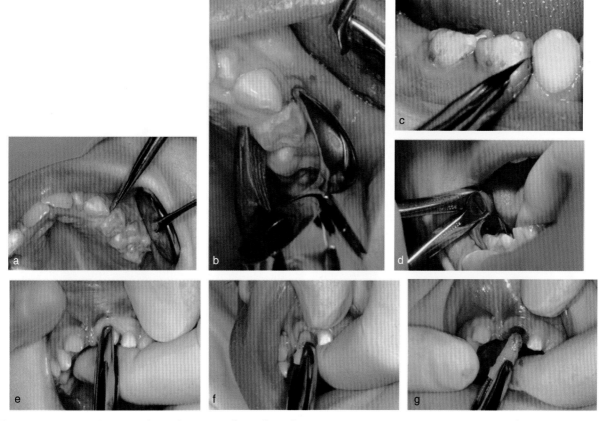

图 15.24　拔除乳牙。上颌（a，b）和下颌（c，d）的磨牙 - 用挺子小心地挺松牙齿，将牙钳放在牙齿根方，并在手术前施加根方压力和颊舌摇动，牙齿被拔出。e~g. 轻微的根方压力和旋转运动可以拔除切牙

囊 肿

颌骨中的囊肿，尤其是来自未萌出牙齿的大滤泡囊肿可能会使正在发育的牙齿移位并干扰它们的萌出（图15.29a~c）。对于儿童来说，重要的是不要第一步就手术切除囊肿，因为这可能会损伤许多牙齿和牙胚。相反，建议在囊肿较大的情况下，应通过置入囊肿壁的阻塞器用盐水冲洗来缩小囊肿（图15.29d）。在年纪较小的患者中，囊肿会迅速缩小并被骨头取代，而移位的牙齿通常会自发地恢复它们的正常位置和萌出通路。

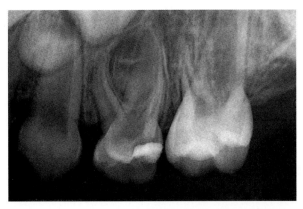

图15.25 第一乳磨牙的牙髓炎。牙根包绕着恒牙胚

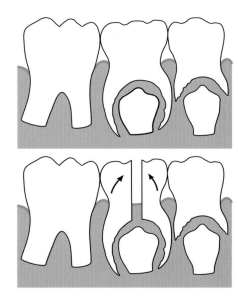

图15.26 拔牙前将乳磨牙分成两半

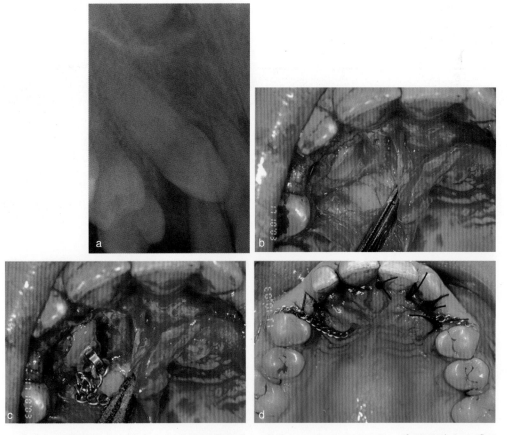

图15.27 a.存在恒切牙吸收风险的右上尖牙腭侧异位的X线片。b.翻开腭侧的黏-骨膜瓣并去除骨后，暴露尖牙。c.托槽和金链粘在尖牙的舌侧面。d.缝合瓣，将链条的游离端临时固定在前磨牙上。同时对侧尖牙接受了同样的治疗。现在患者已准备好进行正畸治疗

系带成形术

上唇系带

上唇系带有时在上唇上附着过多，并有一条粗纤维束将系带附着到切牙之间的乳头上。当对上唇施加向前的张力时，系带中的部分粗纤维会导致乳头"变白"。通常在中切牙之间可见骨性裂痕或裂缝及过大的牙间隙。因为大多数这种"异常"的系带和间隙都会在恒切牙和尖牙萌出时恢复正常并消失，所以通率不需要治疗。但是，如果间隙没有自发性的闭合，

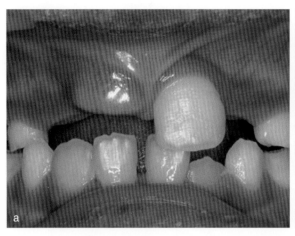
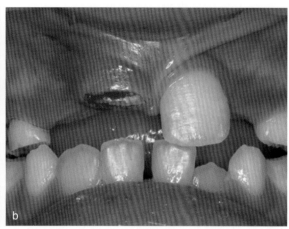

图 15.28　a. 上中切牙萌出延迟。b. 牙龈黏膜开窗，促进萌出

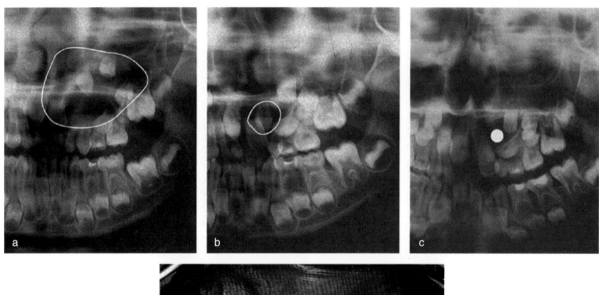
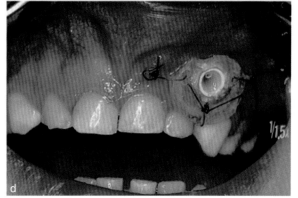

图 15.29　a. 一名 5 岁女孩的左侧上颌骨发现了来自多生牙的大面积含牙（滤泡）囊肿，取代了牙胚并扰乱了其正常的萌出。b. 5 个月后的影像学检查发现，囊肿已明显缩小，现在可手术切除，且没有影响受累牙齿的风险。c. 4 个月后，手术去除多生牙和残留的囊肿组织。d. 置入阻塞器以利于囊肿的冲洗。6 周后移开阻塞器

建议进行手术干预。如果上唇系带非常粗大，导致恒中切牙之间出现深的骨缺损，则可在恒中切牙萌出之前进行手术治疗（图15.30）。

舌系带

如果舌系带经常受到下颌切牙的创伤，导致舌侧龈或下颌切牙退缩，或影响进食、言语发育或口腔清洁，则应予以切除。至关重要的是要避开该区域的两个结构，即下颌下导管和舌下静脉。最好从舌下阜的舌侧开始切割，平行于舌底面，注意不要太深（图15.31）。

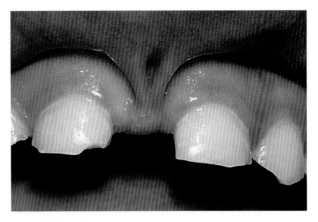

图15.30　一名5岁女孩的纤维性系带导致骨缺损

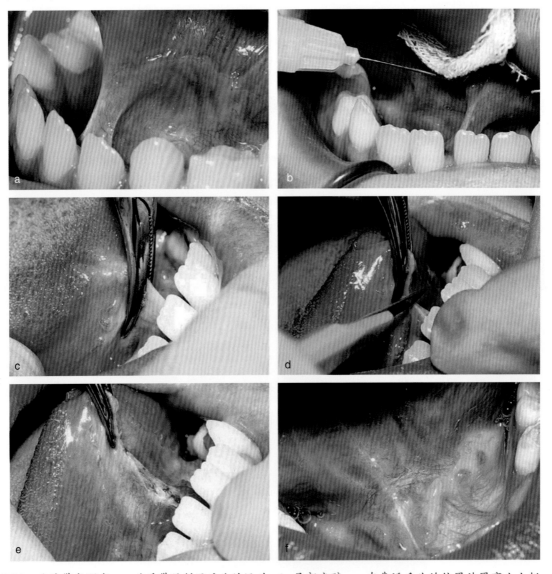

图15.31　舌系带成形术。a.舌系带限制了舌头的运动。b.局部麻醉。c.在靠近舌头的位置放置弯止血钳。d、e.系带被切掉。f.10d后愈合

（张倩　译）

（廖莹　邢向辉　审）

背景文献

Hall RK, eds. Pediatric orofacial medicine and pathology. London: Chapman & Hall, 1994.

Jones JH, Mason DK, eds. Oral manifestations of systemic disease. London: Baillière Tindall, 1990.

Kaban LB, Troulis MJ. Pediatric oral and maxillofacial surgery. [S.l.]: Elsevier Science USA, 2004.

Laskaris G. Color atlas of oral diseases in children and adolescents, 3rd edn 2003. Stuttgart-New York: George Thieme Verlag.

Pindborg JJ. Atlas of diseases of the oral mucosa. Copenhagen: Munksgaard, 1992.

Scully C, Welbury R, Flaitz C, de Almeida OP. Color atlas of orofacial health and disease in children and adolescents, 2nd edn 2001. Boca Raton FL: CRC Press, 2001. ISBN-1-84184-102-1.

第16章

乳牙牙髓治疗

Monty S. Duggal, Hani Nazzal

牙髓疾病及并发症，如疼痛、感染和牙齿早失可能会影响儿童的心理发育[1]、生活质量[1-2]、生长[3]、学习，并引起牙弓间隙丧失[4]；此外，还能明显增加其他疾病的发生风险[5]。因此，对乳牙进行成功的牙髓治疗以维持其到自然脱落至关重要。

乳牙的牙髓治疗应该被纳入患者整体健康治疗计划。牙髓治疗开始前，需要进行包括短期及长期预后考虑的详细计划。此外，在牙髓治疗之前，还应考虑到一些重要因素：如治疗对下方恒牙胚的影响，患者的口腔卫生情况、病史及患者的行为和对后续口腔治疗的态度等。

成功的乳牙牙髓治疗要求医生诊断准确并掌握正确的牙髓治疗方法。因此，临床及牙科病史的收集、影像学和临床评估在治疗前都至关重要。

乳牙牙髓状态的判断

乳牙牙髓治疗的前提是对牙髓状态的准确判断。因此，正确区分可复性牙髓炎、不可复性牙髓炎和牙髓坏死的表现非常重要（框表16.1）。80%的龋源性露髓但无临床或影像学表现的乳牙，炎症仅存在于冠部牙髓（慢性冠髓牙髓炎）[6]（图16.1）。全牙髓炎症可能出现临床及影像学表现，且无法治愈。

牙髓状态的诊断取决于临床和影像学的准确评估，包括病因、体征、症状和影像学结果

（框表16.1）。这一点在龋损深部硬组织边缘崩解的部位尤为关键。

了解牙髓对龋坏的反应以及正确理解患者的症状，在决定是采用间接盖髓术还是更彻底

> **框表16.1 乳牙的牙髓状态**
>
> · 外伤露髓或龋洞预备意外露髓时，牙髓是健康状态，治疗得当可保存活髓。
> · 深龋病损，尤其是邻面龋，可能在牙髓暴露前就引起炎症。此时的炎症可能是可逆或不可逆的，应根据患者的症状及切髓术中的出血程度进行判断。
> · 龋源性露髓时，牙髓通常存在局部或全牙髓的慢性炎症，甚至牙髓坏死。
> · 未经治疗的龋齿或外伤露髓的牙齿，可能发生部分或全牙髓坏死。

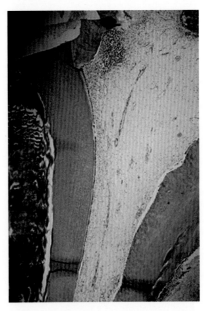

图16.1 乳磨牙的部分慢性牙髓炎的组织学表现。注意龋洞露髓部位的局限性慢性炎症

的干预措施时至关重要。例如，在去净龋坏组织的邻面深龋洞时，若临床未发现露髓但存在牙髓炎症状的情况下，在症状消失前就应慎重考虑牙髓切断术。但是，如果没有症状或其他迹象表明牙髓炎症，就可以采用间接盖髓术治疗。

牙髓治疗是否应该在乳牙列期实施

在回答这个问题前，应该考虑以下几个因素：

1. 判断牙髓状态。

2. 咬合情况（框表 16.2）。

3. 患儿配合能力。治疗可以常规开展还是需要镇静 / 全身麻醉支持？

4. 患儿的全身和口腔健康。

5. 患儿和家长的同意和积极性。

6. 患儿的患龋风险。

7. 继承恒牙胚损伤 / 感染风险。

8. 牙髓治疗对患儿健康的影响，如患有先天性心脏病或接受心脏手术的感染性心内膜炎的患儿。

9. 牙髓治疗对继承恒牙胚的影响。

这些因素帮助临床医生确定是保留还是拔除患牙对患者最有益。安装临时修复体或分次去龋有时比牙髓治疗更利于监测牙齿发育。

乳牙的牙髓治疗方法

下文介绍了各种牙髓治疗方法（框表 16.3）。所有的牙髓治疗均应考虑到疼痛和感染的控制。因此，患牙需要进行充分的麻醉并使用橡皮障。

由于大多数乳牙牙髓治疗都涉及活髓，手术操作应温和、无创，以不降低剩余牙髓的愈合能力至关重要。推荐使用高速手机配合金刚砂车针以及水流降温避免灼伤剩余牙髓组织。实验及临床观察已证实这种方法对于残留牙髓组织刺激最小 [7-8]。

创面的处理也很重要。血凝块的存在会干扰组织愈合并引起慢性炎症和内部牙本质吸收 [7]。因此，牙髓断面应该用无菌生理盐水温和冲洗以便在放置药物前充分止血。随着越来越多地使用硫酸亚铁作为切髓术药物，止血已不再是

框表 16.2　乳牙列进行拔牙或牙髓治疗时的咬合考量

· 乳牙列发育完成后，乳切牙对乳牙列发育的影响较小。

· 在正常咬合的情况下，第一乳磨牙的丧失只会造成暂时的间隙丧失，混合牙列期会重获间隙。

· 在第一恒磨牙建𬌗后，由于患儿有良好的咬合接触，第二乳磨牙的丧失对咬合发育的影响减弱。

框表 16.3　乳牙的牙髓治疗方法

所有的治疗方法都需要严密隔离口腔环境以防止微渗漏

治疗方法	操作步骤	适应证
分次去龋法	去除大部分龋坏牙本质。脱矿牙本质上覆盖玻璃离子垫底并进行暂时修复	深龋部位，软化组织靠近牙髓但未露髓。无牙髓炎临床体征
间接盖髓术	去净龋坏牙本质，玻璃离子垫底	深龋部位，软化组织靠近牙髓但未露髓。无牙髓炎临床或影像学表现
直接盖髓术	暴露的牙髓不需手术去除，组织面覆盖氢氧化钙	牙体预备或外伤造成的小露髓点。露髓区域无明显污染
部分牙髓切断术	切除牙髓表面部分。氢氧化钙，最好是 MTA 直接接触牙髓断面，避免血凝块	意外露髓；龋源性露髓的部分牙髓炎
牙髓切断术	去除冠髓，牙髓断面位于根管口处	龋源性露髓导致牙髓炎，部分或整个冠髓慢性牙髓炎

主要问题。但是，如果在使用硫酸亚铁后仍然可见持续出血，就应该重新考虑牙髓感染的状态。牙髓治疗后，严密的冠方封闭能防止渗漏和由此引起的再感染与其他并发症。

分次去龋和间接盖髓术

通常而言，未暴露的牙髓具有更好的修复能力。然而，近期研究表明，邻面龋时牙髓的炎症比同等深度的咬合面龋更为严重（图16.2）。在咬合面龋和邻面深龋治疗时是选择分次去龋还是间接盖髓术，应该仔细考虑这一点。

作者认为，相较于咬合面龋，邻面深龋通常需要采用更激进的治疗方法。在处理广泛深龋时要认真考虑这一点，去净龋坏牙本质后很有可能造成露髓。如果邻面龋坏可能露髓，那么牙髓切断术可能是首选方法，而对于相同情况下的咬合面龋，在没有牙髓炎症状的情况下可以采用更保守的方法。第一乳磨牙的严重龋坏可能预后不良，对于这一特殊牙位，拔除患牙可以作为替代分次去龋或牙髓治疗的方法。

分次去龋法要求在去除大部分软化牙本质

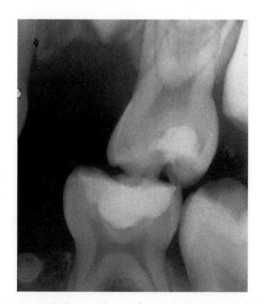

图16.2 X线片显示对上下第二乳磨牙进行分次去龋，目的是保留患牙并且没有主观症状，直到第一恒磨牙建立咬合

后用玻璃离子水门汀垫底，然后用半永久性材料，如树脂增强型氧化锌－丁香酚水门汀或玻璃离子水门汀封闭龋洞。3~6个月后，继发牙本质持续形成，再次去龋时穿髓的风险很小，此时可去除所有龋坏牙本质并修复患牙[9]。

为了使内容完整，本章涵盖了分次去龋的方法，但并不推荐作为乳磨牙深龋治疗的首选方法。这种方法需要对患儿进行二次局部麻醉。这种情况下，如果评估患牙为可复性牙髓炎，那么应该考虑一次性间接盖髓术，并采用不锈钢冠或近年来广泛流行的氧化锆冠进行严密的冠方封闭。

直接盖髓术

直接盖髓术是在不破坏牙髓组织的情况下，在露髓处的健康牙髓上覆盖药物，最好是氢氧化钙。直接盖髓不适用于乳磨牙去净龋坏后露髓的情况，因为研究表明乳磨牙的牙髓在龋坏露髓前就出现炎症[10-11]。由于乳磨牙粗大的牙本质小管，细菌多在露髓前就穿透到牙髓，引起炎症。当露髓时，炎症通常已经不可逆，感染的牙髓需要去除而非盖髓治疗。只有一种情况可以考虑乳牙直接盖髓术，那就是外伤造成的露髓而非龋坏。

部分牙髓切断术

部分牙髓切断术仅适用于牙髓健康或者部分牙髓慢性炎症的乳磨牙（图16.3），但很难做出准确的诊断。部分牙髓切断术仅用于非常有限的情况，操作者确定牙髓炎症仅局限于露髓点下方的区域。可以通过仔细询问病史来确定未出现过牙髓炎症状。在去除露髓点下方的感染牙髓后应有正常出血，并且可以通过棉球轻轻按压轻松止住出血。如果广泛出血且难以控制，必须将冠髓全部切除。

部分牙髓切断术需要去除露髓孔下方的小部分牙髓，要求在高速手机、金刚砂车针和流

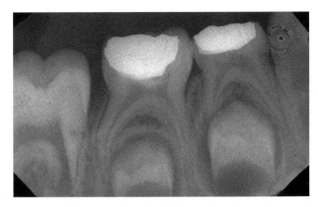

图 16.3　第二乳磨牙部分牙髓切除术后的 X 光片。硬组织屏障表明伤口愈合；未见根尖周病变影像

水冲洗的条件下操作以免损伤牙髓。目前，在牙髓断面应用氢氧化钙仍是首选，但观察发现这种材料失败率很高。如今，矿物三氧化物聚合体（MTA）被认为是一种更好的用于盖髓的生物材料，现在许多临床医生更喜欢使用它。然后进行牙齿修复以建立良好的冠方封闭。

牙髓切断术

牙髓切断术或称全部冠髓切断术，是指去除所有冠髓（框表 16.4）。操作方法和牙髓断面的处理与部分牙髓切断术相同，不同的是断面位于根管口部位。

在作者看来，牙髓切断术是绝大多数乳牙牙髓治疗最常用的方法。几十年来有大量文献支持这种治疗方法（图 16.4）。

牙髓摘除术和根管治疗

在整个牙髓包括根髓发生不可逆性的炎症，牙髓坏死或者感染时应考虑进行牙髓摘除术。尽管所有的儿童口腔医生都应该掌握这项技术，但它的应用极为有限。有一种情况是：第二前磨牙缺失，出于正畸考虑需要保留乳牙。许多情况下临床医生选择拔牙而非牙髓摘除术和根管治疗。

乳磨牙的根管数量通常与恒磨牙相同，但是下颌磨牙越来越多的出现两个远中根管，特别是下颌第二乳磨牙。

揭去髓室顶的方法同牙髓切断术，确定根管口并用根管锉轻柔的清理。乳磨牙应使用手动器械而非机用锉。根管充填可应用多种材料，如氧化锌丁香酚或碘仿氢氧化钙。任何用于乳牙根管充填的材料，最重要的特性是必须随着乳牙的生理性根吸收而完全吸收。

如上所述（框表 16.2），该方法引起咬合并发症的风险较低，但应注意牙根穿孔和（或）

框表 16.4　牙髓切断术

前提条件。牙髓状态：健康牙髓或部分慢性牙髓炎 / 无症状露髓，炎症局限于冠髓。
牙齿麻醉及橡皮障隔离。治疗时要重视消毒和行为管理。

操作步骤	方法	原理
去除牙髓组织	从露髓处开始，揭开髓室顶，用高速手机和金刚砂车针在流水冲洗下去除冠部牙髓	根据组织学观察，对牙髓断面的损伤减到最小
止血	用无菌盐水轻柔冲洗。无菌棉球轻轻干燥检查是否有残留牙髓	牙髓的平滑断面会有适当出血残留牙髓组织会延长出血时间
放置盖髓剂	棉球蘸取硫酸亚铁，挤去多余药物，放置于牙髓断面 1min；或者用生理盐水棉球止血后，在牙髓断面放置一层 MTA	MTA 被证实作为盖髓剂具有良好的临床效果
垫底	如果不使用 MTA，可在止血后置一层慢干型氧化锌丁香酚水门汀或玻璃离子水门汀。上层用复合树脂进行完善充填，以保证严密封闭	提供良好的封闭性。基底可防止牙髓断面受到压力

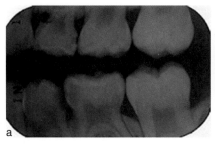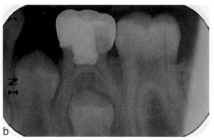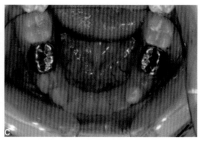

图 16.4 左下第二乳磨牙露髓伴牙髓炎，行牙髓切断术（a）。患牙在不锈钢冠修复后（c），根分叉骨质健康，得以在牙弓内保留（b）

将感染物质推出根尖孔对继承恒牙胚产生的风险。

盖髓材料及牙髓组织的反应

适合儿童牙髓治疗的药物不应引发残留牙髓或根尖周组织持续的病理改变。用于乳牙的药物不应给继承恒牙胚造成任何风险。长期以来常用两大类药物：氢氧化钙和甲醛甲酚。近年来，硫酸铁的使用越来越多，最近又引入了矿物三氧化物聚合体（MTA）（框表 16.5）[12]。

使用氢氧化钙制剂是因为它的生物活性，即刺激硬组织屏障形成，促使牙髓组织恢复健康。由于氢氧化钙在乳牙牙髓治疗的效果不佳，大多数临床医生不再将其用于牙髓治疗。MTA 是一种新型的盖髓剂，具有良好的临床效果。

近年来甲醛甲酚的使用已受到质疑。国际癌症研究机构[13]已将甲醛列为致癌物，因此甲醛甲酚被禁止用于牙髓治疗。目前的趋势是避免使用失活药物，而是寻求能让慢性牙髓炎或部分坏死的乳牙保留在牙弓内而不会引起根尖周病变的药物。硫酸亚铁属于这一类药物，到目前为止与甲醛甲酚的成功率相似。在这种情况下，进一步发生牙髓病变的乳磨牙，拔除的可能性更大。除非有明确的证据表明必须保留患牙。

氢氧化钙和 MTA

氢氧化钙为强碱性，pH 约 12，最初会对

框表 16.5 盖髓剂

氢氧化钙

· 生物活性；

· 有助于健康牙髓组织的愈合和死髓牙的根尖封闭；

· 年轻恒牙根管治疗中有助于溶解残留的坏死牙髓；

· 乳牙及恒牙均可使用。但用于乳牙效果较差。

MTA

· 一种具有生物活性的水门汀；

· 除不能分解坏死牙髓组织外，与氢氧化钙相同。

甲醛甲酚

· 失活效应，无生物活性；

· 可导致慢性炎症及坏死；

· 全身性副作用；

· 无牙髓愈合能力；

· 应用范围局限，如果需要，只能用于乳牙。

硫酸亚铁

· 没有生物活性；

· 止血并形成铁离子螯合物。

具有一定区域的活髓造成化学伤害造成表层组织的局限性坏死。剩余牙髓组织发生特征性反应形成结缔组织。最初表现为血管生成和炎症反应以控制和消除刺激性物质。随后，修复过程开始，包括细胞增殖和新胶原蛋白的形成。当牙髓组织远离刺激时，新的成牙本质细胞就会分化，新形成的组织呈现出牙本质样的形态，这表明牙髓功能已经恢复。新形成的胶原蛋白矿化从坏死区域的营养不良性钙化开始，接着是矿物质在新形成的胶原蛋白中沉积[7]。

MTA 接触牙髓组织会引起类似的反应。MTA 与水混合后会形成氧化钙晶体，以及

33% Ca^{2+}、49% PO_4^{3-}、2% C、3% Cl^- 和 6% Si^{2+} 的非晶态氧化物。MTA 最初被用作根尖封闭材料，后来证实在活髓治疗中同样效果很好[14]。它是一种遇水可凝固的粉末，pH 为 12.5，类似于氢氧化钙。它具有促进硬组织形成的能力。

硬组织屏障是组织愈合的标准，而且是有利的，因为它有助于临床治疗。硬组织屏障并不能保证牙髓与口腔之间严密封闭。因此，应通过牙齿修复来避免微渗漏造成的感染。

氢氧化钙和 MTA 有助于组织愈合，但与其他盖髓剂一样，对于慢性炎症的牙髓组织没有治愈能力。因此，剩余牙髓状态的判断和手术操作至关重要，甚至比盖髓药物更为重要。对于乳牙，MTA 等盖髓药物的应用要局限于剩余牙髓健康的情况，以保证良好的效果。

甲醛甲酚

应避免使用甲醛甲酚作为盖髓药物，因为其有系统性的副作用。甲醛由于其已知的致癌性、免疫原性、毒性以及致突变性，受到质疑且不适用于儿童牙髓治疗[13,15]。甲醛是甲醛甲酚中的失活成分，甲醛水溶液在组织学研究中被用作固定组织标本。人体内会发生相同的过程。临床操作在切髓后，用甲醛甲酚浸湿的棉球放置于根管口 5min。处理过的根髓及根分叉区域用慢干型氧化锌-丁香酚水门汀覆盖，充填牙齿以实现冠方封闭。

这一类盖髓药物的原理是在药物接触面上形成稳定的化学改变层，让深部未处理的牙髓保持活力不感染。但是研究表明，甲醛的渗透力与时间和剂量相关[16]。此外，临床组织学研究显示甲醛甲酚通常会导致剩余牙髓的慢性炎症甚至部分坏死[17]。

综上所述，甲醛甲酚不会诱导组织愈合，但会引起剩余牙髓的病理性改变。甲醛甲酚很少引起临床并发症，但是鉴于文献中的研究，很难证明可以在儿童中的使用该药。

硫酸亚铁

硫酸亚铁（15.5% Fe_2SO_4）在近 15~20 年内已代替甲醛甲酚用作切髓剂。硫酸亚铁与血液接触形成铁离子-蛋白质螯合物，机械性封闭血管，起到止血作用[18]。硫酸亚铁的作用是止血，但没有杀菌和固定的作用。放置硫化亚铁 15s 后，在牙髓表面覆盖氧化锌丁香酚水门汀，并进行龋洞充填。研究表明，硫酸来铁无论是临床、影像学和组织学结果均表现出与甲醛甲酚相似的结果。虽然患牙不能达到愈合，但是可以将其保留一段时间。在牙髓治疗中应用硫酸亚铁并没有已知的系统性风险。

并发症（乳牙）

牙齿内吸收是常见的并发症，通常报道由于氢氧化钙的使用造成。但是，调查表明吸收的原因可能是残留牙髓的慢性炎症和（或）氢氧化钙盖髓前牙髓断面存在血凝块[7]。

MTA 在乳牙列中的应用时间并不足以确定的评估并发症。

硫酸亚铁对牙髓没有固定作用，仅仅是止血剂。因此，在去除感染牙髓后对下方残留牙髓的准确判断至关重要。如果在部分或全部冠髓切除后剩余的牙髓存在慢性炎症，那么术后几个月就可能出现明显的内吸收。

随访和长期预后

长期预后对于乳牙来说并不是一个合适的术语。但它对于治疗计划的必要性和结果的考量是合理的。如果治疗结果不确定或者很差，但治疗中的体验很困难压力很大，那么从伦理上讲就不适合让儿童接受这样的治疗。

分次去龋很少用于儿童患者因为需要对同一颗患牙进行多次治疗。没有证据支持在乳牙列应用这一技术。在无症状露髓的情况下应该考虑部分牙髓切除术。部分牙髓切断术可能给患儿造成心理压力，但是治疗时间通常很短，手术创伤是最小化的，而且由于不会损伤大血管，止血也很容易。与直接盖髓术相比，部分牙髓切断术对龋洞的封闭效果更佳，因细菌污染导致失败的风险更小。据文献报道，部分牙髓切断术在乳牙的 1 年成功率约为 80%[19]，而在 2 年后为 75%，这是可以接受的。

应用硫酸亚铁或 MTA 进行牙髓切断术（冠髓切断术）是大多数需要牙髓治疗患儿的首选方法。据报道，使用硫酸亚铁的 2 年成功率（无临床或影像学表现）超过 85%，而使用 MTA 的成功率超过 95%[19]。

处理急诊患儿

在本章中，急诊处理的讨论仅限于学龄前儿童由于广泛龋坏导致的牙痛。对于外伤和镇静镇痛药物的应用请参考第 9 章和第 18 章。

症状取决于龋坏的程度和牙髓受累的情况。急诊处理的目的是止痛并消除病因。疼痛控制通常包括局部麻醉，以及镇静剂和口服镇痛药。病史询问应该关注患儿的全身健康，以及疼痛发生的时间和疼痛性质，随后检查口腔及牙齿情况。

在做出诊断后，需要决定是采取保守治疗还是拔除。是立刻进行最终的治疗还是先进行临时处理。是否需要镇静。是否需要使用抗生素。最后，在治疗前需要给父母提供详细的信息以获得知情同意。

进食痛

患牙在进食时疼痛，尤其是酸、甜、较热食物。这种情况下，患牙通常存在广泛龋损并有明显的龋洞。食物嵌塞在龋洞中会刺激牙髓引起疼痛。影像学检查可见深龋洞，不一定伴有牙髓病变。

急诊处理包括分次去龋避免露髓，应用氢氧化钙，以及临时充填。Ledermix 是抗生素和类固醇的组合，也建议作为氢氧化钙的替代物，

但在某些国家，Ledermix 的使用存在争议。但是，英国推荐在急症情况下使用[20]。应提供给父母（监护人）有关镇痛药和预防龋齿的相关信息；随后使用永久性充填材料修复患牙。

夜间痛

这种类型的疼痛通常与进食无关，自发性疼痛，尤其是在晚上，孩子会由于疼痛醒来。症状通常在一段时间内很明显，患儿会避免用疼痛一侧口腔进食或饮水。患牙通常是深龋，伴有明显的临床症状，例如压痛和（或）叩痛以及动度增加，说明牙周组织受累。止痛药无法缓解的自发痛通常提示牙髓病变晚期。虽然 X 线检查不能发现病理改变，但通常可见牙周膜间隙增宽，提示进一步的病理学改变。治疗可能包括一些临时的处理，最终治疗可能是拔除乳牙。当出现明确的根尖周炎和（或）根分叉病变的影像学表现时，患牙就需要在充分考虑镇静镇痛的情况下拔除（框表 16.6）。

急性牙痛的患者也可能表现出一般性的症状，如发热和疲倦。口腔症状通常更为明显，包括局部淋巴结和牙齿周围软组织的肿胀。肿胀性质的评估包括大小和肿胀程度，以及肿胀部位在口内还是口外。肿胀是否持续扩大。有明确的影像学病理学征象及可能出现脓包时，患儿可能需要抗生素。临时处理包括开髓，脓液引流。患牙不应在口腔环境中开放过久，有进一步感染的风险，应该暂时封闭，择期拔除。

在急诊情况下采取激进措施的理由是基于牙齿保留的价值并考虑到患儿不应承受不必要的压力。如果在充分镇静的情况下拔牙，最好具有失忆和镇痛效果，急诊处理就足够了，患儿会很快康复。如果牙髓治疗结果不确定，就不需要进行多次治疗，因为这样的治疗通常以拔牙告终。患儿未来对口腔保健的态度比失去疼痛的牙齿更重要。

框表 16.6 一例急诊患儿病例描述

病史

一个 5 岁的健康男孩主诉如下：

· 牙齿疼痛 3 周

· 近 3 天来疼痛加重无法入睡

· 近 2 天来发热和牙痛，服用止痛药效果不稳定

检查结果

男孩疲倦并且很难应对

· 口外

左侧下颌骨有轻微无痛肿胀

局部淋巴结肿大

· 口内

左侧下颌多个磨牙大面积龋坏以及严重的菌斑堆积

75 残冠，颊侧瘘管。影像学显示根尖周炎。

74 龋坏。动度增加，叩痛。影像学显示根分叉阴影及根尖周膜腔增宽。

治疗

两种治疗方案，无论哪一种，都需要随访，以恢复患儿口腔健康：

· 完全止痛；几天后拔除。全身感染症状明显，存在大的口外 / 口内脓肿，止痛效果不佳或对于免疫功能低下的患者，考虑使用抗生素。

· 在充分考虑止痛包括局部麻醉和口服镇痛药的情况下采取即刻拔除。

患者很可能需要镇静，例如直肠 / 口服应用咪达唑仑或者氧化亚氮镇静[21]（请参阅第 9 章）

抗生素的应用

抗生素的使用非常严格，在儿童口腔也是如此。在某些医疗条件下，即使是普通的牙科治疗也需要抗生素治疗，对于妥协治疗的儿童，请读者参阅第 23 章和第 24 章。但是，急诊处理在某些情况下可能需要使用抗生素，通常用于牙齿严重感染，感染可能累及周围组织、牙齿、牙胚，最终扩散到全身重要器官。

青霉素 V（苯氧甲基青霉素）或阿莫西林是首选药物，但口腔感染中常见的厌氧菌感染，需要使用甲硝唑。牙髓感染首选甲硝唑，如全脱位时。虽然氢氧化钙有抑菌作用，但存在根尖周组织持续感染的风险。

红霉素是儿童牙科感染的第三选择。可在对青霉素 V 过敏的情况下使用。在某些国家，建议使用克林霉素代替红霉素。

不同国家的推荐剂量不同。因此，建议临床医生在用药前遵循每个国家用药指南掌握儿童用药剂量和方法、禁忌证，以及药物的相互作用。

（冀堃 译）

（赵姝亚 邢向辉 审）

参考文献

[1] Casamassimo P, Thikkurissy S, Edelstein B, et al. Beyond the dmft: the human and economic cost of early childhood caries. J Am Dent Assoc, 2009, 140:650–657.

[2] Clinical Affairs Committee—Pulp Therapy Subcommittee: Guideline on Pulp Therapy for Primary and Immature Permanent Teeth: 2014[2015]. http://www.aapd.org/media/Policies_Guidelines/G_Pulp.pdf (accessed 18.5.2015).

[3] Clarke M, Locker D, Berall G, et al. Malnourishment in a population of young children with severe early childhood caries. Pediatr Dent, 2006, 28:254–259.

[4] Lin Y, Lin W, Lin Y. Immediate and six-month space changes after premature loss of a primary maxillary first molar. J Am Dent Assoc, 2007, 138:362–368.

[5] Levine R, Pitts N, Nugent Z. The fate of 1587 unrestored carious deciduous teeth: a retrospective general dental practice based study from Northern England. Br Dent J, 2002, 193:99–103.

[6] Schröder U. Agreement between clinical and histologic findings in chronic coronal pulpitis in primary teeth. Scand J Dent Res, 1977, 85: 583–587.

[7] Schröder U. Effects of calcium hydroxide-containing pulpcapping agents on pulp cell migration, proliferation and differentiation. J Dent Res, 1985, 64:541–548.

[8] Schröder U, Szpringer-Nodzak M, Janicha J, et al. A one-year follow-up of partial pulpotomy and calcium hydroxide capping in primary molars. Endod Dent Traumatol, 1987, 3:304–306.

[9] Bjorndal L. Indirect pulp therapy and stepwise excavation. J Endod, 2008, 34:S29–33.

[10] Duggal M. Response of the primary pulp to inflammation: a review of the Leeds studies and challenges for the future. Eur

J Paediatr Dent, 2002, 3:111–114.

[11] Desponia K, Day P, High A, et al. Histological comparison of pulpal inflammation in primary teeth with occlusal or proximal caries. Int J Paediatr Dent, 2008, 19:23–26.

[12] Smail-Faugeron V, Courson F, Durieux P, et al. Pulp treatment for extensive decay in primary teeth. Cochrane Database Systematic Reviews, 2014[2015-05-18]. http://onlinelibrary.wiley.com/doi/10.1002/14651858.CD003220. pub2/abstract.

[13] International Agency for Research on Cancer: Press Release No. 153: June 15, 2004[2015-05-18]. http://www.iarc.fr/en/media-centre/pr/ 2004/pr153.html (accessed 18.5.2015).

[14] Qudeimat M, Barrieshi-Nusair K, Owais A. Calcium Hydroxide Vs. Mineral trioxide aggregates for partial pulpotomy of permanent molars with deep caries. Eur Arch Paediatr Dent, 2007, 8:99–104.

[15] Lewis B. Formaldehyde in dentistry: a review for the millennium. J Clin Pediatr Dent, 1998, 22:167–177.

[16] Mejàre I, Hasselgren G, Hammarström L. Effect of formaldehyde-containing drugs on human dental pulp evaluated by enzyme histochemical technique. Scand J Dent Res, 1976, 84:29–36.

[17] Rölling I, Thylstrup A. A 3-year clinical follow-up study of pulpot-omized primary molars treated with the formocresol technique. Scand J Dent Res, 1975, 83:47–57.

[18] Fischer D. Tissue Management. A new solution to an old problem. Gen Dent, 1987, 35:178–182.

[19] Huth K, Paschos E, Hajek-Al-Khatar N, et al. Effectiveness of 4 pulpotomy techniques–randomized controlled trial. J Dent Res, 2005, 12:1144–1148.

[20] Rodd HD, Waterhouse PJ, Fuks AB, et al. Pulp therapy for primary molars. Int J Paediatr Dent, 2006, 16 Suppl 1: 15–23.

[21] Markovic D ZV, Vucetic M. Evaluation of three pulpotomy medicaments in primary teeth. Eur J Paediatr Dent, 2005, 6:133–138.

Hani Nazzal, Monty S. Duggal

第17章

年轻恒牙的牙髓治疗

前 言

英国儿童牙科协会对年轻恒牙的定义如下[1]：

未发育完成的恒牙，尤其是根尖尚未发育完全的。牙髓对根尖的继续发育尤其重要。如果发育过程中牙髓活性丧失，将会导致根管粗大、根管壁薄、根尖不能完全闭合等。如果不进行根尖诱导就不能使根尖闭合收缩，这将使根管治疗变得复杂。

该定义强调了牙髓活力的重要性，因此，医生要尽力保存根尖牙髓活力。维持根部牙髓活力（有时被称为根尖发育治疗）可以使牙根继续发育，牙本质增厚，从而提高牙齿的长期预后。

因龋病或牙齿外伤而需要进行根尖诱导时，可以通过以下几种治疗方法：直接盖髓术、间接盖髓术、部分活髓切断术、冠髓切断术等。

面对这些情况时，应决定保存牙齿是否符合患儿的最大利益，以及推断治疗后是否能形成牙根。主要考虑的因素有：

1. 牙髓的状态。

2. 牙髓暴露的大小。

3. 根尖牙髓是否健康。

4. 牙齿能否修复。

5. 患者的口腔健康状况、患龋齿的风险以及治疗目的。

6. 患者的后期是否行正畸。

7. 是否应在局麻或全麻下进行治疗。

8. 患者的既往史。

一旦决定要进行年轻恒牙的牙髓治疗，采用的治疗方法主要取决于患牙的牙髓情况。

年轻恒牙的正常牙髓和可复性牙髓炎的重要治疗技术

有多种不同的根尖诱导技术可用于治疗年轻恒牙的正常牙髓和可逆性牙髓炎，例如：

1. 分次去龋。

2. 间接盖髓术。

3. 直接盖髓术。

4. 部分活髓切断术。

5. 冠髓切断术。

分次去龋

该技术的目的是通过破坏牙髓周围致龋微环境来阻止龋齿的进一步发展，这是通过减少细菌的数量，并隔绝剩余龋病的口腔生物膜来实现的[2]。这种治疗方法适用于具有广泛龋病且存在牙髓暴露风险的年轻恒牙病例（图17.1）。该技术可以有效减轻患者的主观症状，有文献报道与一次性去腐相比，分次去龋降低了牙髓暴露的风险[3-4]。但是，这种处理方式具有发展为不可逆牙髓炎的风险；因此，应与患者和家属讨论治疗可能存在的风险和优点。在对具有广泛龋损的年轻恒牙进行治疗时，分次去龋为进一步评估牙列以及患牙的长期预后提供了时间。

此过程涉及以下三个步骤[4-5]：

步骤1：

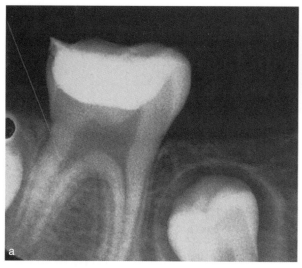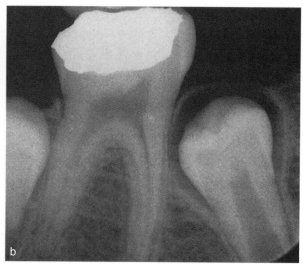

图 17.1　恒磨牙的分次去龋。a.治疗时。b.9 个月后。临时充填物和牙髓之间的牙本质已经形成，在牙齿最终修复时牙髓暴露的风险很小

• 沿釉牙本质界去除龋坏的牙本质。

• 仅挖除最外层感染的牙本质，保留牙髓上方的龋坏组织。

• 放置密封性良好的修复体，这一点至关重要 [4,6]。

步骤 2：

• 足够的时间（3~6 个月）来形成第三期牙本质，并应对牙髓状态进行明确诊断。

步骤 3：

• 去尽剩余龋坏组织并进行永久修复

• 进行密封性良好的修复体同样至关重要 [4,6]。

间接牙髓治疗

这项技术涉及在近髓处尽可能去龋，然后放置护髓剂通过永久修复提供良好的冠部密封 [6]。该技术的目的是将龋损的牙本质与口腔环境完全隔离。这将阻止龋病的发展，并促进牙髓形成第三期牙本质。间接开髓治疗适合深龋的恒牙，可能与病理性牙髓暴露有关。这种治疗可能会发生意外露髓或不可复性牙髓炎。

间接盖髓术与分次去龋术

间接盖髓术与分次去龋术的目标非常相似，并且已证明可以降低牙髓暴露的风险。但是，没有足够的证据显示是否有必要按照分次去龋的方法治疗深龋 [4]。Bjorndal 在 2008 年提出了几个因素，例如在不同的研究中对深龋的评估缺乏一致的标准，评估牙髓炎症所使用的不同诊断标准或缺乏标准化的去龋方法。

与多阶段分次去龋技术相比，需要使用高质量研究方法（如随机对照试验）进行进一步研究，以评估单次间接盖髓的成功性。这与儿童的临床干预次数应尽可能少有关。

直接盖髓术

该技术的目的是促进在备洞过程中少量牙髓暴露后的牙髓愈合修复性牙本质的形成。该技术包括控制出血，然后用诸如氢氧化钙 [7] 或矿物三氧化物聚合物（MTA）[8] 之类的材料覆盖露髓孔。冠部放置密封性良好的修复材料对于该技术的成功非常重要 [6]。但是，在进行直接盖髓之前，应该准确判断牙髓污染状况及牙髓炎症状态。值得注意的是，在年轻恒牙中，由于较大的神经血管束通过未闭合根尖孔进入髓腔，因此牙髓具有强大的愈合潜力。仅在以下情况才应考虑直接盖髓术：由于外伤导致牙髓暴露，牙髓仅被表面污染的且炎症是可复的。

部分活髓切断术

用于龋源性露髓的部分活髓切断术

该技术的目的是去除暴露的炎症牙髓至健康的牙髓组织。使用高速手机球钻去除 2mm 的牙髓组织直到达到健康的牙髓组织，使用次氯酸钠或氯己定杀菌冲洗液。切髓部位应覆盖氢氧化钙 [9] 或 MTA [10]，然后覆盖一层光固化的树脂性玻璃离子水门汀，用可以防止牙齿微渗漏的修复体进行修复。

有些时候年轻恒牙暴露于牙髓龋齿时，也可以进行部分牙髓切断术（图 17.2）。研究表明此方法的随访 3~4.5 年的成功率为 89%~91%。最近一项研究表明：使用 MTA 作为盖髓剂的成功率更高，3 年随访时成功率约 93%。

外伤露髓进行部分活髓切断术的治疗

研究证明局部活髓切断适用于年轻恒牙因外伤露髓且牙髓没有广泛污染的牙齿（图 17.3）。部分活髓切断术使生理性牙冠髓腔变窄，这意味着与进行冠髓切断术的牙齿相比，机械强度更高不易发生牙折。部分活髓切断术也比牙髓封闭术更可取，因为它能较好地控制伤口表面，避免额外的血凝块，留住伤口敷料和密封严密，从而防止细菌感染。切牙外伤后行部分活髓切断术 3~15 年后的成功率达到 95%。

部分活髓切断术应被视为永久性治疗，仅在将来需要于根管内打桩时才需考虑进行牙髓摘除术。

牙髓切断术

由于引入了部分活髓切断术，对外伤的年轻恒切牙很少使用牙髓切断术，除非后期发生广泛的炎症和感染。它通常被视为一种临时措施，尤其是在龋源性磨牙中，直到牙根发育完成之后才可以进行具有永久性牙根充填的牙髓切除术。治疗过程常使用氢氧化钙或 MTA。

年轻恒牙外伤后行牙髓切断术时应切到牙冠颈部以下，手术过程中出血属于正常现象。不建议使用 MTA，因为 MTA 在切牙的髓腔中易于引起牙冠变色。最近，越来越多的 MTA 制剂不包含导致牙冠变色的氧化铋；也可以使用硅酸盐水门汀，因为它通常不会导致牙冠变色。

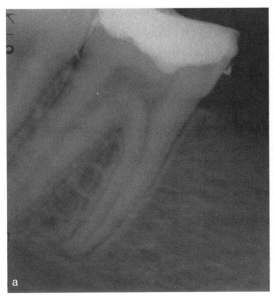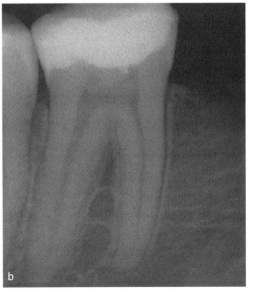

图 17.2　恒磨牙部分活髓切断术。术中 X 线片（a）和术后 2 年 X 线片（b）

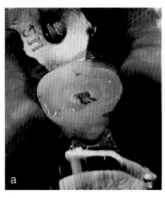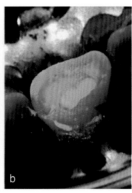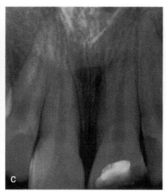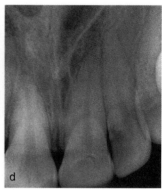

图17.3 完全性冠折的恒切牙进行部分活髓切断术。a. 术中照片。b. 放置氢氧化钙。c. 术中X线片。d. 多年后X线片

对于不可复性牙髓炎或牙髓坏死的年轻恒牙的治疗方式

未发育完全的后牙

后牙年轻恒牙进行牙髓治疗具有挑战性，因此仅在特定的情况下（如牙齿的保存对于咬合至关重要）才考虑对年轻多根牙进行根管治疗。拔除不重要的未发育完全的第一恒磨牙是推荐的方法；应仔细进行正畸评估，并根据最新的《第一恒磨牙拔除指南》制定拔牙计划[11]。如果可以在最佳时间拔除第一恒磨牙，那么第二恒磨牙很可能会与第二前磨牙发生良好的咬合关系。

在处理单根非活髓未成熟的前磨牙时，美学因素并不总是最重要的，在处理这些具有挑战性的病例时，还应考虑其他治疗方案。因此，进行正畸评估非常有必要，以探讨作为正畸计划的一部分而拔除这些牙齿的可能性。还应该仔细考虑患者的口腔卫生、治疗目的、患龋风险和牙周健康。此外，还应考虑其他治疗方式，如固定桥修复和种植修复，并应与患者及家属仔细讨论拟治疗的优点、缺点和风险。实际上，可以考虑对非活髓未成熟前牙进行牙髓治疗（参阅"未发育完全的前牙"）。

未发育完全的前牙

尽管对非活髓前牙进行牙髓治疗具有挑战性，出于对美学的考虑，应尝试保留这些牙齿。在这些情况下，由于缺乏进一步的牙根发育，牙齿变得脆弱，无法承受咀嚼的殆力，导致牙折率高，因此中长期预后不良。

实际上，大多数研究表明，尽管接受了牙髓治疗，但在创伤发生后的前10年中仍有超过50%的牙齿脱落[12-13]。传统的牙髓治疗方法强调消毒，然后创建根尖屏障，根部填充物可凝结在根尖屏障上。这可以通过使用氢氧化钙的根尖诱导成形术方法来实现，或者最近使用MTA来创建一个物理屏障，用牙根填充材料（例如牙胶）将根管封闭起来。随着组织工程领域的进步，最近这一棘手的临床问题的解决方法发生了模式转变，并且已有不同的牙髓再生技术被报道。

氢氧化钙的根尖诱导成形术

根尖诱导成形术是Kaiser和Frank在19世纪60年代提出来的。该技术使用氢氧化钙作为根管内药物在根尖开放的根部诱导钙化屏障（图17.4）。氢氧化钙的pH（12.5~12.8）具有杀菌作用，同时引起能邻近健康根尖组织的液化和凝血坏死区域进一步形成牙骨质样结构的钙化屏障。

尽管已广泛应用这项技术，但该技术仍有一些缺点：

最近研究显示[14]，在根管中长期使用氢氧化钙会增加根折的风险（图17.5）[13]。通常

认为这是由于氢氧化钙的强碱性使牙本质的胶原变性，特别是通过干扰牙本质蛋白中的磷酸根和羧酸根基团引起的。

该治疗方法还要求每间隔 3 个月使用氢氧

化钙诱导，持续 6~18 个月，平均 9 个月（图 17.6）[15-16]。因此，该技术需要较高的成本，患者及父母需要多次复诊。根尖屏障形成的速度与以下因素有关：

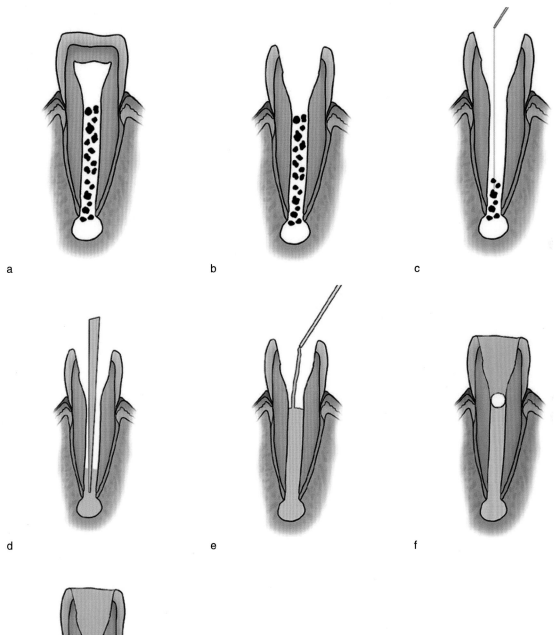

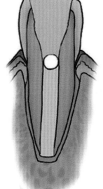

图 17.4　氢氧化钙进行根尖诱导成形术的步骤图。a、b. 进入根管腔。c. 轻轻锉或不使用根管锉，用 0.5% 次氯酸钠冲洗。d. 用纸尖干燥根管。e. 氢氧化钙置于根尖孔（可使用螺旋输送器）。f. 放置干棉球（白色）和玻璃离子（棕色）至少 3 个月，直到出现钙化屏障的临床或影像学证据（g）

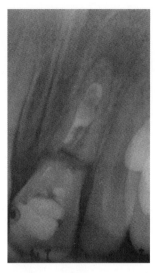

图 17.5 X 线片显示氢氧化钙进行根尖诱导治疗后牙根颈部折断

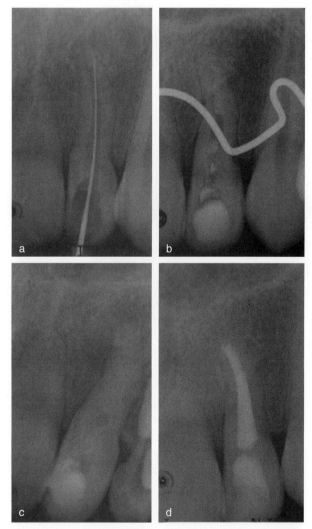

图 17.6 根尖 X 光片显示左上侧切牙氢氧化钙根尖成形 9 个月。a. 2004 年 5 月 15 日。b.2004 年 9 月 21 日。c.2005 年 1 月 15 日。d.2005 年 2 月 11 日

- 氢氧化钙的使用频率[17]，
- 患者的年龄[18]，
- 根尖孔宽度[17]，
- 创伤严重程度[19-20]，
- 脓肿和根尖周低密度影[21]。

组织学研究表明有许多血管通道进入钙化屏障（"瑞士奶酪"状），可能导致细菌入侵和填充材料（封闭剂）渗漏。

钙化屏障并不总是形成在牙齿的放射学根尖孔，86.2% 在根尖孔在 0~1mm 内[16]。

MTA 根尖屏障术

加利福尼亚州的洛马琳达大学（Loma Linda University）在 1990 年就开发了矿物三氧化物聚合物（MTA）并获得的专利，此后 MTA 已被广泛用于年轻恒牙的牙髓治疗（图 17.7）。不同文献报道的 MTA 组分稍有差异，主要包括硅酸三钙、铝酸钙、硅酸钙和氧化秘等。

使用 MTA 的优点和缺点。

优点：

- 减少就诊的次数。
- 良好的生物相容性。
- 防止微渗漏。
- 诱导成牙本质细胞和硬组织屏障。
- 在潮湿环境中可以放置。
- 射线阻射性比牙本质稍大。
- 溶解度低。

缺点：

- 放置后具有 pH 为 12.5 的强碱性，具有抗菌特性，但也可能导致变性的胶原蛋白的沉积，可能导致年轻恒牙的牙根折，特别是在未成熟的细根中。
- 含有的氧化剂与牙冠变色相关[22]。
- 放置时间 3~4h。
- 放置后的抗压强度为 70 MPa。

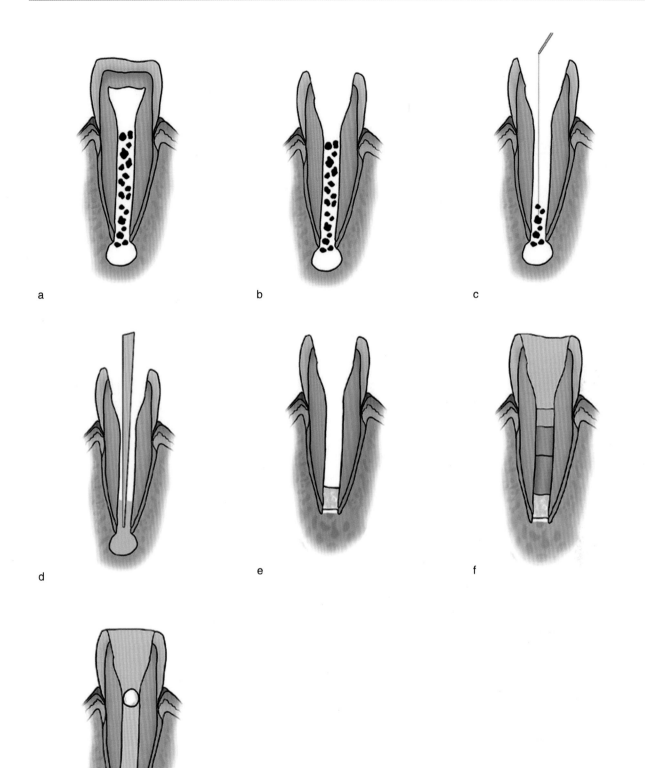

图 17.7　未成熟牙 MTA 封闭及热牙胶充填的图示。a、b. 进入髓室。c. 轻轻锉或不进行根管锉，再用 0.5% 次氯酸钠冲洗。d. 用纸尖干燥根管。e. 在根尖三分之一处放置 4~5mm 白色 MTA（浅绿色）。f. 用牙胶渐进性充填（橙色）。g. 玻璃离子（灰色）垫底并放置复合填充物（棕色）

根尖诱导成形术和 MTA 封闭技术

由于缺乏可靠的证据支持在受伤的坏死年轻前牙的根尖成形术化中使用氢氧化钙[23]，以及最近的证据表明长期使用氢氧化钙对牙本质骨折强度有负面影响[12,24-26]，在处理发育未成熟的非活髓牙齿时，不再选择使用氢氧化钙。

在过去的十年中，MTA 屏障术的使用改善了未发育成熟非活髓牙齿的治疗效果（图17.7，图 17.8）[27]。然而，MTA 的强碱度可能导致牙齿变脆和将来的牙折[26]；因此，需要对该技术的长期效果进行研究。

这两种技术都有一个根本性的问题：尽管它们可以使根尖封闭，但它们不会对根部尺寸产生任何定性或定性的增加，并且牙齿仍然易于折断[12-13]；超过一半的牙齿在治疗的前5~10 年内出现根折，甚至脱落，使孩子终生承受治疗负担。

牙髓再生技术

最近，在处理这一棘手的临床问题的方法上发生了根本转变。为了实现牙根长度的定性增加，必须恢复被破坏的牙齿的血液供应。

同样，在创伤情况下，活性的 Hertwig 上皮根鞘是巩固根长和增加冠根比所需要的。

对牙髓牙本质复合物组织工程的更好理解使得发展实现牙髓－牙本质复合物的再生的技术成为可能[28]。现在已经公认，儿童未成熟的恒切牙的根尖周围的组织富含干细胞，这些干细胞现已被表征为根尖乳头（SCAP）的干细胞，并显示出与牙髓干细胞的相似性[29-30]。为了发挥干细胞潜力，文献[28]中提出了再生新的牙髓－牙本质复合物的技术。已经发表了几例病例报告[31-34]、病例系列[35-37]，以及最近的一项随机对照试验[38]的结果表明：该技术在根尖周愈合和持续的根发育方面具有良好的可预测结果[38]，表明牙髓－牙本质复合体已经再生。有人提出，在外伤病例中，由于对 Hertwig 上皮根鞘的损害，持续的牙根发育不太成功。但是，该观点还需要进一步的研究。

大多数临床发表的数据都描述了使用血凝块作为支架的再生牙髓技术（RET）（图17.9）[38]；然而，有关替代支架和信号分子的进一步研究正在进行中。

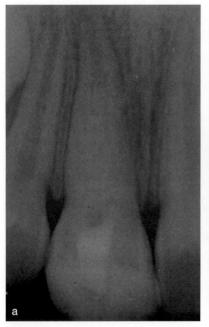
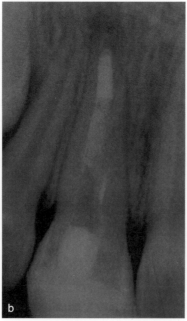
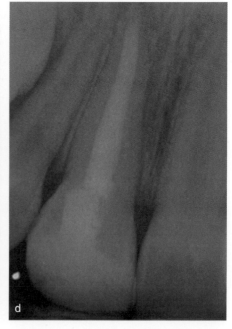

图 17.8 X 线片显示用 MTA 填塞和牙胶治疗后的案例

使用血凝块进行 RET 的操作如下（图 17.10a~j）。

第一次治疗

· 局部麻醉（如有必要）。

· 使用橡皮障隔离牙齿。

· 打开髓腔并拔除牙髓（图 17.10a、b）。

· 为了防止现有牙本质壁的进一步削弱，在最小或无锉的情况下进行根管的清除。

· 用以下方法进行根管冲洗（图 17.10c）：

　◦ 大量的 2.5% 次氯酸钠。用次氯酸钠灌溉时，应将针头插入根管到根尖孔不到 2mm 的位置，次氯酸钠从注射器中缓慢流出，以防止其导入根尖周组织。

　◦ 再加 5mL 无菌生理盐水。

· 用纸尖擦干根管（图 17.10d）。

· 甲硝唑（100mg）和环丙沙星（100mg）与蒸馏水混合。甲硝唑和环丙沙星的混合物对根管系统与 1996 年 Sato 等人所述的三抗生素混合物（甲硝唑，环丙沙星和米诺环素）具有相同的杀菌作用[39-40]。

· 两种抗生素的混合物填充到根管中（图 17.10e）。

· 放置棉球以覆盖根管口和用玻璃离子水门汀密封的开髓孔，以防止冠部漏出或口腔微生物污染根管（图 17.10f）

第二次治疗

消除感染后；如果临床体征或症状持续存在，应重复第一次就诊时的程序。

· 进行无血管收缩药的局部镇痛，同时牙齿如上所述被橡皮障隔离并重新进入。

· 用以下方法将抗生素混合物冲洗出根管：

　◦ 大量生理盐水冲洗。

　◦ 然后加入 10mL 17%EDTA。

· 用吸潮纸尖彻底擦干根管（图 17.10g）。

· 将超过工作长度（图 17.10h）的长度超过 2mm 的无菌锋利器械（针）插入根尖周组织，以有意引起根管出血，使血液充满根管。

· 根管充满血液后，将棉球放在牙髓腔中，并在根管中形成凝块（图 17.10i）。

· 一旦凝块形成，冠状部的髓室须被彻底清洗，以清除任何残余的血液，这些血液在未来可能会导致冠变色。

· 进行三层垫底，以防止冠部渗漏和污染。先用硅酸盐水门汀垫底，然后用玻璃离子水门汀，最后用复合树脂（图 17.10j）。

非活髓变色恒牙的漂白

框表 17.1 显示了使用内外漂白技术用 10% 过氧化氢进行漂白的临床程序。

颈部牙根吸收可能会使牙齿漂白变得复杂，因此应谨慎进行治疗并进行定期随访。漂白剂通过根管的泄漏可能会引起牙周损伤，并且通过牙本质小管泄漏的漂白剂可能会损害牙周膜。变色的非活髓切牙的漂白效果会很好，并且牙冠颈部吸收的频率可能较低。建议口腔医生检查并遵守其国家有关使用某些漂白剂的法律。

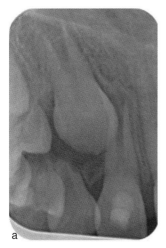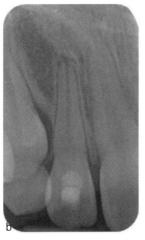

图 17.9 以血凝块为支架的 RET 治疗患者的牙根发育继续发育的 X 线片。a. 2013 年 10 月 23 日 X 线片。b.2014 年 10 月 23 日 X 线片

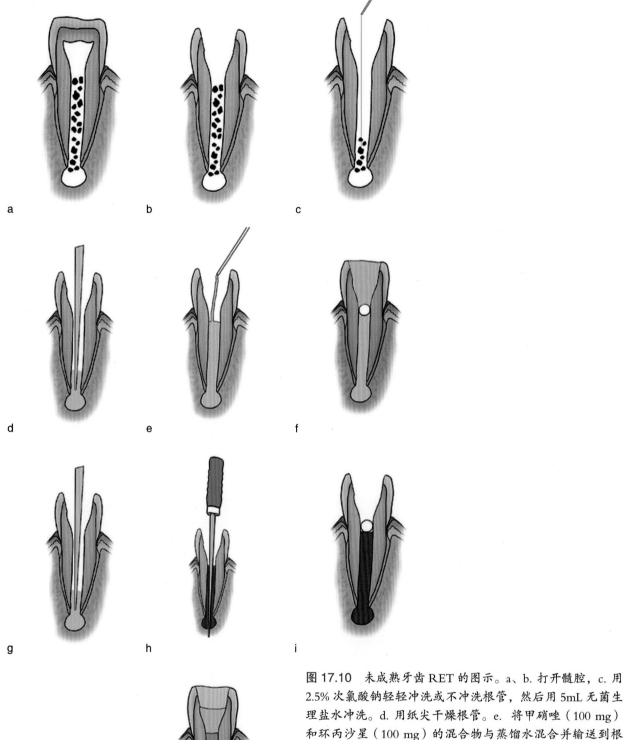

图 17.10 未成熟牙齿 RET 的图示。a、b. 打开髓腔。c. 用 2.5% 次氯酸钠轻轻冲洗或不冲洗根管，然后用 5mL 无菌生理盐水冲洗。d. 用纸尖干燥根管。e. 将甲硝唑（100 mg）和环丙沙星（100 mg）的混合物与蒸馏水混合并输送到根管系统中。f. 放置棉球和临时玻璃离子填充，直到感染症状和体征消失。g. 在第二阶段，再次进入牙齿后，用大量的生理盐水冲洗根管，然后用 10mL 17% 的 EDTA 进行冲洗，并用纸尖彻底干燥。h. 将长度超过工作长度 2mm 的无菌利器（针头或手指扩张器）刺过根管的界限，进入根尖周组织，导致根管出血。i. 让出血填满根管，然后放置棉球 5min，直到形成血栓。j. 血凝块形成后，用三层材料密封入路，以防止冠部微渗漏和污染：先用硅酸盐水门汀，接着是玻璃离子，最后是复合树脂

框表 17.1　非活髓变色牙齿的漂白

前提条件
· 该牙根管充填密实
· 具有 X 线片

步骤	方法	评论
漂白盘进行印模	海藻酸钠印模	要求实验室技术人员在要漂白的牙齿的唇面上建造带有间隔物的漂白盘
进入髓腔	去除所有修复材料和尽可能多的变色牙本质，而不必要削弱牙齿	使漂白剂更容易渗透
去除根管内容物	在牙釉质－牙釉质交界处下方 1~2mm 处移牙胶尖。填一层 1~2mm 的玻璃离子水门汀	防止漂白剂通过牙本质小管渗入根管或牙周组织
漂白 给患者配 10% 过氧化脲	患者将使用过氧化氢管的尖端将漂白剂放置在开放的髓腔中，一些放在漂白盘中待漂白的牙齿区域	每天至少使用 4h，持续 2~4 周
复查	两周后复查颜色，如果颜色显示改善，则继续两周	如果两周后没有明显的改善，那么漂白将不大可能成功
充填牙髓腔	复合树脂充填髓腔	有时随着时间的推移，颜色会有一点复发，所以在第一次时最好是过度漂白

（卫峥　译）

（张倩　邢向辉　审）

参考文献

[1] Vaidyanathan M, Mitchell J, Patel S, et al. Update of Management and Root Canal Treatment of Non-Vital Immature Permanent Incisor Teeth Guideline, 2010[2015-05-18]. http://www.bspd.co.uk/LinkClick.aspx?fileticket=suDooWEgMp0%3d&tabid=62 (accessed 18.5.2015).

[2] Bjorndal L, Larsen T, Thylstrup A. A clinical and microbiological study of deep carious lesions during stepwise excavation using long treatment intervals. Caries Res, 1997, 31:411–17.

[3] Ricketts D, Lamont T, Innes Nicola PT, et al. Operative Caries Management in Adults and Children. Cochrane Database of Systematic Reviews, 2013[2015-05-18]. http://onlinelibrary.wiley.com/doi/10.1002/14651858.CD003808.pub3/abstract (accessed 18.5.2015).

[4] Bjorndal L. Indirect pulp therapy and stepwise excavation. J Endod, 2008, 34:S29–33.

[5] Clinical Affairs Committee–Pulp Therapy Subcommittee: Guideline on Pulp Therapy for Primary and Immature Permanent Teeth: 2014[2015-05-18]. http://www.aapd.org/media/Policies_Guidelines/G_Pulp.pdf (accessed 18.5.2015).

[6] Murray PE, Hafez AA, Smith AJ, et al. Bacterial microleakage and pulp inflammation associated with various restorative materials. Dent Mater, 2002, 18:470–478.

[7] Horsted P, Sandergaard B, Thylstrup A, et al. A retrospective study of direct pulp capping with calcium hydroxide compounds. Endod Dent Traumatol, 1985, 1:29–34.

[8] Bogen G, Kim JS, Bakland LK. Direct pulp capping with mineral trioxide aggregate: an observational study. J Am Dent Assoc, 2008, 139:305–315.

[9] Mejare I, Cvek M. Partial pulpotomy in young permanent teeth with deep carious lesions. Endod Dent Traumatol, 1993, 9: 238–242.

[10] El-Meligy OA, Avery DR. Comparison of mineral trioxide aggregate and calcium hydroxide as pulpotomy agents in young permanent teeth (apexogenesis). Pediatr Dent, 2006, 28:399–404.

[11] Cobourne M, Williams A, Harrison M. National Clinical Guidelines for the extraction of first permanent molars in children. Br Dent J, 2014, 217:643–648.

[12] Andreason J, Farik B, Munksgaard E. Long-term calcium hydroxide as a root canal dressing may increase risk of root fracture. Dent Traumatol, 2002, 18:134–137.

[13] Cvek M. Prognosis of luxated non-vital maxillary incisors

treated with calcium hydroxide and filled with gutta-percha. a retrospective clinical study. Dent Traumatol, 1992, 8:45–55.

[14] Twati W, Wood D, Liskiewicz T, et al. An evaluation of the effect of non-setting calcium hydroxide on human dentine: a pilot study. Eur Arch Paediatr Dent, 2009, 10:104–109.

[15] Yassen GH, Chin J, Mohammedsharif AG, et al. The effect of frequency of calcium hydroxide dressing change and various pre-and inter-operative factors on the endodontic treatment of traumatized immature permanent incisors. Dent Traumatol, 2012, 28:296–301.

[16] Kinirons MJ, Srinivasan V, Welbury RR, et al. A study in two centres of variations in the time of apical barrier detection and barrier position in nonvital immature permanent incisors. Int J Paediatr Dent, 2001, 11:447–451.

[17] Finucane D, Kinirons MJ. Non-vital immature permanent incisors: factors that may influence treatment outcome. Dent Traumatol, 1999, 15:273–277.

[18] Mackie IC, Bentley EM, Worthington HV. The closure of open apices in non-vital immature incisor teeth. Br Dent J, 1988, 165:169–173.

[19] Keasberry J, Munyombwe T, Duggal M, et al. A study of factors that influence the number of visits following traumatic dental injuries. Br Dent J, 2013, 214:E28.

[20] Wong F, Kolokotsa K. The cost of treating children and adolescents with injuries to their permanent incisors at a dental hospital in the United Kingdom. Dent Traumatol, 2004, 20:327–333.

[21] Cvek M. Treatment of non-vital permanent incisors with calcium hydroxide. I. Follow-up of periapical repair and apical closure of immature roots. Odontol Revy, 1972, 23:27–44.

[22] Krastl G, Allgayer N, Lenherr P, et al. Tooth discoloration induced by endodontic materials: a literature review. Dent Traumatol, 2013, 29:2–7.

[23] Al Ansary MA, Day PF, Duggal MS, et al. Interventions for treating traumatized necrotic immature permanent anterior teeth: inducing a calcific barrier & root strengthening. Dental Traumatolology, 2009, 25:367–379.

[24] Doyon GE, Dumsha T, von Fraunhofer JA. Fracture resistance of human root dentin exposed to intracanal calcium hydroxide. J Endod, 2005, 31:895–897.

[25] Rosenberg B, Murray PE, Namerow K. The effect of calcium hydroxide root filling on dentin fracture strength. Dent Traumatol, 2007, 23:26–29.

[26] Twati W, Wood D, Liskiewicz T, et al. Effect of non-setting calcium hydroxide and MTA on human dentine following long term application. Int J Paediatr Dent, 2009, 19:S1(Abstract O16-117):43.

[27] Bakland LK, Andreasen JO. Will mineral trioxide aggregate replace calcium hydroxide in treating pulpal and periodontal healing complications subsequent to dental trauma? A review. Dent Traumatol, 2012, 28:25–32.

[28] Murray PE, Garcia-Godoy F, Hargreaves KM. Regenerative endodontics: a review of current status and a call for action. J Endod, 2007, 33:377–390.

[29] Huang G, Sonoyama W, Liu Y, et al. The hidden treasure in apical papilla: the potential role in pulp/dentin regeneration and bioroot engineering. J Endod, 2008, 34:645–651.

[30] Sonoyama W, Liu Y, Yamaza T, et al. Characterization of the apical papilla and its residing stem cells from human immature permanent teeth: a pilot study. J Endod, 2008, 34:166–71.

[31] Banchs F, Trope M. Revascularization of immature permanent teeth with apical periodontitis: new treatment protocol? J Endod, 2004, 30:196–200.

[32] Petrino JA. Revascularization of necrotic pulp of immature teeth with apical periodontitis. Northwest Dent, 2007, 86:33–35.

[33] Thibodeau B, Trope M. Pulp revascularization of a necrotic infected immature permanent tooth: case report and review of the literature. Pediatr Dent, 2007, 29:47–50.

[34] Reynolds K, Johnson J, Cohenca N. Pulp revascularization of necrotic bilateral bicuspids using a modified novel technique to eliminate potential coronal discolouration: a case report. Int Endod J, 2009, 42:84–92.

[35] Chueh L, Huang G. Immature teeth with periradicular periodontitis or abscess undergoing apexogenesis: a paradigm shift. J Endod, 2006, 32:1205–213.

[36] Bose R, Nummikoski P, Hargreaves K. A retrospective evaluation of radiographic outcomes in immature teeth with necrotic root canal systems treated with regenerative endodontic procedures. J Endod, 2009, 35:1343–349.

[37] Jung I, Lee S, Hargreaves K. Biologically based treatment of immature permanent teeth with pulpal necrosis: a case series. J Endod, 2008, 34:876–887.

[38] Nagy MM, Tawfik HE, Hashem AA, et al. Regenerative potential of immature permanent teeth with necrotic pulps after different regenerative protocols. J Endod, 2014, 40:192–198.

[39] Twati W, Percival R, Duggal M. The antimicrobial effect of various root canal medicaments used in management of immature non vital anterior teeth. Int J Paediatr Dent, 2011, 21: S1(Abstract O12-101):35.

[40] Sato I, Ando-Kurihara N, Kota K, et al. Sterilization of infected root-canal dentine by topical application of a mixture of ciprofloxacin, metronidazole and minocycline in situ. Int Endod J, 1996, 29:118–124.

第 18 章

牙齿外伤：检查、诊断和即刻护理

Eva Fejerskov Lauridsen, Simon Storgård Jensen, Jens O. Andreasen

牙齿外伤大多数发生在儿童。在瑞典的一项研究中，83％的急性牙齿外伤发生在 20 岁以下[1]。乳牙或恒牙损伤可能看起来很严重，尤其是累及支持组织的创伤（图 18.1，图 18.2）。这种情况使孩子和父母都感到痛苦。重要的是，牙医和牙科团队的其他成员都要做好充分准备，以应对牙科急诊中复杂而具有挑战性的问题（框表 18.1）。

流行病学

牙齿外伤经常发生。丹麦的一项研究表明，有 30％的儿童在乳牙列受过外伤，22％的儿童在恒牙列受过外伤[2]。乳牙外伤的发生率从 1 岁起逐渐增加，大部分外伤发生在 4 岁以下儿童。在恒牙列中，最容易发生外伤的时间是在 8~10 岁（图 18.3）。男孩恒牙列外伤的发生率是女孩的 2 倍。外伤通常会涉及 1~2 颗前牙，尤其是上颌中切牙（图 18.4）[3]。

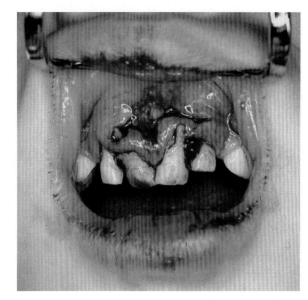

图 18.1　一个 4 岁男孩，3 颗乳切牙侧方脱位伴有广泛的牙龈撕裂伤

病因学

在幼儿学习走路和跑步的过程中，肌肉协调性和判断力还未发育完善，跌倒受伤时有发生。口面部损伤也是身体虐待伤的一部分。具体特征见框表 18.2。

挪威一项针对 7~18 岁儿童的研究报告显示，48％的牙齿外伤发生在学校，52％则发生在校外。近一半的校外外伤发生在儿童玩耍的时候；10％由于交通事故，其中一半是自行车事故；25％发生在聚会时或在酒吧和俱乐部[4]。

与传统观点相反，所有伤害中只有 8％是发生在运动中。最后，在 16~18 岁年龄段的人群中，23％的颌面部外伤是暴力原因造成[4]。

框表 18.1　儿童牙外伤的护理

牙科团队须知：

· 清楚并理解患儿和家长的焦虑情绪。

· 保持镇静并鼓励，以减轻患儿的压力和焦虑。

· 培训团队中的所有处理牙外伤的成员，以掌握足够的知识和技能来做出准确诊断，并实施适当且及时的急诊处置。

· 尽可能减少疼痛。考虑使用局部麻醉药、止痛药和镇静剂。

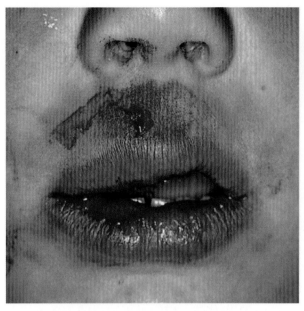
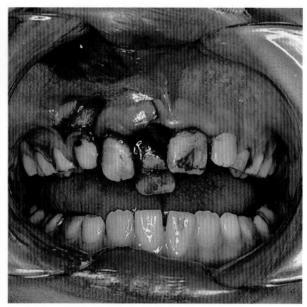

图18.2　患者外伤，外力通过上唇传递到牙齿和牙槽突。唇部擦伤及撕裂伤，右上中切牙和侧切牙移位

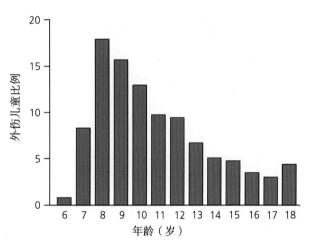

图18.3　1275名牙齿外伤儿童受伤时年龄的百分比分布。经许可引自 Skaare & Jacobsen[3]. John Wiley & Sons, 2003

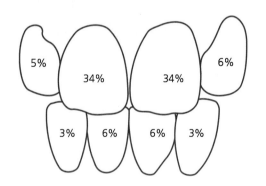

图18.4　外伤最常累及的恒牙分布：97％的损伤均累及切牙。经许可引自 Skaare & Jacobsen[3]. John Wiley & Sons, 2003

> **框表18.2　儿童身体虐待伤的重要方面**
>
> · 多数情况下，儿童的年龄在1~3岁。
> · 从受伤到就诊之间通常存在明显的时间延迟。
> · 通常会有各种擦伤存留一段时间。
> · 大约一半的孩子有口面部损伤。
> · 患儿描述的病史与父母不同，或者父母的描述与临床检查不符。
> · 在斯堪的纳维亚国家，必须举报可疑案件。

检　查

为了确保记录所有相关数据，建议使用标准化的外伤记录表格[5]。此表格用作初诊和后期复查的记录清单。

外伤史

当患者接受治疗时，第一步是获得对伤害程度的初步印象。需要立即就医吗？患者的全身状况是否受到影响。如果不是，则应该询问以下问题以做出正确的诊断，并制定治疗计划。

· 外伤发生的时间。从外伤到就诊时的时间间隔会影响治疗程序和预期结果。因此，如果延迟治疗，移位的恒牙很难得到最佳复位。时间因素对于脱位牙的预后也至关重要。

・外伤发生的地点。该信息对于保险和社会保障非常重要。事故发生地点还可以提示再植病例是否需要预防破伤风。

・外伤发生的原因。打击的性质可能为损伤的类型提供线索。例如，当颏部受到重击，下颌被迫撞击上颌，可能造成颌骨骨折或者前磨牙或磨牙区的冠根折。

・是否曾有意识丧失。如果有，持续了多久？是否有过头痛、健忘、恶心、呕吐、兴奋或者眼睛对焦困难？这些都是脑震荡的征象并需要及时就医。

・是否有咬合干扰。有咬合干扰可能提示牙脱位、牙槽骨骨折、颌骨骨折、颞下颌关节脱位或骨折。下颌运动受限或开闭口时下颌偏斜提示可能存在颌骨骨折。

・有牙齿外伤的经历吗？这一答案可以解释影像学结果，例如髓腔闭锁或本应发育完成的牙齿存在牙根发育不全的情况。

病　史

简单的病史应包括以下信息：用药史、过敏史、出凝血异常，以及可能影响治疗或预后的其他情况。还应询问患者是否已接种破伤风疫苗。

口外检查

触诊面部骨骼和下颌骨，观察面部及唇部的软组织肿胀、擦伤或撕裂伤。仔细检查较深的唇部伤口内是否有牙齿碎片或者其他异物（图 18.5）。

口内检查

口内检查必须是系统性的，且包含以下内容：

・口腔黏膜和牙龈的肿胀、撕裂及出血。

・咬合异常。

・牙齿缺失、移位或松动，牙冠折断或釉质裂纹。

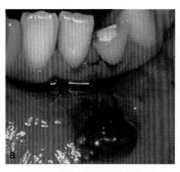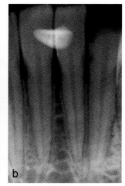

图 18.5　a. 下颌侧切牙冠折和下唇损伤。b. X 线片显示牙齿断裂碎片隐藏在唇部破损处

检查受伤区域所有的牙齿非常重要，同时应检查咬合状态和对颌牙齿。特别注意以下因素：

・牙齿移位。应记录下移位的方向（嵌入、脱出、腭向或唇向）以及移位程度（以毫米为单位）。

・活动度。在水平和垂直两个方向上评估牙齿动度，注意年轻恒牙和处于牙根吸收阶段的乳牙会有明显的生理性动度。当几个牙齿一起移动时，怀疑牙槽突骨折。

・对叩诊的反应。可用口镜手柄在水平向和垂直向轻轻叩击患牙。叩诊敏感提示有牙周膜损伤。高调金属音提示患牙可能嵌入牙槽骨内。

・牙齿的颜色。牙齿变色很可能在外伤后立刻发生。应特别注意牙冠腭侧近颈 1/3 处。

・对敏感性测试的反应。通常无法从一个受惊吓的年幼孩子那里获得可靠信息。但是，在恒牙列应尽可能应用电活力测试。它可以提供牙髓神经血管供应的信息，以及用于在复查时进行比较的基准值。对侧未受伤的牙齿或者对侧同名牙可以作为对照。当电极放在切缘上时，可获得最可靠的反应。重要的是要解释测试的目的和预期的反应类型。

影像学检查

必须进行详细的影像学检查，以便了解牙齿外伤的情况，支持组织的情况，牙根发育的阶段。如果是乳牙外伤，应了解它与继承恒牙的关系（图18.6）。在进行影像学检查之前，需要通过临床检查确定创伤区域的范围。然后对该区域拍片检查，理想情况下，外伤部位应从不同角度查看[6]。

恒 牙

对于所有切牙均受累的前方受伤者，应该拍4张X线片（一张咬合片和三张不同角度的三等分片），中心光束应指向切牙中间。X线片的这种组合可以从不同的角度看到每颗受伤的牙齿，这增加了对轻度移位诊断的可能性（图18.7）。

在深的唇部伤口中，软组织X线片对于诊断嵌入的牙齿碎片或其他异物非常重要。在嘴

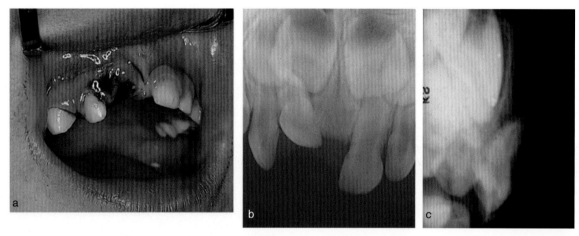

图18.6　a.右侧乳中切牙严重嵌入性脱位后的即刻临床情况。b.殆翼片显示嵌入的牙齿缩短，提示牙齿向颊侧位移远离恒牙胚。c.在侧位平片中很明显，因为切牙根尖被迫穿过颊侧骨板

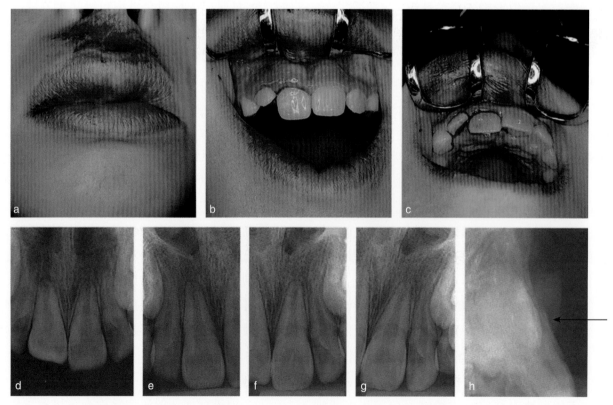

图18.7　a~c.右上中切牙侧方脱位后的临床表现。d~g.一张咬合片和三张根尖片。殆翼片最适合显示牙根的颊侧移位。h.侧位X线片显示颊侧骨板骨折的位置（箭头）

唇和牙槽突之间放置胶片，曝光时间应为拍摄牙齿的 25%。

乳　牙

幼儿因为害怕或不能配合通常很难进行影像学检查。但是在父母的帮助下，通常可以完成检查（见第 8 章）。这些情况下，应由父母手持胶片拍摄垂直曝光角的 X 线片。这样通常可以显示移位牙齿的位置以及与继承恒牙的关系。但是，如果怀疑外力作用于乳牙和恒牙胚之间，口外侧位片可以提供更多信息。

诊　断

结合临床和影像学信息检查，可以做出诊断并将损伤归类以指导所需的治疗。本章采用世界卫生组织（WHO）建议的分类方法。编码是根据国际疾病分类[7]。

牙体硬组织和牙髓组织损伤

•釉质裂纹（S 02.50）。不完全的釉质裂纹，但无实质性缺损。

•釉质折断（简单冠折）（S 02.50）。牙齿折断仅限于釉质缺损。

•釉质 – 牙本质折断（简单冠折）（S 02.51）。冠折造成牙釉质和牙本质实质缺损，未暴露牙髓。

•复杂冠折（S 02.52）。牙釉质和牙本质折断且牙髓暴露。

牙体硬组织、牙髓及牙槽骨损伤

•冠根折（S 02.54）。硬组织折断涉及牙釉质，牙本质和牙骨质。暴露或未暴露牙髓（简单冠根折和复杂冠根折）。

•根折（S 02.53）。牙根折断累及牙本质，牙骨质及牙髓。根折可根据断冠的移位和断片的位置进一步分类。

•下颌骨（S 02.60）或上颌骨（S 02.40）牙槽窝壁折断。

•下颌骨（S 02.60）或上颌骨（S 02.40）牙槽突骨折。牙槽突的骨折可能涉及或不涉及牙槽窝。

牙周组织损伤

•牙齿震荡（S 03.28）。牙齿支持组织损伤，牙齿无异常松动或移位，但有明显叩诊不适。

•亚脱位（S 03.28）。牙齿支持组织损伤，牙齿明显松动，但没有位置改变。

•部分脱位（S 03.21）。牙齿从牙槽窝内部分脱出。

•侧方移位（S 03.20）。牙齿沿牙长轴侧向移位，伴有牙槽骨骨折或裂纹。

•挫入（S 03.21）。牙齿向牙槽骨方向移位，伴有牙槽窝损伤或骨折。

•完全脱出（S 03.22）。牙齿从牙槽窝完全脱出。

牙龈或口腔黏膜损伤

•牙龈或口腔黏膜撕裂（S 01.50）。通常由于尖锐物体的撕扯造成黏膜或深或浅的伤口。

•牙龈或口腔黏膜挫伤（S 01.50）。通常由于钝器撞击造成，引起黏膜下出血，不伴随黏膜破裂。

•牙龈或口腔黏膜擦伤（S 01.50）。摩擦或刮擦黏膜造成的浅表伤口，表面出血。

乳牙列及恒牙列各种诊断的分布分别如图 18.8 和图 18.9 所示。在恒牙列中，简单冠折很常见[3]。相反，脱位伤在乳牙列中占主要形式[8]。这可能是由于幼儿的牙槽骨弹性较好，更易发生松动或移位，而不是牙齿硬组织的折断。

乳牙外伤的即刻护理

在发育早期，恒切牙紧邻乳牙根尖的腭侧，

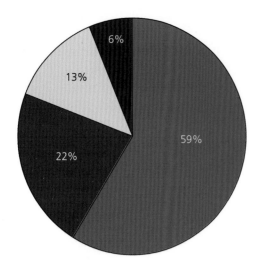

图例：
- ■ 牙齿震荡、亚脱位
- ■ 移位
- □ 冠折，根折
- ■ 牙齿无明显损伤

图 18.8　乳牙外伤的百分比分布。经许可引自 Heintz[25]. Elsevier, 1968

见图 18.10。因此，当乳牙发生外伤时，牙医应该始终意识到可能对下方继承恒牙造成损伤。

幼儿通常无法配合，建议采用以下程序进行临床检查（图 18.11）：

- 父母坐在椅子上，患儿面向父母坐在膝上。
- 牙医坐在患儿身后，将孩子的头部稳定在膝盖上。
- 父母轻柔的固定住患儿的胳膊和腿。这样，详细的口腔检查就可以在几分钟内轻松完成。

在父母或其他成年人的帮助下，可以完成受伤部位的影像学检查。但像松牙固定或牙髓治疗这样的积极治疗可能非常困难。因此，在大多数情况下，牙医需要决定外伤的患牙是最好拔除，还是不需更多的治疗可以保留。

如果保留外伤乳切牙会危害到正在发育的恒牙胚，即移位的乳牙损伤到继承恒牙胚时，

应该立即拔除[9]。如果幼儿需要治疗，应考虑使用镇静剂（见第 9 章）。

釉质折断和釉质 – 牙本质折断

大多数冠折涉及牙釉质或浅表的釉质 – 牙本质折断时，轻微调磨锐利的边缘就可以了。如果折断面积大且患儿配合，可以用玻璃离子水门汀或复合树脂修复患牙[9]。

复杂冠折

通常可以选择拔除。但是，如果患儿完全配合，可以参照恒牙的治疗程序[9]。

冠根折

冠根折涉及牙釉质、牙本质和牙骨质折断。通常都伴有牙髓暴露。修复治疗非常困难，最佳方式是拔除患牙[9]。

根　折

如果冠方断片严重移位，应该选择拔除。不要尝试拔除根尖断片，因为这样的操作可能会损伤下方的恒牙。拔除冠方断片后，根尖断片可能会被吸收（图 18.12）。如果没有明显移位，冠方断片无明显松动，就不需要立刻拔除，可以观察。有时冠断片会发生坏死，而根尖部分始终保持活力。这种情况下只用拔除冠方断片即可[9]。

脱位性损伤

脱位性损伤是乳牙列的主要形式。患儿通常会有广泛的软组织损伤，例如嘴唇肿胀、撕裂伤，以及口腔黏膜和牙龈出血（图 18.13）。指导家长一周内每天两次用棉签蘸 0.1% 氯己定溶液轻柔清洁受创的区域。通常软组织会迅速愈合。肿胀会在一周内消退。

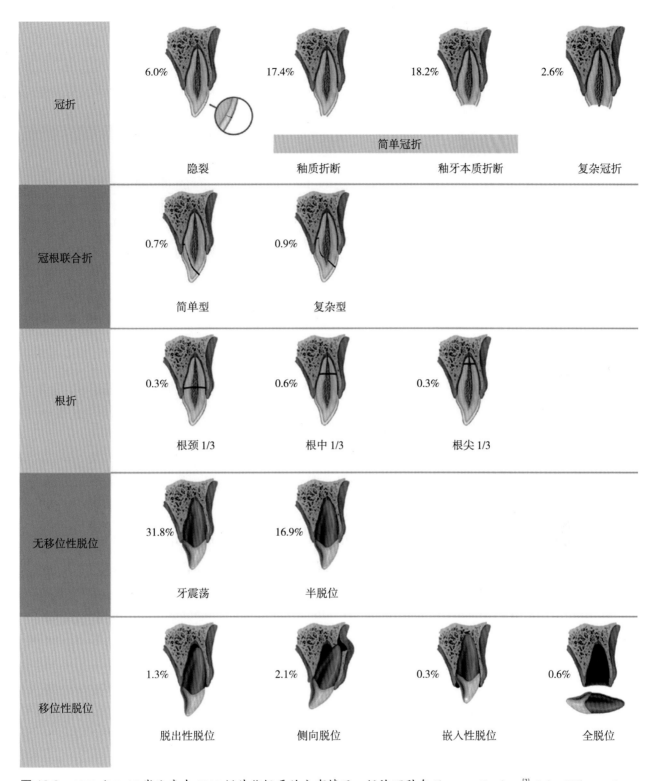

图 18.9 1275 名 7~18 岁儿童中 2019 例外伤恒牙的分布情况。经许可引自 Skaare & Jacobsen[3]. John Wiley & Sons, 2003

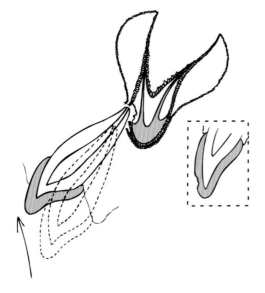

图 18.10　示意图说明 2 岁时的恒牙胚发育障碍。乳切牙颊向移位，迫使牙根进入发育中的恒切牙牙冠

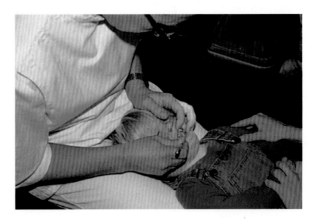

图 18.11　幼儿口腔检查

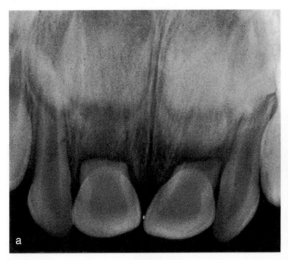
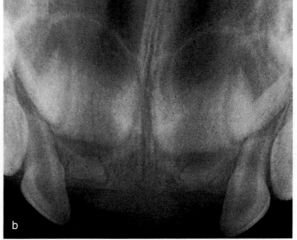

图 18.12　a. 两个中切牙均为根折，且冠方断片错位。b. 在去除冠方断片后根尖碎片正常吸收

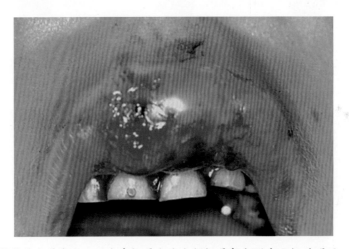

图 18.13　严重的软组织损伤伴大量出血。两个中切牙和右上侧切牙部分脱出且松动明显

牙齿震荡

多数的牙齿震荡并没有在外伤后第一时间被发现。父母可能认为没有必要寻求牙科治疗，或者直到牙齿变色才意识到受伤的情况。

亚脱位

建议父母尽可能帮助患儿保持创伤部位清洁，并且几天内让患儿进软食[9]。松动度会在1~2 周内减小。

部分脱位

部分脱位的牙齿可以轻柔地复位。如果患牙严重移位且松动明显，最好立即拔除[9]。

侧方移位

• 牙冠腭侧移位最常见。提示根尖被迫向唇侧移位而远离恒牙胚。如果没有咬合干扰，则不用处理。经过1~2 个月的时间，舌的力量通常可以将牙齿复位（图 18.14）。

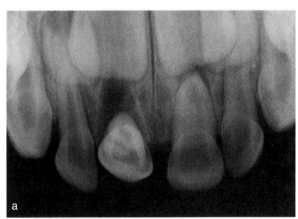

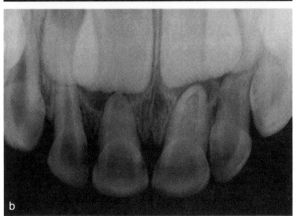

图 18.14　a. 右中切牙严重的腭侧移位。除了观察以外，未做其他处理。b. 两个月后，由于舌头压力，牙齿恢复到正常位置

• 在存在轻微咬合干扰的情况下，可以进行少量调磨。当存在更严重的咬合干扰时，在局部麻醉的情况下，利用唇舌向的力量轻柔复位患牙，否则可以拔除[9]。

• 牙冠的颊侧移位（图 18.10 和 18.15）。牙根将朝向恒牙胚的方向移位。如果移位牙齿撞击到恒牙胚，则需要拔除[9]。

挫　入

挫入牙通常表现出严重的移位。有时患牙可能完全挫入牙槽骨内而被误以为脱出，直到影像学检查发现挫入的位置（图 18.16）。对于所有的挫入牙，明确牙根是朝向唇侧还是腭侧非常重要。诊断应基于临床检查和影像学检查。

临床检查

由于根尖向颊侧弯曲，乳牙根倾向于移位穿过颊侧骨板。建议触诊颊沟。如果牙冠的一部分可见，则牙长轴也可以提示移位方向。

影像学检查

嵌入牙的影像缩短提示牙根颊向移位远离恒牙胚，而拉长的影响则提示牙根是朝向继承恒牙的腭侧移位（图 18.6）。

治　疗

在大多数情况下，乳牙根为颊向移位，可以保留待其自行再萌出[9]。指导父母用 0.1%的氯己定溶液清洁创伤部位一周。患牙在自行

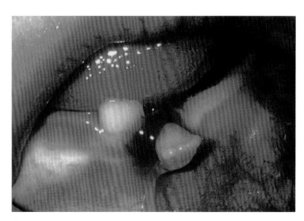

图 18.15　一个 8 个月大女婴左下中切牙唇向移位后的临床状况

再萌出期间有感染的风险，应在外伤一周后进行随访。感染的表现包括肿胀、自发性出血和脓肿形成。体温可能也会升高。这种情况下，必须拔除受创伤的牙齿并使用抗生素治疗。如果没有感染迹象，再萌出通常会在 2~6 个月内发生（图 18.17）。如果患牙未能再萌出，应怀疑根骨粘连。如果根骨粘连的牙齿影响到继承恒牙的萌出，必须将其拔除[9]。

如果乳牙根腭侧移位，进入发育中的恒牙胚，则建议拔除乳牙[9]。拔除过程应该将细菌侵入牙胚的风险降到最低，以防止进一步损伤发育中的恒牙胚。不能使用牙挺来松解挫入的牙齿，钳子是唯一可使用的工具。近远中向夹住患牙沿长轴方向拔出患牙。之后，颊舌向轻压复位牙槽骨板。

全脱出

影像学检查对于确定牙齿是完全脱出而不是嵌入非常重要（图 18.16）。再植是禁用的，因为牙髓坏死是一种常见的并发症。而且，再植的过程也会带来进一步损伤恒牙胚的风险，因为牙槽窝内的血凝块可能被推入牙胚中[9]。

恒牙外伤的即刻护理

恒牙列最常见的外伤年龄是在 8~10 岁（图18.3）。这就意味着外伤牙通常是根尖孔敞开，根管壁薄，颈部牙本质壁很脆弱。如果患牙出现牙髓坏死，牙本质不再沉积，牙颈部自发性根折则患牙丧失的风险很大（见第 19 章）。因此，我们应该首先关注的是保留牙髓活力以

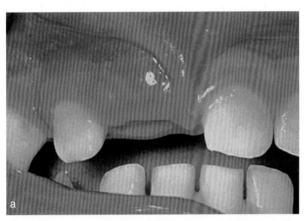
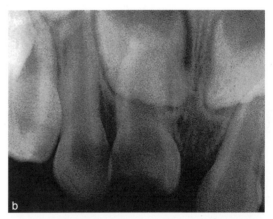

图 18.16 a. 一名 18 个月大的儿童外伤后的临床检查。父母认为右边的中切牙丢失了。b.X 线片显示严重挫入。应拍摄额外的 X 线片以判断挫入的确切方向（图 18.6）

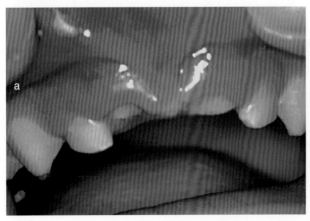
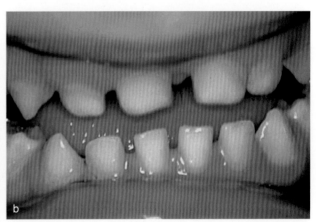

图 18.17 a. 两个中切牙嵌入性脱位后的状况。b.6 个月后再萌出

使得牙根继续形成，这包括牙颈部生理性牙本质的沉积。以下对于急性外伤的治疗建议是依据国际牙科创伤协会（IADT）制定的治疗指南[10~11]。

冠 折

对伴发的牙周损伤的诊断最为重要，因为伴有脱位性损伤的冠折，并发症的风险会显著增加（图 18.18，图 18.19）[12~14]。

• 釉质裂纹。不完全的釉质裂纹，但无实质性缺损。折裂线通常终止于釉牙本质界。折裂线在光线平行于牙长轴方向时最清晰。如果伴有脱位损伤，建议使用树脂封闭折裂线。

• 釉质折断。牙齿硬组织缺损很小，通常无须修复。可以少量调磨锐利边缘即可达到美观效果。

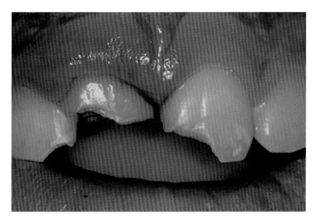

图 18.18 复杂冠折涉及近中切角及整个切缘。牙龈出血表明右中切牙伴发挫入。

• 釉质 – 牙本质折断。图 18.18 和图 18.19 展示了一些典型的病例。涉及牙本质的冠折会导致牙本质小管暴露于口腔环境。如果牙本质未受到保护，细菌或细菌毒素可能会穿透牙本质小管，导致牙髓发炎。尽管炎症可能是可逆的，但也可能发生牙髓坏死。因此，应尽快保护牙髓免受外部刺激，并通过以下的修复方式修复牙冠。

• 临时冠修复。某些情况下需要将患牙临时修复一段时间。一种情况是患儿的全身状况不佳。在孩子康复之前，临时修复可能是最实际的解决方案。另一个例子是合并脱位损伤需要立即固定，如图 18.19 所示。首选用氢氧化钙覆盖暴露的牙本质。对牙釉质进行酸蚀、冲洗、干燥后，放置一层光固化复合树脂。或者，整个断面可用玻璃离子水门汀覆盖。

• 断冠再接。外伤切牙的断片可以重新粘接。脱水会降低断冠的黏合强度并导致美学效果不佳，因此需避免脱水。干燥的断冠可以在粘接前重新湿润。如果需要临时修复一段时间，断冠可以保存在生理盐水中。随后，可用流动树脂将断冠粘接到牙齿上（图 18.20）[15]。

• 复合树脂修复。如果断冠未找到，或者碎片太小而无法重新连接，则可利用树脂修复达到功能和美观上的需求（图 18.21）。治疗步骤见框表 18.3。

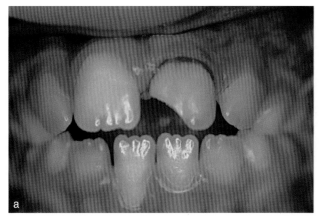
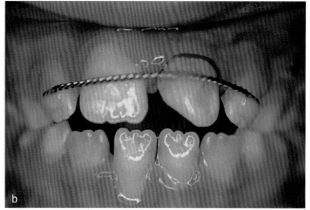

图 18.19 a. 左中切牙发生了亚脱位和简单冠折。b. 夹板固定患牙，并且进行临时修复

框表 18.3　复合树脂修复

· 在颊侧断面釉质区域制备 2mm 宽的浅斜面。
· 选择并调整赛璐珞冠，例如 OdusPella®。在切端开 2 个孔便于戴入过程中排气。
· 选择合适颜色的树脂代替牙本质和牙釉质。
· 局部麻醉后放置橡皮障。
· 在断面釉质 2~3mm 宽的区域进行酸蚀。
· 涂布粘接剂。
· 用树脂充填牙冠，并沿正确的方向就位。
· 从颊侧及腭侧将材料固化。
· 移除牙冠及橡皮障，并打磨抛光。

· 复杂冠折。冠折涉及釉质和牙本质，同时伴有牙髓暴露（图 18.22）。治疗目标是保存无感染的活髓。必须使牙髓隔绝细菌以免在修复期间感染。多数情况下可以通过盖髓术或者部分牙髓切断术来实现。这两种治疗方法的适应证和操作步骤见框表 18.4 和框表 18.5（另见第 16 和 17 章）。

盖髓术和部分牙髓切断术均表现出良好的

预后。如果在处理方式的选择上有疑虑，建议进行部分切髓术，因为这样可以更好地控制伤口，确保牙髓隔绝细菌[16-17]。

冠根折

冠根折涉及牙釉质、牙本质和牙骨质，常伴有牙髓暴露。有时是垂直折断，断裂线与牙齿长轴平行。更常见的是斜行折裂，如图 18.23 所示。颊侧断面通常位于龈缘距切缘数毫米处，而腭侧断面通常延伸到釉牙骨质界下方。

在某些情况下，松动的断片可以通过粘接固定作为临时措施。然而预后并不确定。在与口腔相通的冠根折，通常会发生牙周损伤。因此，大多数冠根折的治疗方法是去除松动的牙齿断片。必须确定是否累及牙髓。如果露髓，治疗应遵循框表 18.4 和框表 18.5 中给出的建议。进一步的治疗取决于断面延伸到牙根表面的深度。目标是在去除冠部碎片后可以保留

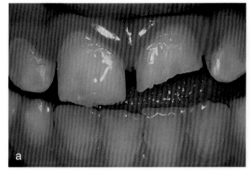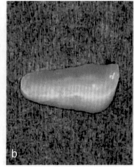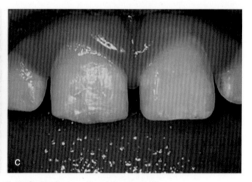

图 18.20　a. 一名 8 岁男孩的左中切牙发生釉质 – 牙本质折断。b. 折断的牙齿碎片。c. 即刻断冠再接

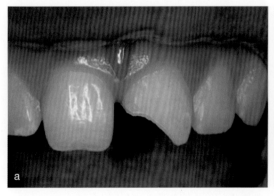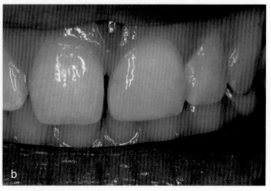

图 18.21　a. 一名 12 岁女孩左中切牙釉质 – 牙本质折断。b. 在复合树脂修复后

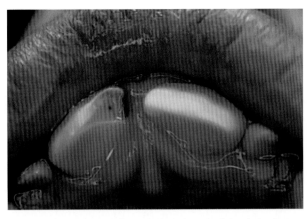

图 18.22 右中切牙有小的露髓点，但有松动和明显叩痛。决定进行部分牙髓切断术。

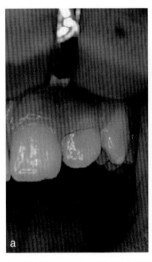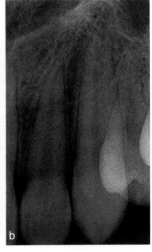

图 18.23 左上侧切牙冠根折。a. 颊侧折裂线靠近龈缘。b. X 线片仅显示了颊侧折裂线，腭侧断面未见

框表 18.4 盖髓术

适应证

- 外伤前牙髓状态健康。
- 不伴有影响根尖血供的脱位性损伤。
- 露髓点小于 1mm。
- 就诊前牙髓暴露小于 12h。

操作步骤

- 橡皮障隔离患牙。
- 用蘸有盐水或氯己定的无菌棉球清洁断面。
- 用无菌棉球干燥露髓处。
- 露髓处覆盖氢氧化钙。
- 保护性修复（临时修复、断冠再接或树脂修复）。

框表 18.5 部分牙髓切断术

该治疗意味着去除感染的牙髓组织。通常，切除位置应在露髓孔下方 1~2 mm 处。只要牙髓具有鲜红色的外观，就可以在年轻恒牙和发育完成的牙齿上进行部分牙髓切开术。露髓孔的大小和暴露时间都对预后影响不大。

操作步骤

- 麻醉患牙。
- 橡皮障隔湿并用蘸有盐水或氯己定的无菌棉球清洁断面。
- 在露髓处预备盒状洞型。
- 使用高速手机和柱状车针，以确保充足的水流。
- 去除 1~2mm 深度的牙髓。
- 用无菌盐水冲洗或用棉球轻压止血。
- 用氢氧化钙糊剂（例如 Dycal®）覆盖断面，在此之上，放置硬质水门汀。
- 保护性修复（临时修复、断冠再接或树脂修复）。

患牙。如果剩余牙根有足够的长度，建议采取以下步骤：

- 去除碎片并重新附着牙龈。去除冠部断片，让牙龈重新附着在暴露的牙本质上（通过形成长结合上皮）。几周后，牙齿可以在龈上水平修复。

- 龈下断片的清除和手术暴露。去除冠部断片后，如果断面延伸到牙槽嵴下方，通过牙龈切除术和（或）截骨术暴露龈下断面。牙龈愈合后，修复保留牙冠。虽然这种方法似乎是最直接的，但长期的美学效果可能会受到影响，因为腭侧龈沟内肉芽组织的堆积，可能会向修复后的牙齿颊侧迁移。

- 断冠去除和正畸牵引。先将冠部断片固定在牙齿上。在稍后的治疗中可以进行去髓及根管充填。随后去除冠部碎片，并在 4~6 周的时间内牵出牙齿。考虑到复发的可能，患牙应略微多牵出 0.5mm[18]。在颊侧牙龈切除术后，修复患牙。

- 断冠去除和外科牵引。去除冠部断片，接着用牙挺和牙钳松解牙根，将患牙向切端牵出，以便整个断面暴露在龈上[19]。然后用缝线或弹性夹板将根段固定。去髓；牙胶尖轻松置于根管内，方便后期根管定位；根管口用水门汀暂封。4周后，当牙齿稳定在牙槽窝内后，完成牙髓治疗；再过4~5周，即可修复患牙。

根 折

根折累及牙本质、牙骨质和牙髓。冠部断片可能脱出或向腭侧移位（图18.24）。治疗包括立即复位冠部碎片并进行弹性夹板固定（框表18.6）。在断端没有错位的情况下也应进行固定，因为在最初的组织修复中断面之间的紧密接触非常重要[20-22]。

夹板固定。理想的夹板应该很容易制作。它应该具有弹性，既不会增加牙周组织的进一

步创伤，也不会干扰咬合。夹板应该不妨碍患牙敏感测试和根管治疗。基于酸蚀技术并满足上述要求的两种简单方法见框表18.7和图18.19、图18.25和图18.28。

牙齿震荡

这类病变表现为牙周膜损伤，没有牙齿移位或松动。叩痛明显是典型的表现。不需即刻处理，但随访检查很重要，以便观察是否伴有牙髓损伤。

亚脱位

累及的牙齿表现出不同程度的松动，可能伴有龈缘出血。

在水平和垂直方向上都松动的情况下，牙齿可能需要固定1~2周以获得舒适感（图18.25）。如果牙齿仅有轻微松动，建议进软食1~2周即可。

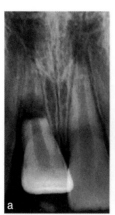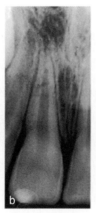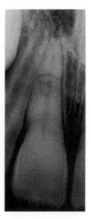

图18.24 a.右中切牙根折伴严重错位。b.1h内进行了理想的复位。c.1年后，可见折裂线及部分髓腔根管闭锁

框表18.6 **根 折**

· 考虑局部麻醉是否必要。

· 轻柔地将冠部断片复位。

· 如果颊侧骨壁有折裂，应先复位骨壁，再复位牙齿断片。可以通过将小型扁平的工具插入根表面和骨壁进行复位。

· 拍摄X光片确保复位良好。

· 用夹板固定牙齿（框表18.7）。

· 如果是根中或根尖1/3折断，固定4周即可愈合。近牙颈部的根折需要固定更长的时间（最长4个月）[5]。

框表18.7 **松牙固定**（图18.19、图18.25和图18.28）

弓丝树脂固定

将弹性正畸弓丝（0.032或0.016英寸）弯曲以使其顺应外伤牙齿的颊面（中三分之一），以及外伤牙两侧的一颗或两颗健康牙齿，以便保持稳固。

· 将磷酸凝胶涂布于牙齿颊面20s。

· 用清水彻底冲洗。

· 放一薄层光固化复合树脂。

· 将金属丝粘接到未受伤的牙齿上，然后是受伤的牙齿上。确保它们处于正确位置。

· 光照固化。

树脂固定

· 将磷酸凝胶涂布于牙齿颊面20s。

· 用清水彻底冲洗。

· 放置一层光固化丙烯酸调质材料，例如Protemp®在受伤牙齿的颊面以及两侧各一颗或两颗未受伤的牙齿。

· 光照固化。

部分脱位

受伤的牙齿部分沿轴向脱出牙槽窝。患牙看起来变长，并且松动度极大。牙龈沟也有出血（图 18.26）。

处理原则是立即复位固定（框表 18.8）。复位有助于牙周膜修复。理想的复位对牙髓血运重建和年轻恒牙的牙根继续发育至关重要。

侧方移位

侧方移位是指牙齿向腭侧、颊侧、近中或远中方向移位并伴有牙槽窝骨折或粉碎。腭侧移位最常发生（图 18.27）。根尖被迫向相反方向移位并常穿过颊侧骨壁。复位患牙需要先将根尖从骨壁上脱离锁结（框表 18.9）。

挫　入

挫入是最严重的脱位类型，在 6 至 12 岁年龄段中最常见[32]。牙齿被轴向推入牙槽窝，导致牙槽骨、牙周膜、牙骨质和牙髓的损伤（图 18.29）。

框表 18.8　部分脱位（图 18.26）

・考虑是否需要局部麻醉。
・用手指在切缘加压轻柔复位。
・X 线片检查复位情况。
・用夹板固定牙齿。
・保持 2 周。

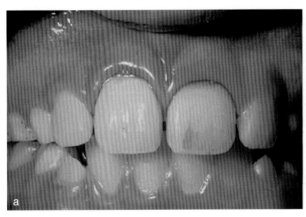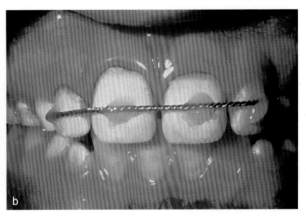

图 18.25　a.两颗中切牙亚脱位，在水平和垂直方向上均松动。b.用正畸结扎丝，树脂材料和酸蚀技术进行松牙固定（框表 18.7）。

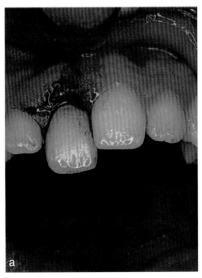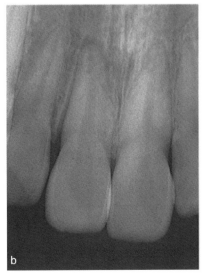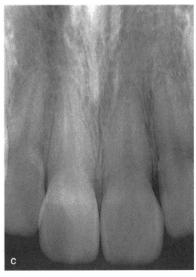

图 18.26　a.右侧中切牙部分脱位。牙齿看起来变长，伴明显松动。b.X 光片显示根尖周膜腔增宽。c.牙齿复位后拍摄的 X 线片显示牙齿在牙槽窝中获得理想位置

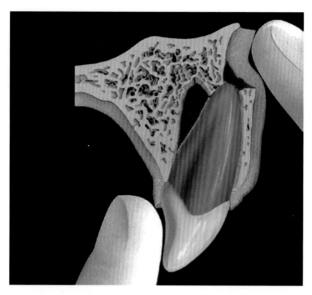

图 18.27　牙冠腭侧移位，根尖穿过颊侧骨壁。复位时需要先将牙根从骨壁中脱离锁结。向切端方向用力，使牙齿从骨壁断裂处回到牙槽窝内。然后沿牙长轴方向加力，使牙齿回到原来位置

框表 18.9　腭侧脱位（图 18.27）

- 进行局部麻醉。
- 触诊前庭沟，定位移位的根尖。
- 向切端方向用力，使牙齿从骨壁断裂处回到牙槽窝内。
- 用手指或牙钳沿牙长轴方向加力，使牙齿回到原来位置。
- 指压复位骨壁。
- X 线片检查复位情况。
- 用夹板固定牙齿。
- 保持 4 周。

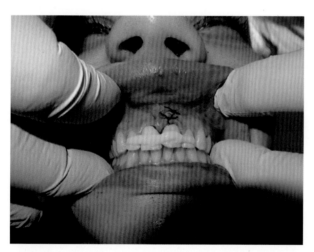

图 18.28　严重挫入的左侧中切牙手术复位后放置树脂夹板（Protemp®）

在年轻恒牙列中，切牙正在萌出，诊断有时会很困难（图 18.18）。在这些情况下，叩击呈高调金属音提示牙齿嵌入并锁结在牙槽骨内。

对挫入牙齿的治疗有不同的方法，如自发性再萌出、正畸牵引或外科复位。具体方法取决于牙根发育阶段和挫入程度。

框表 18.10 中给出了治疗指南。

全脱出

当牙齿从牙槽窝中完全脱出时，牙槽骨、牙骨质、牙周膜、牙龈和牙髓均受到损伤。

再植术。当牙齿发生全脱位，应选择牙齿再植。由于牙根外吸收发生率高，无法保证长期保留再植的牙齿。然而，即使再吸收已经发生，再植牙也可以保持数年，可作为理想的间

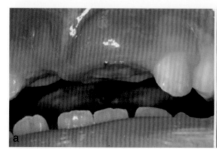 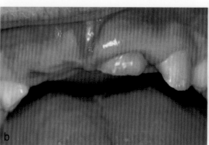 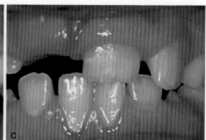

图 18.29　一个 9 岁男孩的左中侧切牙完全挫入。a. 外伤 5d 后，切缘几乎看不见。决定等待其再萌出。b. 一个月后明显再萌出。c. 创伤后 10 个月完全萌出（右侧中切牙由于多生牙延迟萌出）

框表 18.10　挫入伤：治疗指南

自行萌出

牙根发育未完成的年轻恒牙采用这种方法。对于牙根发育完成的牙齿，再萌出仅限于轻微挫入患牙（小于 3mm）。如果几周内患牙没有萌出，则需在根骨粘连发生前进行正畸牵引或外科复位。

正畸牵引复位

该方法适用于发育完成的牙齿发生中度或重度挫入（大于 3mm），以及不能自行萌出的年轻恒牙。这种方法有利于边缘牙槽骨的修复以及牙齿缓慢复位。

外科复位

外科复位的适应证是牙齿严重挫入（大于 7mm）。

· 用牙钳复位患牙。

· 用夹板稳定牙齿，并指导患者用氯己定漱口。

隙保持器（图 18.30）。在年轻恒牙列，未发生根骨粘连的再植牙可防止水平向及垂直向的骨丧失，利于后期治疗（如正畸关闭间隙，前磨牙意向再植或种植牙）。

许多原因可导致再植后的并发症。牙周愈合最关键的因素是离体时间。一项丹麦研究显示 5min 内行脱落牙再植的预后最佳[24]。因此，最好在外伤发生时就将脱落牙再植，以尽可能缩短体外时间。如果不能即刻再植，最重要的是保持根面牙周膜的湿润。研究表明在干燥条件下随着时间增加，牙周膜中活细胞的数量迅速下降。全脱出的患牙再植前应该保存在生理

性介质中。已证实以下存储介质可以促进牙周和牙髓的愈合：牛奶、生理盐水、组织培养基和唾液。但是，在外伤地点，除了唾液，很难获得其他存储介质。全脱出患牙的治疗建议见框表 18.11~框表 18.13。

应该进行牙髓治疗吗？若患牙根尖孔闭合，则牙髓不太可能存活。牙髓治疗应在 7~10d 后开始，可以用氢氧化钙糊剂暂时充填根管。

在根尖孔开放的患牙中，牙髓可能发生血管再生，牙髓治疗应该延迟，但应密切观察。如果观察到明确的牙髓坏死迹象，如根尖周透射影和（或）感染导致的牙根外吸收，就应该立即开始牙髓治疗。牙根发育不完全的患牙，建议再植后每 2 周拍摄 X 线片直到确定

框表 18.11　全脱出：在外伤地点即刻再植

必须向公众充分告知如果牙齿外伤脱落该怎么办。

最佳建议

· 捏住冠部捡起牙齿。

· 避免触碰牙根。

· 尽快将牙齿放回原位。

· 将金属丝粘接到未受伤的牙齿上，然后是受伤的牙齿上。确保它们处于正确位置。

· 光照固化。

其次建议

· 将牙齿放于孩子口内，在牙齿和脸颊之间，如果不能放置，将脱落的牙齿放入牛奶中保存。这两种情况下都应立即寻求牙科治疗。

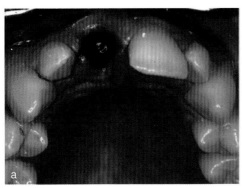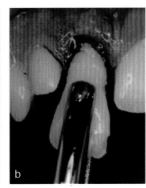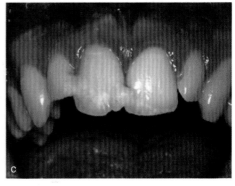

图 18.30　a. 一名 10 岁女孩在滑雪事故中导致左侧中切牙全脱出。4h 后在雪地上找到牙齿。b，c. 手指适度的压力将脱出的牙齿复位在牙槽窝中，并固定。病例由 S.K. Sundnes 提供

框表 18.12 完全脱位：临床再植。体外干燥时间小于 60min。

· 考虑是否需要局部麻醉。
· 用流动的生理盐水冲洗牙根表面和根尖孔，然后将牙齿放入盐水中。
· 用流动的生理盐水冲出牙槽窝内的血凝块。检查牙槽窝。如果有牙槽骨骨折，用合适的器械复位。在根尖孔开放的牙齿中，可能发生牙髓血管再生，可局部使用四环素处理。如果有可能，在牙根表面覆盖盐酸米诺环素微球（Arestin®，OraPharma Inc.，Warminster, PA, USA）。
· 轻柔缓慢地将牙齿再植。
· 弹性固定患牙。
· 临床及影像学检查患牙再植位置。缝合牙龈撕裂伤。
· 全身应用抗生素 1 周。12 岁以上首选四环素。表霉素 V（苯氧甲基青霉素）用于 12 岁以下儿童，因为四环素有导致年轻恒切牙变色的风险。
· 咨询内科医生以评估预防破伤风的必要性。
· 指导患者每天两次使用 0.1% 氯己定漱口 1 个星期。
· 1~2 周后拆除固定装置。
· 牙髓治疗的考量（见正文）。

框表 18.13 完全脱位：临床再植。体外干燥时间大于 60min。

长期预后较差。通常会发生根骨粘连以及根吸收。但是，氟化物处理牙根表面可延迟根吸收的进程。

· 用纱布去除牙根表面附着的坏死软组织。
· 将牙齿浸入 2% 的氟化钠溶液中 20min。
· 给予局部麻醉。
· 用流动的生理盐水冲出牙槽窝内的血凝块。检查牙槽窝。如果有牙槽骨骨折，用合适的器械复位。
· 轻柔缓慢地将牙齿再植。
· 弹性夹板固定患牙。
· 临床及影像学检查患牙再植位置。缝合牙龈撕裂伤。
· 全身应用抗生素。见框表 18.12。
· 咨询内科医生以评估预防破伤风的必要性。
· 指导患者每天两次使用 0.1% 氯己定漱口 1 个星期。
· 4 周后拆除固定装置。
· 牙髓治疗的考量（见正文）。

牙髓坏死或者观察到明显的牙根继续发育（图 18.31）。

牙槽突损伤

这类创伤表现为牙槽突骨折，累及或不累及牙槽窝。典型的临床表现是一颗或更多的牙齿轴向或横向移位，通常导致咬合干扰。进行松动度检查时，可发现整块硬组织均有动度。通常有牙龈撕裂伤。影像学上通常可以看到骨折线，这取决于投照的角度。断裂线的水平部分可能出现在所有位置，从牙颈部到根尖或根尖周区域。必须与根折进行鉴别诊断。如果是根折，改变投照角度不会改变根折部位。如果是牙槽突骨折，折裂线会随着投照角度相对于牙根上下移动。骨折可能破坏牙齿的血供，导致牙髓坏死。由于常伴有牙脱位和牙周膜受损，可能发生进行性牙根吸收。此外，如果骨折部位有发育中的牙胚，那么牙齿发育可能受到影响。治疗原则包括复位和固定移位的骨和牙齿，并监测牙髓活力。局部浸润，最好是阻滞麻醉后，将折裂片复位。伴有侧方移位时，有时需要将根尖从骨壁锁结中松解。在恒牙列，骨折段应用半刚性夹板固定 4 周。

通常，在乳牙列中骨折端不需固定，因为没有足够的牙齿固定夹板。在复位断端后，建议父母在受伤后的一周内用柔软的食物喂养孩子，并用 0.1% 的氯己定溶液清洗受伤部位（每天两次）。

牙龈及口腔黏膜损伤

必须妥善治疗软组织病变并定期做康复治疗。黏膜或唇舌部的小的撕裂伤，应在仔细清创并清除异物后缝合[5]。牙龈撕裂必须达到良好的组织对位以保证愈合。建议用 0.1% 氯己定溶液漱口或局部清洗以降低组织愈合中的感染风险。

需要强调的是，如果伤口被泥土污染，应

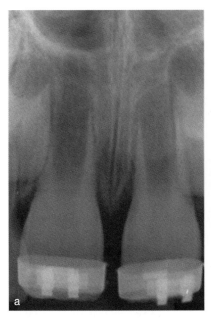
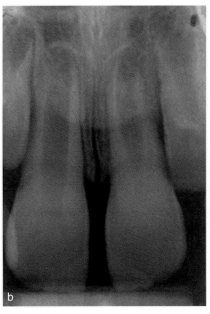
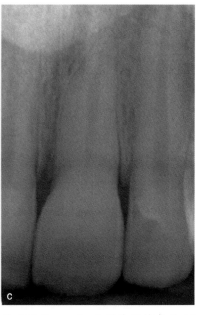

图 18.31　一个 7 岁男孩左侧中切牙成功再植。脱位的牙齿立即被男孩的父亲放回原位。a，b. 分别为再植术后 6d 和 1 年。c. 外伤 4 年后牙根发育完成，髓腔几乎完全闭锁。右侧中切牙亚脱位后同样发生闭锁。病例由 S.K. Sundnes 提供

该尽快接种破伤风疫苗。

前庭区域或口底的黏膜下血肿可能提示颌骨骨折，应进行详细的影像学检查。

外伤患者的口腔指导

牙齿和口腔组织创伤后的理想愈合部分取决于良好的口腔卫生。一周内每天两次用软毛牙刷刷牙并用 0.1％氯己定漱口有助于防止牙菌斑和食物残渣的堆积。脱位性损伤的患者建议在最初的恢复阶段进软食。

外伤的预防

儿童颌面部外伤的原因千差万别，没有简单的方法可以预防大多数此类伤害。尽管运动导致的口腔颌面外伤相对较少，但这些伤害通常很严重，涉及的牙齿数量也更多。

接触类运动，例如冰球、橄榄球、手球、足球、篮球、发生高速碰撞的风险很高，尤其容易造成牙齿损伤和其他伤害（图 18.32 ）[25-27]。

防护牙托的使用

防护牙托对所有类型接触型运动损伤的防护效果证据尚不完整。但是，正确制作的防护牙托可以明显减少多数情况下的伤害频率和严重程度。因此，加拿大冰球运动员使用防护牙托将每年牙齿外伤率从 8.3％降至 1.2％[28]。北美一项研究还报道了篮球运动员使用防护牙

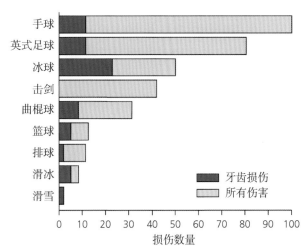

图 18.32　1981 年至 1983 年，挪威每 10 000 人遭受牙齿和其他运动伤的频率。经许可引自 Nysether [27]. Elsevier, 1987

托将颌面部损伤频率显著降低[26]。

防护牙托的类型包括以下几种：

· 口内成型防护牙托。主要部件包括硬性的外壳和柔软有弹性的热固化或自固化衬里。这类防护托的优点是贴合，且价格便宜。

· 定制防护牙托是由牙医或牙科技师利用运动员的石膏模型个别制作。这类防护牙托虽然明显比其他种类更贵，但是对于大多数运动员来说是可以接受的并且舒适度高。

· 通用型非定制防护牙托牙列保护器由乳胶或聚氯乙烯制成，通常有三种型号，适用于大多数人，优点是成本低。然而，这种牙托会妨碍说话和呼吸，因为只能通过咬合保持在适当的位置。没有证据表明这类牙托可以分散冲击力。

面 罩

面罩被用于冰球运动。该装置能有效保护运动员免受口面部损伤，现在许多国家在冰球比赛中强制使用面罩。

为公众提供关于牙齿创伤的信息

如果公众能够了解牙齿外伤适当的急救措施，恒牙列中的牙齿折断、移位和脱出就可以获得更好的治疗效果。如果孩子、父母、学校老师等掌握牙外伤的急救知识，脱出的恒牙通常可以得以保留。

乳牙外伤的急救

· 软组织外伤出血时，可用纱布或棉球压迫受伤部位 5min 以止血。

· 寻求急诊治疗。

· 不建议再植已脱出的乳牙。

恒牙外伤的急救
冠 折

· 找到牙齿碎片并将其放入水或牛奶中。

· 寻求牙科治疗。

全脱出

· 找到牙齿并手持牙冠捡起。

· 如果牙齿较脏，请在冷的流水下短暂冲洗（10s），放回牙槽窝中。

· 应指导患者用纱布或手帕轻轻按压将牙齿保持在适当位置。如不能做到，则应将牙齿保存于唾液（口腔内牙齿和面颊之间或装有唾液的杯子里）、牛奶或盐水中。避免存放在自来水中。

· 立即寻求牙科急诊治疗。

牙外伤指南

牙科创伤指南是提供给所有牙医的一个网站（dentaltraumaguide. org），是由哥本哈根大学医院 Jens Ove Andreasen 博士及其研究小组与国际牙科创伤学会（IADT）合作开发。该网站的目的是帮助牙医进行牙齿外伤的诊断和治疗。通过创伤路径可以引导牙医正确诊断脱位伤，牙折以及可能的合并损伤。IADT 治疗指南的最新版本通过文字和动画说明不同的创伤类型。此外，该网站还提供对外伤后的远期并发症风险的评估。该评估是根据重要的预测因素（如牙根发育阶段、额外的冠折、脱位牙的干燥保存等）来进行的（图18.33）。

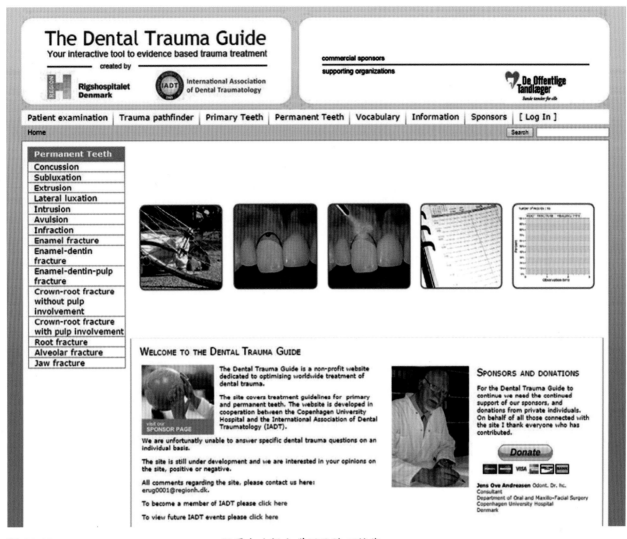

图 18.33　www.dentaltraumaguide.org。经哥本哈根大学医院许可转载

（冀 堃　译）

（邢向辉　赵姝亚　张 倩　审）

参考文献

[1] Glendor U, Halling A, Andersson L, et al. Incidence of traumatic tooth injuries in children and adolescents in the county of Västmanland, Sweden. Swed Dent J, 1996, 20:15–28.

[2] Andreasen JO, Ravn JJ. Epidemiology of traumatic dental injuries to primary and permanent teeth in a Danish population sample. Int J Oral Surg, 1972, 1:235–239.

[3] Skaare AB, Jacobsen I. Dental injuries in Norwegians aged 7–18 years. Dent Traumatol, 2003, 19:67–71.

[4] Skaare AB, Jacobsen I. Etiological factors related to dental injuries in Norwegians aged 7–18 years. Dent Traumatol, 2003, 19:304–308.

[5] Andreasen JO, Andreasen FM, Bakland LK, et al. Traumatic Dental Injuries-a manual. 3rd edn. Oxford: Wiley–Blackwell, 2011.

[6] Andreasen FM, Andreasen JO. Diagnosis of luxation injuries: the importance of standardized clinical, radiographic and photographic techniques in clinical investigations. Endod Dent Traumatol, 1985, 1(5):160–169.

[7] Application of the International Classification of Diseases to Dentistry and Stomatology. ICD–DA. 3rd edn. Geneva: WHO, 1995.

[8] Skaare AB, Jacobsen I. Primary tooth injuries in Norwegian children (1–8 years). Dent Traumatol, 2005, 21:315–319.

[9] Malmgren B, Andreasen JO, Flores MT, et al. International Association of Dental Traumatology guidelines for the management of traumatic dental injuries: 3. Injuries in the

primary dentition. Dent Traumatol, 2012, 28:174–182.

[10] Diangelis AJ, Andreasen JO, Ebeleseder KA, et al. International Association of Dental Traumatology guidelines for the management of traumatic dental injuries: Fractures and luxations of permanent teeth. Dental Traumatol, 2012, 28:2–12.

[11] Andersson L, Andreasen JO, Day P, et al. International Association of Dental Traumatology guidelines for the management of traumatic dental injuries: 2. Avulsion of permanent teeth. Dent Traumatol, 2012, 28:88–96.

[12] Lauridsen E, Hermann N, Gerds TA, et al. Dental trauma. Combination injuries 1. The risk of pulp necrosis in permanent teeth with concussion injuries and concomitant crown fractures. Dent Traumatol, 2012, 28:364–370.

[13] Lauridsen E, Hermann N, Gerds TA, et al. Dental Trauma. Combination injuries 2. The risk of pulp necrosis in permanent teeth with subluxation injuries and concomitant crown fractures. Dent Traumatol, 2012, 28:371–378.

[14] Lauridsen E, Hermann N, Gerds TA, et al. Dental trauma. Combination injuries 3. The risk of pulp necrosis in permanent teeth with extrusion or lateral luxation injuries and concomitant crown fractures without pulp exposure. Dent Traumatol, 2012, 28:379–385.

[15] Andreasen FM, Norén JG, Andreasen JO, et al. Long-term survival of fragment bonding in the treatment of fractured crowns: a multicenter clinical study. Quintessence Int, 1995, 26:669–681.

[16] Cvek M. A clinical report on partial pulpotomy and capping with calcium hydroxide in permanent incisors with complicated crown fracture. J Endod, 1978, 4:232–237.

[17] Bakland L K, Andreasen JO. Will mineral trioxide aggregate replace calcium hydroxide in treating pulpal and periodontal healing complications subsequent to dental trauma? A review. Dent Traumatol, 2012, 28:25–32.

[18] Malmgren O, Malmgren B, Frykholm A. Rapid orthodontic extru-sion of crown-root and cervical root fractured teeth. Endod Dent Traumatol, 1991, 7:49–54.

[19] Kahnberg K-E. Surgical extrusion of root-fractured teeth-a follow-up study of two surgical methods. Endod Dent Traumatol, 1988, 4:85–90.

[20] Andreasen JO, Andreasen FM, Mejare I, et al. Healing of 400 intra-alveolar root fractures. 2. Effect of treatment factors such as treatment delay, repositioning, splinting type and period and antibiotics. Dent Traumatol, 2004, 20:203–211.

[21] Andreasen JO, Andreasen FM, Mejare I, et al. Healing of 400 intra-alveolar root fractures. 1. Effect of pre-injury and injury factors such as sex, age, stage of root development, fracture type, location of fracture and severity of dislocation. Dent Traumatol, 2004, 20:192–202.

[22] Zachrisson BU, Jacobsen I. Long-term prognosis of 66 permanent anterior teeth with root fracture. Scand J Dent Res, 1975, 83:345–354.

[23] Wigen TI, Agnalt R, Jacobsen I. Intrusive luxation of permanent incisors in Norwegians aged 6–17 years: a retrospective study of treatment and outcome. Dent Traumatol, 2008, 24:612–618.

[24] Andreasen JO, Borum MK, Jacobsen HL, et al. Replantation of 400 avulsed permanent incisors. 1. Diagnosis of healing complications. Endod Dent Traumatol, 1995, 11:51–58.

[25] Heintz WD. Mouth protectors: a progress report. J Am Dent Assoc, 1968, 77:632–636.

[26] LaBella CR, Smith BW, Sigurdsson A. Effect of mouthguards on dental injuries and concussion in college basketball. Med Sci Sports Exerc, 2002, 34:41–44.

[27] Nysether S. Dental injuries among Norwegian soccer players. Community Dent Oral Epidemiol, 1987, 15:141–143.

[28] Castaldi CL. Mouth guards in contact sports. J Conn State Dent Assoc, 1974, 48:233–241.

第19章

牙外伤：随访和长期预后

Eva Fejerskov Lauridsen, Simon Storgård Jensen, Jens O. Andreasen

牙外伤的长期预后主要取决于损伤的类型、程度、正确的初始治疗及系统的临床和影像学随访。随访能及早发现并适当处理潜在的愈后并发症。

牙齿外伤意味着外力向牙齿和支持组织的急性传递，这可能导致牙齿断裂和（或）移位，支持组织——牙龈、牙周膜（periodontal ligament，PDL）和骨骼——分离或压碎，以及牙髓神经血管的损伤。牙齿外伤后可能会发生各种愈后并发症。并发症的类型和严重程度取决于所涉及的组织。

伤口愈合过程

伤口愈合过程包括在组织缺失的情况下缺血组织的血运重建或新组织的形成（图19.1）。在这两种情况下，创面的愈合都是通过细胞相互配合迁移到受伤区域来进行的，在该区域中巨噬细胞形成了愈合前沿，然后是内皮细胞和成纤维细胞。以未成熟胶原蛋白（Ⅲ型）和迅速增殖的成纤维细胞为主的组织基质中会形成血管袢。这些细胞通过受累细胞和周围组织释放的化学信号同步。这种现象被称为伤口愈合模块[1]。

下文分别描述仅表现为牙周膜和牙髓分离损伤的单纯脱位性损伤和伴有挤压伤的复杂脱位性损伤中的伤口愈合反应。

•分离性损伤（图19.2）。在分离性损伤的情况下（如部分脱位），损伤的主要部分由

裂解细胞间结构（胶原蛋白和细胞间物质）组成，而受损伤区域内的细胞损伤有限。这意味着伤口愈合可以从现有的细胞系统中以最短时间发生[2]。1周后，新的胶原蛋白的形成使切断的PDL纤维结合在一起，从而使脱位牙或再植牙形成初始愈合。2周后，主要纤维的修复可以进展到恢复PDL机械强度约三分之二的程度。在血管供应中断的脱位牙中，新血管向牙髓的向内生长是在受伤后4d开始的，并且在根尖孔未闭合的牙齿中以每天约0.5 mm的速度生长。血运重建通常主要受到牙髓-牙周界面大小的影响，在根尖孔开放（≥1.0mm）的牙齿中，血运重建几乎是完全可以预见的。血运重建的机会随着根尖孔的直径而减小，并且在根尖孔<0.5mm的情况下很少见[2]。

•挤压性损伤（图19.3）。伴有挤压伤（如挫入）或其他PDL损伤（如撕脱后剥离）引起的复杂脱位性损伤对细胞和细胞间系统均造成广泛损害；并且受损的组织必须通过巨噬细胞和（或）破骨细胞清除，然后才能恢复受创的组织。这种损害会使愈合时间延长几周。如果创伤导致牙龈成膜细胞保护层和牙根表面的Malassez剩余上皮被破坏，则破骨细胞和巨噬细胞可自由进入，以去除牙根表面受损的PDL和牙骨质，从而导致牙根吸收[2]。

为了确定愈合的进展和（或）并发症的发生，必须在可诊断出并发症的特定时间段内进行详细的临床和影像学检查。

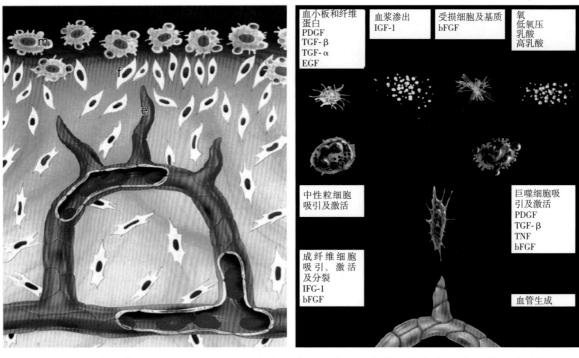

图 19.1 后期的伤口愈合事件；巨噬细胞（m）形成愈合前沿，其次是内皮细胞（e）和成纤维细胞（f）。经许可引自 Andreasen[9]，1995

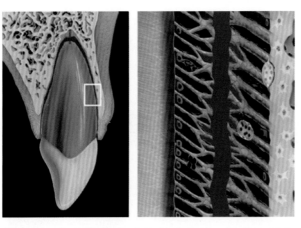

图 19.2 分离性损伤时的创伤本质。经许可引自 Andreasen[9]，1995

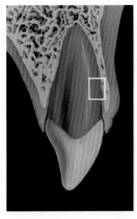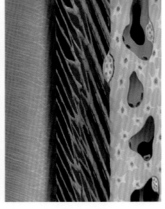

图 19.3 挤压性损伤时的创伤本质。经许可引自 Andreasen[9]，1995

乳牙：随访和预后

如果决定保留受伤的乳牙，应仔细观察其牙髓或牙周并发症的临床和影像学特征；还必须仔细检查 X 线片，以了解损是否对继承恒牙胚有任何损害（图 19.4）。 受伤后一周应始终对患者进行评估，以确保已初步愈合。 此后，两次检查之间的间隔将取决于受伤的类型、预期的并发症类型和儿童的年龄。 因此，如果治愈并发症（例如牙震荡，亚脱位或牙釉质 – 牙本质折裂）的风险较低，并且父母配合良好，那么每年对受过创伤的牙齿进行一次评估就足够了。 但是，如果有任何感染迹象，如牙冠变色、肿胀或疼痛，则必须仔细指导父母与牙医联系。若在严重的并发症出现的风险较高（如挫入性或侧方位脱位）时，建议在 1 周、4 周、3 个月、6 个月和 1 年后复查患儿，然后每年一次直到乳牙脱落、恒牙完全萌出到位为止。

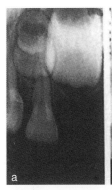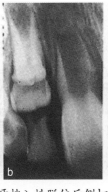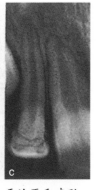

图 19.4　2 岁时乳牙挫入性脱位后侧切牙的严重畸形。a. 外伤后 1 年的状况。b、c. 变形的切牙进一步发育和单纯性萌出

牙髓和牙周并发症

牙髓坏死

牙髓坏死是最常见的并发症[3]。在评估乳牙的牙髓状态时，由于难以从孩子那里获得足够的合作，而敏感性测试的价值有限。大多数情况下，坏死的诊断是基于检查牙齿的颜色、对叩诊的反应、对根尖周病变的影像学检查或存在与受伤牙有关的瘘管或脓肿。

牙冠变色是牙髓状况的重要标志。具有正常颜色的外伤牙很少发生根尖周炎。应注意：变色的牙齿不一定表示牙髓的坏死状态。创伤后不久出现的浅灰色变色经常反映出牙内出血。进一步检查时，灰色调可能会逐渐消失，然后恢复正常或几乎正常。在这种情况下，牙髓将保持其活力。但是，如果仍然存在浅灰色，则应怀疑坏死。关于牙髓状况的信息也可以通过评估牙髓腔的大小来获得。如果发生牙髓坏死，则正常的生理尺寸将不会减小。感染初始迹象出现，即形成根尖周不透射线（图 19.5）；瘘管或脓肿形成时，拔除患牙是防止继承恒牙可能产生后遗症的一种治疗方法[4]。

牙髓钙化

髓腔和根管钙化是对创伤的常见反应[3]。X 线片显示了牙髓腔的部分或全部矿化（图 19.6）。临床上，牙冠逐渐呈现淡黄色。在大

多数情况下，直到脱落时，钙化的牙齿也不受影响[4]。

牙根吸收

乳牙根吸收的病因和发病机制与受创伤的恒切牙的根吸收相同。挫入性脱位后通常可以看到与外部感染相关的根吸收，而亚脱位和脱位损伤均可能导致内部吸收[3]。拔牙是所有病理性根吸收的选择[4]。

对发育中恒牙的伤害

有大量的文献记载，乳牙的创伤很容易传递至其继承恒牙[5-6]。挫入、完全脱位和牙槽骨骨折后发现发育障碍的频率最高。大多数干扰发生在当乳牙的根尖直接伤及恒牙胚时（图 19.7）。但是，乳牙的根尖周炎也可能有不利影响。在恒切牙中发现的发育障碍

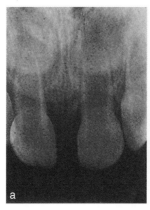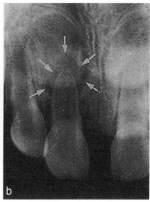

图 19.5　a. 右中切牙轻度挫入性脱位 1 周后拍摄的 X 光片。b. 创伤后 3 个月出现明显的根尖周炎（箭头）

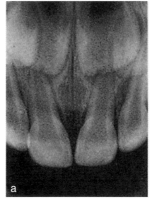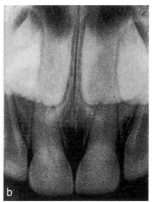

图 19.6　两个中切牙的亚脱位导致牙髓钙化。a. 受伤时。b.2 年后，牙髓几乎完全钙化

273

的类型和严重程度也与受伤时的年龄密切相关。牙胚在其早期发育阶段特别脆弱。当损坏发生在2岁之前时，会看到最严重的影响。恒切牙牙冠的形态或矿化变化是最常见的并发症类型。病变范围包括小的牙釉质混浊和严重畸形 [5-6]。

切牙唇面的牙釉质不透明是最常见的后遗症。在牙冠的局部区域釉质成熟时，会发生这种类型的缺陷。如果成釉细胞在早期受到影响，则可能导致牙釉质局部黄褐色变色和发育不全（图19.8~图19.10）。如果将乳牙直接移入继承恒牙的卵泡中，则牙齿的矿化部分可能相对于牙胚的柔软部分发生脱位，从而发生冠弯曲（图19.4）。恒切牙冠畸形的牙髓坏死的风险很高，因为细菌可以通过牙釉质和牙本质的微观缺陷进入牙髓。因此，建议在牙齿萌出后立即封闭牙釉质 [7]。创伤还可能干扰牙根的发育，导致根弯曲或发育的部分停滞 [5-6]。不到5%的患者出现恒切牙的严重畸形 [7]。在这些情况下，建议在萌出期间密切监视患者。畸形的牙齿可能由于对牙囊造成的损害而无法萌出。重要的是保留畸形的切牙，以确保该区域的牙槽骨正常发育。

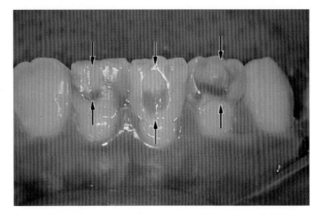

图19.8　2岁时乳牙撕脱性损伤导致的3个下颌切牙（箭头）的釉质缺损

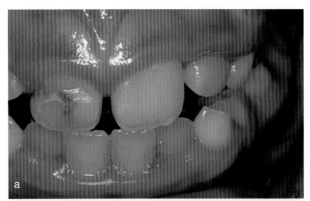

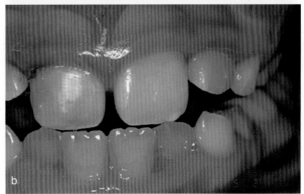

图19.9　18个月大时乳牙的挫入导致右中切牙的外部釉质发育不全。发育不良的区域被复合树脂覆盖

恒牙：随访和预后

由于所涉及的牙齿组织的不同，每种特定的创伤性损伤都有各自的预后（www.dentaltraumaguide.org）。因此，应定期随访受伤患者，以便及时诊断和治疗潜在的并发症。大多数并发症发生在受伤后的第一年。但是，应继续对恒牙进行后续评估，直到完成所有并

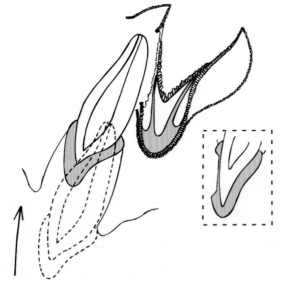

图19.7　由于乳切牙的挫入而干扰了恒牙牙胚的发育。由于成釉器裂伤，会发展成釉质的紊乱

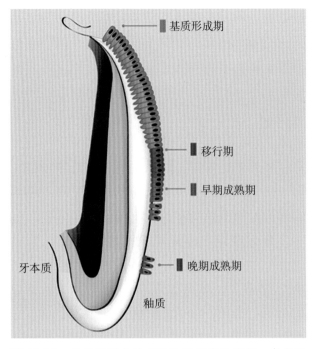

图 19.10 牙釉质形成的不同阶段的简化模型。在成釉细胞分泌牙釉质基质的分泌阶段，以及早期和晚期成熟的阶段，釉质晶体在此生长，并且在萌出牙齿之前矿物质含量达到 96%。当牙齿萌出时，退化的釉质上皮与口腔上皮融合。经许可引自 Lauridsen, et al[7]. Danish Dental Journal，2014

发症的治疗，或者直到脱落或拔除的恒牙被完全替代修复为止。以下时间表可以作为中度或高频率并发症的创伤类型的指南：1周、3周、6~8周，3、6和12个月；此后，每年一次，为期5年。

后续检查应包括牙髓敏感度、叩诊和活动度以及牙齿颜色检查。

使用标准化的放射投照技术从几个投影角度观察牙齿，这些角度在随访期间是相同的[8]。强烈建议使用胶片夹。

牙髓和牙周并发症

牙髓腔闭塞

牙髓腔闭塞是用来描述牙髓腔内渐进性硬组织形成的术语。在 X 线片上观察到牙髓腔和根管逐渐变窄，部分或全部闭塞（图 19.11~图 19.13）。矿化的结果可能会导致电活力响应降低甚至灵敏度下降。另外可观察到牙冠呈

淡黄色。

尚未完全了解刺激成牙本质细胞在根管壁上形成硬组织的原因。但是，闭塞似乎与牙根形成不完全有关。挤压、横向脱位和挫入后的闭塞也比牙震荡和半脱位后的闭塞更频繁，这表明牙本质形成的紊乱可能与牙髓的血运重建有关[9-10]。

尽管 X 线片给人的感觉是髓腔完全矿化，但始终保留一小撮牙髓组织。在大约13%的牙齿中，出现牙髓坏死并出现根尖周炎[11-12]。这是一种晚期并发症，在受伤后5~20年常见。在长期的随访研究中，发现这些牙髓坏死事件以每年约1%的速度增加[13]。尽管髓腔有过多的矿化，但常规牙髓治疗几乎总是可以发现根管。

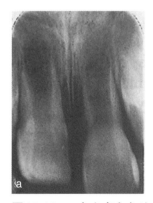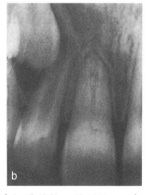

图 19.11 a.未发育完成的右中切牙的挫入性脱位。b.自体再植后，根尖孔闭合和管腔闭塞

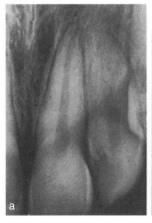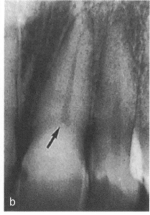

图 19.12 左中切牙部分牙髓管闭塞。a.受伤时。b.15年后。牙髓腔完全消失，根管尺寸略微缩小（箭头）

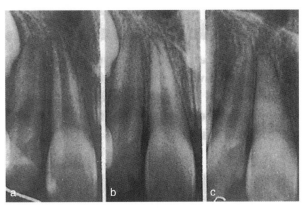

图 19.13　成功再植右中切牙后髓腔闭塞。牙齿在几分钟内被重新种植。a. 3 周后发现正常。b. 6 个月后拍摄的射线照片显示根尖闭合。c. 再植后 7 年，牙髓腔完全闭塞，没有牙根吸收的迹象

牙髓坏死

牙髓坏死是外伤后最常见的并发症[9]。如果在受伤时切断了牙髓的神经血管供应，那么新血管和神经纤维的向内生长会使牙髓愈合。牙髓的血运重建最可能发生在牙齿发育不成熟的牙齿中。但在儿童和青少年中，它也可能发生在牙根发育成熟的牙齿中。重建只有在根管中没有细菌的情况下才有可能发生。因此，牙髓的长期预后主要与神经血管供应受损的程度（与脱位的类型有关）以及牙髓再血管化的可能性（反映在根的发育阶段）有关[9]。细菌可能会通过暴露的牙本质进入牙髓，例如在牙冠破裂或牙根表面受损的情况下。因此，复合伤的牙齿（牙脱位性损伤和冠折）出现牙髓坏死的风险增加[14-16]。

牙髓坏死的临床体征

虽然可以在受伤后的前三个月内诊断出一些牙髓坏死，但也有经过数年才能显示出坏死的迹象。牙髓坏死可通过牙髓敏感性测试、颜色变化评估以及影像学检查来检查确诊：如根尖周透射影像，牙根吸收和（或）停滞的牙根发育。

牙髓敏感性测试　敏感性测试可以通过牙髓电活力测试、冷测试或在裸露的牙本质上吹气进行。重要的是要记住，这是在测感觉神

经活性，而不是测牙髓活力。在完全切断牙髓后进行血运重建的情况下，感觉神经的再生时间要比新血管的向内生长更长[2]。因此，直到受伤后 3~12 个月，牙齿才可能对敏感性测试有反应。因此，不应仅将阴性结果视为坏死的证据。诊断牙髓治疗应始终推迟到至少出现另一种坏死的临床和（或）放射影像学迹象。此外，由于感觉神经尚未完全发育，根部发育不成熟的牙齿对敏感性测试的反应阈值可能更高。

牙齿变色　立刻出现的粉红色变色是由创伤引起的牙髓内出血造成的。在接下来的几周中，红色可能会变为灰色，但如果牙髓愈合，则变色会逐渐消失（图 19.14）。但是，如果牙冠逐渐变灰，则应怀疑坏死。创伤后数周或数月首次出现的浅灰色被认为是坏死的迹象。在这种情况下，灰色表示坏死的牙髓组织分解。牙髓管闭塞的牙齿可能会发黄[8]。

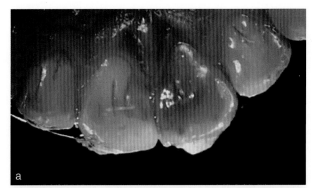

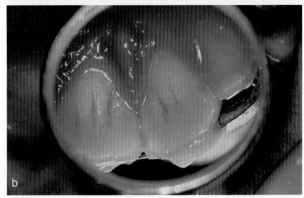

图 19.14　a. 一名 10 岁男孩的左中切牙在亚脱位 1 周之内发生变色。b. 三个月后，变色消失，牙齿电活力测试结果正常

牙髓坏死的放射学特征

为了从 X 线片随访中获得最大的信息，必须使用标准化的 X 线照相技术以确保可以对 X 线片进行充分的比较。因此，建议使用胶片夹。

根尖区透射影　牙周膜宽度的增加和根尖区硬骨板的消失可能是与血运重建相关的牙髓愈合的一种迹象。然而，硬骨板缺失的增加和持续性根尖透射影的发展表明根尖周炎症反应是应对根管内细菌的反应[8]。

牙根发育的停滞　如果在根发育完成之前坏死累及上皮根鞘，则不会再发生牙根生长。应该记住的是坏死可能从牙髓的冠状向根尖发展。这样，活力显然可以持续一段时间，导致整个根尖孔形成钙化屏障[2]（图 19.15）。

牙髓治疗后的颈部根折

据报道，死髓年轻恒牙的牙髓治疗成功率非常高（见第 17 章）。然而，此处对成功的定义往往局限于一个初级目标：良好的根尖封闭。发育中的牙齿坏死使牙本质的形成停止，通常导致牙本质壁薄。这些薄的牙本质易折断，尤其在牙颈部区域更容易发生折裂（图 19.16）。据报道，牙根颈部折裂发生的频率范围从 11 岁的 2% 到 6 岁的 77%（框表 19.1）[17]。牙本质壁薄是造成牙根颈部折裂的主要原因。据报道，在未发育完成的牙根中长期使用氢氧化钙进行根尖诱导成形术会增加这些牙齿的牙根颈部折裂的风险[18]。这一发现导致牙根形成未完成的牙齿的牙髓治疗方法发生了变化，因此，现在推荐使用 MTA 形成根尖封闭。但是，对于 6~10 岁的儿童伴牙髓坏死的患者，其预后仍应视为有待商榷，应考虑另一种长期治疗方案。这在错𬌗畸形病例中尤为重要，因为前磨牙的拔出是正畸治疗计划的一部分。现在的问题是：未发育完成的失活切牙预后不佳，是尽可能保留，还是以后进行修复治疗；或是将受伤牙拔除，并通过正畸或前磨牙自体移植来修复。

牙根吸收

牙根吸收是指仅次于因牙齿移位而导致的脱位性损伤的一种常见并发症[19-21]。

修复相关的吸收（表面性吸收）

修复相关的吸收特征是在牙根表面上的小孔周围覆盖正常宽度的牙周膜。如果有多个小孔影响根尖，修复相关的吸收可能表现为根尖缩短（图 19.17）。这种吸收类型是自限性的，不需要任何处理。在轻度至中度牙根损伤情况下，可以将其视为组织的重塑。修复相关的吸收在侧方脱位和部分脱位的牙齿中尤为常见[2,22]。

感染相关的吸收（炎症性吸收）

感染相关的吸收是病理性且进展很快的一种牙根吸收类型。在严重的牙脱位（如挫入性

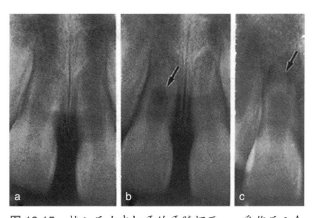

图 19.15　挫入后右中切牙的牙髓坏死。a. 受伤后 3 个月再萌出。b. 没有进一步的牙根发育。发现坚硬的组织形成（箭头）以及持续的活力。c. 牙髓坏死是由根尖周不透射线（箭头）诊断出来的，该损伤在损伤后 1 年进展

框表 19.1　颈部根折风险随发生外伤时年龄增加而减小	
年龄	发生率
6 岁	77%
7 岁	53%
8~9 岁	43%
9~10 岁	28%
11 岁	2%

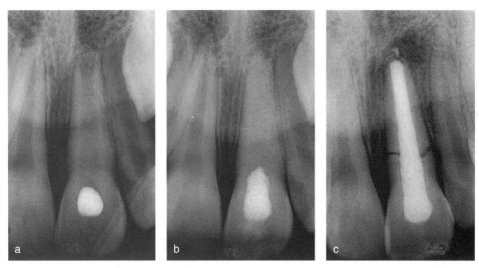

图 19.16 非未发育完成的失活中切牙的自发性根折。 a、b. 用氢氧化钙长期治疗。c. 在完成牙髓治疗 1 年后观察到牙折

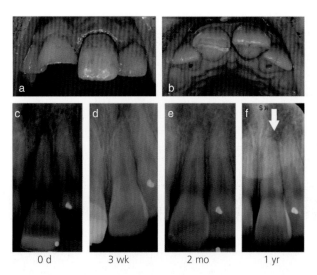

图 19.17 一个半脱位中切牙的牙根表面和根尖区修复相关的吸收。a~c. 受伤时的临床和影像学表现。d~f. 一年后诊断出与修复有关的吸收（箭头）

和完全性牙脱位）最常见。这是由创伤引起的牙周膜和牙骨质的细胞损伤，以及感染坏死的牙髓组织所造成的。被感染的根管中的细菌产物通过牙本质小管渗入牙周膜。炎症反应导致牙根表面吸收[2,22]。

放射学诊断是通过放射学检查，这种吸收表现为牙根表面呈碗状吸收，并伴有相邻牙槽骨的透射性影像。因此，牙周间隙的宽度增加。最常见的是，在牙根的中或冠三分之一处发现与感染相关的吸收（图 19.18，图 19.19）。具

有感染吸收的牙齿将始终对牙髓敏感性测试产生阴性反应。

最早的吸收迹象可在创伤后 3 周内观察到，大多数病例在前 3 个月内被发现。如果在损伤后的第一年内不存在，则不太可能发生与感染相关的吸收。如果进展快，再吸收过程可能会在几个月内完全破坏牙齿[22]。这提示需要立即进行牙髓治疗，包括去除坏死的牙髓组织，根管清创术以及用氢氧化钙治疗，然后再用牙胶根管充填或 MTA 充填。在大多数情况下，这种方法可以阻止吸收，并且在吸收区域中进行牙骨质修复（图 19.19）。

强直、粘连相关的吸收（替代性吸收）

这种类型的吸收与挫入性脱位和切牙完全脱位后再植有很大关系，这两种情况都对 PDL 造成了广泛损害。在牙槽骨和牙根表面之间形成一个骨性结合（强直），然后牙骨质和牙本质不断吸收，被新骨替代并形成新骨（图 19.20）。影像学上可见正常的牙周间隙消失，牙齿逐渐被骨组织取代。临床检查可能会在 X 线片检查之前发现这种吸收类型。一个典型的表现是金属的高敲击声，与未受伤的牙齿明显不同。大多数与强直相关的吸收多发生在外伤后的 2 个月至 1 年内[22]。

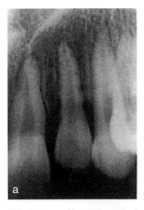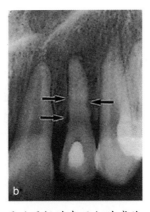

图 19.18　挫入性脱位的侧切牙的牙根外表面与外感染相关的牙根吸收。a.受伤 6 周后。b.在牙髓治疗期间，髓腔暂时充满了氢氧化钙。 在牙根表面观察到持久性缺陷（箭头），但没有进一步的进展

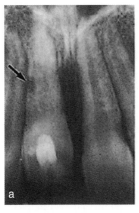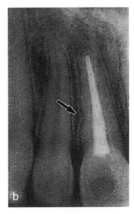

图 19.19　一个挫入性脱位的右中切牙与外感染相关的牙根吸收。a.受伤后 8 周观察到吸收区（箭头）。 牙髓管暂时充满氢氧化钙。b.2 年后，存在持续性缺陷（箭头），但没有进一步的吸收。

不幸的是，目前还没有一种有效的治疗骨性粘连牙齿的方法，最终整个牙根都会被骨组织取代。替代率通常非常低，并且牙齿可以维持数年。完全吸收根部可能需要 3 到 10 年。进展速度与年龄密切相关（图 19.20）。

骨性愈合会干扰正在发育的个体的牙槽骨垂直生长（图 19.21）。导致的垂直骨和软组织不足会严重损害以后的义齿修复。一旦怀疑会发生骨性愈合，应制定替代治疗方案。在牙槽骨大量生长的年轻患者中，建议进行去冠。在去冠过程中，牙冠与吸收的牙根在边缘嵴以下 1~2mm 处分开。然后，在重建过程中，强

直牙根部将逐渐转变为骨组织，从而保留宽度并允许牙槽骨连续垂直生长[23]。无论是通过传统的冠桥修复，前磨牙的自体移植还是种植牙修复，这两个过程对于以后的牙齿替换都是必不可少的。对去冠术时机而言，至关重要的是，当牙齿下移出 2~3mm，并且预期会有更多的滞留生长（进而下沉）时，才进行该手术。

如果诊断出牙齿下沉的时间较晚，或者预计几乎没有额外的垂直生长，则可在放置骨移植材料的同时，在强直牙周围进行截骨术。使用这种技术，还可以保留牙槽突的宽度和高度，并且在生长结束之前，可以将强直性牙齿用作为暂时性的、固定的间隙保持器，以便进行最终的修复治疗。

牙槽嵴保存（牙槽窝保存）是在拔除骨粘

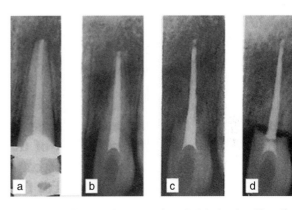

图 19.20　完全性牙脱位和随后的左侧切牙再植后替代性吸收的过程。a~c.分别为受伤后 6 个月、2 年和 4 年拍摄的 X 光片。d.替代后 7 年切除侧切牙时的状况

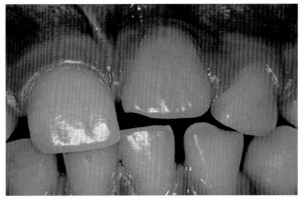

图 19.21　由于替代性吸收（强直）导致左中切牙的下沉

连牙齿后，将具有低替代率的骨替代材料放入拔牙窝中，以保存成人的牙槽嵴尺寸。但是，不建议在生长发育期的孩子中使用，粘连这种技术会导致牙槽骨生长停滞，在骨粘连牙齿和早期植入的种植体已发现了这种现象 [24]。

根管吸收（内吸收）

牙根内吸收是受过创伤的牙齿中少见的并发症。它可能是由部分牙髓坏死引起的慢性牙髓炎症所致。内吸收通常没有临床症状，首先要通过影像学诊断。诊断通常在外伤多年后发现。该过程可能会非常迅速地进行，诊断后应立即开始牙髓治疗。如果在牙根大面积吸收并且牙根表面出现穿孔之前开始进行根管治疗，则预后良好。

恒牙外伤的预后

牙隐裂和非复杂冠折

未伴有牙周损伤的外伤牙很少出现并发症。冠折后牙髓坏死的高风险多出现在未经治疗的、有缺损到深部角落的冠折 [25]。

儿童期非复杂冠折的治疗通常包括牙折片重新粘接或复合树脂修复（见第18章）。这些步骤通常只代表一种半永久性解决方案，而使用瓷贴面或瓷冠进行永久的修复通常要等到成年后。

复杂冠折

两种标准的治疗方法——直接盖髓术和部分牙髓切断术——似乎可以成功治愈90%以上的病例（见第12和18章）。

冠根折

尚无研究比较第18章中所述的不同治疗程序的结果。但是，正畸牵引断根可形成稳定的牙周条件；某些情况下手术暴露腭侧牙齿断端可导致腭侧牙龈慢性炎症，一段时间后会发生该牙向颊侧的轻度移位。手术复位根尖断片

具有良好的长期保存率 [26]。

根 折

在约80%的根折牙齿中，牙髓仍然可以存活或重新血管化，并且在根折处愈合 [9,27-29]。已经发现了四种主要的愈合状况（图19.22，框表19.2）。

牙髓坏死是由冠部断端中被感染的牙髓引起的。通常可以在受伤后6个月内诊断出牙髓坏死。冠部断端的严重移位和外伤时牙根已发育完成会明显增加牙髓坏死的风险 [27-28]。

重要的是要认识到，根部断端几乎总是包含有活力的牙髓组织。因此，牙髓治疗可局限于冠部断端。牙髓治疗完成后，发现修复两个断端之间的结缔组织（PDL）具有连续性 [30]（图19.23）。如果感染已经扩散到根尖，则可能必须通过外科手术将其拔除。

当根颈三分之一处根折的牙齿出现坏死时，应考虑以下步骤：先拔出冠端断片，然后正畸牵引根端断片或去冠。

不论愈合类型如何，根折的牙齿均具有良好的长期预后，尤其是根中部或根尖的根折 [30]。

框表 19.2　根折后的结局

钙化组织修复
根折处由坚硬的组织结合在一起，并且根折线变得不可见或难以辨认。牙齿活动正常。

结缔组织修复（PDL）
一条狭窄的，透射性的根折线在根折处，并且折裂边缘周围呈圆形。牙齿的活动度取决于根折程度。

骨组织和结缔组织（PDL）修复
骨桥将两个断端分开。牙齿的活动度取决于根折程度。

牙髓坏死
断端之间出现逐渐扩大的间隙，并且邻近根折处出现放射性透亮影。牙齿动度增加。

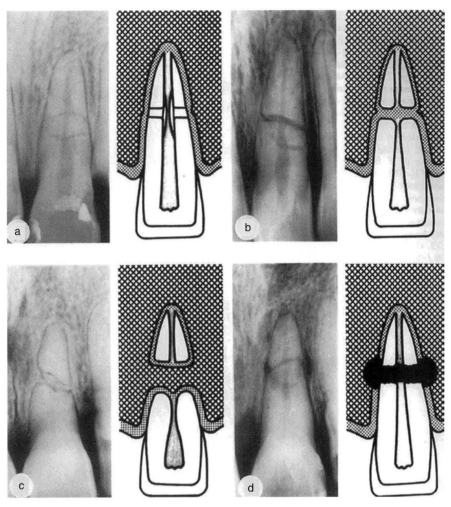

图 19.22　X线片和图表说明了根部骨折后的各种愈合方式。a. 钙化组织愈合。b. 结缔组织愈合。c. 骨和结缔组织愈合。d. 肉芽组织愈合。 经 F.Andreasen 许可引自 Andreasen, 1995 [9]

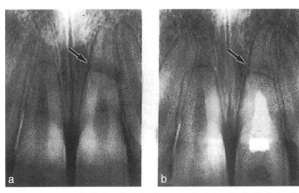

图 19.23　两个中切牙的根折。a. 右中切牙的牙髓仍有活力并且出现钙化组织修复，而对应于骨折线（箭头）的透射性影像表明左中切牙坏死。b. 完成根管充填两年后左中切牙根折处 PDL 连续

脱位性损伤

　　牙脱位而无移位（牙震荡和亚脱位）的

长期预后很好，并且治愈后并发症的风险非常低 [31]。在成熟的牙齿中，部分脱位和侧方移位的牙齿出现牙髓坏死很常见，但出现病理性牙根吸收很少。挫入性脱位牙是非常严重的牙外伤类型，进行性牙根吸收可能导致牙齿脱落。合并多类型损伤的牙齿，既有牙折又有脱位性损伤时，牙髓坏死和感染性吸收的风险将增加 [14-16]。

完全脱位后再植

　　在根尖孔开放的牙齿中，可能发生牙髓的血运重建（图 19.24）。脱位牙的牙髓组织有潜力在牙槽窝外存活 3h。因此，在 3h 内可以再植牙齿，根管治疗可以推迟至牙髓明显坏死

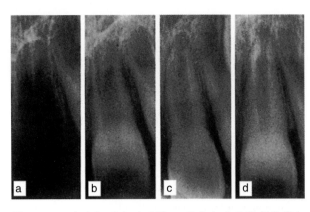

图 19.24　左中切牙成功再植。牙齿在孩子母亲的嘴中存放了 45min。a~c. 分别在再植前、再植后 12d 和 6 个月拍摄的 X 线片。d. 受伤一年后，牙根持续发育，牙髓腔变窄。

时进行。这些牙齿必须密切随诊。如果出现坏死迹象，例如感染性吸收，应立即开始牙髓治疗。对于牙根未完全形成的牙齿，建议每隔 2 周进行 X 线片检查，直到确认牙髓坏死或有明显的牙根持续形成为止。

牙髓血运重建不太可能发生在根尖孔封闭的牙齿中，因而必须在植牙后 1~3 周内开始牙髓治疗，以防止出现感染性吸收。完全脱位牙出现牙根吸收是非常常见的，并且三种类型的吸收都可能发生。

牙外伤指导网

牙外伤指导网（www.dentaltraumaguide.org）提供了所有不同类型的牙齿外伤以及合并伤牙齿的详细预后评估。对于牙根发育完成或完成的牙齿，受外伤后存在牙髓坏死、牙髓闭塞、修复性吸收、感染性吸收、强直性吸收、牙槽骨缺损和牙齿脱落的风险 [31]。

外伤导致恒牙缺失的治疗选择

如果外伤的牙齿缺失或预后不确定（如进行性牙根吸收），在确定最终的治疗计划之前需要确定以下几个因素：

- 患者年龄。
- 颅面剩余生长量，包括牙槽骨的垂直生长。
- 受伤处牙冠和牙根之间相邻的可用空间。
- 咬合关系。
- 牙槽突的软硬组织状况。
- 患者的依从性，包括口腔卫生。

对这些因素的评估有助于确定治疗计划，计划可能包括正畸关闭间隙、酸蚀或常规固定修复体、前磨牙的自体移植或种植牙。研究模型和 X 线片（包括根尖片、头颅侧位片和全景片）有助于制定计划。为了在这些治疗中选择一个更好的治疗方案，必须确定咬合关系。

正畸关闭间隙可以在任何年龄进行。由于对髓腔宽大的牙齿进行备牙容易有牙髓失活的风险，通常常规固定义齿修复必须推迟到成年。酸蚀固定桥（Acid-etched fixed bridges，也称为 Rochette or Maryland bridges）对邻牙的破坏一般较小。但是，在切牙支持力理想的情况下，它们可能会干扰生长并导致前基牙移位。可以在青少年中使用的另一种治疗方法是将前磨牙自体移植到牙齿缺失的区域。由于牙齿移植体具有独特的成骨能力，因此这一过程提供了一种治疗替代方法，既可以替换掉缺失的牙齿又可以替换萎缩的牙槽 [32]。最近的研究表明这些移植体具有良好的长期存活率，这为年轻人的牙齿替代提供了一种现实的治疗选择 [33]。在进行自体移植之前，全面的正畸分析是必不可少的。自体移植可以预期替代缺失的牙齿。但是，替换后的状态不应出现错殆。牙齿移植成功的关键因素包括正确选择牙根发育 2/3 至 3/4 的供体牙齿，以及低创手术技术来获取供体牙齿并准备受体部位。

种植体修复是另一种较多文献支持的方法，种植体可以替代因外伤而缺失的牙齿，具有良好的长期预后。牙槽骨和钛种植体表面之间的直接功能键称为"骨结合"。在 3 个月的愈合期后，可以进行最终的修复手术，而无须依靠邻牙。早期，骨整合在早期也被称为"功能性强直"，这意味着种植体在某些方面表现得像强直牙齿。因此，种植体会被禁止用在颌面生长尚未完成的个体中。种植体将保持在其原始位置，并且在持续的牙槽骨生长或相邻牙齿持续萌出的情况下，可以看到到渐进式咬合下沉。可以通过调整种植体固位冠来治疗轻微的咬合下沉。但是，在更极端的情况下，必须先去除种植体，让骨组织和软组织的生长，才放置新的种植体。患者实际年龄不能作为停止生长的决定因素。监测生长的方法包括：每隔一年叠加一次头颅侧位片，测量身高和手腕 X 线片。另外，学者普遍认为切牙间支持组织可减少相邻牙齿继续萌出的机会，从而最大限度地降低咬合下沉的风险。

通常，牙槽骨会因牙 - 牙槽损伤而缺损。与自体移植不同，牙种植体不具有诱导新骨形成的能力。可使用自体骨块或引导性骨再生技术在水平方向上增加骨[34]。垂直向骨增长的可能性较小。但是，牙槽骨牵张成骨术或局部节段截骨术与骨移植术可为以后的种植义齿修复提供足够的条件。

（赵姝亚　译）
（邢向辉　廖莹　张倩　审）

参考文献

[1] Gottrup G, Storgard JS, Andreasen JO. Wound healing subsequent to injury//Andreasen J O, Andreasen FM, eds. Textbook and Color Atlas of Traumatic Injuries to the Teeth, 4th edn. Oxford: Blackwell, 2007, 1–61.

[2] Andreasen JO, Løvschall H. Response of oral tissues to trauma//Andreasen JO, Andreasen FM, Andersson L, eds. Textbook and Color Atlas of Traumatic Injuries to the Teeth. 4th edn. Oxford: Blackwell Munksgaard, 2007.

[3] Borum MK, Andreasen JO. Sequelae of trauma to primary maxillary incisors. I. Complications in the primary dentition.

Endod Dent Traumatol, 1998, 14:31–44.

[4] Flores MT, Holan G, Borum MK, et al. Injuries to the pri-mary dentition//Andreasen J O, Andreasen FM, Andersson L, eds. Textbook and Color Atlas of Traumatic Injuries to the Teeth. 4th edn. Oxford: Blackwell, 2007: 516–541.

[5] Andreasen JO, Ravn JJ. The effect of traumatic injuries to primary teeth on their permanent successors. Ⅱ. A clinical and radiographic follow-up study of 213 injured teeth. Scand J Dent Res, 1970, 79:284–294.

[6] Andreasen JO, Sundstrøm B, Ravn JJ. The effect of traumatic injuries to primary teeth on their permanent successors. I. A clinical, radio-graphic, microradiographic and electronmicroscopic study of 117 injured permanent teeth. Scand J Dent Res, 1970, 79:219–283.

[7] Lauridsen E, Yousaf N, Andreasen JO. Udviklingsdefekter på de permanente incisiver som følge af traume i det primære tandsæt. Tandlægebladet. Særnummer November, 2014.

[8] Andreasen FM, Andreasen JO. Diagnosis of luxation injuries: the importance of standardized clinical, radiographic and photographic techniques in clinical investigations. Endod Dent Traumatol, 1985, 1:160–169.

[9] Andreasen FM. Pulpal healing after luxation injuries and root fracture in the permanent dentition. Thesis, Copenhagen University, 1995.

[10] Robertson A. Pulp survival and hard tissue formation subsequent to dental trauma. Swed Dent J 1997, Suppl 125.

[11] Cvek M, Granath L-E, Lundberg M. Failures and healing in endodontically treated non-vital anterior teeth with post-traumatically reduced pulpal lumen. Acta Odont Scand, 1982, 40:223–228.

[12] Jacobsen I, Kerekes K. Long-term prognosis of traumatized permanent anterior teeth showing calcifying processes in the pulp cavity. Scand J Dent Res, 1977, 85:588–598.

[13] Robertson A, Andreasen FM, Bergenholtz G, et al. Incidence of pulp necrosis subsequent to pulp canal obliteration from trauma of permanent incisors. J Endod, 1996, 22:557–560.

[14] Lauridsen E, Hermann N, Gerds TA, et al. Dental trauma. Combination injuries 1. The risk of pulp necrosis in permanent teeth with concussion injuries and con-comitant crown fractures. Dent Traumatol, 2012, 28:364–370.

[15] Lauridsen E, Hermann N, Gerds TA, et al. Dental Trauma. Combination injuries 2. The risk of pulp necrosis in permanent teeth with subluxation injuries and concomitant crown fractures. Dent Traumatol, 2012, 28:371–378.

[16] Lauridsen E, Hermann N, Gerds TA, et al. Dental trauma. Combination injuries 3. The risk of pulp necrosis in permanent teeth with extrusion or lateral luxation injuries and concomitant crown fractures without pulp exposure. Dent Traumatol, 2012, 28:379–385.

[17] Cvek M. Prognosis of luxated non-vital maxillary incisors treated with calcium hydroxide and filled with gutta-percha. A retrospective clinical study. Endod Dent Traumatol, 1992, 8:45–55.

[18] Andreasen JO, Munksgaard EC, Bakland LK. Comparison of fracture resistance in root canals of immature sheep teeth after filling with calcium hydroxide or MTA. Dent Traumatol, 2006, 22:154–156.

[19] Andreasen JO. Review of root resorption systems and models. Etiology of root resorption and the homeostatic mechanisms of the periodontal ligament//Davidovitch D, ed. The biological mechanisms of tooth eruption and root resorption. Birmingham: EBSCO Media, 1988, 9–21.

[20] Andreasen JO. Experimental dental traumatology: development of a model for external root resorption. Endod Dent Traumatol, 1987, 3:269–287.

[21] Andreasen JO, Andreasen FM. Root resorption following traumatic dental injuries. Proc Finn Dent Soc, 1991, 88:95–114.

[22] Andreasen JO, Andreasen FM, Bakland LK, et al. Traumatic Dental Injuries—a Manual. 3rd edn. Oxford: Wiley-Blackwell, 2011.

[23] Malmgren B. Ridge preservation/decoronation. Pediatr Dent, 2013, 35:164–169.

[24] Sandor GKB, Kainulainen VT, Queiroz JO, et al. Preservation of ridge dimensions following grafting with coral granules of 48 post-traumatic and post-extraction dento-alveolar defects. Dental Traumatol, 2003, 19:221–227.

[25] Ravn JJ. Follow-up study of permanent incisors with enamel-dentin fractures after acute trauma. Scand J Dent Res, 1981, 89:355–365.

[26] Kahnberg K-E. Surgical extrusion of root fractured teeth—a follow-up study of two surgical methods. Endod Dent Traumatol, 1988, 4:85–89.

[27] Andreasen JO, Andreasen FM, Mejare I, et al. Healing of 400 intra-alveolar root fractures. 1. Effect of pre-injury and injury factors such as sex, age, stage of root development, fracture type, location of fracture and severity of dislocation. Dent Traumatol, 2004, 20(4):192–202.

[28] Andreasen JO, Andreasen FM, Mejare I, et al. Healing of 400 intra-alveolar root fractures. 2. Effect of treatment factors such as treatment delay, repositioning, splinting type and period and antibiotics. Dent Traumatol, 2004, 20(4):203–211.

[29] Jacobsen I. Traumatized teeth. Clinical studies of root fractures and pulp complications. Thesis. Oslo, 1981.

[30] Cvek M, Mejare I, Andreasen JO. Conservative endodontic treatment of teeth fractured in the middle or apical part of the root. Dent Traumatol, 2004, 29:261–269.

[31] Andreasen JO, Lauridsen E, Gerds TA, et al. Dental Trauma Guide: A source of evidence-based treatment guidelines for dental trauma. Dent Traumatol, 2012, 28:345–350.

[32] Andreasen JO, Andersson L, Tsukiboshi M. Autotransplantation of teeth to the anterior region// Andreasen J O, Andreasen FM, Andersson L, editors. Textbook and Color Atlas of Traumatic Injuries to the Teeth. 4 ed. Oxford: Blackwell. 2007: 740–760.

[33] Czochrowska EM, Stenvik A, Bjercke B, et al. Outcome of tooth transplantation: Survival and success rates 17–41 years posttreatment. Am J Orthod Dentofacial Orthop, 2002, 121:110–119.

[34] Jensen SS, Terheyden H. Bone augmentation procedures in localized defects in the alveolar ridge: clinical results with different bone grafts and bone-substitute materials. Int J Oral Maxillofac Implants, 2009, 24 Suppl:218–236.

第20章

牙体硬组织发育缺陷及其治疗

Ivar Espelid, Dorte Haubek, Birgitta Jälevik

本章重点介绍牙体硬组织病变的诊断及分类，讨论一般治疗原则和治疗计划。此外，不同类型的牙体缺陷被分为局部性牙体缺陷和由遗传因素导致的伴发全身性疾病的牙齿缺陷，本章重点介绍最常见及最重要的疾病，发病率较低的类型则在表中罗列。

牙齿发育的相关因素

与骨组织不同的是，牙釉质和牙本质不能再生。因此，成釉细胞和（或）成牙本质细胞在牙齿发育过程中的功能异常会导致牙齿的永久性缺陷。与成釉细胞不同，成牙本质细胞在发育完成的牙齿中仍然具有功能，能够产生继发牙本质和第三期牙本质（修复性牙本质）。原发性牙本质的缺陷会长期存在，并且牙体组织的发育和矿化不全可以表现为数量上、质量上或两者均减少。由于第一颗乳牙在胚胎第四周开始发育，而第三磨牙的牙根发育在20岁左右才完成，牙齿的作用类似于飞机上的"黑匣子"。根据这一"记录"，临床医生可以粗略地判断发育异常发生的时间，在某些情况下，缺陷的出现时间可能为查找病因提供线索。但牙齿发育缺陷的主要诊断难点之一在于很少发现病理性原因。临床检查中发现的症状往往与许多可能的病因相一致，而病史采集是实现正确诊断的关键。另一方面，一些临床表现符合某些病因，或某些特定情况对诊断有较强的提示作用，如在牙齿形成期间服用四环素引起的牙齿变化（图20.12）。

人体中，牙釉质是唯一的上皮来源的矿化组织。牙釉质一旦形成，就会与活细胞失去联系。釉质的基本单位是釉柱，每个釉柱是四个成釉细胞活动的产物。釉柱由束状晶体组成，其比体内其他矿化组织更大，组织结构也更好。釉质的形成分三个阶段：①沉积；②基质的矿化，这两个阶段会同时发生；③成熟，包括有机成分的最终降解和转运，当特定位置达到釉质的全厚度时牙釉质开始成熟。在釉质分泌阶段，釉原蛋白是构成釉质基质蛋白的主要成分，随着釉质发育成熟，釉原蛋白逐渐降解并消失。

雷丘斯线（striae of Retzius）又称釉质生长线，见于牙釉质。这些条纹是牙釉质停止生长或减慢生长的结果，最后以牙面平行线的形式存在于牙釉质表面。显微镜下可见，在横断面上，雷丘斯线呈同心圆环状，而在纵切面上呈一系列暗带。生长线类似于树的年轮，这些横纹是由逐日递增的釉质基质产生。长期增长的生长线构成了雷丘斯线，这些生长线的产生周期为6~11d[1]（图20.1，图20.2）。新生线是一条特别明显的生长线，它的产生与出生后环境变化相关，并可作为出生前后牙釉质的一个区别点。

牙本质是由成牙本质细胞产生的矿化结缔组织，成牙本质细胞是具有持续功能的细胞。未矿化的前期牙本质与矿化的牙本质相邻，并与其内侧的位于髓周的成牙本质细胞的固有层相邻。牙本质有放射状小管穿过，每个小管容纳一个成牙本质细胞突起。牙本质有机基质的主要成分是 I 型胶原。

与牙本质一样，由成牙骨质细胞形成的牙骨质起源于间充质。形态上分为覆盖根颈部的无细胞牙骨质和覆盖在根尖部分的有细胞牙骨质。有细胞牙骨质在牙齿的整个生命周期中缓慢沉积。

发育性牙齿缺陷的病因学

发育性牙齿缺陷可以由环境因素或遗传因素造成。通常情况下，特定患者的牙齿缺陷原因仍不清楚。遗传缺陷可以仅表现于牙齿组织，或者是由遗传缺陷导致的全身性组织 / 器官受累在牙齿上的表现。环境因素导致的（或者称获得性）牙齿缺陷包括由局部因素和全身因素导致的两种。通常，当釉质缺陷仅发生于单个牙齿或一组相邻牙齿，或者釉质缺陷在牙列中

分布呈现不对称时，可能怀疑是局部因素作用的结果。一般而言，对称性缺陷与受累的时间有关，并与牙齿的发育顺序相关，这种缺陷称为时序缺陷。普遍性缺陷的病因受遗传因素影响，或者受非遗传的、长期的环境影响，与牙

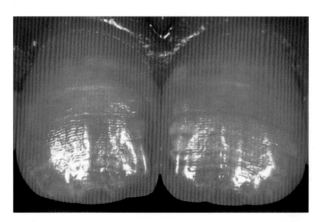

图 20.1　一位 7 岁儿童。中切牙唇侧面上的水平线即釉面横纹。白色，不透明的斑块和线条代表牙釉质出现异常（轻度氟斑牙）

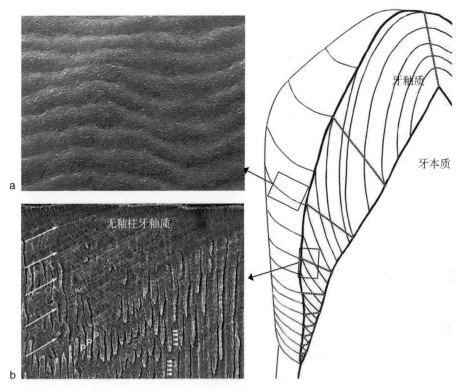

图 20.2　牙齿切面上牙釉质生长线的示意图。a. 扫描电镜图片显示出牙釉质表面的釉面横纹和釉质生长线（雷丘斯线）（箭头）。b. 酸蚀后牙面纵断面上横行交错的釉柱（箭头）。釉柱横纹表示牙釉质形成的日节律，而雷丘斯线表示牙釉质形成的较长周期节律（7~10d）。釉面横纹是芮氏条纹在牙面上的呈现，它水平环绕牙齿。无釉柱牙釉质（Prism-free enamel，PFE）位于釉质表面。P：釉柱。经 S.Risnes 授权使用

齿形成过程中的任何特定时间段无关。Wright 等人[2] 最近回顾了与遗传性釉质缺陷相关的多种遗传机制。受影响的蛋白包括酶、调节蛋白、细胞外基质蛋白、转录因子和跨膜蛋白。可造成遗传性釉质缺陷的蛋白是多种多样的，这与遗传因素导致的牙本质异常形成了对比，后者与相对较少的蛋白质有关，并似乎具有更为统一的模式。

图 20.3 给出了结果收集和分类的系统方法。框表 20.4、框表 20.9 和框表 20.10 列出了一些可能导致牙齿硬组织发育障碍的疾病和病因。

信息采集和治疗计划

既往信息

病史对揭示牙齿异常的病因至关重要。通常情况下，症状表现与某个特定的信息没有特殊关系，必须进行鉴别诊断以形成最终诊断。

需要记录的病史信息关键词包括家族和儿童疾病、既往和现在的药物摄入史、儿童时期的环境污染情况、氟化物暴露史、牙科病史和症状。框表 20.1 罗列了一些需询问的重要问题。

框表 20.1　检查牙齿矿化异常患者时需注意的重要问题

- 哪些牙齿受到影响？
- 乳牙和恒牙都受到影响吗？
- 牙齿敏感吗？
- 兄弟姐妹或亲属有没有牙齿发育异常？
- 放射检查的结果说明什么？
- 头发和指甲是什么样子的？
- 母亲怀孕期间的总体健康状况如何？
- 分娩时有没有并发症？
- 孩子出生时的胎龄是多少？
- 孩子是母乳喂养还是用配方奶粉喂养？
- 孩子接受过氟化物或维生素补充剂吗？
- 孩子在童年期间饮水含有氟化物的吗？
- 儿童早期的总体健康状况如何？
- 有什么其他严重的疾病吗？

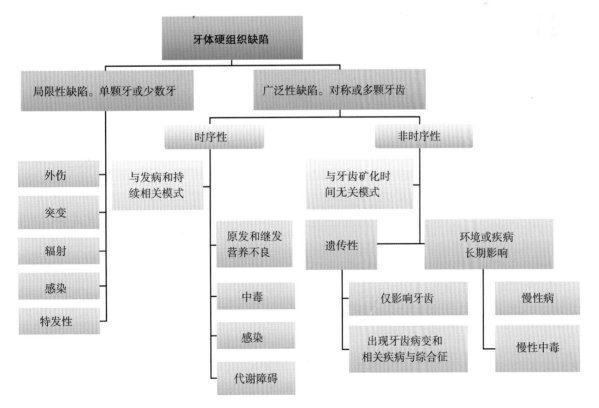

图 20.3　示意图罗列了与牙齿硬组织发育缺陷相关的数据收集和结果分类的系统方法

口外检查

建议对头部和面部特征进行简单的检查，以记录发育异常的体征（见第 24 章）。此外，在某些情况下，对皮肤、毛发和指甲的检查可能会提供有用的信息，因为它们都是从外胚层发育而来的。

发育性牙齿缺陷的临床特点

牙齿硬组织异常的分类取决于患牙的临床特征。然而，随着对基因造成牙齿缺陷的相关分子水平知识的深入了解，基于特定分子缺陷进行分类诊断的需求越来越受到关注。最显而易见的牙齿缺陷是发生在牙釉质上的缺陷，包括釉质斑块和釉质发育不全（enamel hypoplasia）（图 20.4）。由于牙本质几乎无法进行检查，因此牙本质可能也出现病损的情况通常会被忽视，所以牙齿缺陷通常指牙釉质缺陷（框表 20.2）。

釉质斑块是矿化不完全的结果，是一种牙釉质矿化质的缺陷。这种缺陷也被称为牙釉质矿化不全（enamel hypomineralization）。

釉质斑块通常分为局限型病变和弥散型病

变。局限性斑块与相邻的正常牙釉质间有一个清晰可见的边界，其颜色可以是白色、黄色或棕色。弥散型斑块可以呈线性、斑片状或连续分布，但与相邻的正常牙釉质没有清晰的边界[3]。有些斑块的釉质表层下孔隙明显，这可能会导致牙齿萌出后釉质表面崩解。牙齿磨损和机械应力均可能导致这种缺陷。这些缺陷应该被归为萌出后破坏（图 20.4g），而不是牙釉质发育不全（图 20.4e、f）。

釉质发育不全是釉质基质形成不足的结果，表现为因牙釉质厚度减少而引起的表面缺陷。釉质发育不全可以表现为单个或多个出现的点状凹陷，这些点状凹陷或浅或深，或散布或水平排列；也可以表现为单个或多个沟状凹陷，或窄或宽。严重的话，整个牙冠相当大的区域上表现出局部或全部釉质的缺失。当釉质发育不全合并牙釉质矿化不全时，厚度降低的牙釉质可呈半透明状或不透明状[3]。

应注意的是，同一病因既可导致牙釉质斑块，也可导致牙釉质发育不全，这取决于干扰因素的影响时间点、持续时间、严重程度以及个体的易感性。

诊　断

为了做出最终诊断，有必要结合病史、医疗记录信息以及牙科检查的临床和影像学结果综合判断。在某些情况下，可能无法得出最终诊断，或者可能有不止一个诊断。例如，轻度氟斑牙和某些牙釉质发育不全（amelogenesis imperfecta，AI）病例具有相似的临床表现。

分　类

历史上，症状和新发现的疾病或多或少都是根据当前的知识水平和理念来统一命名及分类的。随着医学和牙科学的不断进步，人们获得了更多的病因学和遗传学知识。对于遗传咨询来说，基于分子病因学对遗传性牙釉质和牙

框表 20.2　牙釉质斑块和牙釉质形成不全

质量缺陷

· 牙釉质斑块（图 20.4b,c）
· 萌出时，完整的釉质表层下存在不完全矿化的区域
· 牙釉质颜色和透明度的改变
· 因咀嚼力造成的创伤致使牙釉质表层发生崩解，留下清晰的边界
· 牙釉质变色（图 20.4d）

数量缺陷

· 牙釉质形成不全（图 20.4d）
· 釉质基质形成不足
· 牙釉质很薄，或有点状凹陷或沟型缺损，或较大面积的缺失
· 缺陷有完整的边界
· 牙釉质斑块与牙釉质形成不全病损常同时存在（图 20.24h）

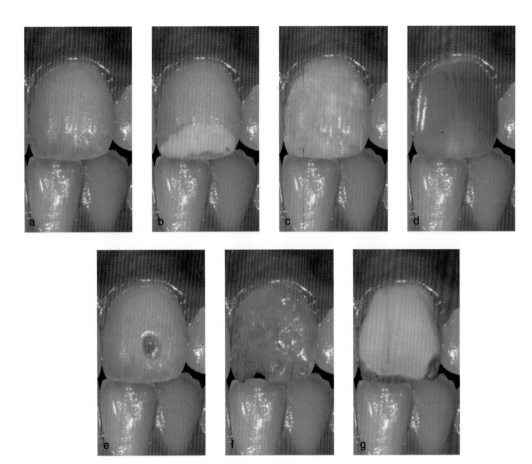

图20.4　牙齿形成异常引起的釉质缺陷类型的分类和实例。a. 21中切牙的自然外观。b. 边界清晰的片状斑块（白色）。c. 没有明确边界的弥散型斑块（白色）。d. 半透明的变色牙釉质。e. 单一釉质形成缺陷（单个点隙缺陷）。f. 多个釉质形成缺陷。g. 由于牙釉质矿化不全而导致的患牙萌出后牙釉质崩解。请注意，通常发现牙釉质出现缺陷时，牙列中的多颗牙齿都会受到影响

本质疾病进行分类是绝对必要的，但到目前为止，尚无足够的遗传学知识来提出一个能描述基因型和表型间关系的新分类[4-7]。

学者提出了一种主要基于遗传学，参考表型的分类方法[4]。第一个分类标准是关于基因缺陷位点的信息，其次是这种基因缺陷位点的生化结果，这种系统性分类方法在医学上更为常见，只是随着时间的推移，知识积累逐渐增加，遗传性牙齿缺陷的分类标准可能会出现变革。

Shields 等人将遗传性牙本质缺陷分为牙本质发育不全（dentinogenesis imperfecta，DI）和牙本质结构不良（dentin dysplasia，DD），这一分类方法自 1973 年起就被广泛使用[8]（框表 20.3）。然而，最近的研究表明，

Ⅱ型牙本质发育不全和Ⅲ型牙本质发育不全是染色体 4q13-21 位点相同缺陷的不同表型；而在Ⅱ型牙本质结构不良中发现了类似的基因缺陷，表明这是一个类似的病损。Shields 分类的另一个问题是Ⅰ型牙本质发育不全的诊断。Ⅰ型牙本质发育不全的诊断是基于成骨不全综合征中的牙本质改变情况，而其他综合征如先天性结缔组织发育不全综合征（Ehlers-Danlos Syndromes，EDS）却没有包括在内。先天性结缔组织发育不全综合征可能有牙本质结构不良和无牙髓的表型，随着基因表达的不同，这些表型可以与Ⅰ型牙本质结构不良和Ⅱ型牙本质发育不全相似，类似的发现也可能出现在其他一些综合征中（框表 20.4）[7]。

所有已知的带有遗传因素的疾病都已

在电子数据库——在线孟德尔人类遗传数据库（Online Mendelian Inheritance in Man，OMIM）中进行了分类和描述。可以使用美国国家医学图书馆的 ENTREZ 数据库检索工具进行访问（http://www.ncbi.nlm.nih.gov/sites/entrez?db=OMIM）。该数据库包含所有遗传性疾病的最新遗传信息，包括涉及牙齿的遗传性疾病。

框表 20.3　牙本质发育不全（DI）和牙本质结构不良（DD）的分类，该分类由 Shields 等人提出[8]，de La Dure-Molla 等人提出了修订[42]

单纯牙本质疾病的 Shield 分类	单纯牙本质疾病的修订后分类
Ⅰ型牙本质结构不良	根部牙本质结构不良 牙本质发育不全
Ⅱ型牙本质结构不良	·轻度
Ⅱ型牙本质发育不全	·中度
Ⅲ型牙本质发育不全	·重度

框表 20.4　可能导致按牙发育时间顺序、缺陷对称分布的疾病 / 病因

· 高剂量辐射（全身照射）。通常，处于发育阶段而受到辐射的牙齿会形成 V 形根，并可发生早期根尖闭锁和牙根长度减小（图 20.8）。幼儿若进行全身放和化疗会导致更严重的牙齿疾病。

· 药物。

癌症治疗中的化疗可能导致过小牙和某些患者的牙釉质发育不全。

在牙齿形成期使用四环素[a]可导致牙齿变色或牙齿发育不全（图 20.12）。

氟[a]（剂量依赖性）。釉质变化从近乎不可见白色斑块到显著的颜色改变，再到牙萌出后的釉质崩解（图 20.1，图 20.13，图 20.14）。

· 全身感染。牙齿发育不全通常与发育阶段有关。干扰因素可导致牙釉质矿化不全，牙釉质形成不全缺陷，或者两者同时出现。

· 极早产（<34 周）和极低出生体重（<1500g）可能导致某些患者牙釉质发育不全（图 20.10）。

a. 更多细节请参见正文

一般性治疗原则

牙齿发育异常的患者构成了一个治疗需求迥异的群体。全科医生对何种程度的牙釉质发育缺陷和其治疗时机的意见和指导也有很大的不同。牙医对牙齿病变的判断受缺陷的类型、大小和颜色的影响，此外还受牙医相关因素的影响[9]。何时进行牙齿治疗是正确的，对此没有一个统一的标准。对于主要影响美学问题的病例，就治疗需求而言，患者的自我感受是最重要的。

正常牙釉质的外观在颜色、质地和形态方面可能因人而异。牙齿是个人外表的重要组成部分，对牙齿的满意有助于许多人获得身心健康。作为专业的卫生工作者，不要强化社会上"以牙论人"的倾向是重要的，牙医应该意识到父母、牙医和孩子对牙齿理想颜色的看法各不相同[10]。另一方面，牙医必须意识到牙齿的"主人"有权讨厌其牙齿的外观，但牙医的任务是决定所考虑进行的具体治疗是否符合从健康角度出发的道德标准。关于牙齿颜色的问题，每个人的观念各不相同。

治疗计划

确定和解决每个患者的特殊需求至关重要。牙医与父母和孩子的融洽关系对于建立长期治疗关系是必要的，这一点特别是在治疗和随访期较长的情况下尤为重要。在更大、更专业的诊所里可以系统地学到与口腔罕见病有关的临床经验，通过治疗一些这样的患者，更大、更专业的诊所里的牙医可以从中获得经验。比如，罕见的牙本质发育不全会给牙科治疗造成临床技术的挑战，这需要较高的临床技术。有理由相信，普通牙科医生可以做大部分的治疗，但面对复杂的病例，为确保患者得到恰当的治疗，最好是在高年资医生的指导下进行治疗。

贯穿儿童期和青春期的牙齿发育异常的诊

断周期可分为三个阶段：急症治疗阶段、观察阶段和长期治疗阶段。

牙齿发育异常的儿童或青少年和全身健康状况异常的患者一样，其社会心理健康可能会受影响[11]。医生需要关注到父母希望提供支持和获取治疗信息的需求[12]。

急症治疗阶段

对于由发育异常导致的疼痛、牙釉质明显崩解、牙本质暴露和（或）极度磨损的牙齿的治疗，必须在牙萌出后尽快处理。急症治疗的总体目标是缓解症状，防止牙齿进一步崩解和由此带来的新问题。严重的牙釉质形成不全或牙本质形成不全都可能导致这些急症。从乳牙列期开始，其口内萌出的第一颗牙齿就可受累，会损害乳牙列健康。治疗时需要保护暴露的牙本质以避免发生疼痛。修复材料也要根据牙齿出现的问题不同进行选择。临时材料作为过渡修复材料使用可能是一个实用的选择，树脂改良型玻璃离子（resin-modified GICs，RMGIC）和高黏接性的玻璃离子也可以当作半永久性材料进行修复。需牢记的是，光固化不全的树脂是不良反应的潜在原因。恒牙列的建立开始于 5~7 岁，情况严重时，第一恒磨牙和前牙萌出时就需要开始进入一个新的治疗阶段。这时急症治疗包括处理牙齿的极度敏感和保护暴露的牙本质这两个方面。

严重的牙发育异常让年轻患者有时会对疼痛非常敏感，因此提供适当的疼痛控制十分重要，可联合使用镇静治疗。需要进行大量牙齿治疗的患者可能会患牙科恐惧症[13]，当年轻患者需要接受大量牙齿治疗时，推荐使用全身麻醉。尊重孩子身心健康的关爱态度，再加上良好的疼痛控制和焦虑控制将有助于预防牙科恐惧症的发生（见第 6 章和第 9 章）。

观察阶段

在急症治疗后有一段过渡期。在过渡期内，应根据个体需要对前牙和第一恒磨牙进行管理并对修复体进行维护。7~11 岁时，需要规划最终治疗的主要计划。在症状复杂的情况下，需要多学科专家团队的会诊。除了儿童牙医外，该团队还包括一名口腔正畸医生、一名口腔外科医生、一名口腔修复医生、一名颌面部放射科医生或其他与特定情况相关的专家。在治疗计划中，重要的是找到各种治疗（如拔牙和义齿修复治疗）的最佳时机。

牙科治疗需求较多或需要进行部分或全部义齿修复的儿童，在乳牙列或年轻恒牙列期通常要进行大量早期、中期治疗。早、中期的治疗方包括临时或永久性充填，去除牙齿变色部分的微研磨等，如因缺牙、牙齿固位或萌出异常而导致早期拔牙或牙缺失，需要进行局部义齿或桥体修复。在许多情况下，没有必要进行过度治疗，但由于牙齿发育异常会造成龋齿、釉质崩解或磨损风险的增加，牙齿检查时必须特别注意评估患牙的预后。

长期治疗阶段

长期治疗的目标是获得功能良好的牙列，牙齿没有疼痛或敏感不适并具有良好的美学效果。修复体的持久性有限，需要终生定期进行牙科检查。在有全身性严重疾病的病例中，青少年时期的早期全冠治疗可能是最佳的治疗方法。对于症状较轻的牙齿发育异常患者，使用粘接修复技术保存较多牙体量的理念可能是最好的选择。良好的医患关系会提高临床效果，儿童牙科医生应特别注意避免患者产生牙科恐惧症。当有复杂和大量治疗需求时，应意识到尽可能早点咨询相关领域的专家也是非常重要的，这有利于患者获得最佳的治疗效果。在严重的情况下，可通过全身麻醉进行牙科治疗，这对患者是有益的[14]。

环境因素导致的牙齿缺陷

牙体硬组织的局部缺陷

牙齿发育期间的外部损伤

常见的恒牙胚局部创伤通常发生在幼儿中，这是因为当乳中切牙因外伤发生完全脱出（avulsion）或挫入（intrusive luxation）时，可能会伤及未矿化或矿化程度仍然较低的恒牙（图20.5）。治疗时，要考虑乳牙与恒牙胚的三维空间关系，这有利于诊疗。与恒牙相比，乳前牙的根尖更靠近颊侧。如乳牙发生创伤，可能会使它们接触到恒牙胚或造成该区域的感染，很可能会对恒牙造成某种程度的损害。由于损害的严重程度不同，恒牙牙面上会出现轻微斑块或牙釉质缺失，或者造成牙冠和（或）牙根形态的破坏。另外，凿齿（dental mutilation）可能会对发育中的牙齿造成局部创伤。在世界各地的一些民族中，凿齿一直是一个重要的文化传统。据报道，英国出生的索马里儿童，其乳尖牙牙胚被拔除，这引发了严重的健康问题[15]。拔除乳牙或试图用不适当的器械将牙胚从牙囊中取出往往会损害发育中的牙齿（图20.6）。这项来自英国的研究中，32%的研究对象表现出了因拔除尖牙牙胚而出现的异常的牙齿特征。

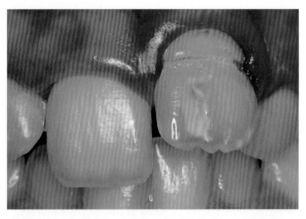

图20.5　儿童在30个月大时因乳切牙挫入性损伤造成的上颌左中切牙形成不全和牙釉质斑块（该儿童现在10岁）。经 G.Koch，Jönköping（瑞典）许可使用

长期的乳磨牙根尖周感染可能会导致继承恒牙的一系列发育缺陷（图20.7）。这些症状可从釉质斑块到釉质发育不全，甚至会导致恒牙胚的发育停滞[16]。这些在恒牙上可能出现的多种病变与众多因素的相互作用有关，这些因素包括损害累及恒牙发育的时间、损害的严重程度和持续时间，以及个体的易感性和抵抗力等。治疗性放疗或大剂量化疗也可能会影响牙齿发育。这些治疗措施可能会严重影响牙齿发育，导致釉质发育缺陷、过小牙、牙根发育停滞以及一颗或多颗牙齿的发育不全（图20.8）。

牙体硬组织的广泛性缺陷

牙齿硬组织发育缺陷可发生在产前、围生期、产后、婴儿期或幼儿期。在出生前后，即便是从宫内生命到宫外生命的正常变化也可能对釉质形成和牙本质形成产生不利影响，所谓的新生线（neonatal line）就证明了这一点（图20.9）。在组织学上，这条明显的生长线可以出现在所有乳牙中。分娩过程中的任何外界压力因素都可能使这条线变得更加明显，从而引起临床上可见的明显釉质缺陷。

其他与牙齿发育缺陷有关的因素包括：化学品的摄入，如氟、四环素、沙利度胺、芳香烃类（多氯联苯和二噁英），早产或低出生体重（图20.10），严重营养不良，新生儿低钙血症，维生素D缺乏，胆红素血症（图20.11），甲状腺和甲状旁腺功能减退，产妇糖尿病，新生儿窒息，某些病毒感染，以及代谢障碍类疾病。

以上并未列出所有与牙齿硬组织广泛性缺陷有关的外界因素。与牙体硬组织的局部缺陷一样，产生的（广泛性）缺陷通常不是某种侵袭性环境所特有，还是取决于牙齿的受累时间、损害的严重程度和持续时间、牙列发育的阶段和宿主的易感性；同样的侵袭

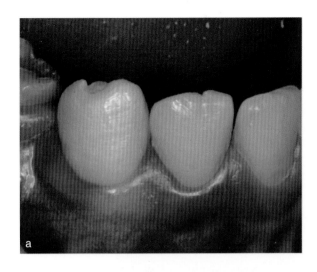
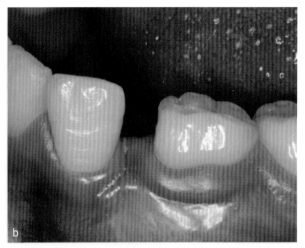

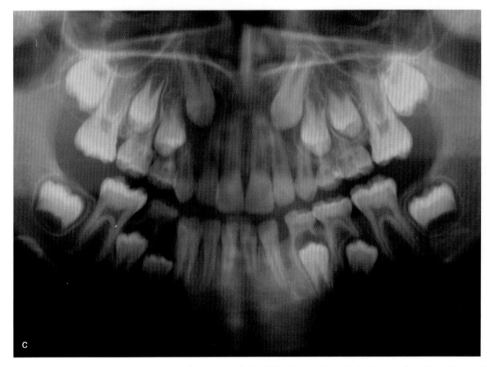
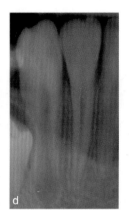
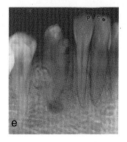

图 20.6 a. 凿齿导致右下恒尖牙发育不全并牙本质暴露。b. 由于去除牙胚(牙胚摘除术)而导致左下恒尖牙缺失。c.X 线片显示左侧恒尖牙缺失。d. 右下恒牙的 X 线片显示,尽管牙冠畸形,但牙根发育正常,牙冠破坏是由于之前对牙胚造成的损伤所致。e. 口内 X 线片示一名 14 岁埃塞俄比亚女孩因凿齿而导致下颌恒尖牙畸形和形成不全。牙根表面有一个牙瘤,根尖周被破坏

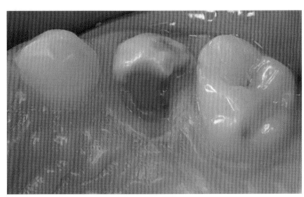

图 20.7 一名 6 岁女孩的 24 萌出后发现缺陷,6 个月前因 64 长期慢性根尖周炎而拔除

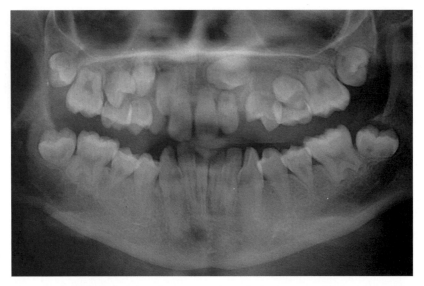

图 20.8　一名 13 岁女孩因咽部横纹肌肉瘤在 6 岁时接受放射治疗（50.4 Gy/28 次）而导致牙根发育停滞

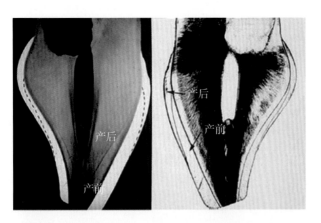

图 20.9　牙本质（左）和牙釉质（右）的新生线是出生前和出生后各自硬组织形成 / 矿化的分界

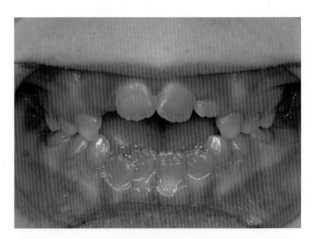

图 20.11　一名 7 岁儿童，乳牙和恒牙均有色素沉着，原因是早年因胆道闭锁导致牙齿中的胆红素沉积

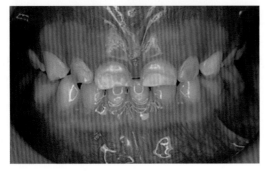

图 20.10　早产儿釉质形成不全

条件可能会导致不同个体的不同反应。然而，也有一些例外，比如在牙齿形成阶段服用四环素引起的牙齿变色（图 20.12），也会造成相类似的缺陷。

氟化物引起的缺陷

　　口腔环境中存在的适当浓度的氟化物，在过去 30 年里，无论是来自供水中的天然氟化物，还是作为公共卫生计划一部分所添加的氟化物，或者是在口腔卫生产品（如牙膏和漱口水）中添加的氟化物，对工业化国家龋齿的大幅减少做出了卓越贡献。然而，摄入过量的氟化物会导致牙釉质发育异常。临床上，轻度氟斑牙表现为釉面横纹处的细小白线（图 20.13）。在更严重的情况下，牙面呈白垩色，易染色，并且由于磨损或磨耗的作用，发生萌出后的破坏（图 20.14）。这些牙齿萌出时表

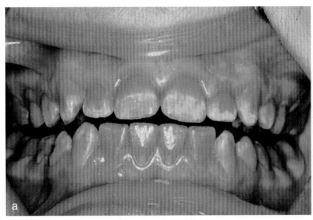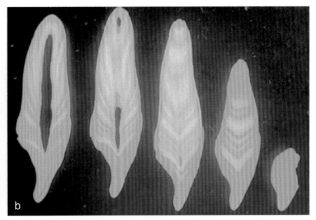

图 20.12　a. 一位患有囊肿性纤维化的 14 岁女孩，因反复胸腔感染多次接受四环素治疗。b. 因四环素染色的牙齿组织切片。经 R.W.Fearnhead 授权使用

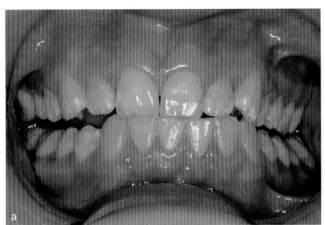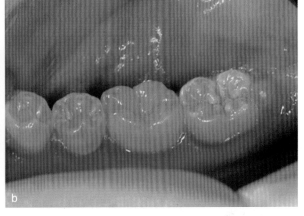

图 20.13　一名 15 岁女孩，轻度氟斑牙

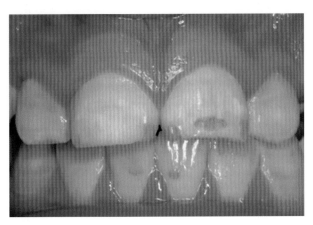

图 20.14　一位因氟斑牙导致牙萌出后釉质崩解和牙磨耗的 12 岁男孩，当地饮用水中天然含有高浓度氟化物（约为 5mg/kg）

面完整，萌出后的破坏和釉质表层下存在孔隙。

有人认为，成釉细胞外的氟降低了游离钙离子的浓度，从而降低了蛋白酶的活性。因此，氟化物会干扰釉原蛋白的降解，从而导致牙釉质中蛋白质含量更高[17]。

在饮水天然氟浓度过高的地区，氟斑牙与水氟浓度的关系已进行过相关研究。在釉质发育的时期，比如在低龄幼儿阶段，若吞食含氟牙膏，可能也会出现釉质斑块。这种氟化物引起的缺陷也可在经常使用氟片剂的人群中看到。这些釉面斑块的鉴别诊断可能很困难，因为在临床症状上，某些类型的牙釉质形成缺陷症表现可能类似于氟牙症。询问既往信息对正确诊断至关重要。

氟斑牙的治疗

对于轻、中度氟斑牙病例来说，主要问题是中切牙和尖牙的美观受影响，尤其在上颌更明显。轻度釉面斑块仅限于牙釉质表面。这

种患牙的外观可用微研磨技术得到改善（图20.15）。较严重缺陷的延伸范围会更深，可能需要使用修复体或贴面加以改善。与严重的牙釉质形成缺陷治疗方法一致，严重氟斑牙的病例也需要复杂、综合的牙科治疗（图20.16）。

四环素引起的缺陷

四环素对矿化组织具有很强的亲和力，主要是牙本质和骨。四环素在光照下可发生氧化。由于牙本质不能改建，四环素引起的牙本质缺陷是永久性的。在紫外光下观察时，变色的水平带可能显示为灰色或蓝色。在自然光下，牙齿可能呈现灰色外观。变色的牙釉质通常会呈现半透明状。缺陷的严重程度取决于使用四环素的时间与牙齿发育阶段、四环素使用的持续时间、剂量和四环素制剂的类型等因素。反复使用四环素会使四环素与牙本质、牙釉质内面结合，导致牙面出现多条条带（图20.12）。由于四环素可能导致牙齿变色，不应给8岁以下的儿童、孕妇或哺乳期母亲开具这种类型的抗生素处方。已被证实，如果在15岁时，第三磨牙的牙冠发育完成前，使用含有四环素（通常是米诺环素）的制剂治疗痤疮，会导致牙釉质变色[18]。

四环素引起的变色牙的治疗

因大部分斑块来自牙本质层，四环素导致的牙齿变色很难处理。在中度或重度变色的情况下，可以使用复合树脂贴面作为临时治疗。在患儿稍大的年龄时，复合树脂贴面可能需要更换为瓷贴面或固定冠。然而，也有研究表明，延长漂白时间也可让牙齿变白，其美白效果可以保持稳定，可超过5年[19]。

磨牙切牙矿化不全

许多儿童的第一恒磨牙都可见白垩色斑块。流行病学研究发现其患病率估计高达40%。第一恒磨牙受影响最大，恒切牙也会受累。在文献中，这种病例有许多不同名称，如第一恒磨牙矿化不全、特发性釉质矿化不全、

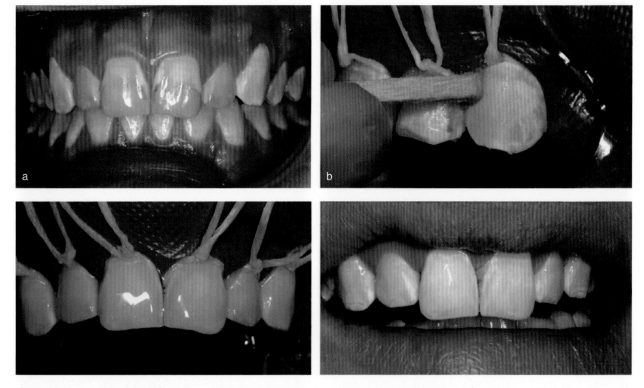

图20.15　a.14岁女童轻度氟斑牙。b.牙表面用木钉蘸取含18%盐酸的浮石粉打磨。c.表面涂抹2%氟化钠凝胶。d.治疗效果

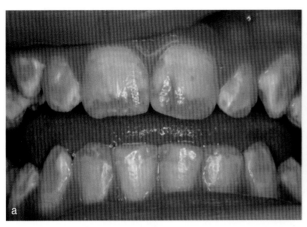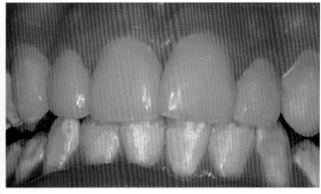

图 20.16　一名患有中度氟斑牙的 13 岁女孩通过瓷贴面修复治疗

第一恒磨牙非氟化物矿化不全和乳酪磨牙等。2001 年，磨牙切牙矿化不全（Molar-incisor hypomineralization，MIH）这一术语被提出[20]，尽管该术语的逻辑性可能存在争议，但这一术语目前被广泛使用。

磨牙切牙矿化不全患者的第一恒磨牙可能会出现釉质缺陷，数目一至四颗不等，一颗或数颗切牙也常同时受累。第二乳磨牙也可能出现相似的病损，被称为乳磨牙矿化不全（decidous molar hypomineralization）[21]，在恒尖牙的牙尖部分也可发现类似的病变，这是因为这些牙齿与第一恒磨牙和切牙一样，均在同一时间段内发生矿化。磨牙的缺陷程度不一，从表面坚硬、矿化较好的乳白色斑块，到发生黄褐色变色甚至釉质崩解。切牙缺陷的病变表现为乳白色斑块，有时呈黄褐色斑块。累及牙齿数量各异，釉质上的斑点也并不总是对称地出现（图 20.17）。研究者通过组织形态学和显微 CT 对病变累及的第一恒磨牙牙釉质进行了研究，他们发现牙冠殆方 1/2 的釉质有不同程度的孔隙（图 20.18）。牙冠颈 1/2 的牙釉质通常矿化得很好[22]。与乳白色斑块相比，黄褐色斑块更多孔，并贯穿整个釉质层，而白垩色斑块仅存在于釉质内层。多孔性牙釉质区域下的牙本质小管中可发现口腔细菌，牙髓也呈现炎症反应[23]。

受影响最严重的磨牙殆方常可出现釉质崩解（图 20.19），这就给患者和牙医都制造了困扰。通常，孩子们会经常诉说，在患牙萌出后不久，他们刷牙甚至呼吸冷空气时，会感到刺痛。在牙科检查时，这些孩子大多不愿意张嘴，对吹气操作反应强烈。因患牙萌出后可能出现牙釉质崩解和继发患龋风险，受到严重影响的牙齿在萌出后不久就需要修复治疗[22]。

磨牙切牙矿化不全的病因尚不完全清楚。已经有一些可能与磨牙切牙矿化不全有关的病因探究。临床症状表明，在一些特定时间段，特殊的环境因素对牙釉质的发育有一定影响。通过系统回顾磨牙切牙矿化不全病因学相关的文献，发现磨牙切牙矿化不全很可能与儿童时期的疾病有关[24]。有一些证据表明，低龄儿童的发热和呼吸道疾病可能会增加患磨牙切牙矿化不全的概率。在另一些研究中，低龄儿童的哮喘或过敏也与磨牙切牙矿化不全有关。在这篇综述中，作者讨论了可能阻碍牙釉质晶体形成的生物学机制。此外，还讨论了遗传易感性和表观遗传影响可能造成的结果[24]。然而，在得出关于磨牙切牙矿化不全病因的任何最终结论之前，还需要进行大量高质量的研究。

磨牙切牙矿化不全的治疗

磨牙切牙矿化不全的治疗方案取决于疾病的严重程度。治疗方案从简单的充填到广泛的

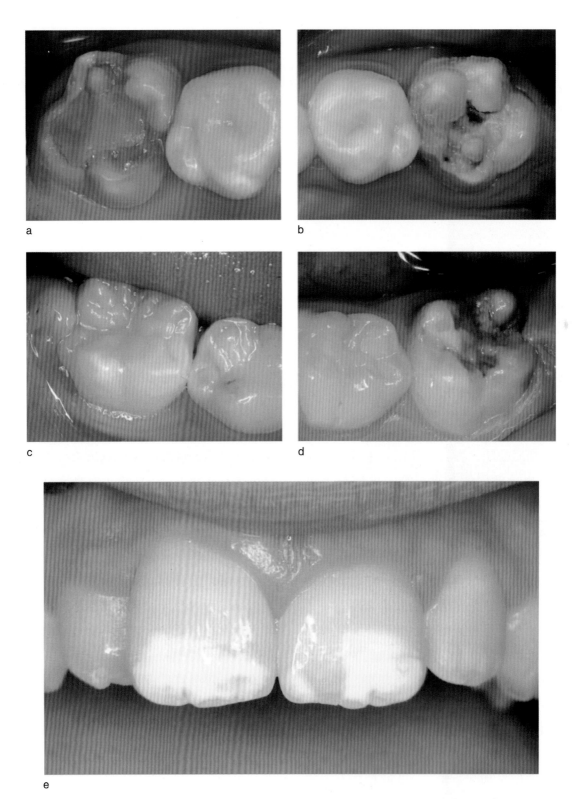

图20.17 一名8岁男童的磨牙切牙矿化不全，在对称的牙齿中表现出不同的外观。a. 16 可见部分缺损修复。b. 26 牙釉质严重崩解、龋齿；牙齿非常敏感，无法刷牙。c. 46 健康；d. 36 釉质崩解，但没有明显的破坏洞形。e. 上前牙有边界清晰的白垩色斑块

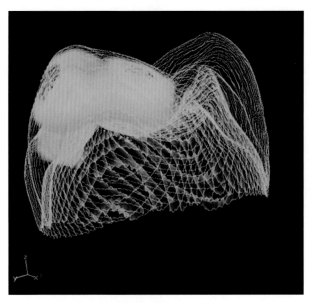

图 20.18 磨牙切牙矿化不全的 micro-CT 扫描图像。较多不透明的区域代表低矿化牙釉质。经 T.Fagrell 授权使用

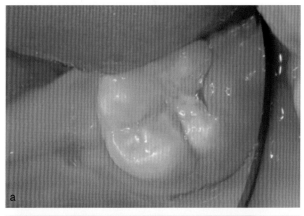

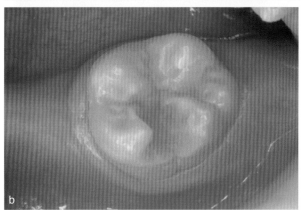

图 20.19 a. 一颗萌出中的重度矿化不全的下颌第一磨牙，牙齿形态正常。b. 6 个月后牙釉质广泛崩解

修复治疗，例如嵌体修复或冠修复；再到更彻底的治疗，如拔除受影响的磨牙。

当新长出的牙齿诊断为中度或重度牙釉质矿化不全时，为了使牙齿预后较好，对患牙进行的密切干预至关重要。氟漆可以预防龋齿，对预防牙敏感也可能有一定的作用。

磨牙切牙矿化不全主要的临床问题是持续的釉质崩解和随之而来的龋病，此外，患者还经常主诉患牙出现牙本质敏感。当病变累及牙面的大块区域时，充填体周围通常是不透明的多孔牙釉质。随之而来，根据多孔程度和不透明带大小的不同，牙釉质可能会发生持续性崩解，可能需要反复的填充治疗。某些情况下，部分患牙刚萌出就会非常敏感，使儿童无法刷牙和吃冰激凌等冷食；而其他牙齿则会逐渐变得越来越敏感，特别是在反复进行修复治疗之后。磨牙切牙矿化不全的主要治疗目标是覆盖暴露的牙本质以避免牙齿敏感、龋齿形成和牙髓的损伤。牙本质高度敏感的病例中，牙医在治疗过程中经常遇到的巨大困难是疼痛控制。据报道，即使矿化不全患牙的牙釉质表面是完好的，但在其牙髓内也可发现 TRPV1 基因表达的增加[25]。TRPV1 在与伤害性温度刺激相关的信号转导通路中发挥作用。这种异常的功能可能是某些疼痛出现的主要原因，从这个角度也就可以理解磨牙切牙矿化不全患者所出现的温度敏感。

在充填治疗中，玻璃离子（GICs）是初次治疗的首选材料，这是因为显微镜观察发现患牙的牙釉质不适合酸蚀，因此也不适合进行复合粘接修复[26-27]（图 20.20）。树脂改良性的玻璃离子也有良好的充填效果。因多孔牙釉质中可发现有机物残留的迹象，用次氯酸钠进行预处理似乎也是个好的举措。从长远来看，如果去除受影响的牙釉质并将修复体粘接到完好的牙釉质上，复合树脂修复体也可能是可以持久的。无痛治疗很重要，在局部镇痛效果不佳的情况下，使用氧化亚氮（N$_2$O）或苯二氮䓬

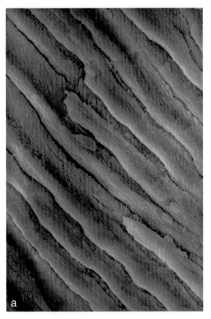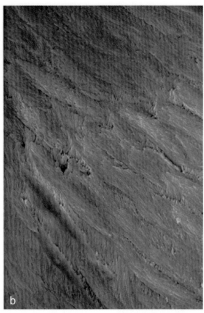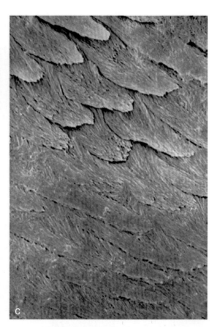

图 20.20　扫描电子显微镜图片。a. 正常矿化的牙釉质。b. 矿化不全的牙釉质。c. 正常牙釉质与矿化不全的牙釉质之间的边界（牙切片用 30% 磷酸酸蚀 30s）

类药物镇静可能会有所帮助，也可以考虑治疗前使用止痛药物。

　　在某些情况下，如牙釉质广泛崩解、难以处理的牙敏感和（或）牙科焦虑持续增加，必须考虑牙冠修复或拔牙。在恒牙列发育完成并分析咬合关系后，应与儿童和父母共同选择治疗方案。当冠修复治疗作为首选时，金属预成冠可作为半永久修复体，直到相邻的恒牙萌出到咬合平面前，之后可用铸造金属冠替换。然而，在有些情况下应该首选拔牙，例如，预估到会出现牙列拥挤或者孩子无法进行牙冠修复治疗等情况。拔牙的一个好处是，麻烦的、损耗牙齿的治疗消失了，这是因为在前磨牙或第二磨牙中很少存在类似的缺陷。在第二磨牙萌出前拔除第一恒磨牙对上颌的发育通常没有影响。一般来说，在第二恒磨牙萌出前拔牙能取得最好的预后。只要第三磨牙存在，拔除拥挤象限的第一恒磨牙也有利于获得较好的正畸效果。如果因牙齿发育缺陷而拔除恒牙，必须进行密切随访并提供便利的正畸检查。

　　在进行大量牙体预备之前需考虑孩子的年龄、合作能力和"牙龄"等因素。通常来说，

进行这种治疗的确切年龄很难确定。在治疗年轻个体时，牙医可能需要考虑过度治疗的方案。可以使用只需要最少牙体预备量的修复材料和修复技术，如使用粘接技术进行牙体修复。（图 20.21~ 图 20.23）。

遗传性牙釉质发育缺陷

遗传性釉质发育不全

　　遗传性釉质发育不全（amelogenesis imperfecta，AI）是一种以临床表型和遗传异质性为特征的遗传病[2,5-6,28-30]（图 20.24）。Crawford 等将此病定义为：

　　遗传性釉质发育不全代表一组遗传性的发育异常，病变几乎累及全部牙齿，导致患牙釉质结构和临床外观发生改变，也可导致身体其他部位的形态学或生化发生变化。AI 为发生于牙釉质的遗传性疾病，以形成不全和（或）矿化不全为特征；遗传模式多样，包括常染色体显性遗传、常染色体隐性遗传、伴性遗传、散发性遗传及散在发生等。

　　AI 是由于控制釉质形成的基因发生突变

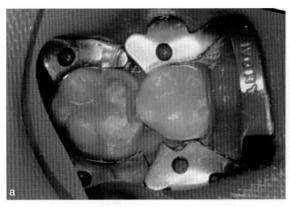
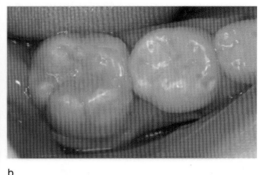

图20.21　a.一名8岁女孩,患磨牙切牙矿化不全的磨牙需要修复。用橡胶杯去除多孔的、软化牙釉质,直到暴露坚硬、完好的牙釉质。b.对洞壁进行酸蚀后,使用牙本质－牙釉质粘接剂进行粘接,用复合树脂修复牙齿

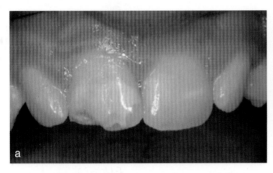
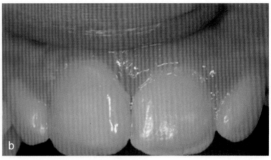

图20.22　a.一名患有磨牙切牙矿化不全的13岁男孩。b.11牙釉质崩解,瓷贴面修复

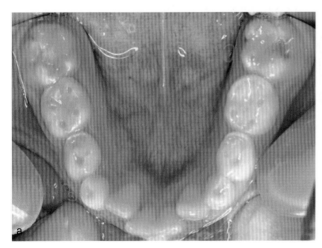
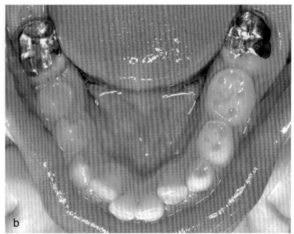

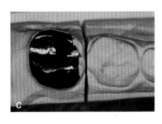
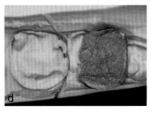

图20.23　a.矿化不全患者的第一恒磨牙,萌出后可见釉质斑块,牙釉质出现崩解,保守治疗不充分。例如,例如在复合树脂充填体的边缘,釉质继续发生崩解。b.由于铸金嵌体修复需要磨除的牙体组织较少,在尽量减少牙体组织磨除量的前提下进行铸金嵌体修复。c.铸金嵌体置于石膏模型上。d.铸金嵌体可采用糖晶压痕法进行表面粗糙化处理,以提高固位能力

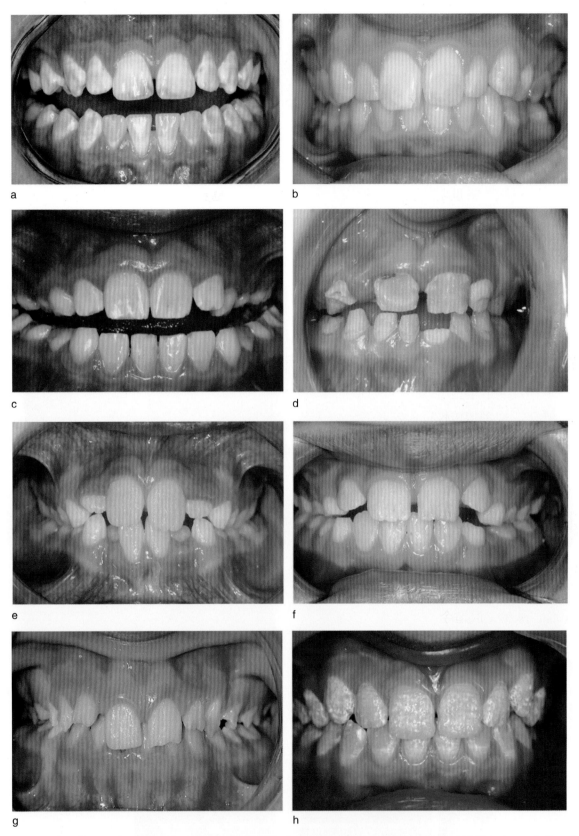

图20.24　釉质发育不全的临床表现。a.成熟不全型：上颌中切牙牙冠表面变色，伴有白色及褐色斑块。b.成熟不全型：牙冠表面伴有黄色不透光斑块。c.成熟不全型，混合牙列，牙釉质磨耗。d.矿化不全型。e.形成不全型：釉质表面粗糙，点状凹陷。f.形成不全型：釉质表面粗糙，垂直向的沟状凹陷。g.形成不全型：釉质表面粗糙，厚度变薄。h.釉质形成不全同时伴成熟不全。图 g、h 经 J. Daugaard-Jensen 授权使用

引起的，疾病遵循常染色体显性遗传、常染色体隐性遗传或伴性遗传模式。偶然情况下，控制釉质形成的基因可能会发生新的突变，此时，患者的家族史或遗传模式可能无法确定。AI既可累及乳牙列，也可累及恒牙列，但累及乳牙列的某些亚型的临床表现较轻（图 20.24 和图 20.25）。

AI 的患病率在世界各地并不相同，为 1/14 000（密歇根州）~1/700（瑞典北部）。世界各地有关 AI 的流行病学研究中，绝大多数为病例报告，只有极少数研究提供了流行病学资料[31-33]。

AI 的临床症状表现不一，许多不同的亚型已被报道[34]。依据临床表征可将 AI 分为三型，即形成不全型（图 20.24e~g）、矿化不全型（图 20.24d）和成熟不全型（图 20.24a~c）。此外还有第四型，此型遗传性釉质发育不全同时伴有形成不全和成熟不全（图 20.24h），以及不同程度的牛牙症[34-35]。前三型的临床表征如框表 20.5、框表 20.6 和框表 20.7 所示。大多数患有 AI 的牙齿的矿化程度要低于正常牙。患有釉质形成不全的 AI 的牙齿釉质中也存在不同程度的矿化不全的区域[36]，正如上文提到的牛牙症也可能是某些 AI。骨源性前牙开𬌗可与 AI 同时发生，但迄今为止没有这二者伴发的确切证据。在某些病例中，AI 也会引起牙齿迟萌、埋伏牙（框表 20.7）。

在过去的几十年中，研究者提出了许多不同的 AI 分类标准，这些标准部分或完全依据其临床表现而定。在 20 世纪 90 年代，研究者提出了参考分子缺陷、生化代谢结果、遗传模式和临床表型对釉质形成缺陷症进行分类的方法[37]。目前，研究者们开展了大量与 AI 遗传学相关的研究，这必然会促进通过基因检测手段对 AI 进行诊断。未来，AI 的遗传咨询更易开展，也更容易鉴别患有这种遗传疾病的患

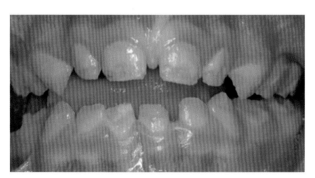

图 20.25　3 岁女童乳牙列因牙釉质发育不全（AI）而呈现钙化不足

框表 20.5　形成不全型 AI 的特征

病理学变化：釉质厚度变薄，严重程度从某些牙齿出现点状凹陷或沟型缺损到整个牙列的釉质全部变薄。

- 此病表现为釉质的沉积量缺陷，部分或全部牙釉质未及正常厚度。
- 釉质表现为表面光滑或粗糙、点状凹陷或沟型缺损，形成不全，或者牙冠釉质整体变薄。
- 牙冠表面的釉质变薄，导致牙齿接触点丧失。
- 萌出异常，如迟萌、埋伏牙。
- 可能发生骨源性前牙开𬌗。
- X 线检查示，常见牙釉质与牙本质对比度正常。
- X-伴性遗传家族中，由于莱昂作用（Lyonization），女性患者表现为形成不全的釉质和正常釉质在垂直方向上交替排列。

框表 20.6　成熟不全型 AI 的特征

成熟不全型患者的牙釉质中蛋白含量增加，临床上表现为颜色异常（釉质斑块）

- 此病表现为釉质的质量缺陷，釉质局部或整体矿化不足。
- 萌出时正常，但萌出后釉质易从牙本质表面剥脱，特别是在切端和咬合面。
- 釉质颜色为白色到黄褐色
- X 线检查示，牙釉质与牙本质对比度减小
- X-伴性遗传家族中，由于莱昂作用（Lyonization），女性患者牙面上的正常釉质间出现垂直向不透光条带。

框表 20.7　矿化不全型 AI 的特征

矿化不全型患者的牙釉质中蛋白含量高，颜色异常，质地较软且表面粗糙

- 此病表现为釉质的质量缺陷，釉质矿化不全且质软。
- 釉质的矿化程度较成熟不全型低。
- 釉质颜色为黄色到黄褐色。
- 釉质常因严重矿化不足而过早丧失。
- 牙萌出时釉质厚度正常，但萌出后釉质很快磨损丧失。
- 牙列中牙齿几乎不接触。
- 可能发生迟萌。
- 前牙区可能发生骨源性开𬌗。
- 通常可发现大量龈上牙石。
- 牙齿对热敏感。
- X 线检查示，牙釉质与牙本质间对比度不明显。

者及其家族中存在的某些特定的分子突变，这将成为 AI 诊断的一个完整组成部分。可以预期，随着对 AI 个体信息的深入研究，这些遗传信息也将作为 AI 分类标准的一个完整组成部分。

AI 的治疗

AI 患者面临的临床问题包括美观性差，牙齿敏感，咀嚼困难，以及因咀嚼及磨损导致牙体组织丧失而带来的咬合垂直距离降低等[38]，以上症状的严重程度取决于患者的年龄、AI 的亚型和牙釉质的质量等因素。研究[11]发现 AI 会明显影响患者的总体社会心理健康，因此，医务工作者在治疗该病时应注意到这一点。

对 AI 患者的治疗应贯穿整个儿童及青少年时期。某些病例只能通过修复手段和咬合重建来完成最终的治疗（图 20.26）。然而，在完成重建之前，在儿童时期进行某些过度治疗是必要的。

AI 患者在治疗开始的前后，应对有缺陷的釉质及时采取功能性预防措施，这些专业预防措施包括涂氟、窝沟封闭和个人口腔健康的居家维护等。

AI 发生于乳牙时，釉质缺陷一般不太严重，但患牙显著敏感、𬌗面磨损严重，需要采取的治疗方案往往比较复杂。这些情况下，适合采取的半永久治疗手段是用金属预成冠修复

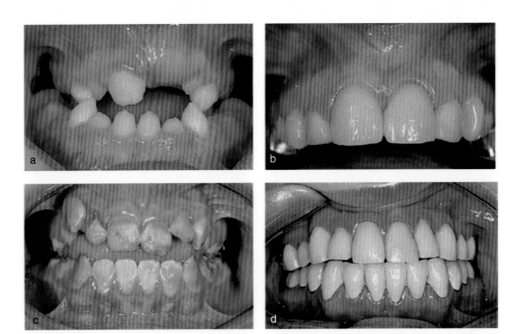

图 20.26　a. 一位 9 岁女童，AI（形成不全型）患者。b. 同一患者在 14 岁时，上颌切牙使用瓷贴面修复（经 Andersson-Wenckert 许可使用）。c. 一位矿化不全型 AI（男，12 岁）患者的牙列，未进行正畸治疗及冠修复治疗之前。d. 同一患者在 20 岁时，使用金属烤瓷冠修复上下颌牙齿。经 H. Holming 许可使用

患牙（乳磨牙）（图 20.27），而一些不严重的病例则适合定期随访或用氟化物降低患牙敏感性。

年轻恒牙釉质病变的严重程度影响治疗措施的选择。成熟不全型 AI 患者症状较轻时，若无美观要求，不需要额外采取治疗措施。当患者症状较重，釉质的矿化程度严重降低时，为了恢复正常的咬合功能，需要采取一些较为激进的治疗措施，例如在磨去最少量牙体组织的前提下，使用金属预成冠、复合树脂或瓷嵌体、铸金部分冠或全冠来修复第一恒磨牙（图 20.23）。除了能缓解牙齿对热的敏感性外，前述的治疗措施还能够恢复正常的垂直向和近远中向距离。在某些垂直咬合距离丧失不明显的病例中，用复合树脂或类似材料修复患牙就已足够（图 20.28）。尽管这类材料并不适用于所有 AI 患者（如某些矿化不全型患者，通

过釉质粘接技术修复患牙后，修复材料容易脱落），但釉质粘接技术可用于绝大多数 AI 患者的修复治疗。虽然可以通过釉质粘接技术进行修复，但不同 AI 亚型患者的酸蚀模式存在差异[39]，釉质酸蚀方法的选择需依据于哪一基因受到影响[40]。如果通过釉质粘接修复材料来治疗患牙时，定期检查进行是十分必要的。有时，剩余的釉质不足以保证良好的固位。如果剩余釉质组织不足或釉质结构不适合酸蚀时，需要充分利用暴露的牙本质来完成修复体的粘接。儿童的合作能力有限，治疗时应尽量选择技术要求低的材料并尽量减少对牙体组织的破坏，待患儿能够配合后再重新对患牙进行治疗。为了减少变色，伴有严重釉质形成不全的患儿应在牙萌出后立即进行窝沟封闭（图 20.28）。随着年龄增长，患儿会更加在意外貌及美观，此时用复合树脂或后期用瓷贴面或

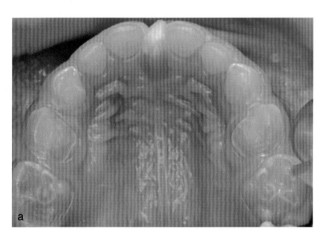
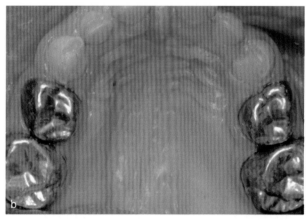
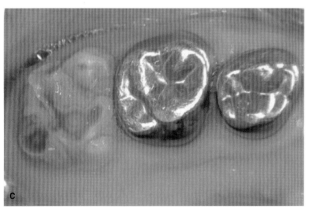
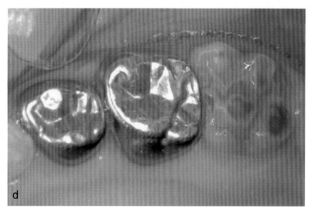

图 20.27　矿化不全型 AI 患者（男）牙齿的临床表现。a. 3.5 岁，牙冠表面釉质磨耗，牙齿敏感。b. 金属预成冠修复乳磨牙。c、d. 9 岁，恒磨牙釉质发生磨损和磨耗，使用金属预成冠进行修复

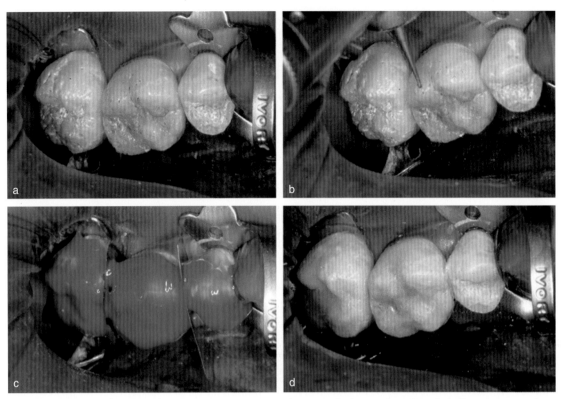

图 20.28　表面粗糙并伴有凹陷分布的形成不全型 AI 的治疗。a. 治疗前。b. 使用牙钻修整凹陷处。c. 酸蚀。d. 流动树脂修复患牙

全瓷冠对切牙进行直接修复，可以充分改善患牙的美观性能。牙齿会继续萌出，修复体边缘可能发生变色，因此需要对已进行修复治疗的患牙进行长期随访和调整。医生应当重视 AI 患儿在儿童及青少年时期的美观要求，因此有时需要在比公认的适宜年龄更小时进行修复治疗。近来有研究表明，修复 AI 患者的患牙时，复合树脂的使用寿命短于对照组材料[41]。冠修复治疗对于 AI 的治疗效果很好，且在形成不全型患者中的治疗效果优于矿化不全型。此项研究还表明，为 AI 患者早期制订一个永久治疗计划，避免不必要的牙科治疗和再治疗是非常重要的。

遗传性牙本质发育缺陷

牙本质发育不全

　　Shields 等将牙本质发育不全分为三种亚型[8]，而 de La Dure-Molla 等人提出了另外一种分类方法，其依据是 DI- I 、DI- III 和 DD-II 为同一基因的不同突变，只是病变在三种亚型中的严重程度不同（框表 20.8）。所有的这些亚型均会影响牙本质形成。就临床症状而言，DI- I （合并骨发育不全，OI）和 DI- II 型患者的乳牙列比恒牙列更易受累；而较晚形成的恒牙比较早形成的恒牙症状也更轻。患牙外观呈乳白色 – 蓝棕色样，乳牙及恒牙均可累及。患牙釉质常出现微裂隙或其他缺陷，牙釉质易剥脱，暴露其下方结构异常、质软的牙本质，因此，牙齿容易磨耗。如果未加保护，乳牙牙冠常在萌出后的数年内磨损至牙龈水平（图 20.29）。在一些病例中，可能会发生牙髓暴露或牙髓并发症。恒牙的牙髓症状不明显，这是因为看似正常的牙髓腔在萌出后不久即可发生部分或完全封闭、根管变窄、管腔部分封闭。X 线检查示，患牙牙冠呈球形，牙根细、短（图 20.30）。对伴有轻微成骨不全症状的患者，检查其牙齿缺陷有助于做出最终正确的医学诊断[43]。

DI 为单基因遗传病，尽管 Ⅰ 型和 Ⅱ 型的临床表型比较相似，但二者相关的基因学改变并不相同。Ⅱ 型为具有高外显率的常染色体显性遗传病，而 OI（DI-Ⅰ）型是一组具有遗传异质性的广泛性结缔组织病。与 OI 相关的绝大多数突变基因位点位于编码两种 Ⅰ 型前胶原的基因上。OI 的主要临床症状是骨质脆弱，但这种疾病也可能影响巩膜、肌腱、脑膜、牙本质和真皮等（图 20.31）。病变在骨组织中的表现主要为病因不明的自发性骨折，在其他器官和组织中的表现还包括肌无力、脊椎弯曲和听力丧失等。OI 可根据严重程度细分成更

框表 20.8　遗传性牙本质发育缺陷：遗传学基础 [7,30,50]

　　高度分化的成牙本质细胞分泌牙本质细胞外基质，在过去几十年来，参与这一过程的遗传信息的调控得到了充分研究。通过对牙本质相关疾病患者进行分子研究并在基因敲除动物模型中进行验证，我们对主要牙本质细胞外基质蛋白在牙本质形成中的作用有了更深入的了解。成牙本质细胞和成骨细胞能够形成并分泌多种胶原及非胶原蛋白，其中包括五种糖蛋白（小整合素结合配体 N- 连接糖蛋白家族，small integrin-binding ligand N-linked glycoproteins，SIBLINGS），这 5 种糖蛋白参与了牙本质及骨的形成。导致遗传性牙本质发育缺陷的基因异常定位于染色体 4q21-q25。

　　基因学研究证明，DI-Ⅱ 型、DI-Ⅲ 型和 DD-Ⅱ 型三者的基因异常都定位于人类染色体 4q21 基因座上，这预示着这三者为等位基因疾病（框表 20.3）。通过放射学检查经常随访患者牙髓腔及根管的闭合程度是十分重要的。MacDougall 等人推测如果牙本质涎蛋白（来源于牙本质涎磷蛋白）的水平发生改变或出现异常，可能会影响牙本质细胞外基质的矿化或导致牙齿颜色发生变化。此推测可能与 DI-Ⅱ 型和 DD-Ⅱ 型病变机制有关 [51]。

　　某些遗传病或综合征可能会出现与牙本质形成缺陷症相类似的临床表型 [7]。先天性结缔组织发育不全综合征（Ehlers-Danlos syndrome，EDS）是一组罕见的遗传异质性结缔组织疾病，病变表现为皮肤脆弱、皮肤挫伤和关节活动过大。EDS 患者的牙本质可出现异常，例如出现含血管的组织或结合牙。X 线示患牙牙根发育不良、畸形、髓腔形态异常并伴有钙化。这些异常常见于典型的 EDS 亚型中，而某些 EDS 亚型中的牙本质缺陷与 DD-Ⅰ 型和 DI-Ⅱ 型类似。

　　有关人类牙本质缺陷的基因学分析，已被证实的基因突变仅发生于牙本质涎磷蛋白基因（DSPP）。DSPP 基因突变导致牙本质出现缺陷，此病遵循常染色体显性遗传模式。与牙本质疾病相关的 9 种 DSPP 突变已被报道 [30,50]，与这些突变相关的临床表型从轻度缺陷（DD-Ⅱ 型）到最严重缺陷（DI-Ⅲ 型）都有分布。

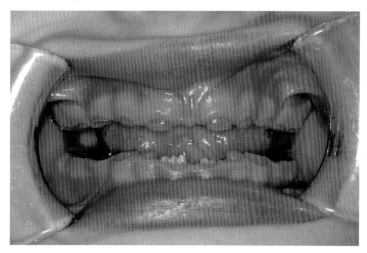

图 20.29　牙本质发育不全患儿，5 岁，乳磨牙磨损严重，未行治疗。如用金属预成冠修复乳磨牙，可恢复患者咬合，有益于患者身心健康。下颌中切牙在萌出中

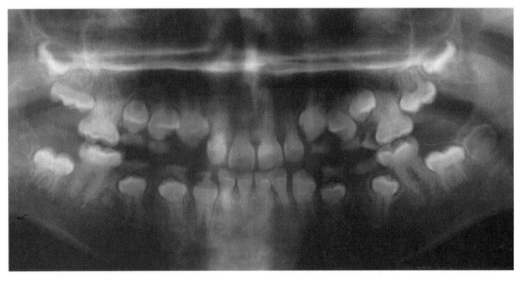

图20.30   10岁DI患者的全景片（Ⅱ型）。牙髓腔闭合，牙冠颈部缩窄明显

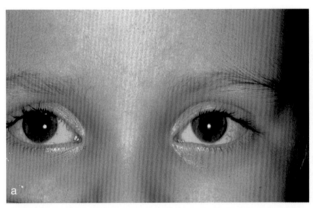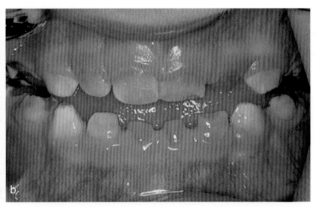

图20.31   成骨不全症。a. 4岁患儿（男）的蓝色巩膜病变。b. 同一患儿的特征性牙本质发育不全（DI-Ⅰ型）

多的亚型。

牙本质发育不全的治疗

正如AI的治疗一样，对DI患者的治疗应贯穿整个儿童及青少年时期，患者面对的主要问题是美观性差和牙齿磨损，如不加以治疗，可能会影响患者的外貌、面部垂直距离和咀嚼功能。乳牙磨耗严重的话，会导致第一恒磨牙在萌出后不久就发生磨损，形成恶性循环（图20.29）。

对DI的治疗，应做到早发现、早诊断、早治疗和定期随访。在乳牙列时期，为了长期维持垂直咬合距离，可以使用金属预成冠对磨牙进行修复。如果釉质发生过度磨损或折断，但剩余牙体量足够提供冠修复的固位力时，应立即进行治疗（图20.32a），没有保留价值的乳牙应尽早拔除。

与AI相比，DI在年轻恒牙列中的临床表现较轻。如果牙齿发生严重的磨损，为了使恒磨牙和切牙能够顺利萌出，必须抬高垂直咬合距离。此时，可以用金属预成冠修复磨损严重的乳磨牙，以此恢复垂直咬合距离。夜间使用定制𬌗垫，可以有效阻止年轻恒牙发生过度磨损或釉质崩解。如果出现上述症状，可以在尽量减少牙体组织预备量的前提下，使用金属预成冠、铸金嵌体、玻璃离子或复合树脂修复患牙（图20.32b、c）。待患儿长大配合能力提高后，再用全瓷冠修复后牙，用树脂或全瓷冠修复前牙。

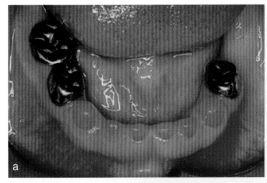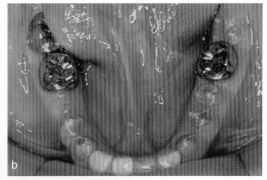
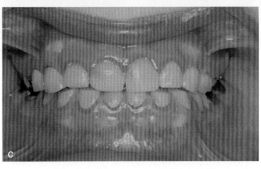

图 20.32　Ⅱ型 DI 患儿。a. 3 岁 5 个月时，左侧下颌第二乳磨牙因炎症拔除后，使用金属预成冠对其他牙齿进行修复，以防止对其他牙齿的进一步磨损。b. 第一恒磨牙使用金属预成冠修复，前牙通过复合树脂修复（由 J. Waltimo 提供）。c. 同一患者在 10 岁 4 个月时随访（由 J. Waltimo 提供）。经 J. Waltimo 许可使用

牙本质结构不良

根据 Shields 分类法，牙本质结构不良包括两种类型，即Ⅰ型牙本质结构不良（dentin dysplasia type Ⅰ，DD-Ⅰ）和Ⅱ型牙本质结构不良（dentin dysplasia type Ⅱ，DD-Ⅱ）（框表 20.3）。Ⅰ型牙本质结构不良也称根部牙本质结构不良、无根牙（rootless teeth），是一种罕见的常染色体显性遗传病，在人群中的患病率约为 1/100 000。病变临床表现为患牙冠部外观正常，但影像学检查发现牙根形成不全，牙根为短圆锥形或无根。DD-Ⅰ型患牙易发生非龋源性的根尖周病变。此病发生于乳牙时，常导致患牙的牙髓腔完全闭合。发生于恒牙时，患牙的牙髓腔为月牙状。由于牙根缩短，患牙易发生早期脱落。目前尚不清楚此病是否为牙本质涎磷蛋白（dentin sialophosphoprotein，DSPP）等位基因突变所致[7]。

Ⅱ型牙本质结构不良是一种罕见的常染色体显性遗传病，此病在乳牙列及恒牙列中表现不同。与牙本质发育不全一致，乳牙呈灰色或棕色半透明状变色。在 X 线片上，该型病变的乳牙 X 线片可表现为牙髓腔闭合，但恒牙外观正常。然而，X 线片检查可发现恒牙的髓腔扩大，呈现为蓟管状，扩大的髓腔内可见髓石（图 20.33）。从遗传学角度来看，DD-Ⅱ型、DI-Ⅱ型和 DI-Ⅲ型可能为同一种疾病不同严重程度的表现[7]，DD-Ⅱ是该病的轻症形式，而 DD-Ⅲ是该病最严重的表现形式。de La Dure-Molla 等人提出的分类正是依据这些遗传性牙本质发育不全的基因学研究结果[42]（框表 20.3）。

牙齿矿化相关钙 / 磷代谢异常

营养不良性佝偻病

长期缺乏维生素 D 常导致营养不良性佝偻病（维生素 D 缺乏佝偻病，vitamin D deficiency rickets）[44]。营养不良性佝偻病分为三型：①获得性原发性维生素 D 缺乏佝偻病。

框表 20.9　与牙齿硬组织缺陷相关的系统性疾病和遗传相关疾病及综合征

- 成骨不全症[a]
- 钙磷代谢异常：

　佝偻病[a]（维生素 D 缺乏）（图 20.34）

　家族性低磷血症[a]（先天性代谢缺陷）（图 20.35）

　乳糜泻[a]（小肠吸收不良引起的营养不良和缺钙）
- 低磷酸酯酶症（先天性代谢缺陷）是一种以血清中碱性磷酸酶活性降低为特征的罕见的常染色体隐性遗传病，常见症状包括骨骼和牙齿矿化不全，骨折概率增高。低磷酸酯酶症的牙骨质形成受干扰，导致乳牙过早脱落，而牙本质不受影响（图 20.37）[52]。
- 由于大脑、脊髓中胆红素沉积及神经细胞退变，高胆红素血症常导致不可逆的脑损伤（核黄疸）。高胆红素血症与肝病和胆道阻塞有关。胆红素沉积在牙齿上时可引起广泛变色，常合并牙发育不全（图 20.11）。
- 先天性结缔组织发育不全综合征（Ehlers-Danlos syndrome）是一种罕见的影响胶原合成的遗传疾病，这种疾病有几种不同严重程度的变异。典型症状包括关节松弛（如颞下颌关节）和皮肤弹性过强。严重的牙周病变与该病Ⅷ型有关。牙齿改变与根部牙本质结构不良中类似，表现为牙釉质发育不全和牙本质异常。牙本质中可能有含血管的组织及囊泡样组织。X 线片显示根发育不良、畸形根，多见于牙根中部的髓样钙化。
- 大疱性表皮松解症（Epidermolysis bullosa, EB）是一种罕见的遗传性、大疱类疾病，患者的皮肤极其脆弱，机械创伤容易导致水疱形成。在 EB 患者中常见广泛的釉质发育不全，在交界性大疱性表皮松解症（Junctional Epidermolysis bullosa, JEB）患者中发病率更高。
- 结节性硬化症（Tuberous sclerosis, TSC）是一种罕见的、无法治愈的遗传性疾病。这种疾病会引起体内许多重要器官的良性肿瘤，如大脑、心脏、肾脏、皮肤、肺和眼睛等。其他症状包括智力迟钝、孤独症和癫痫等。多数患者的上下颌牙齿均可出现釉质点状凹陷。
- 毛发－牙－骨综合征（Tricho-dento-osseous syndrome, TDO），以头发卷曲、牙釉质发育不良、牛牙症（冠长根短）和骨皮质增厚为特征。

a. 此条详细信息，请参阅正文。

---

②继发于其他疾病的获得性维生素 D 缺乏佝偻病。③获得性缺钙佝偻病。患者在胚胎时期缺乏维生素 D 或后天钙摄入不足均可导致此病的发生。

　人体内脂溶性维生素 D（前激素）的来源有两种途径，通过食物摄入或是由暴露于日光下的皮肤产生。维生素 D 可以调节空肠对钙的吸收，从而在骨及牙等硬组织的矿化中起重要作用。低钙可导致骨骼和牙齿畸形。佝偻病可影响患者的釉质结构形成和组织矿化。营养不良性佝偻病患者常出现典型的牙形成不全，病变按时间顺序、对称的发生，且与低钙血症的发生时期有关，在此时期以外，牙体硬组织的发育一般不受影响（图 20.34）。

营养不良性佝偻病的治疗

　营养不良性佝偻病患者的牙发育不全可通过修复手段进行治疗。病变发生于前牙区时，患者常因美观问题寻求治疗，此时可通过修复手段进行改善。

遗传性佝偻病

　迄今为止，与遗传性佝偻病的表型异

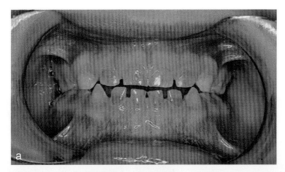

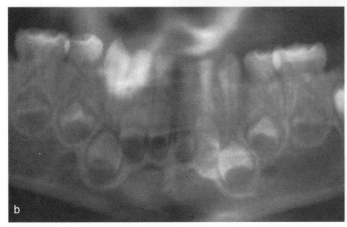

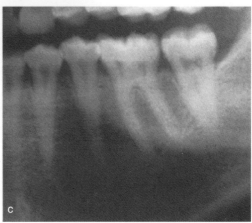

图 20.33　Ⅱ型牙本质结构不良。a. Ⅱ型牙本质结构不良患儿，3 岁，男。b. 全景片示乳磨牙髓腔闭合。c. 患儿母亲 X 线片显示髓腔呈特征性的蓟管状，根管腔缩窄

质性有关的基因越来越多[44]。遗传性佝偻病是一组罕见的遗传性疾病，常见的亚型包括肾脏 1-α- 羟化酶缺陷型（1-alfa-hydroxylase deficiency，VDDR type Ⅰ），抗维生素 D 性佝偻病（vitamin D-resistant rickets，VDDR type Ⅱ），家族性低磷血症（familial hypophosphatemia），成纤维细胞生长因子（fibroblast growth factor，FGF）-23 相关及非相关低磷血症佝偻病等。

遗传性佝偻病患者的肾小管内磷酸盐再吸收出现损伤，导致血清中磷酸盐水平降低。牙齿病变表现为牙本质矿化不足或出现球样钙化，牙髓腔增大。细菌可通过牙釉质裂隙和牙本质缺陷侵袭牙齿，导致看似正常的牙齿周围发生脓肿（图 20.35）。特别在乳牙列，更易发现脓肿，一颗牙齿的脓肿预示着将来更多牙齿脓肿发生的可能，很难进行预防[45]。

乳糜泻

某些乳糜泻患者，由于幼时急性发病，常导致恒牙发育受到影响，表现为严重的釉质形成不全[46]。患者对小麦、黑麦和大麦中的麸质不耐受，一旦进食含有麸质的食物时，小肠绒毛就会受到破坏，导致患者发生营养不良和钙吸收不足。乳糜泻的易感性与人类白细胞抗原基因有关。除乳糜泻外，患者往往同时伴有其他自身免疫性疾病，如疱疹样皮炎（dermatitis herpetiformis，DH），症状表现为严重的发痒，肘部、膝盖和其他受压部位的皮肤出现大量的小水泡和丘疹。乳糜泻患者需要终生坚持无麸质饮食。研究表明，乳糜泻患者出现釉质发育不全的概率很高[47]，因此该研究建议是否考虑将病因不明的对称性牙发育不全看作是乳糜泻患者的唯一可探查的临床表征。研究者们推测在牙齿形成过程中，麸质诱发的免疫反应可能导致患者釉质出现发育缺陷[48]。然而，迄

今为止，并没有科学依据证明这一理论。文献报道中乳糜泻患者出现牙齿发育不全的概率在 10%~96%[49]，然而，一项包含了 50 个样本的病例对照研究无法证明乳糜泻患者中牙齿发育不全的患病率更高[49]。

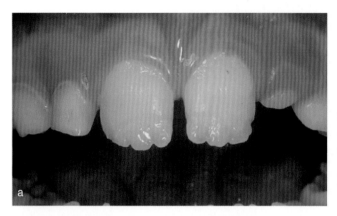

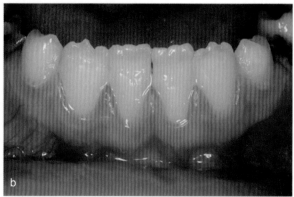

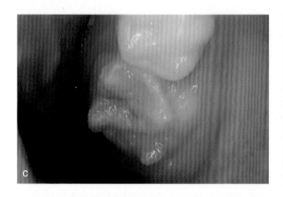

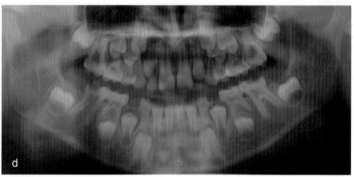

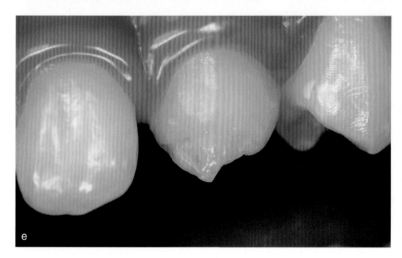

图 20.34　维生素 D 缺乏佝偻病（营养不良性佝偻病）。a~c. 患儿 8 岁，母乳喂养，出生后一年内未补充维生素 D，恒切牙及第一磨牙出现对称性的、时间顺序性的发育不全。d. 全景片上可见患儿的牙发育缺陷。e. 由于维生素 D 缺乏佝偻病，11 岁患儿的上颌恒切牙表现为严重的发育不全，恒尖牙的牙尖处也常受累

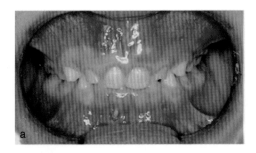
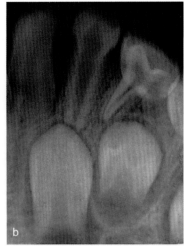
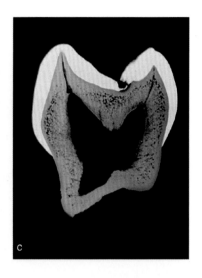

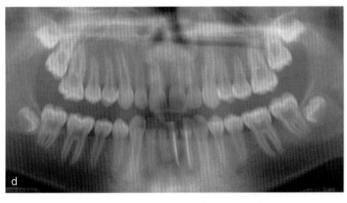
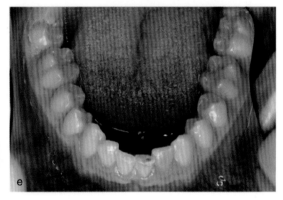

图 20.35　家族性低磷血症。a. 6 岁患儿，受累乳牙病变严重。b. 4 岁患儿下颌乳牙的 X 线片，注意观察明显扩大的牙髓腔。c. 乳磨牙的显微成像片。观察到髓腔扩大，髓角延伸至釉牙本质界，髓周牙本质出现发育异常而罩牙本质正常。d. 全景片示 14 岁患儿下颌切牙区的射线透射性增加，下颌 2 颗切牙已进行根管治疗。注意观察恒牙列中扩大的髓腔及延伸的髓角。f. 该患儿 14 岁时下颌的临床影像

框表 20.10　可导致非对称性局部缺陷的疾病 / 病因

- 恒牙胚外伤（图 20.5 和图 20.6）。

- 乳牙牙髓炎症扩散导致颌骨局部感染，继而影响恒牙胚发育（图 20.7）。

- 高剂量辐射（局部放疗）（图 20.36）。

- 出生后数月内，喉镜检查和长时间的气管插管可能会损伤乳牙胚，通常发生于上前牙（冠折），表现为牙形成不全或白垩色斑块。

- 局限性牙发育不良不会遗传，可影响所有牙体组织。口腔内受影响的牙齿多位于同一象限，以前牙区为重，其中上颌牙患病率约为下颌牙的 2 倍。乳牙萌出时即可观察到局部牙发育不良，同时其继承恒牙多表现为相同症状。可能的病因学因素包括血管性疾病、创伤、牙胚病毒感染、代谢紊乱、局部感染和体细胞突变等 [53]（图 20.38，图 20.39）。

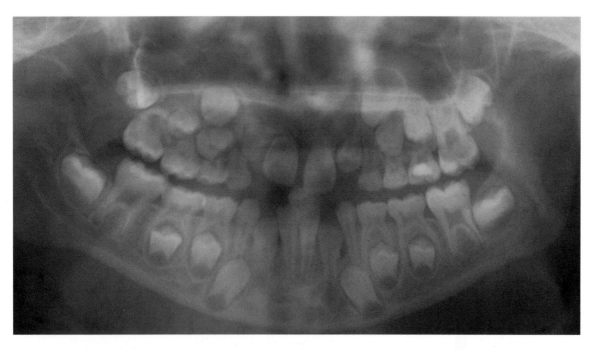

图 20.36 患儿曾因上颌肿瘤在 3.5 岁时接受了高剂量的局部放疗（56Gy），之后上颌恒牙出现了永久性的损伤，患牙的牙根长度明显变短。图示为患儿 7 岁时。经挪威 Rikshospitalet 颅颌面小组许可使用

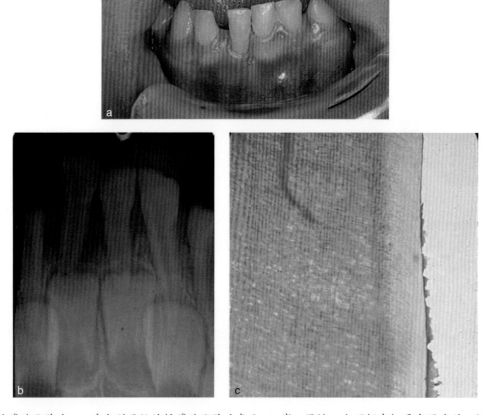

图 20.37 低磷酸酯酶症。a. 病变刚开始的低磷酸酯酶症患儿，3 岁，男性。右下颌中切牙牢固度差，松动明显。b. X 线片示下颌切牙区域牙槽骨缺损严重。c. 组织学切片示牙根表面牙骨质变薄

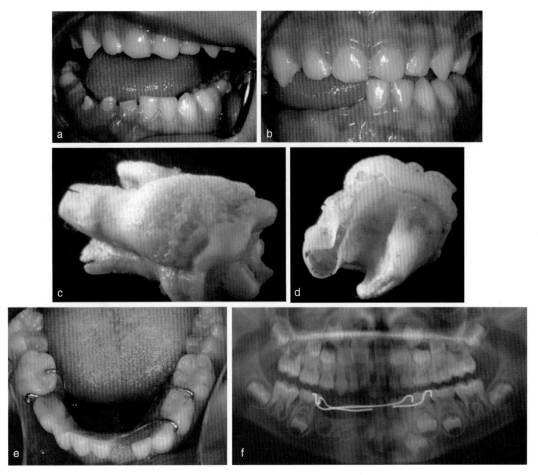

图 20.38　局限型牙发育异常。a. 3 岁患儿，男性，可见右下颌牙列中出现畸形牙，切牙发生脓肿。b. 全麻下，除右下颌第二乳磨牙外，拔除此象限内的其余牙齿。保留右下颌第二乳磨牙有助于维持乳牙列的功能高度及该区域牙槽骨的生长。c. 拔除的第一乳磨牙冠部表现为釉质发育不全。d. 牙齿脆性增加，成分减少，根尖孔敞开，牙髓腔异常增大。e. 该患儿 4 岁时，采取了局部义齿进行修复。图示为患儿 6 岁时，此时因乳牙逐渐脱落，可能需要对义齿进行调整。f. 全景片示患儿的继生成恒牙受到累及。拍片时患儿佩戴义齿，因此全景片上可见义齿固位装置

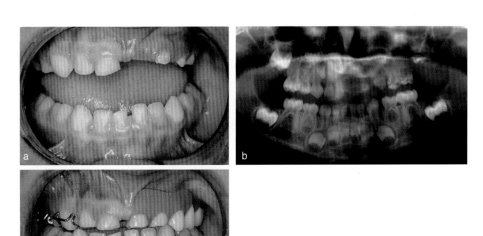

图 20.39　局限型牙发育异常。a. 左上颌切牙脓肿。b. 全景片示左上颌的所有牙齿均受累。c. 除第一恒磨牙外，受累牙齿均拔除，以维持该区域的牙槽骨生长。3 岁左右拔除患牙后，采取局部义齿修复

（梅丽琴　郭辰　勾晓辉　译）

（卫峥　廖莹　冀堃　赵姝亚　审）

参考文献

[1] Risnes S. Growth tracks in dental enamel. J Hum Evol, 1998, 35: 331–350.

[2] Wright JT, Carrion IA, Morris C. The molecular basis of hereditary enamel defects in humans. J Dent Res, 2015, 94:52–61.

[3] Commission on Oral Health RE. A review of the developmental defects of enamel index (DDE Index). Report of an FDI Working Group. Int Dent J, 1992, 42:411–426.

[4] Aldred MJ, Savarirayan R, Crawford PJ. Amelogenesis imperfecta: a classification and catalogue for the 21st century. Oral Dis, 2003, 9:19–23.

[5] Stephanopoulos G, Garefalaki ME, Lyroudia K. Genes and related proteins involved in amelogenesis imperfecta. J Dent Res, 2005, 84:1117–1126.

[6] Wright JT. The molecular etiologies and associated phenotypes of amelogenesis imperfecta. Am J Med Genet A, 2006, 140:2547–2555.

[7] Kim JW, Simmer JP. Hereditary dentin defects. J Dent Res, 2007, 86:392–399.

[8] Shields ED, Bixler D, el-Kafrawy AM. A proposed classification for heritable human dentine defects with a description of a new entity. Arch Oral Biol, 1973, 18:543–553.

[9] Wong HM, McGrath C, King NM. Dental practitioners' views on the need to treat developmental defects of enamel. Community Dent Oral Epidemiol, 2007, 35:130–139.

[10] Shulman JD, Maupome G, Clark DC et al. Perceptions of desirable tooth color among parents, dentists and children. J Am Dent Assoc, 2004, 135:595–604, quiz 54–55.

[11] Coffield KD, Phillips C, Brady M, et al. The psychosocial impact of developmental dental defects in people with hereditary amelogen-esis imperfecta. J Am Dent Assoc, 2005, 136:617–630.

[12] Sneller J, Buchanan H, Parekh S. The impact of amelogenesis imperfecta and support needs of adolescents with AI and their parents: an exploratory study. Int J Paediatr Dent, 2014, 24:409–416.

[13] Jalevik B, Klingberg GA. Dental treatment, dental fear and behaviour management problems in children with severe enamel hypo-mineralization of their permanent first molars. Int J Paediatr Dent, 2002, 12:24–32.

[14] Ridell K, Borgstrom M, Lager E, et al. Oral health-related quality-of-life in Swedish children before and after dental treatment under general anesthesia. Acta Odontol Scand, 2015, 73:1–7.

[15] Rodd HD, Davidson LE. 'Ilko dacowo': canine enucleation and dental sequelae in Somali children. Int J Paediatr Dent,
2000, 10:290–7.

[16] Cordeiro MM, Rocha MJ. The effects of periradicular inflamation and infection on a primary tooth and permanent successor. J Clin Pediatr Dent, 2005, 29:193–200.

[17] Aoba T, Fejerskov O. Dental fluorosis: chemistry and biology. Crit Rev Oral Biol Med, 2002, 13:155–70.

[18] Antonini LG, Luder HU. Discoloration of teeth from tetracyclines–even today? Schweiz Monatsschr Zahnmed, 2011, 121:414–431.

[19] Matis BA, Wang Y, Eckert GJ, et al. Extended bleaching of tetracycline-stained teeth: a 5-year study. Oper Dent, 2006, 31:643–651.

[20] Weerheijm KL, Jalevik B, Alaluusua S. Molar–incisor hypominer-alisation. Caries Res, 2001, 35:390–391.

[21] Elfrink ME, Schuller AA, Weerheijm KL, et al. Hypomineralized second primary molars: prevalence data in Dutch 5-year-olds. Caries Res, 2008, 42:282–285.

[22] Jalevik B, Noren JG. Enamel hypomineralization of permanent first molars: a morphological study and survey of possible aetiological factors. Int J Paediatr Dent, 2000, 10:278–289.

[23] Fagrell TG, Lingstrom P, Olsson S, et al. Bacterial invasion of den-tinal tubules beneath apparently intact but hypomineralized enamel in molar teeth with molar incisor hypomineralization. Int J Paediatr Dent, 2008, 18:333–340.

[24] Silva MJ, Scurrah KJ, Craig JM, et al. Etiology of molar incisor hypomineralization-A systematic review. Community Dent Oral Epidemiol, 2016, 44:342–353.

[25] Rodd HD, Morgan CR, Day PF, et al. Pulpal expression of TRPV1 in molar incisor hypomineralisation. Eur Arch Paediatr Dent, 2007, 8:184–188.

[26] Jalevik B, Dietz W, Noren JG. Scanning electron micrograph analysis of hypomineralized enamel in permanent first molars. Int J Paediatr Dent, 2005, 15:233–240.

[27] William V, Burrow MF, Palamara JE, et al. Microshear bond strength of resin composite to teeth affected by molar hypomineralization using 2 adhesive systems. Pediatr Dent, 2006, 28:233–241.

[28] Kim JW, Simmer JP, Lin BP, et al. Mutational analysis of candidate genes in 24 amelogenesis imperfecta families. Eur J Oral Sc, 2006, 114 Suppl 1:3–12, discussion 39–41, 379.

[29] Crawford PJ, Aldred M, Bloch-Zupan A. Amelogenesis imperfecta. Orphanet J Rare Dis, 2007, 2:17.

[30] Hart PS, Hart TC. Disorders of human dentin. Cells Tissues Organs, 2007, 186:70–77.

[31] Backman B, Holm AK. Amelogenesis imperfecta: prevalence and incidence in a northern Swedish county. Community Dent Oral Epidemiol, 1986, 14:43–47.

[32] Sundell S, Koch G. Hereditary amelogenesis imperfecta. I.

Epidemiology and clinical classification in a Swedish child population. Swed Dent J, 1985, 9:157–169.

[33] Witkop CJ. Hereditary defects in enamel and dentin. Acta Genet Stat Med, 1957, 7:236–239.

[34] Witkop CJ, Jr. Amelogenesis imperfecta, dentinogenesis imperfecta and dentin dysplasia revisited: problems in classification. J Oral Pathol, 1988, 17:547–553.

[35] Winter GB, Brook AH. Enamel hypoplasia and anomalies of the enamel. Dent Clin North Am, 1975, 19:3–24.

[36] Backman B, Angmar-Mansson B. Mineral distribution in the enamel of teeth with amelogenesis imperfecta as determined by quantitative microradiography. Scand J Dent Res, 1994, 102:193–197.

[37] Aldred MJ, Crawford PJ. Amelogenesis imperfecta—towards a new classification. Oral Dis, 1995, 1:2–5.

[38] Seow WK. Taurodontism of the mandibular first permanent molar distinguishes between the tricho-dento-osseous (TDO) syndrome and amelogenesis imperfecta. Clin Genet, 1993, 43:240–246.

[39] Seow WK, Amaratunge A. The effects of acid-etching on enamel from different clinical variants of amelogenesis imperfecta: an SEM study. Pediatr Dent, 1998, 20:37–42.

[40] Simmer JP, Hu JC. Dental enamel formation and its impact on clinical dentistry. J Dent Educ, 2001, 65:896–905.

[41] Pousette Lundgren G, Dahllof G. Outcome of restorative treatment in young patients with amelogenesis imperfecta. a cross-sectional, retrospective study. J Dent, 2014, 42:1382–389.

[42] de La Dure-Molla M, Philippe Fournier B, Berdal A. Isolated dentinogenesis imperfecta and dentin dysplasia: revision of the classification. Eur J Hum Genet, 2015, 23: 445–451.

[43] Malmgren B. Clinical, histopathologic and genetic diagnosis in osteogenesis imperfecta and dentinogenesis imperfecta. Stockholm: Karolinska Institutet, 2004.

[44] Beck-Nielsen SS. Rickets in Denmark. Dan Med J, 2012, 59: B4384.

[45] McWhorter AG, Seale NS. Prevalence of dental abscess in a population of children with vitamin D-resistant rickets. Pediatr Dent, 1991, 13:91–96.

[46] Rasmussen P, Espelid I. Coeliac disease and dental malformation. ASDC J Dent Child, 1980, 47:190–192.

[47] Aine L. Coeliac-type permanent-tooth enamel defects. Ann Med, 1996, 28:9–12.

[48] Maki M, Aine L, Lipsanen V, et al. Dental enamel defects in first-degree relatives of coeliac disease patients. Lancet, 1991, 337: 763–764.

[49] Procaccini M, Campisi G, Bufo P, et al. Lack of association between celiac disease and dental enamel hypoplasia in a case–control study from an Italian central region. Head Face Med, 2007, 3:25.

[50] Dong J, Amor D, Aldred MJ, et al. DLX3 mutation associated with autosomal dominant amelogenesis imperfecta with taurodontism. Am J Med Genet A, 2005, 133:138–141.

[51] MacDougall M, Dong J, Acevedo AC. Molecular basis of human dentin diseases. Am J Med Genet A, 2006, 140:2536–2546.

[52] van den Bos T, Handoko G, Niehof A, et al. Cementum and dentin in hypophosphatasia. J Dent Res, 2005, 84:1021–1025.

[53] Crawford PJ, Aldred MJ. Regional odontodysplasia: a bibliography. J Oral Pathol Med, 1989, 18:251–263.

第21章

咬合发育、错殆畸形及预防性和阻断性矫治

Bengt Mohlin, Anna Westerlund, Maria Ransjö, Jüri Kurol

颅面的发育和生长

颅颌面的发育和生长对牙齿的咬合影响较大，颅面发育和生长决定了颌骨的大小和相对比例。颅面部是人体最复杂的部分之一。颅面复合体结构的发育和生长受遗传控制，并受到表观遗传和环境因素的影响。发育和生长的紊乱会导致牙殆畸形，颌骨之间的不协调以及异常的殆关系[1-2]。

颅面的发育始于胚胎发生早期三个胚层相互作用。颅神经嵴细胞（一种多能细胞群）的形成、迁移和分化是颅面部发育的关键步骤。特异性基因的表达和信号通路之间的相互作用调节了神经嵴细胞的持续发育。神经嵴细胞迁移和分化形成了颅面部大部分骨骼、结缔组织和软骨，还参与牙齿发育。调节基因的突变会导致颅面畸形，有时伴有牙齿发育异常（见第4章）。近三分之一的出缺陷都存在颅颌面复合体的缺陷[1]。

产前第7周，即使面部结构没有按比例发育或完全发育，人的面部基本上已经可以识别。胎儿的头部比例大；胚胎2个月时，头部大约是身体长度的50%，由于生长率的差异，比例会随着时间而变化。出生时，头部长度约是体长的25%，在成年人中则降至约12%（图21.1）。此外，由于发育差异，脑颅与面部的比例在产前和产后都会发生变化。与面部相比，胎儿的颅骨大，在新生儿中也很明显（图21.2）。由于生长速度不同，5岁儿童的脑颅生长几乎已完成，而颌骨生长接近成人50%[2]。

颅底骨是通过软骨内成骨形成，从初始软骨基质开始。骨化中心之间的原发软骨是颅底的重要生长部位。颅内穹和面骨（包括上颌骨和下颌骨）是由直接的膜内成骨形成，纤维骨缝是骨沉积和重建的重要部位。不同颅面骨之间的骨缝和融合体在不同时间融合并终止生长。软骨或骨缝过早闭合可能会导致颅底生长发育不良，具体取决于闭合时间和位置[1]。

可以通过施加牵张力打开骨缝（骨缝闭合前）。正畸医师可以利用这种机制，例如可以通过快速上颌扩展打开腭中缝来治疗骨性反殆。

颅面骨生长发育的一般规律是：骨缝的生长和重塑，以及骨的表面增生和吸收过程使颅面骨发生移位。由于上颌骨附着于前颅底，而下颌骨悬于颅中窝下方，因此颅底的生长对于颌间关系以及咬合发育至关重要。通过上颌骨缝的生长和适应，上颌骨向下和向前移位与前颅底密切相关。下颌之间的矢状关系由下颌的显著生长维持（图21.2）。

在这种复杂的面部结构发育过程中，萌出牙齿的牙尖逐渐形成交错咬合。但是，颅底和下颌骨生长的个体差异很大，各个组成部分的发育协调并不总是完美的，齿槽机制可以部分弥补这一点。

咬合发育

乳牙列

出生时，乳牙的牙冠已基本形成，牙根发

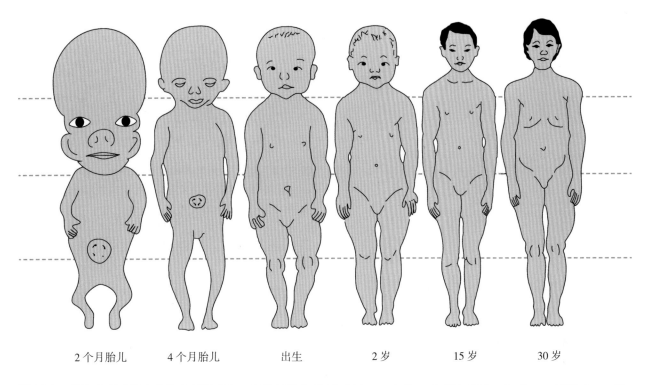

|2 个月胎儿|4 个月胎儿|出生|2 岁|15 岁|30 岁|

图 21.1　成长发育过程中身体比例的变化。经许可引自 WJ Robbins, et al. Growth. Yale University Press，1928: figure 63

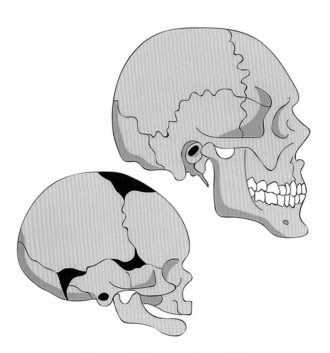

图 21.2　头部比例的变化。经许可引自 GH Lowery. Growth and development of children. 6th ed. Chicago：Elsevier Mosby，1973

育尚未开始（见第 4 章）。因此，牙龈垫低，腭穹隆平。上下颌接触时，通常仅在牙龈垫的后部区域接触，并且下颌较之上颌处于后退位。但是，在出生后第一年，下颌的矢状关系得到改善，切牙以正常的矢状关系萌出。

后牙段的咬合是在 16 个月时，第一乳磨牙有咬合接触后首先建立。一旦在三个平面上都实现了良好的咬合，每次正常闭合时，下颌都会到相同的位置，并且正常发育。咬合的建立可以引导颌骨间相互关系以及后继恒牙萌出（尖牙和第二磨牙）到正确位置。上颌第二磨牙近中腭尖的建𬌗，进一步实现了咬合的稳定。

随着乳牙的萌出，牙槽突发育，面部高度显著增加。上颌牙槽突的生长导致腭高的增加。乳牙几乎垂直于基骨萌出。上下乳切牙间夹角接近 180°，且𬌗平面平坦。在发育过程中，牙槽骨通常相对于基骨向前移动（图 21.2，图 21.3）。

乳牙列的特征是牙弓呈半圆形。最明显的

319

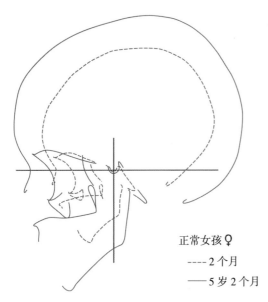

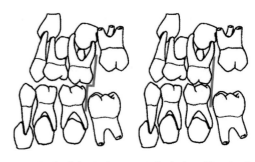

图 21.4　乳牙列末端平面呈近中关系，第一恒磨牙萌出后直接形成中性关系（左）。乳牙列末端平面垂直型，恒磨牙将萌出成尖对尖的关系（右）

图 21.3　正常女孩从 2 个月到 5 岁 2 个月的面部发育。将 Sella 和 nasion-sella 线进行叠加。注意下颌从明显后退位开始的生长量

特征是上下颌骨前部区域有牙列间隙，有利于未来容纳更宽的恒前牙。特别是在上颌乳侧切牙与乳尖牙之间，下颌乳尖牙与第一乳磨牙之间存在间隙，这种间隙称为灵长间隙。第二乳磨牙初萌时近端未与第一乳磨牙接触。然而，大多数儿童在 3~4 岁期间，第二乳磨牙近中前移接触邻牙。

上下颌骨的基本关系，幼儿期上颌前突和下颌后退较年龄较大的儿童和成人明显。在 2 岁时，前牙覆盖平均为 4mm，范围是2~6mm。5 岁时，随着牙齿的磨耗和下颌骨的生长，前牙覆盖减小，乳切牙常呈对刃𬌗。

如果没有对𬌗牙，乳切牙通常萌出形成较严重的深覆𬌗。然而，个体差异很大。随着乳牙磨损，覆𬌗通常在 5~6 岁之间逐渐减少。

乳牙列的磨牙关系可分为两种类型：

•乳牙列末端平面呈近中型：即下颌第二乳磨牙远中面位于上颌第二乳磨牙远中面的近中（图 21.4，左）

•上下牙弓末端平面为垂直型（图 21.4，右）。

两种情况都有利于以后引导第一恒磨牙进入正常咬合。但是，应该注意的是，咬合随着下颌的生长、牙齿的磨损、颌骨基部牙弓的近中移动和下颌矢状面的增加而发生动态变化（图 21.3）。在第一恒磨牙萌出时，牙弓间的近中型（图 21.4 左）是最有利的。

恒牙列

混合牙列持续时间从第一恒切牙及第一恒磨牙的萌出（约 6.5 岁），到最后一颗乳牙脱落（约 12 岁）（参阅第 5 章）。第一恒磨牙紧邻第二乳磨牙萌出。因此，牙齿矢状关系的建立取决于上下颌乳磨牙远中面间的"阶梯"类型（图 21.4）。第一恒磨牙建𬌗初期为尖对尖的咬合关系。由于下颌有较大的剩余间隙，第二乳磨牙脱落后，利用剩余间隙，尖对尖的关系通常变成安氏 I 类（Angle Class I）咬合关系。在侧方牙群，乳磨牙和乳尖牙的总宽度大于后继恒牙的宽度，这种额外的间隙称为剩余间隙。

颌骨的矢状生长为恒磨牙提供了足够的空间。最重要的是通过上颌结节区的增殖及下颌支前缘的吸收来促进远端方向生长。牙齿的发育和萌出并不总是与颌骨的生长相协调。因此，磨牙可能萌出异位。

前　牙

乳前牙和恒前牙之间的大小差异，上颌为 7mm，下颌为 5mm，可通过以下三种方式消除：

- 利用存在于乳牙列中的空余间隙（牙间隙）。
- 恒切牙的唇侧位萌出（图 21.5），可增加约 5mm 的牙弓周长。
- 尖牙之间的宽度增加，增加约 3mm 的牙弓周长。

因此，上颌恒切牙的空间通常是足够的。但是，如果乳切牙间隙不足，则可能出现拥挤。如果切牙咬合过紧，上颌切牙的唇倾度减少。也可能导致牙齿拥挤。下颌切牙需要较小的空间（5mm），但牙间隙也较小，下切牙萌出较直立。因此，可能存在暂时性拥挤，直到横向宽度的增加，拥挤随之改善。然而，下颌前牙萌出时常出现间隙不足，乳牙列间隙的大小可以预测后继前牙萌出后是否拥挤。通常女孩拥挤比男孩更为明显[3]。

侧方牙群

当乳磨牙和乳尖牙脱落时，牙弓的空间增加（剩余间隙下颌为 2.5mm，上颌为 1.5mm）有利于前磨牙和恒尖牙的萌出，下颌第一磨牙还可以利用剩余间隙近中移动，将第一磨牙间尖对尖的咬合关系前移达到中性𬌗关系。上颌骨中，恒尖牙比乳尖牙大 2mm，剩余间隙的存在可以容纳体积大的恒尖牙（图 21.6）。上颌恒尖牙萌出，牙尖间距增加，牙弓宽度增加。下颌骨中，恒尖牙萌出，尖牙间距无明显变化。除非因前部空间不足、第一恒磨牙异位萌出或龋齿引起的乳磨牙早失，否则前磨牙通常有足够的萌出空间。

即使恒牙列完成后（第三磨牙除外），牙弓和咬合的动态变化仍在继续。通常覆盖减少且侧方牙群近中移动而使牙弓变短，将导致从 12~20 岁下前牙平均有 0.5~1mm 的"生理"拥挤。直到 18 岁，覆𬌗逐渐减少。但是牙弓的

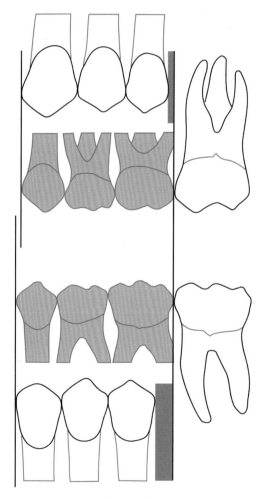

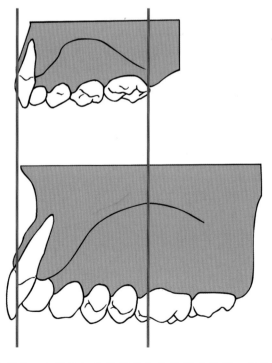

图 21.5　上颌恒切牙比其乳切牙更偏向唇侧，因此，牙弓变宽变长

图 21.6　乳尖牙和乳磨牙比相应的继承恒牙所需的空间更大。这种差异称为"剩余间隙"，下颌（2.5mm）比上颌（1.5mm）更大

横向宽度从恒牙列早期就保持相对稳定。据报道，直至成年时，腭部高度会增加，从而显示出牙齿的缓慢持续萌出。这种生长在临床上可能导致固连牙和种植牙的低位更明显[4]。

监测乳牙列和混合牙列的殆发展

在儿童口腔科中，牙齿和咬合发育的诊断和监测非常重要。负责任的牙医应知道在某些发育阶段会出现哪些问题，以及何时开始预防、阻断或纠正是最有效的。在同一年龄组的个体中，牙齿的萌出和颌骨的发育状况会有所不同。因此，描述牙齿发育阶段（框表7.3）可以代替描述生理成熟度的年龄。牙龄可用以估计出生日期不明儿童的年龄。

错殆畸形

乳牙列

病　因

遗传因素是可以决定颌骨大小和位置关系的。因此，许多遗传因素导致的颌骨异常会在乳牙列中表现出来。尤其是安氏Ⅱ类和Ⅲ类错殆，颌骨横向发育异常也是如此，以后将形成后牙反殆和锁殆。

一些功能因素（如进食时咀嚼习惯和咀嚼力等）也会在错殆畸形的发展中起到关键作用。这是基于对原始饮食习惯的人颅骨的观察，以及比较咀嚼软硬食物的动物实验结果得出的结论，但相关证据仍然有限[5-6]。呼吸习惯可能对面部生长和牙弓形态起作用。一项研究报道称因睡眠呼吸暂停而进行了扁桃体切除术后的患儿开殆和反殆都得到了改善[7]。值得记住的是，大部分的开殆患者去除病因后可自行纠正[8-9]。

吮吸奶嘴和手指仍然被认为是导致乳牙列发育不良的主要不良习惯[10]（框表21.1，图21.7、图21.8）。

框表21.1　吸吮习惯及其对乳牙列的影响

- 在斯堪的纳维亚儿童中吮吸奶嘴比吮指更为普遍。不同种族之间的吸吮习惯差异很大。在发展中国家，儿童吮吸习惯并不常见。根据斯堪的纳维亚的研究，吸吮习惯在城市比农村地区更为普遍，女孩比男孩更普遍[12]。
- 吮吸奶嘴通常会导致后牙反殆和开殆，而很少发生深覆盖（图21.7）。吮吸手指更多会导致上颌深覆盖和前突，而很少出现后牙反殆（图21.8）。
- 吮吸奶嘴导致反殆形成的机制是由于压力使上颌骨狭窄，这也被认为是由于舌头处于较低位，口内负压以及面颊和尖牙区唇肌压力增加而引起的。如果恰又有遗传性上颌骨狭窄，反殆尤为明显。
- 与吮指相比，吮吸奶嘴的好处在于，儿童会在更早的年龄断奶，通常是3~4岁，而且很少会将吮吸奶嘴习惯带入混合牙列期。大约有10%吮指习惯的患儿会继续保持这种习惯，进入混合牙列期。
- 当吮吸奶嘴习惯在乳牙列中消失后，这种习惯造成的开殆会进行高度的自我矫正。然而，后牙反殆的自我矫正取决于上、下颌骨宽度差异的大小，以及牙尖交错的锁殆方式。

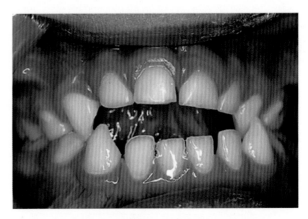

图21.7　吮吸奶嘴导致的后牙反殆（患者左侧），中线偏斜，下颌偏斜以及开殆

患病率

错殆畸形可分为四个主要类别（框表21.2）：

- 矢状向的异常
- 垂直向的异常
- 横向面的异常
- 可用空间的异常

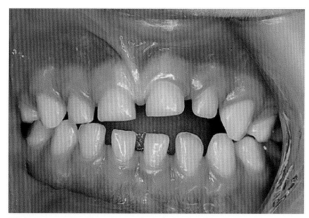

图 21.8　吮指导致的不对称左侧开𬌗和覆盖

矢状向

矢状向的错𬌗畸形（框表 21.2）通常以磨牙关系和（或）覆盖/反覆盖的严重程度来判定。然而，在乳牙列中，我们经常会发现磨牙关系不能精确地表达未来的下颌或牙齿的关系。因此，在判断乳牙列的矢状关系时使用尖牙关系更为有效。

远中磨牙关系

远中磨牙关系通常伴有深覆盖[11]。在乳牙列中，这将是一个小问题，但这种错𬌗经常会在恒牙列中出现。当下颌后缩非常严重时（如锁𬌗或非常深的咬合），才需要在乳牙列时进行治疗（图 21.9）。

近中磨牙关系

伴随或不伴随反覆盖的近中磨牙关系（安氏Ⅲ类）的患病率非常低。反覆盖可能以中性磨牙关系存在，也可能是近中磨牙关系但没有反覆盖。错𬌗畸形分为三大类。实际上，大多数情况下都同时存在颌骨和牙齿的异常：

- 骨性；
- 牙性；
- 功能性（𬌗干扰）。

在颌骨Ⅲ类错𬌗中，上颌骨和下颌骨的大小和（或）位置不成比例。可能以三种形式发生（图 21.10）。

框表21.2　乳牙列错𬌗畸形患病率（%）		
	男生	女生
空间条件		
上颌拥挤	1.5	2.9
下颌拥挤	0.5	1.9
上颌间隙	51.0	43.3
下颌间隙	41.9	39.9
垂直向错𬌗		
正面开𬌗 > 0 mm	21.8	23.9
正面深覆𬌗 > 3 mm	18.1	18.9
正面深覆𬌗 > 5 mm	3.6	2.0
矢状向错𬌗		
上颌深覆盖	35.8	23.9
上颌深覆盖 > 6 mm	11.9	11.9
磨牙远中关系	49.5	49.0
反覆盖 > 0 mm [a]	0	0
磨牙近中关系	1.0	0.5
横向错𬌗		
后牙反𬌗	10.6	17.3
锁𬌗 [a]	0	0.5
a. 这些调查中未记录的案件		

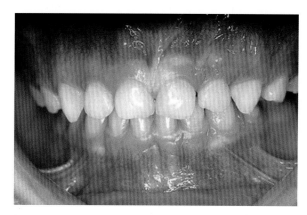

图 21.9　双侧正锁𬌗伴被动远中关系

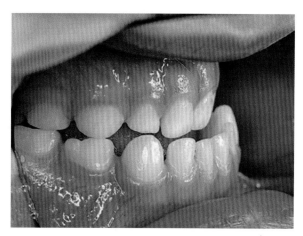

图 21.10　无代偿的骨性Ⅲ类错𬌗。注意尖牙间的近中关系

- 上颌发育不足和（或）后缩；
- 下颌发育过度和（或）前伸；
- 即存在上颌发育不足和（或）后缩，又存在下颌发育过度和（或）前伸。

前牙是有正常的覆盖，还是出现对刃𬌗或反覆盖取决于牙齿的代偿，也就是由上颌切牙唇侧倾斜和下颌切牙舌侧倾斜的程度决定。

在牙源性反覆盖的情况下，牙弓间存在正常关系（最好根据尖牙关系判断），反覆盖的原因是由于上颌切牙的舌侧倾斜和下颌切牙的唇侧倾斜（图 21.11）。在功能性反覆盖的情况下，患者通常可以在下颌后退接触位置上达到对刃𬌗关系，但全口咬唇时向前移动形成反覆盖（假性Ⅲ类）。Ⅲ类错𬌗和前牙反𬌗是否需要治疗取决于错𬌗畸形的严重程度及患者的配合程度。通常可以不治疗乳牙的牙性前牙反𬌗，除非反𬌗在空间条件上会造成不良影响。

垂直向

垂直向的错𬌗畸形（框表 21.2）在乳牙列中并不构成大问题。前牙开𬌗的患病率很高，但几乎都是牙源性的，并且经常是不良吮吸习惯的结果。当吮吸习惯停止时，通常会自行纠正[12-13]。中度深覆𬌗的患病率也很高，除非伴有较严重的反𬌗，否则几乎没有临床意义。重度深覆𬌗与深覆盖和远中错𬌗并存，有时侧方𬌗群有锁𬌗（图 21.12），通过治疗可以纠正这些错𬌗畸形。

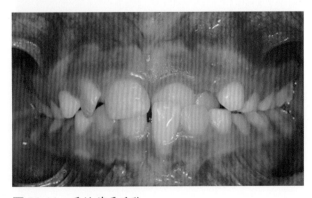

图 21.11　牙性前牙反𬌗

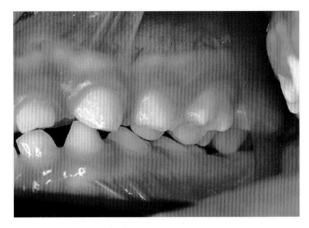

图 21.12　乳牙列中单侧锁𬌗

横　向

横向错𬌗（框表 21.2）以单侧后牙反𬌗为主；患病率为 10%~23%[14]。患病率区间大是由于所研究人群的差异、吸吮奶嘴的流行率以及诊断技术的差异。双侧反𬌗和锁𬌗的患病率是 3% 和 6%[13]。

单侧反𬌗的特征是上牙弓狭窄但上颌骨对称（图 21.13a）。在后退接触位时，磨牙呈尖对尖。为了达到稳定的咬合，下颌骨必须滑到一侧，形成单侧反𬌗（图 21.13b）。反𬌗侧的牙尖通常彼此深深地锁结在一起，很少有自我矫正的机会（完全反𬌗）（图 21.14）。在某些患者中，上颌骨相对宽一些，此时反𬌗侧的

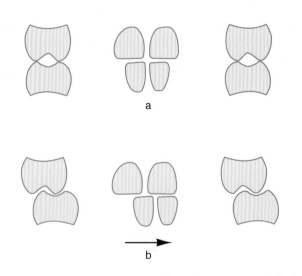

图 21.13　被动后牙反𬌗。颌骨是对称的，但上颌骨狭窄。在后退接触位时，磨牙是尖对尖咬合（a），为了达到完全咬合，需要将咬合力推向左侧（b）

牙齿呈尖对尖的咬合关系（后牙尖对尖）。如果上颌骨非常狭窄，可能导致双侧后牙反𬌗。这些咬合关系通常是非功能性且中线无偏移。双侧反𬌗可能与安氏Ⅲ类有关。

通常在乳尖牙和第二乳磨牙萌出时会产生反𬌗。因此，在 3 岁时反𬌗能被诊断出。重要的是要判断是否应在乳牙列中治疗反𬌗，或者反𬌗是否可以自行纠正或是否可以推迟至混合牙列的早期治疗（框表 21.3）。

空间条件

空间条件（框表 21.2）在乳牙列和恒牙列中的意义有所不同。由于乳牙列中前牙间距的增加反映了生长的自然解剖特征，因此，间隙小或拥挤表明在恒牙列中也可能出现拥挤。旋转和移位的牙齿拥挤最常发生在下颌恒切牙，乳牙列中很少见。

上述牙列拥挤在乳牙列中可以不进行治

疗，但提示医生要仔细观察恒切牙的萌出情况。如果没有间距或间距很小，恒中切牙通常会在萌出时吸收乳中切牙和侧切牙，从而进一步导致了牙弓的远端空间不足。

混合牙列和恒牙列
病因学

框表 21.4 示例包含了监测和引导牙列发育过程中所发现的问题[15]。如果不进行治疗，乳牙列中的不良咬合关系可能会持续到恒牙列中。某些儿童的错𬌗畸形可能会自行地纠正；而有些具有正常乳牙𬌗的儿童，在混合牙列和恒牙列期可能会出现错𬌗畸形[13]。框表 21.5 列出了主要的错𬌗畸形及其在恒牙列中的患病率。

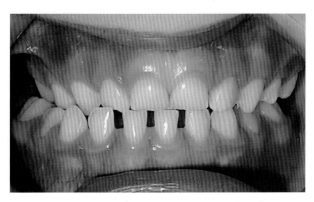

图 21.14 "典型"单侧后牙反𬌗。上颌骨狭窄，下颌中线偏向反𬌗侧。注意上颌是空间不足的

框表 21.3 后牙反𬌗的决策

- 检查后退接触位和牙尖交错位之间是否有异常
- 检查尖牙区是否存在横向宽度增加的障碍因素
- 检查是否可以预测到不对称的咬合和（或）颅面发育

临床

- 检查后退接触位和牙尖交错位中线是否存在异常
- 检查在后退接触位时乳尖牙之间是否存在早接触
- 判断适合采用调磨方法还是采用横向扩弓方法
- 确定适当的扩弓时间

框表 21.4 混合牙列早期（6~9 岁）常见问题

- 不良习惯
- 牙齿萌出障碍
- 功能性错𬌗
- 牙齿间隙正常发育的障碍
- 恒牙先天缺失
- 严重的深覆盖增加了发生外伤的风险

框表 21.5 恒牙列错𬌗畸形患病率（%）

	男生	女生
空间条件		
上颌拥挤	20.6	26.3
下颌拥挤	33.0	31.7
上颌间隙	8.1	4.3
下颌间隙	5.1	2.5
垂直向错𬌗		
前牙开𬌗 > 0 mm	2.3	1.8
前牙深覆𬌗 > 5 mm	22.7	14.5
矢状向错𬌗		
上颌覆盖 > 6 mm	15.9	12.5
磨牙远中咬合	23.2	25.8
下颌覆盖 > 0 mm	0.7	0.2
磨牙近中咬合	4.1	4.5
横向错𬌗		
后牙反𬌗	9.4	11.4
锁𬌗	7.1	7.9

错𬌗畸形是遗传和（或）环境因素造成的。环境因素可能包括不良的口腔习惯、下颌肌群运动不足、扁桃体和腺样体肥大、牙齿外伤、乳牙早失以及儿童时期的严重慢性疾病。然而，牙槽骨代偿机制可以减少异常𬌗关系的影响。即使生长不良的患者，上下牙有稳定的尖窝交错关系也可以维持正常上下颌关系。

矢状向

磨牙远中咬合和深覆盖是混合牙列和恒牙列中常见的错𬌗（框表 21.4 和框表 21.5）。上颌覆盖的增加是由于上颌牙槽骨突出，下颌牙槽骨后缩，上颌切牙的唇向倾斜增加，下颌切牙的舌向倾斜以及上颌前突和下颌后缩的结果（图 21.15）。口腔习惯——尤其是吮指，可能会对切牙倾斜产生不利影响。下唇位于上颌切牙后方的唇闭合不完全也可能导致过深的覆盖及深覆盖的进一步发展。磨牙远中咬合是由于混合牙列中上颌第二乳磨牙早失，上颌磨牙前移，第一磨牙的异位萌出而引起的。

下颌前突通常由遗传决定。在某些综合征中发生的上颌后缩可能会导致下颌假性前突。磨牙近中关系常发生在骨性下颌前突。

垂直向

牙性开𬌗的原因可能是切牙未完全萌出或牙槽骨的垂直发育不足，通常是由吮吸习惯造成（图 21.16）。在乳牙列和混合牙列中，前牙开𬌗很常见，通常是暂时性现象。一个主要的影响因素是孩子在安静状态为了正常呼吸舌头处于前位。在此期间，舌头体积与口腔中的可用空间之间存在差异，同时腺样体通常也偏大。当腺样体缩小，同时儿童发育生长增加了口腔空间时，前牙开𬌗大部分会自行纠正，并且恒牙列中的患病率很低（框表 21.5）。骨性开𬌗可能是由于在生长过程中，下颌骨向后旋转所致。

深覆盖可能会伴有牙性深覆𬌗的发生，到恒牙列期患病率会增加。当上下切牙之间没有

正常接触时，可能会出现切牙过度萌出，例如在安氏 Ⅱ 类二分类错𬌗中切牙较直立。如果下

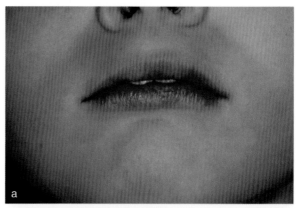
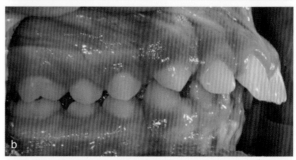
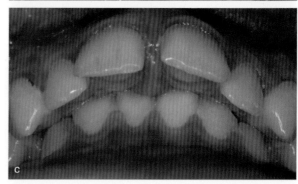

图 21.15　a. 唇闭合不全。b. 上颌前突，切牙唇倾，磨牙远中关系。c. 常伴有深覆𬌗

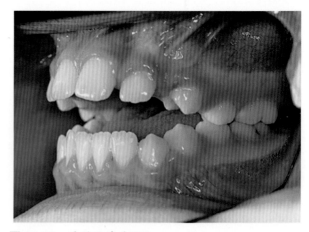

图 21.16　牙源性前牙开𬌗

颌骨在生长过程中向前旋转，可能会形成骨性深覆骀。这通常与强健的咀嚼肌相关。

横　向

牙列拥挤通常会导致单个牙齿的反骀和锁骀。上颌骨狭窄导致单侧被动后牙骀伴下颌中线偏斜（图 21.17）。骨性单侧反骀或锁骀可能与颅底、上颌骨或下颌骨的不对称有关。双侧反骀和锁骀是罕见的错骀畸形。它们通常是骨源性的，在许多情况下，同时存在矢状向和垂直向发育异常。双侧反骀可能与安氏 III 类错骀有关。

空间条件

牙列拥挤和间隙取决于牙弓中可用间隙和牙齿直径。颌骨和牙齿的大小都受遗传影响。此外，现代人牙齿邻面和咬合面的磨耗减少可能部分解释了咬合异常的显著增加。从古代颅骨、具有原始饮食习惯的人群以及使用软质或硬质饮食的动物实验观察到，口腔功能与形态学之间存在关联，下颌肌肉高效能运动改变了下颌形态，有助于为牙齿提供更多的可用间隙。与现代人相比，早期人类颅骨中阻生智齿的患病率较低 [6,9]。乳牙早失也是恒牙列牙齿拥挤的原因，具体取决于所涉及的区域，咬合发展的阶段，牙弓的总体空间状况，以及可以阻止牙齿移动的尖窝锁结关系。第二乳磨牙和乳尖牙早失负面影响较大。乳牙早失可能会导致恒牙的迟萌。多生牙和先天缺牙对空间条件也有影响。

正中多生牙

在混合牙列早期，上颌切牙间常出现适量间隙。较大的中切牙间的间隙表明在中切牙根的内侧可能有额外牙：正中多生牙（图 21.18）。如果计划进行矫治关闭间隙，并且考虑到与侧切牙和尖牙的萌出关系，则需要拔除多生牙。除此以外，一半的多生牙会从腭侧自行萌出，并且很容易被拔除。大多数未萌的多生牙可能埋藏在颌骨内，必要时可以拍摄 X 线片定期观察。多生牙没必要一定拔除 [16]。

先天缺牙

儿童上颌侧切牙先天缺失的发生率为 2~3%，通常是牙齿未萌时拍摄 X 线片检查发

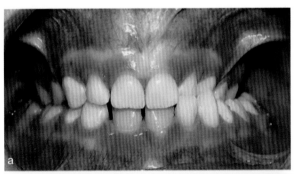
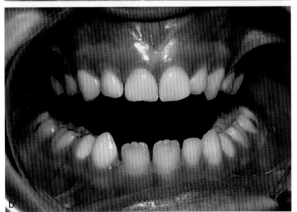

图 21.17　a. 混合牙列早期单侧反骀。b. 注意：上颌骨狭窄处于后退位置，需要主动横向扩弓

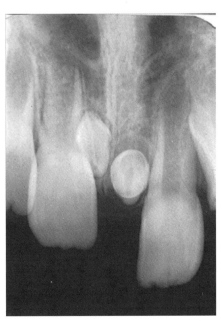

图 21.18　X 线片显示两个正中多生牙的存在导致中切牙间间隙变大

现。关闭间隙通常是首选[17]。间隙明显过大的患者，治疗方法为维持间隙，将来用种植体修复缺牙。患者通常都能接受关闭间隙和种植体修复。

下颌前磨牙先天缺失通常在 8~9 岁时通过𬌗翼片检查出，患病率为 4%~5%，最好能尽早发现。根据空间条件和咬合情况，近远中径大约 11mm 的乳磨牙可以选择留在牙弓中或拔除（图 21.19）。其他情况下，应与正畸医生讨论关闭间隙的方案，包括自行关闭间隙、正畸治疗关闭间隙，以及极少数情况下的自体牙移植和口内种植修复关闭间隙等。

正中间隙

正中间隙常见于正中多生牙、侧切牙先天缺失或唇系带附着过低。有些正中间隙随着时间的推移、上颌侧切牙和尖牙萌出产生的近中移动力可慢慢关闭。系带切除术现在不常用。

萌出紊乱和牙齿异位

在乳牙列期和混合牙列期，应找出并消除影响正常𬌗发育的因素。否则，牙列拥挤的治疗就要推迟到恒牙列期，此时患儿成熟到可以自行决定。

第一恒磨牙异位

异位的第一恒磨牙会导致乳磨牙远中面吸

收，并可能在萌出时阻生。可以在活动矫治器上用弹簧或片段弓将近中倾斜的第一恒磨牙向远中移动。正畸矫治器或分牙圈是首选，而不是较早推荐的黄铜线。脱离接触后，乳磨牙的吸收基本停止。

尖牙阻生

经过临床检查和判断后，主诊医师怀疑尖牙有异位萌出时需要行 X 线摄影检查，并与正畸医生会诊。早期发现尖牙阻生后，近 80% 异位牙可通过早期拔除乳尖牙来改变异位萌出道[18]。治疗方案应该与正畸医生一起制定（图 21.20，框表 21.6）。

乳磨牙固连

有继承恒牙的固连乳磨牙正常情况下仅进行观察，但是，乳磨牙的脱落约比正常晚 6 个月（第 5 章）。如果固连发生在 6~7 岁之前，相邻牙齿的垂直萌出和牙槽骨的垂直发育将使固连磨牙的𬌗面靠近或低于牙龈边缘。如果第一恒磨牙表现出明显的近中倾斜趋势，则应及早纠正这种倾斜。对于继承恒牙先天缺失者，应该根据空间条件和咬合情况与正畸医生一起制定治疗方案[19]（见第 4 章）。尽早拔除固连乳磨牙通常是有益的，否则可能会大大降低牙

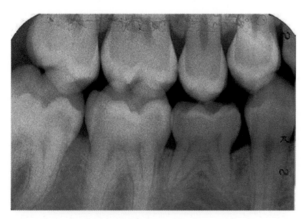

图 21.19 18 岁男孩，85 滞留，45 先天缺失。85 牙体状况良好，可以继续行使多年功能

框表 21.6　上颌异位尖牙

特征

- 患病率约 2%
- 85% 位于腭侧
- 女孩较多：占三分之二
- 十分之七是单侧
- 好发年龄：女孩 10.5 岁，男孩 11.5 岁
- 萌出前约 1.5 年可在颊沟处触及隆起
- 随着尖牙的近中移行，发生严重根吸收的风险增

加建议采取的策略

- 触诊应在 9~10 岁开始，具体取决于个体的发育程度
- 在 13 岁前早期拔除乳尖牙可能导致腭侧位尖牙自行矫正[18]

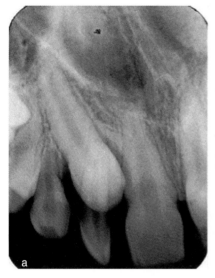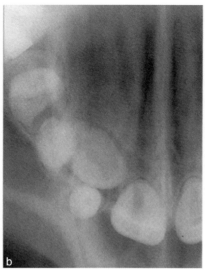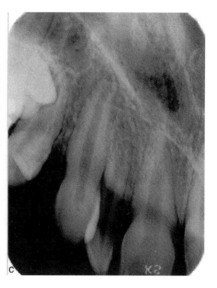

图 21.20　早期拔除（a~b）乳尖牙可能会自然改变腭部异位上颌尖牙的萌出路径（c）。经许可引自 Persson & Thilander[2]. Gothia Fortbildning，1995

槽突的高度，从而使后继恒牙替换更加困难。早期拔除固连乳磨牙也可使恒磨牙向前移动，从而完全或部分闭合间隙。

正畸问题在儿童牙科的治疗

儿童牙医治疗正畸问题的方法是：

- 预防错𬌗畸形的发生；
- 阻断错𬌗畸形的发展；
- 纠正使牙齿损伤、异位萌出或功能障碍风险增加的错𬌗畸形；
- 当有治疗指征时，将错𬌗畸形患者转诊给正畸专科医生。

预　防

由于错𬌗畸形的病因主要是遗传因素，因此不能在很大程度上预防此类错𬌗畸形，医生必须关注环境致病因素，并采取预防措施加以消除。

牙齿早失

失去容纳恒牙的必要间隙仍然是 I 类错𬌗的重要原因。维持牙弓近远中长度的每个因素都很重要，应减少早期拔牙的需要，特别是"关键牙齿"，即第二乳磨牙和乳尖牙。乳牙作为恒牙"间隙保持者"的重要性是显而易见的，尤其是第二乳磨牙因为龋齿或第一恒磨牙异位萌出而早失会导致严重后果。因此，预防龋齿和龋齿修复对𬌗发育至关重要。乳磨牙早失的个体，牙弓空间不足很可能导致后继恒牙的拔除。

吮吸习惯

吮吸被认为会引起一些错𬌗畸形（框表 21.4）[12]。去除安慰奶嘴或纠正吮指习惯可以防止功能性反𬌗的发生。反𬌗经常持续存在，需要积极治疗。治疗本身（活动矫治器、四角簧）通常会破除这些习惯。在主动治疗前，应激发孩子的积极性，让孩子同意破除习惯，理解并接受该治疗。问孩子一个很好的问题："你想停止吮吸习惯吗？"。否定回答通常意味着延缓治疗。需要破除习惯的另一种情况是，不良习惯导致覆盖加大，从而增加牙外伤的风险。如果习惯被破除，前牙开𬌗通常会自行矫正。吮指比使用安慰奶嘴更持久和"根深蒂固"。约有10%的儿童吮指习惯保持到替牙列期。帮助这些孩子戒掉吮吸习惯是积极的心理行为。

牙齿萌出失败

监测乳牙脱落和恒牙萌出非常重要，因为在这些过程中许多错𬌗会表现出来（见第5章）。很少在乳牙列中观察到原发性滞留，但由暂时性牙齿固连引起的继发性乳磨牙滞留的发生率很高（最高12%）。通常，继承恒牙处于正常位置时，此类牙齿会松动并脱落。如果牙齿固连持续时间较长，此牙下沉会增加，牙槽突高度大大降低。极少数情况下，相邻的牙齿会倾斜到该间隙中（图21.21）。定期摄片观察继承恒牙的发育。如果年轻个体缺少牙齿，并且预计牙槽突在垂直方向上明显减少，则需早期拔除固连牙齿。

没有固连和下沉时，乳牙可以在颌骨中持续存留（图21.19）。这种情况通常发生于继承恒牙先天缺失。此时应与正畸医生讨论这颗乳牙的去留。如果咬合良好，并且滞留乳牙状况良好（微小的龋齿、无下沉、牙根没有明显吸收等），可以保留乳牙并使用多年。如果咬合和滞留乳牙的状况不太理想，则应拔除牙齿，并通过自行近中移动、正畸手段关闭间隙。少数患者可通过自体牙移植、种植或口腔修复来关闭间隙。上颌和牙列拥挤时关闭间隙预后最好。

即使继承恒牙存在，乳牙也可能持续存在。这一情况在上、下第二乳磨牙中出现，前磨牙萌出时乳磨牙牙根不能同时被吸收。特别是在上颌，即使乳磨开的颊根被完全吸收，腭根也可能未被吸收，使乳牙在原位置上保留（图21.22）。异位萌出是恒牙萌出过程中的一个重要问题（图21.23）。"典型的"异位萌出多见于第一磨牙，上颌好发，牙冠的近中阻生在第二乳磨牙的远中牙颈部下方。研究表明，60%异位牙齿能自行解除（可逆病例），另外40%的病例（不可逆病例）的异位磨牙通过远端移位而正常萌出。即使是严重吸收的第二乳磨牙也能被保留并能维持间隙。

上颌尖牙也可能表现为异位萌出或阻生。唇侧异位萌出的尖牙，不伴或伴少许近中移位，不会增加恒切牙吸收的风险。可允许牙齿颊向位萌出，如果出于美观要求治疗，可以在恒牙列期进行矫正。尖牙颊向移位通常是由于牙齿间隙不足引起。腭侧异位萌出的尖牙更加复杂，能否进入正常位置，取决于其位置的偏差程度。拔除滞留乳牙和可利用间隙的增加（例如，侧方牙群的远中移动）可以使腭侧位尖牙正常萌出。当尖牙处于异位时，可导致侧切牙甚至中切牙的吸收（图21.24，图21.25）。尽早发现此类病例是儿童口腔医生的重要职责。

正常萌出的尖牙在萌出前约1.5年，颊侧触诊表现为一个膨胀/隆起（男孩11.5岁，女

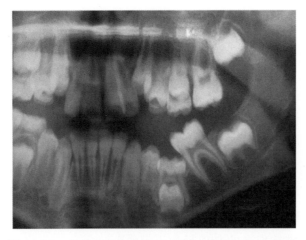

图21.21 乳磨牙固连导致75下沉（滞留）和36倾斜

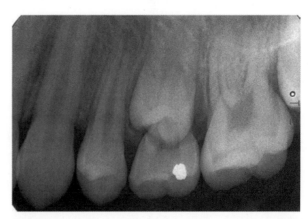

图21.22 65滞留，25异位。65颊根被吸收，腭根仍然完整

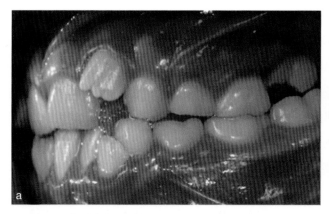
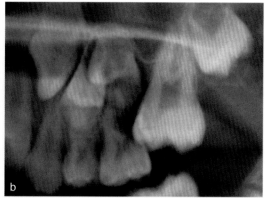

图 21.23　26 异位萌出

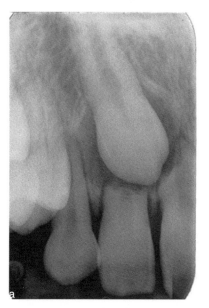
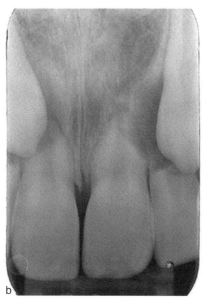
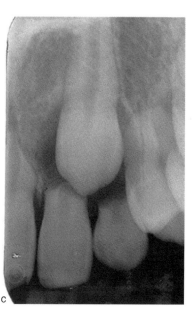

图 21.24　13，23 异位萌出几乎完全破坏了 12、22 的牙根，11、21 牙根出现吸收。需要拔除 12、22

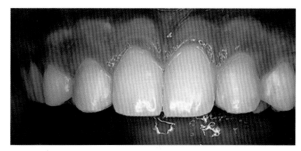

图 21.25　与图 21.24 同一病例，拔除 12、22，正畸治疗，调磨尖牙

孩 10.5 岁）。约有 7/10 的阻生病例是单侧发生，而且两侧有明显差异，故而很容易区分。双侧阻生或异位萌出时，临床医生须根据患者的身体和牙齿发育情况，通过自身临床经验和感觉来判断其牙齿是否能触及。上颌尖牙异位发病率约为 2%。85% 异位萌出在腭侧，且女孩多于男孩[10,18,21]。约 50% 的异位萌出会发生切牙吸收，严重者吸收至牙髓。因此，最重要的是 10 岁之前进行早期检查，触诊尖牙颊侧区域，从而避免严重的并发症和用固定矫治器进行更长时间的正畸治疗。

外　伤

　　牙外伤可导致原发性或继发性的牙髓坏死、牙齿固连等并发症，可能引起牙齿折断或缺失。此外，乳牙外伤可能引起严重的恒牙牙冠发育异常和牙根弯曲。因此，预防牙外伤也可以预防错拾畸形。研究表明，深覆盖和闭合不全的唇姿势与牙外伤之间存在显著相关性。

覆盖的大小与牙外伤发病率和严重程度之间也存在相关性。到目前为止，还没有专门研究深覆盖对牙齿外伤的影响。然而，覆盖与牙外伤之间明显的相关性证明了乳牙列晚期或替牙列早期矫治深覆盖的合理性。许多外伤发生在 10 岁之前，因此建议早期治疗[9,20]。用来矫正 II 类深覆盖错𬌗最常用活动矫治器是肌激动器。不同治疗计划可用不同肌激动器。但是，所有肌激动器都有一个共同点，即它们都是功能性矫治器，其机制是通过调节功能继而改良生长和形态。这种矫治器主要是齿槽效应。

阻断矫治

阻断治疗旨在阻断畸形的发展。例如吸吮习惯导致上牙弓宽度减小。牙弓间宽度差异可迫使个体侧向位受限，此时，下颌后退接触位（RCP）可建立合理且良好的牙尖交错。如上所述，孩子经常在静止时保持下颌侧向移位，可能导致牙𬌗发育不对称。后牙反𬌗妨碍上颌牙弓达到预期的宽度以及尖牙萌出，引起牙齿间隙缺失增加。同样，早期反𬌗将干扰切牙萌出时预期的唇向移位。如果不及时治疗将增加拥挤。

深覆𬌗

评估深覆𬌗是上颌切牙过度萌出还是骨骼结构所致。如果侧貌、下颌骨形状及面下 1/3 高度分析提示为骨性深覆𬌗，则往往需要进行固定矫治。这些情况通常需要固定矫治。

切牙垂直关系不稳定的患者需要早期治疗，如明显的 II 类 2 分类病例切牙过度萌出。治疗可以从扩展前牙区的活动矫治器开始，使切牙唇倾，然后再使用肌激动器。

上颌切牙前突，II 类

为了预防外伤，建议尽早进行切牙内收，尤其是在上唇短不能保护切牙的情况下。可以使用肌激动器或活动矫治器。

前牙被动反𬌗与 III 类

治疗主要目的是恒切牙萌出时解除障碍促进上颌牙弓发育。当孩子积极配合时，通常 5 岁可以进行治疗。因此，在恒切牙萌出之前，上颌牙弓处于正确位置，否则恒切牙可能萌出为反𬌗。治疗选择是前牙扩弓矫治器。

骨性 III 类的病例过去通常使用颏兜来限制下颌骨的生长。现在观点是这一方式能否获得效值得怀疑。此外，对颏部强大而持久的压力也可能对颞下颌关节产生不良影响。由上颌后缩引起的早期错𬌗，通过反向口外弓（例如 Delaire 面具）使上颌前牵引是更好的解决方案。这种面具也可以用于乳牙列，由于需要患儿良好的配合，最好将治疗推迟到替牙列早期。治疗的主要原因之一是产生牙齿代偿以减少异常生长方式的影响。支持该方法有良好的长期效果的证据仍然不足。但是，对于唇腭裂患者，反向口外弓的效果是积极有效的。

后牙反𬌗

一些报告已讨论了乳牙列后牙反𬌗的治疗需求和成本效益，因为一些反𬌗会自行纠正，一些经过治疗的反𬌗会复发。还有一些反𬌗与其他错𬌗畸形结合在一起，因此可以将其治疗推迟，以后再进行彻底治疗（框表 21.7）。同时也讨论了早期治疗的经济方面[22]。矫治后牙反𬌗的两个主要原因首先是反𬌗（功能性和非功能性）可能会妨碍上颌牙弓横向宽度的预期增加，直到上颌尖牙萌出为止。这可能导致上颌牙后段的间隙不足。第二个原因是有咬合发育不对称的风险。

反𬌗治疗可以使用带有上颌螺旋扩弓器或 Coffin 圈的活动矫治器。还有一种矫治装置是四角扩弓簧，该矫治器已广泛使用，不需要患者积极合作（图 21.26）。除在用餐和刷牙期间外，矫治器必须始终佩戴。扩大约为 5mm，如果每周扩大 0.5mm（半圈），大约 10 周纠正反𬌗。主动扩弓结束后，该矫治器要保持数

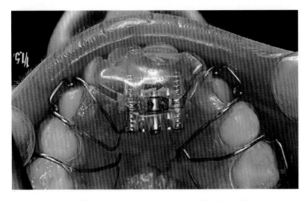

· 防止单侧咀嚼，降低患颞下颌关节紊乱病的风险。
· 降低建立反常的神经肌肉运动模式的风险。
· 阻断反殆延续到恒牙列，特别是由于第一恒磨牙。陡峭牙尖引起的严重的反锁殆。
· 阻止面部不对称发育。
· 在恒切牙萌出前，改善空间条件增加上颌前部的宽度。
· 预防颊黏膜和舌头的创伤性咬伤。

图 21.26　可摘矫治器，用于上颌前部的扩展

月以维持扩弓效果。四角扩弓簧有不同的设计。一种类型是舌弓直接焊接到带环上。另一种类型是带环上焊有方形腭管，可以在口外进行加力。正畸带环粘接在牙齿上，因此该矫治器不需要患者的配合。通常，所需扩弓量可以通过首次加力来完成。四角扩弓簧所需的复诊次数更少，因此比活动矫治器具有更好的成本效益[22]。四角扩弓簧的治疗时间约为 6 个月，然后是相同时间的保持期。在活动矫治器、四角扩弓簧、复合材料高嵌体矫治器和不进行治疗的一项比较研究中，四角扩弓簧扩弓的成功率和治疗时间均优于其他两种方法。此外，在扩弓治疗中，三分之一患者是失败的。在替牙列中使用复合材料高嵌体进行反殆矫正无效，且未发生自行矫正[23]。

拥　挤

重要的是要从由遗传起源的原发性拥挤中区分出干扰最佳咬合形成的被动反殆。如果患者明显不满意其外观，用牙齿移位治疗拥挤通常会成为其改善外貌的动机。这样的治疗通常应推迟到恒牙列期，此时患者能明确决定是否治疗[24]。在咬合发育完成之前，不期望年轻个体能够做出决定。尝试通过邻面片切或序列拔牙来影响间隙是没有科学依据的，应避免使用。通常，在替牙列中治疗应仅限于消除正常咬合发育的障碍，纠正可能增加牙齿损害风险的错殆畸形。早期拔牙（如序列拔牙）可能会产生更多的负面影响，而不是正面影响，并且对孩子造成创伤体验；还可能对牙槽突的发育产生负面影响。

总之，在乳牙列期和替牙列期的正畸治疗应着重于确保最佳的咬合发育并减少牙齿损伤的风险，即牙根吸收和牙外伤。包括预期生长、咬合发育和空间条件在内的完整治疗计划应在治疗之前制定。否则，在偏离正常咬合的情况下，专注于细节的风险更大。同样重要的是：错殆畸形主要是指一个生物变异，这往往是完全可以接受的。正畸诊断不应与病理混淆。只有当可以确定错殆畸形有明显的负面后果，并且个人清楚地知道治疗的可能益处时，才应考虑正畸治疗。一些对牙齿错位有明显不满的个体，可能会提倡早期治疗。通常，用以改善美学的正畸治疗应推迟到恒牙列期。

恒牙列

正畸矫正治疗

在这个年龄，大多数牙齿萌出障碍和错殆畸形已经诊断明确。应尽早监测病情的进展，评估错殆畸形的严重程度和对个人的影响，尤其是如果干预的必要性不太明显，治疗效果有限，可以推迟治疗开始的时间。如前所述，只有当错殆畸形对个人造成明显影响时，才应考虑正畸治疗。错殆畸形本身不是治疗的指征。确定和评估患者满意度很重要。患者需要正确描述和错殆畸形相关的功能和健康问题。迄今

为止，没有发现未经治疗的错𬌗畸形与重大健康风险有关。应与患者评估和讨论以下方面。前文已经讨论了预防、阻断性治疗和预防牙损伤的治疗。

正畸治疗的普遍决定因素

外观不满意

毫无疑问，这是正畸治疗的主要原因[9,20,24-25]。目前没有发现错𬌗或矫形治疗对患者心理有任何深刻的影响。然而，青少年倾向于将自尊、他们与其他青少年关系的影响与错𬌗畸形联系起来。接受治疗的动机似乎是一种社会规范，并且通常与青少年的参照群体和整个社会的审美文化有关。最近研究表明，正畸治疗对生活质量有积极影响。与未治疗错𬌗畸形患者相比，正畸治疗的患者对外观的满意度要求更高。与年轻人相比，随访表明到成年人对牙齿位置改变的忍受性更高。另一方面，未经治疗的成年人倾向于认为其总体外貌低于没有错𬌗畸形的人。明显的牙齿拥挤主要影响外貌满意度[24-25]。正畸治疗对社会心理效益的评估必须始终个性化。

龋齿和牙周炎

错𬌗畸形者和理想咬合者比较，没有更多的龋齿[9,20]。没有足够的证据证明错𬌗和牙周炎之间存在关联。与错𬌗畸形有关的口腔卫生学研究表明，在牙齿移位或深覆盖的患者中，腐质堆积的趋势略高。但是，这仅适用于口腔卫生水平一般的人。对于龋病、牙周病患者而言，有效刷牙比错𬌗畸形影响更大。

语　音

前牙开𬌗、深覆盖、反𬌗或前牙间隙这一类的问题可能会影响辅音发音清晰度。现有研究表明，与错𬌗畸形相关的言语偏差通常为轻度或至多为中度[9,20]。严重的神经肌肉疾病可能导致言语缺陷以及颅面和咬合发育的严重改变。唇腭裂的儿童由于软腭闭𬌗不完全，通常会出现鼻音。

咀嚼功能

咀嚼效率取决于咀嚼面的大小。在上下牙齿接触面积较大的患者中，食物可以更有效地被磨碎成较小的颗粒。目前尚未有足够科学证据表明咀嚼能力不足可对全身健康产生不良影响。但是，不应忽略，良好咀嚼和咀嚼食物的能力会给人带来很大的心理满足感。

颞下颌关节紊乱病

多数研究表明：颞下颌关节紊乱病（TMD）与错𬌗畸形之间有微弱的相关性[9,20]。10%~20%的TMD可以用咬合变量解释。大多数研究发现错𬌗畸形对颞下颌关节紊乱病没有或只有轻微的影响。有的研究表明两者有显著相关性，但是错𬌗类型在不同研究中有所不同。纵向研究发现，随着时间的推移，个体中TMD的存在和严重程度有相当大的差异[26-27]。因此，几乎无法得出结论[28]。尖牙保护或非工作侧干扰等功能变量对TMD的影响似乎很小。此外，心理因素和肌肉耐力比错𬌗畸形影响更大。成年人中，Ⅱ类和Ⅲ类错𬌗、开𬌗和功能性反𬌗之间存在相关性。Ⅱ、Ⅲ类和开𬌗畸形常表现为下颌平面角过大。下颌平面角过大与咀嚼肌肌力较小有关，这可能使这些患者更容易受到肌肉过载的影响。与此一致，在深覆𬌗患者中观察到的TMD较少。从青少年随访到大约30岁显示，TMD的体征和症状明显减少[26-27]。总之，错𬌗畸形似乎对TMD的发展没有重大影响。

正畸患者的选择

不幸的是，传统的正畸治疗方法是根据是否存在错𬌗，以及错𬌗与理想标准咬合的偏离程度来选择患者。牙医往往是开始提出治疗的人[25]。正畸治疗应该从以下两方面着手，一种包括错𬌗畸形的描述和分类（如覆盖越大，治疗欲望越强烈）。社会心理不满和口腔健康与错𬌗畸形的类型和严重程度有直接的关系。另一种是基于美学评估，由一个观察小组对不同临床情况的照片进行分级。似乎没有科学证据证明任何可用指数的有效性[20,29]。相反，治疗决定应建立在对患者不满的彻底评估基础上，还应向患者提供良好的信息，说明不治疗错𬌗畸形可能产生的不良后果；信息还应包括治疗的风险和不适，尤其是治疗的范围和治疗结果的稳定性。这些讨论大多可以由普通牙医进行。

致　谢

感谢 Pamela Uribe 博士在插图上给予的帮助。

（姚　宁　译）
（赵姝亚　廖莹　冀堃　审）

参考文献

[1] Trainor PA. Molecular blueprint for craniofacial morphogenesis and development// Huang GTJ, Thesleff I, eds. Stem cells in craniofacial development and regeneration. 1st edn. 2014, 3–29.

[2] Persson M, Thilander B. Craniofacial growth and development // Thilander B, Rönning O, eds. Introduction to orthodontics. 2nd edn. Solna: Förlagshuset Gothia, 1995, 10–40.

[3] Moorrees CFA. The dentition of the growing child: A longitudinal study of dental development between 3 and 18 years of age. Cambridge MA: Harvard University Press, 1959.

[4] Thilander B. Dentoalveolar development in subjects with normal occlusion. A longitudinal study between the ages of 5 and 31 years. Eur J Orthod, 2009, 31:109–120.

[5] Kiliaridis S. Masticatory muscle function and craniofacial morphology. Swed Dent J Suppl 36, 1986.

[6] Mohlin B, Sagne S, Thilander B. The frequency of malocclusion and the craniofacial morphology in a medieval population in Southern Sweden. OSSA, 1979, 5:57–84.

[7] Hultcrantz E, Larson M, Hellquist R, et al. The influence of tonsillar obstruction and tonsillectomy on facial growth and dental arch morphology. Int J Pediatr Otorhinolaryngol, 1991, 22:125–134.

[8] Mason R. Tongue thrust//Oral motor behavior: impact on oral conditions and dental treatment. NIH Publication No. 79–1845, USA, 1979, 32–48.

[9] Mohlin B, Kurol J. To what extent do deviations from an ideal occlusion constitute a health risk? Swed Dent J, 2003, 27:1–10.

[10] Kurol J, Ericson S, Andreasen JO. The impacted maxillary canine// Andreasen JO, Kølsen Petersen J, Laskin D, eds. Textbook and color atlas of tooth impactions. Diagnosis, treatment and prevention. Copenhagen: Munksgaard, 1997, 126–165.

[11] Ravn JJ. Longitudinal study of occlusion in the primary dentition in 3-to 7-year-old children. Scand J Dent Res, 1980, 88:165–170.

[12] Larsson E. The prevalence and aetiology of prolonged dummy and finger-sucking habits. Eur J Orthod, 1985, 7:172–176.

[13] Dimberg L, Lennartsson B, Söderfeldt B, et al. Malocclusions in children at 3 and 7 years of age: a longitudinal study. Eur J Orthod, 2013, 35:131–137.

[14] Kurol J, Berglund L. Longitudinal study and cost-benefit analysis of the effect of early treatment of posterior crossbites in the primary dentition. Eur J Orthod, 1992, 14:173–179.

[15] Kurol J, Thilander B, Zachrisson B, et al. Treatment of dentoalveolar and skeletal anomalies// Thilander B, Rönning O, eds. Introduction to orthodontics. 2nd edn. Solna: Förlagshuset Gothia, 1995: 112–168.

[16] Kurol J. Impacted and ankylosed teeth: why, when, and how to intervene. Am J Orthod Dentofacial Orthop, 2006, 129(4) Suppl 1: 86–90.

[17] Robertsson S, Mohlin B. The congenitally missing upper lateral incisor. A retrospective study of space closure versus restorative treatment. Eur J Orthod, 2000, 22:697–710.

[18] Ericson S, Kurol J. Early treatment of palatally erupting maxillary canines by extraction of primary canines. Eur J Orthod, 1988, 10:283–295.

[19] Kurol J, Thilander B. Infraocclusion of primary molars and the effect on occlusal development. A longitudinal study. Eur J Orthod, 1984, 6:277–293.

[20] Malocclusions and orthodontic treatment in a health perspective. A systematic literature review. The Swedish Council on Technology Assessment in Health Care, 2005.

[21] Ericson S, Kurol J. Resorption of incisors after ectopic eruption of maxillary canines. A CT study. Angle Orthod, 2000, 70:415–423.

[22] Hermanson H, Kurol J, Rönnerman A. Treatment of unilateral crossbites with quad-helix and removable plates. A retrospective study. Eur J Orthod, 1985, 7:97–102.

[23] Petrén S, Bondemark L. Correction of unilateral posterior crossbite in the mixed dentition: a randomized controlled trial. Am J Orthod Dentofacial Orthop, 2008, 133:790.e7–790.e13.

[24] Shaw WC. Factors influencing the desire for orthodontic

treatment. Eur J Orthod, 1981, 3:151–162.

[25] Trulsson U, Strandmark M, Mohlin B, et al. A qualitative study of teenagers' decisions to undergo orthodontic treatment with fixed appliance. J Orthod, 2002, 29:197–204.

[26] Egermark I, Magnusson T, Carlsson GE. A 20-year follow-up of signs and symptoms of temporomandibular disorders and malocclusions in subjects with and without orthodontic treatment in childhood. Angle Orthod, 2003, 73:109–115.

[27] Mohlin B, Derweduwen K, Pilley R, et al. Malocclusion and temporomandibular disorder: a comparison of adolescents with moderate to severe dysfunction with those without signs and symptoms of temporomandibular disorder and their further development to 30 years of age. Angle Orthod, 2004, 74:319–327.

[28] Thilander B, Bjerklin K. Posterior crossbite and temporomandibular disorders (TMDs): need for orthodontic treatment? Birgit Thilander. Eur J Orthod, 2012, 34:1–7.

[29] Mohlin B, Kurol J. A critical view of treatment priority indices in orthodontics. Swed Dent J, 2003, 27:11–21.

第22章

颞下颌关节紊乱病

Tomas Magnusson, Martti Helkimo

定 义

颞下颌关节紊乱病（temporomandibular disorders，TMD）是一类多种临床疾病的总称，可单独累及咀嚼肌或颞下颌关节（temporomandibular joint，TMJ）及其结构，也可两者都累及[1]。该名称与颅下颌关节紊乱症（cranio-mandibular disorders，CMD）、咀嚼系统功能紊乱和下颌功能障碍等同义。

TMD 最常见的症状是疼痛，通常发生在咀嚼肌和（或）颞下颌关节。一般情况下，咀嚼或其他下颌运动均会引起和加剧疼痛。在口腔颌面部疼痛中，除牙源性疼痛外，TMD 是最主要的疼痛原因[1]。

除疼痛外，患者常出现下颌运动受限、双侧面部运动不对称和颞下颌关节区异常声音等症状。除此之外，常见症状还包括颌骨疼痛、耳痛、头痛和面部疼痛，并且可能引起磨牙症（牙关紧闭和磨牙）和其他口腔功能异常（如咬指甲和嚼口香糖）。

流行病学

在一般人群中，TMD 的症状和体征较为常见。在对成年人进行的流行病学横断面研究中，40%~75% 的成人至少有一种 TMD 体征，约 35% 的人群至少有一种 TMD 症状。

儿童和青少年 TMD 的发病率尚不明确。不同的研究得出的患病率之间存在显著差异（图

22.1，表 22.1）。这种差异是多种因素共同作用的结果，包括研究者间的个体差异、研究人群的组成不同、研究方法不同、变量的选择不同，以及对症状和体征的定义及标准不同。

另一个经常被忽视的因素是没有考虑孩子的年龄和认知发展，将成人的检查方法不加批判地用于儿童，可能导致不同的研究中对 TMD 的症状和体征的理解存在很大差异。

近年来，文献报道了大量的 TMD 流行病学结果，但是关于儿童和青少年 TMD 的"真正的"常见症状和体征，目前仍然没有得到确切的信息，甚至无法确定这些症状和体征是否随年龄而变。近年来，医生看待这种问题的方式发生了改变。早些年研究的重点是咀嚼系统的功能障碍以及与之相关的疼痛。如今许多领域的研究重点已经转移，不再考虑疼痛的病因，而是研究、诊断和治疗口腔区疼痛。一些研究者认为 TMD 是一种慢性疼痛。这意味着比较早些年和近年来的流行病学结果是很困难的，甚至是不可能的，特别是当这些研究尚不能明确临床症状的诊断标准时，比较更是无法进行。尽管存在这些不足，但纵向研究表明，随着时间的变化，TMD 的症状和体征波动较大[3-4]。大多数症状和体征的出现和消失是无法预测的[5-6]。一项 20 年的纵向研究显示，从儿童、青少年到成年，TMD 症状没有明显的进展。此外，横跨 20 年的流行病学研究表明，10 岁和 15 岁的儿童建议进行 TMD 治疗。

许多流行病学研究表明，大多数情况下

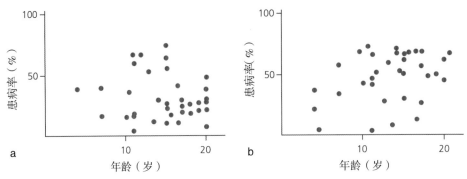

图22.1　目前不同的流行病学研究中，儿童和青少年的 TMD 的自觉症状（a）和临床体征（b）的发生率的示意图。单点代表在不同研究中的结果。相同的年龄组之间自觉症状（a）和临床体征（b）均存在很大的差异，结果从1%到70%以上。经瑞典牙医协会许可改编自 Nydell, et al, 1994 [2]

表 22.1　在不同的流行病学调查中，TMD 的自觉症状和临床体征的患病率范围和中位数

	所有报告的数据	
	范围(%)	中位数(%)
自觉症状		
下巴疲劳或僵硬	0~59	5.0
颞下颌关节声音	0~32	13.0
张口或其他颌部运动时疼痛	0.4~59	4.0
面部或下巴的疼痛	0~19	3.0
头痛	1~88	13.2
张口困难	0~9	1.8
关节绞索或脱位	0.4~7	3.0
一种或多种自觉症状	3~74	26.2
临床体征		
张口受限	0~29	1.8
颞下颌关节弹响	0~50	19.2
开口型偏斜	0~78	6.5
关节绞索或脱位	0~1	0.5
颞下颌关节触诊时敏感	0~44	4.0
咀嚼肌触诊时敏感	1~68	21.2
关节运动时疼痛	0~18	2.5
一种或多种临床体征	2~78	51.2

改编自 Nydell, et al, 1994 [2]

儿童和青少年的 TMD 症状和体征是偶发的，并且是温和的。但有一些特殊情况或同时患有青少年特发性关节炎（难治性斯蒂尔病）等全身疾病时，部分患儿可能逐渐发展为严重的功能障碍和疼痛。

夜磨牙

口腔功能异常包括夜磨牙、咬唇习惯、吮指习惯和下颌姿势异常。与咀嚼和吞咽等正常功能运动相比，这些异常行为没有明显病因，只是一种不良习惯。

口腔功能异常在所有年龄组中都很常见，只是偶尔会影响咀嚼系统结构。这可能导致儿童出现肌肉疼痛、头痛和颞下颌关节负荷过重等症状，与成人表现一致。这些情况有必要制作一个防护性牙托。

咬指甲和过度咀嚼口香糖是儿童和青少年中常见的口腔习惯，与磨牙和紧咬牙一样，都有可能引起 TMD。非生理性睡眠姿势，如趴着睡，也会导致颞下颌关节负荷不良，是导致关节功能障碍的一个因素。

大多数情况下，儿童夜磨牙是无害的。应告知患者和家长，儿童夜磨牙虽然可能会出现较大的声音，但很少有证据表明会对机体产生永久性损伤。同时，有研究表明夜磨牙导致的乳牙磨损并不影响恒牙。在大多数情况下，患者可自行改正这种习惯。甚至有人提出，婴幼儿磨牙症是恒牙正常萌出所必需的一种生理现

象。然而，在 14 岁正常恒牙列形成后，若还保持夜磨牙习惯，会造成牙齿的进一步磨损[9]。

TMD 和口腔正畸学

儿童正畸治疗是否会导致成年后 TMD 是长期以来口腔界争论的焦点。一些综合回顾文章和 meta 分析都集中在这个问题上[10-13]。这些研究结果显示，没有证据表明正畸治疗会增加 TMD 的发展。相反，有证据显示在儿童时期进行适当的正畸治疗，可能会对将来咀嚼系统的功能状态产生积极的影响[14-16]。

TMD 疑似儿童和青少年的病史采集

儿童的病史采集存在一些困难。例如，许多孩子试图通过给出他们认为的理想答案来取悦提问者[17]。因此，在回顾病史时，尽量避免引导性问题[18]。另一个困难是年幼的孩子无法用语言来准确表达疼痛。直到 12 岁左右，在认知发展的末期，抽象思维发展成熟时，孩子们才能够用语言准确描述他们的痛苦[19]。

注意到这些局限性，病史采集才可能成为正确诊断和成功治疗的关键。病史采集应该在平静和自信的气氛中进行。问题需目的明确，并且尽可能简单。框表 22.1 中列出了一些病史采集中应包含的问题示例。

如前所述，面部、下巴疼痛以及头痛是儿童和青少年中的常见症状。但是大多数情况下，这些症状只会偶尔出现。只有当儿童或青少年经常抱怨或出现相关临床体征时，才需要进行 TMD 治疗。除了个别病例外，无症状的关节音并不是治疗的指征，但是建议进行定期复查。甚至有人提出，新生儿和幼儿的关节音是 TMJ 不同解剖部位生长速度不同的结果[20]。当这些解剖结构发育成熟后，声音会自动消失。

框表 22.1　填写 TMD 病史时应包含的问题
你感到脸部或下巴疼痛吗？
你经常头痛吗？
您在咀嚼或张大嘴巴时是否感到疲倦或疼痛？
你有没有注意到颞下颌关节的声音，如果有的话，这些声音和疼痛有关吗？
你会紧咬牙或磨牙吗？
你经常咬指甲或嚼口香糖吗？
你最喜欢的睡姿是什么？

咀嚼系统的临床功能检查

功能检查的一个重要部分是记录触诊时疼痛。再次强调，对儿童而言，检查时疼痛可能不仅仅是生理体验到的疼痛。检查时的不适，如触诊时的压力，也可被描述为疼痛。因此，无论是关于咀嚼肌和（或）颞下颌关节的触痛记录，还是关于下颌运动时疼痛的记录，事先都应该给幼儿谨慎解释。

咀嚼系统的功能检查需要进行最大开口度的测量（图 22.2）。个人的垂直覆𬌗应在下颌运动的范围之内。正常范围随年龄变化较大，男孩的数值略高，但个人的正常开口度是在青

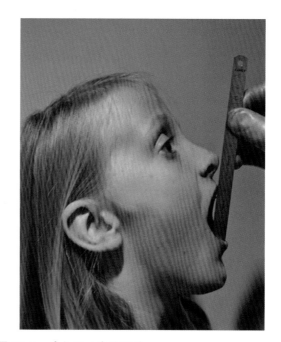

图 22.2　最大开口度的测量

少年早期确立的（表22.2）。因此，最大开口度减少或改善是TMD功能状态的重要临床指标。如果个人健康时的开口度是未知数，那么可以参考6~7岁后公认的开口度，正常值最低不小于36mm[21]。

要求患者2~3次进行最大开口，双侧触诊TMJ的侧面（图22.3），应记录触诊时的疼痛、开口时的疼痛、不规则的下颌运动以及TMJ的声音。不建议使用听诊器来记录关节声音，因为听诊器除显示正常的关节声音外，还可能显示无关紧要的关节声音而出现误导。

下颌仅有少数有临床意义的部位需要进行肌肉触诊。建议双侧触诊咬肌和颞肌。咬肌浅表部分的前部很容易定位，从颧弓的起点到下颌骨的止点都可以进行双侧触诊（图22.4）。在头部外侧可以触及扇形的颞肌附着，体积较大，但是更重要的也更有意义的是在冠状突的内侧可触及颞肌止点。

功能检查还应包括对咬合的评估，因为它可能是个别TMD患者的诱因。重要的是，儿童和青少年因牙齿脱落、萌出以及下颌生长会产生咬合变化，需要考虑由此产生的大量的咬合动力学改变。

在TMD病因学中，咬合因素的作用存在争议，但一些研究发现单侧反𬌗可能会引起TMD[6,14,22]。

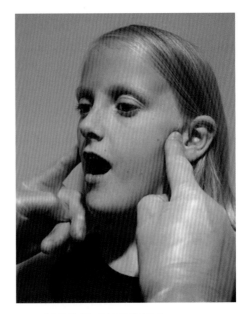

图22.3　双侧触诊颞下颌关节侧面

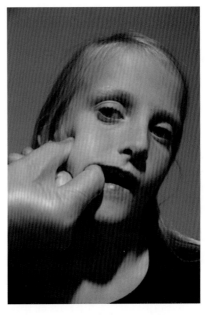

图22.4　触诊右侧咬肌浅表部分的前部

颞下颌关节的影像学检查

当临床检查和（或）病史表明存在近期或进展性关节病变，如创伤、明显功能障碍或运动受限、感觉/运动改变、咬合的显著改变[23]，以及怀疑TMJ的一般关节性疾病时，应进行影像学检查。但是，影像学结果很少会影响TMD的最初的保守治疗方案。

最常见的X线投影方法是头颅侧位片，可辅以轴位和正位视图，以及X线断层扫描。X

表22.2　根据Agerberg的研究，不同年龄段的最大开口度[27]

年龄（岁）	平均值（mm）	范围（mm）
1.5	38.4	32~44
6	44.8	33~60
13	53.9	41~73
16	56.0	39~82
20	56.0	42~77

资料来源：Göran Agerberg，瑞典Umea大学

线断层扫描能最有效地观察 TMJ 骨性结构和关节内骨骼的关系[241]。为了揭示软组织的变化和炎症情况,首选的检查方法为磁共振成像技术。

最重要的是儿童和青少年成长的每个阶段都有其自身的形态特征,当医生解读 TMJ 影像学信息时,要注意的是 TMJ 的常态标准在不断变化[24]。如果忽略了这一点,采用成人图像的标准来理解,将会有很大的误读风险(图 22.5)。

儿童和青少年 TMD 的治疗

除了一些特殊病例外,儿童和青少年 TMD 的一般治疗理念与成人相同。下文主要介绍这些特殊病例的不同治疗方式,但是治疗细节主要参考其他现有教科书[25]。

早期治疗可以预防 TMD 的观点并没有科学依据。因此,除了单侧反𬌗需要及时进行正畸治疗外,不建议进行 TMD 预防性治疗。

目前只有少数科学数据证明儿童和青少年的 TMD 应采用不同治疗方式,且疗效明显。因此,并不推荐这种方式,强烈建议采用以往简单、保守和可逆的治疗方法。作者认为:这类治疗已被证明可有效减少大多数儿童和青少年的 TMD 症状。

当病史采集和临床检查后,应告知患者乃至家长这种疾病的良性特征,减轻他们的恐惧心理,并强调治疗简单、保守,且预后良好。同时要教育患者避免不必要的咀嚼,如咬指甲和食用过多口香糖。

治疗成人 TMD 时,咬合调整有时会作为治疗的一部分。但是由于儿童和青少年的咬合是动态发展的,应避免采用这种治疗方式,如果必须进行需非常谨慎。但一些微小调整是可行的,如调磨粗糙的切缘。

运动疗法是一种治疗 TMD 的有效方法[26],已被应用多年。这种治疗方法在儿童和青少年 TMD 的治疗中也占一席之地。运动疗法的作用方式可能是多种肌肉生理机制的结合,如本体感受性神经肌肉相互促进、抑制和伸展,但同时它也是一种认知和行为疗法。下颌运动疗法的成功取决于患者的积极性、合作性、理解性和依从性。这包括许多不同的项目,这些项目的具体内容以及运动方法[25],已在牙科文献中提供。医生要成功地运用这种治疗

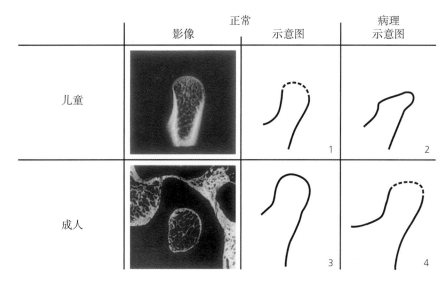

图 22.5　示意图显示:儿童及成人的正常和病理性髁突头的外周轮廓是矛盾的。儿童正常的髁突头轮廓(1)与成人 TMJ 的病理性髁突头轮廓(4)有共同的特征,儿童的病理性髁突头轮廓(2)与成人正常髁突头(3)有共同的特征。经许可引自 Eckerdal[24]. Gothia Fortbildning, 1997

方式，需要对患者的练习进行充分的指导（图22.6）。

另一种可逆的、保守的治疗TMD的有效方法是殆间矫治器治疗。为了尽量减少对生长和发育的负面影响，儿童和青少年可首选质地较软的下颌垫（图22.7）进行治疗。这些年龄组的大多数患者疗效迅速，通常在6~8周后就可以停止佩戴矫治器。个别情况下，当矫治器需要佩戴较长时间（超过3个月），或者需要施加较大的侧位力时，应使用硬丙烯酸类矫治器。但是，这些病例设计矫治器时应考虑牙列发育阶段和错殆类型（图22.8），并且在治疗过程中患者必须定期复查。直到恒牙（不包括第三磨牙）发育成熟（大约14岁左右），青少年的矫治方法才与成人相似。

总　结

TMD的症状和体征在儿童和青少年中很常见，但在大多数情况下症状轻微且发病率很低。在病史采集时，必须考虑患者的年龄和发育程度。咀嚼系统的功能检查应包括最大张口度测量，颞下颌关节和少数功能性下颌肌肉触诊，以及咬合状况检查。需要治疗的患者大多对简单、保守的治疗方法反应迅速，如下颌运动疗法和（或）殆间矫治器治疗。

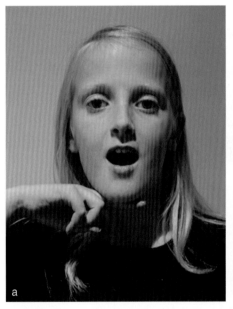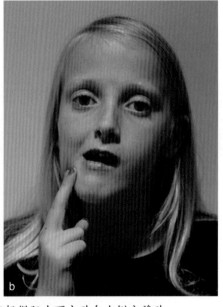

图22.6　下颌运动疗法实例。a. 在轻微阻力主动开殆。b. 在轻微阻力下主动向右侧方移动

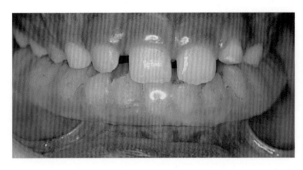

图22.7　质地较软的下颌殆垫

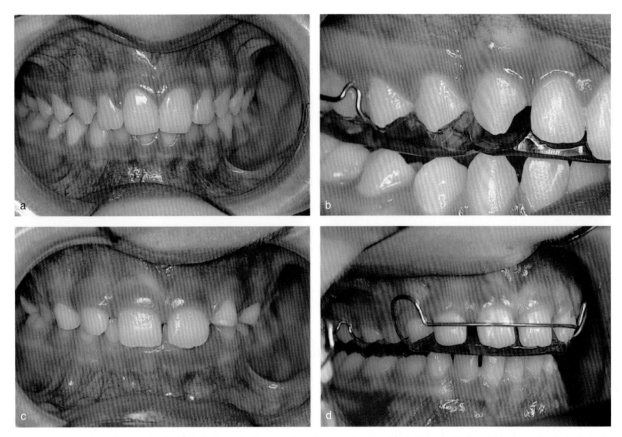

图 22.8　a. 12 岁女童，上颌尖牙尚未完全萌出。b. 她佩戴了一个硬丙烯酸类矫治器（支撑板），尖牙附近殆垫部分磨除，以便进一步萌出。c. 7 岁的男孩，混合牙列，深覆殆。严重的磨牙症和习惯性头痛。d. 他佩戴了一个硬丙烯酸殆垫，以防牙齿进一步磨损，减轻下颌肌肉的负担，并最终减少深覆殆

（葛鑫　译）

（卫峥　廖莹　冀堃　赵姝亚　审）

参考文献

[1] Okeson JP//Okeson JP, ed. Orofacial pain: guidelines for assessment, diagnosis and management. Carol Stream IL: Quintessence, 1996.

[2] Nydell A, Helkimo M, Koch G. Craniomandibular disorders in children. A critical review of the literature. Swed Dent J, 1994, 18:191–195.

[3] Könönen M, Nyström M. A longitudinal study of cranio-mandibular disorders in Finnish adolescents. J Orofacial Pain, 1993, 7:329–326.

[4] Wänman A, Agerberg G. Two-year longitudinal study of signs of mandibular dysfunction in adolescents. Acta Odontol Scand, 1986, 44:333–342.

[5] Heikinheimo K, Salmi K, Myllärniemi S, et al. Symptoms of craniomandibular disorders in a sample of Finnish adolescents at the age of 12 and 15 years. Eur J Orthod, 1989, 11:325–321.

[6] Nilner M, Kopp S. Distribution by age and sex of functional distur-bances and diseases of the stomatognathic system in 7–18 year olds. Swed Dent J, 1983, 7:191–198.

[7] Magnusson T, Egermark I, Carlsson GE. A prospective investigation over two decades on signs and symptoms of temporo-mandibular disorders and associated variables. A final summary. Acta Odontol Scand, 2005, 63:99–109.

[8] Anastassaki Köhler A. On temporomandibular disorders. Time trends, associated factors, treatment need and treatment outcome. PhD Thesis. University of Jönköping, Sweden. Swed Dent J, 2012, Suppl. 227:273.

[9] Nyström M, Könönen M, Alaluusua S, et al. Development of horizontal tooth wear in maxillary anterior teeth from five to 18 years of age. J Dent Res, 1990, 69:1765–1770.

[10] Henrikson T, Nilner M. Temporomandibular disorders, occlusion and orthodontic treatment. J Orthod, 2003, 30:129–137.

[11] Kim MR, Graber TM, Viana MA. Orthodontics and temporomandibular disorders: a meta-analysis. Am J Orthod Dentofacial Orthop, 2002, 121:438–446.

[12] McNamara JA, Seligman DA, Okeson JP. Occlusion, orthodontic treatment and temporomandibular disorders: a review. J Orofac Pain, 1995, 9:73–90.

[13] McNamara JA, Turp JC. Orthodontic treatment and temporomandibular disorders: is there a relationship? Part 1. Clinical studies. J Orofac Orthop, 1997, 58:74–89.

[14] Egermark I, Magnusson T, Carlsson GE. A 20-year follow-up of signs and symtoms of temporomandibular disorders and malocclusions in subjects with and without orthodontic treatment in childhood. Angle Orthod, 2003, 73:109–115.

[15] Okeson JP. Temporomandibular disorders in children. Pediatr Dent, 1989, 11:325–329.

[16] Olsson M, Lindqvist B. Mandibular function before and after orthodontic treatment. Eur J Orthod, 1995, 17:205–214.

[17] Doverborg-Österberg E, Pramling I. Att förstå barns tankar. Metodik för barnintervjuer. Stockholm: Liber Utbildningsförlaget, 1985.

[18] Okeson JP, O'Donell JP. Standards for temporomandi-bular evaluation in the pediatric patient. Pediatr Dent, 1989, 11:329–330.

[19] Jeans ME. The measurement of pain in children//Melzack R, ed. Pain measurement and assessment. New York: Raven Press, 1983, 183–189.

[20] Razook SJ, Gotcher Jr JE, Bays RA. Temporomandibular joint noises in infants: Review of the literature and report of cases. Oral Surg, Oral Med, Oral Pathol, 1989, 67:658-664.

[21] Agerberg G. Maximal mandibular movements in children. Acta Odontol Scand, 1974, 32:147–159.

[22] Egermark-Eriksson I, Carlsson GE, Magnusson T, et al. A longitudinal study on malocclusion in relation to signs and symptoms of cranio-mandibular disorders in children and adolescents. Eur J Orthod, 1990, 12:399–407.

[23] American Academy of Pediatric Dentistry. Treatment of temporomandibular disorders in children: summary statements and recommendations. J Am Dent Assoc, 1990, 120:265–269.

[24] Eckerdal O. Radiologic reproduction of healthy and arthritic temporomandibular joints of children and adolescents. Stockholm: Förlagshuset Gothia, 1997.

[25] Carlsson GE, Magnusson T. Treatment of TMD//Carlsson GE, Magnusson T, eds. Management of temporomandibular disorders in the general dental practice. Chicago IL: Quintessence, 1999, 87–121.

[26] Magnusson T, Syrén M. Therapeutic jaw exercises and inter-occlusal appliance therapy. A comparison between two common treatments of temporomandibular disorders. Swed Dent J, 1999, 23:27–37.

[27] Agerberg G. On mandibular dysfunction and mobility. PhD Thesis. University of Umeå, Sweden, 1974.

第23章

慢性病对儿童口腔健康的影响

Göran Dahllöf, Pernille Endrup Jacobsen, Luc Martens

在过去几十年中，儿童和青少年的慢性病和残疾率逐步上升，常见疾病如哮喘、肥胖症、精神病和神经发育障碍等。随着新技术的产生、更好的药物研发的和对现有治疗方法的更有效利用，越来越多的儿童在慢性病中存活下来。在工业化国家，超过85%的慢性病患儿至少能活到20岁。其他重要的变化是：患有慢性病的儿童不像以前那样经常住院，通常会去学校上学，并去门诊和牙科诊所就诊。这些孩子中有许多还没有治愈，或者将会因疾病治疗而留下残疾等后遗症。目前相关机构为社区卫生服务中心制定了包括口腔护理在内的管理护理方案。例如，在为接受干细胞移植治疗的儿童制定的计划中，建议他们在开始细胞毒性治疗前向牙医咨询口腔健康信息，并评估口腔健康状况，特别是是否存在传染性病灶。在某些情况下，口腔疾病和口腔护理可能威胁儿童的生命，如对患有血液病或出血性疾病的儿童进行外科治疗。与医疗团队的密切合作是慢性病儿童口腔保健管理的一个组成部分。

牙医在临床工作中将越来越多地接触患有慢性病的儿童，了解慢性病如何影响儿童口腔健康的最新知识是儿童牙科护理的一个重要方面。

慢性病的定义

儿童慢性病的现代定义侧重于疾病的后果，与诊断结果相互独立[1]。必须满足以下三个条件才能将儿童归类为慢性病（框表23.1）。病情的持续时间可能很难预测，尤其是在发病不久的时候。疾病模式是指症状或后果随时间的相对一致性或持久性。已确定的有以下五种疾病类型（框表23.2，图23.1~图23.5）。

儿童慢性病具有多种多样的表现。为了给患有慢性病的儿童提供最好的治疗，重要的是要确定每个儿童的局限性和可能性。框表23.3

框表23.1 慢性病的定义

- 生理、心理或认知方面的疾病
- 持续时间至少12个月
- 疾病的后果是：
  功能限制
  依赖代偿机制或外界协助
  需要使用超出常规范围的护理服务

框表23.2 五种不同类型的儿童慢性病

类型	定义	病例
永久状态	表现为恒久不变的结果	脑瘫（图23.1）
康复	症状和后遗症的强度和持续时间逐渐改善或消失	哮喘、癫痫（图23.2a，b），长期缓解的白血病
持续恶化	病情持续恶化数年或数十年	再生障碍性贫血（图23.3a，b），囊性纤维化，肌营养不良
间断性	疾病活动期与静止期交替出现	青少年类风湿关节炎（图23.4a，b）
诊断早于症状	在症状出现之前就已诊断出的疾病	脑瘫（图23.1）、艾滋病毒感染（图23.5）、高胆固醇血症

介绍了用于描述患有慢性病的儿童状况的 13 种不同维度[2]。应当注意，慢性病的定义与损伤、残疾和残障是相关的。他们着重于疾病对个人的后果而不单是诊断（见第 24 章，框表 24.1）。国际上对损伤、残疾和残障的分类模型提出，疾病具有三种后果：损伤、残疾和残障，并且它们的顺序是相关的。

患病率

研究人员研究了不同人群的慢性病的患病率。根据定义的不同，估计值从不到 5% 到超过 30% 的儿童。瑞典健康访问研究[3]使用其他儿童（<5 岁）可以进行的游戏活动的种类或数量的限制来进行定义：在个人护理方面需要帮助，包括洗澡、穿衣、进餐，上下床和坐下椅子，上厕所以及在家里走动（3 岁以上）；没有装备行走困难（<18 岁）；难以记忆（<18 岁）；接受特殊教育服务或早期干预服务（<18 岁）；任何其他活动限制（<18 岁）。

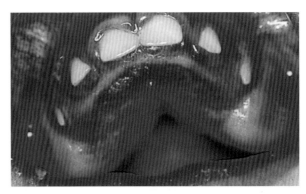

图 23.1　一名患有脑瘫的 3 岁男孩出现严重的牙龈过度增生

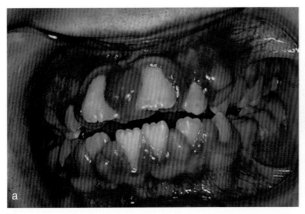
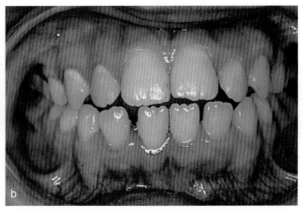

图 23.2　a. 一名服用苯妥英钠的 10 岁女孩出现严重的牙龈增生。b.13 岁时，在牙龈切除术和停止苯妥英钠治疗 1 年后牙龈恢复正常

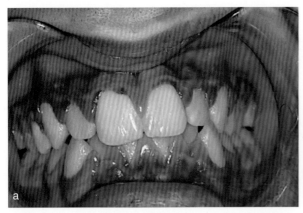
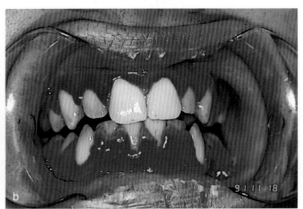

图 23.3　a. 一名 15 岁的再生障碍性贫血男孩开始服用环孢素。b.18 岁时，牙龈健康状况恶化，同时出现血液病危象

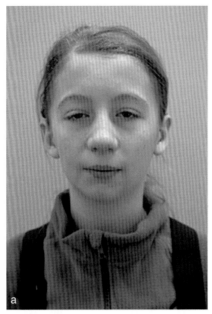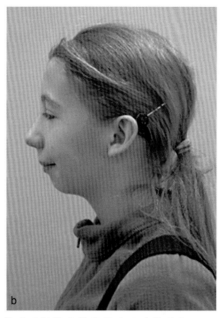

图 23.4　一名 14 岁女孩，由于右侧单侧颞下颌关节炎，导致下颌骨生长受限且不对称（由 Thomas Klit Pedersen 教授和正畸学专家 Anne Agger Mortensen 提供，Anne Agger Mortersen 是丹麦奥胡斯大学口腔卫生系正畸科牙齿和颅面畸形科的专家）

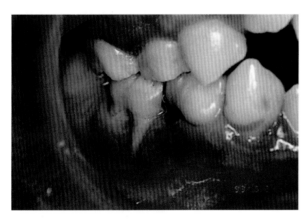

图 23.5　一名 9 岁男孩患有先天性艾滋病，口腔表现为牙周病

在 2001—2002 年 和 2010—2011 年，18 岁非寄养儿童的总体残疾率增加了 15.6%（框表 23.4）。 残疾儿童的预估数量从人口的 6.9% 增加到 7.9%。 一项针对瑞典南部 0~15 岁儿童总人口的研究表明，有 8.4% 的儿童患有慢性病 [4]。 男孩较女孩多：9.2% 比 7.6%。 8% 的慢性病儿童在日常生活中需要广泛的帮助和（或）短期生存预后较差，而 70% 的儿童只是偶尔发作或进行常规治疗而不会干扰正常生活。

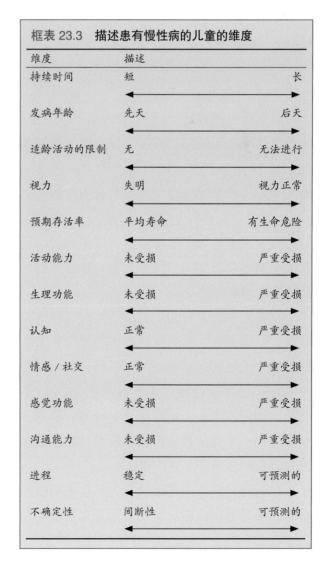

框表 23.3　描述患有慢性病的儿童的维度

维度	描述	
持续时间	短	长
发病年龄	先天	后天
适龄活动的限制	无	无法进行
视力	失明	视力正常
预期存活率	平均寿命	有生命危险
活动能力	未受损	严重受损
生理功能	未受损	严重受损
认知	正常	严重受损
情感 / 社交	正常	严重受损
感觉功能	未受损	严重受损
沟通能力	未受损	严重受损
进程	稳定	可预测的
不确定性	间断性	可预测的

框表 23.4 美国 18 岁以下儿童与日常活动限制有关的慢性病患病率 [3]

	2010—2011 年 每 10 万例	2001—2011 年 患病率变化 /%
任何身体健康状况	1333	−11.8
哮喘或呼吸困难	612	−24.2
听力问题	312	15.6
视力问题	295	13.9
骨骼、关节或肌肉问题	269	11.6
损伤	71	−17.4
任何神经发育问题或心理 健康状况	6531	20.9
癫痫发作	203	−9.0
言语问题	1876	63.1
学习障碍	1903	−13.0
注意缺陷多动障碍	1799	22.0
智力残疾	365	63.0
其他精神、情感或行为问题	1575	64.7
其他发展问题	873	37.3
其他不可分类		
其他损害或问题	480	−6.0
出生缺陷	434	24.4

多重残疾很常见，特别是智力低下的儿童，他们常伴随先天畸形、癫痫、视力障碍和脑瘫等问题。在患有慢性病的儿童中，大约 70% 的儿童有一种疾病，21% 的儿童有两种疾病，9% 的儿童有三种以上疾病。随着儿童慢性病的增多，发育迟缓、学习障碍、情绪和行为问题的患病率急剧增加。卧床天数、缺课天数和活动限制也有所增加。

社会不利因素与儿童健康之间有很强的关联性。总体而言，社会弱势群体的整个儿童期和青春期的死亡率都在增加。此外，处于社会不利地位的儿童的慢性病存活率更差。除了物质方面的因素外，还有社会支持差、吸烟等生活习惯、不良的饮食习惯、缺乏母乳喂养和养育子女的方式等不良因素。

尽管特定类型的健康状况之间存在明显的差异，但受各种慢性病影响的儿童和家庭存在着重要的共同点：包括需要广泛的社区和专业服务，自我概念和最佳情绪发展面临更多挑战，额外的经济困难，以及家庭和社会活动受到干扰（见第 24 章）。

慢性病儿童患口腔疾病的风险增加

由于疾病或药物治疗的作用，慢性病的儿童患口腔疾病的风险增加。在框表 23.5 中，列出了患有慢性病且口腔疾病风险增加的儿童类型 [5]。牙医的一个重要角色是保持与患者家人的联系，并采取必要的预防措施，如果患者的情况需要儿童牙科专科护理，则应转诊患者。对口腔疾病的早期诊断也非常重要，同时了解可能影响牙科治疗的健康状况和药物的任何变化。应该仔细检查病史，包括孩子的整个生命周期。如果要使用局部麻醉和镇静，根据麻醉风险对儿童进行分类尤为重要。

慢性病儿童的预防策略

有许多慢性病会直接影响口腔护理，并容

框表 23.5 慢性病儿童的口腔疾病病例

慢性病	口腔疾病
哮喘	龋齿风险增加
	牙龈炎
	牙结石
	酸蚀症
	唾液分泌率下降
儿童恶性肿瘤	病毒和真菌感染
	黏膜炎
	牙齿发育障碍
糖尿病	牙龈炎
	牙周炎
低磷酸酶	乳牙早失
	牙槽骨吸收
免疫缺陷	口腔溃疡
	病毒和真菌感染
肾脏疾病	牙齿发育障碍
	牙结石

易导致口腔疾病；同时，慢性病患儿在进行口腔治疗时也可能出现危及生命的并发症。不幸的是，慢性病患儿在获得口腔护理方面存在障碍。许多患有慢性病的儿童和青少年需要频繁的、有时是长期的住院治疗，使他们与家庭环境分开。这可能会导致错过口腔治疗的机会。家长也可能不愿意再次与牙医回顾孩子的病史，或者不理解分享这些信息的必要性。牙医的知识和技能也可能不足以治疗患有严重慢性病的儿童。早期的专业干预对于向父母提供检查、风险评估、信息和指导以预防口腔疾病尤为重要。框表 23.6 总结了可在患有慢性病的儿童中实施的预防策略。

慢性病

早 产

世界卫生组织（WHO）将早产定义为妊娠 37 周前出生的婴儿。根据孕龄（GA）分为中晚期早产（32 周 ≤ 孕周 <37 周），早产（28 周 ≤ 孕周 <32 周）周和极端早产（<28 周）。此外，早产儿通常根据其出生体重（BW）进行分类：低出生体重（<2500g）、非常低出生体重（<1500g）和极低出生体重（<1000g）。在西方国家，特别是极端早产儿童死亡率和发生率的降低增加了早产发病率。但是，早产儿即使存活也常出现各种并发症。立即发生的并发症有呼吸窘迫综合征、支气管肺发育不良、脑室内出血、坏死性小肠结肠炎、持续性动脉导管以及感染风险增加，而晚期并发症包括脑瘫、神经精神障碍、学习障碍、疼痛感觉改变，以及生长受限或延迟等。在产前或生命的早期，影响儿童发育和成长的因素也是影响乳牙和恒牙发育的潜在因素。

对口腔健康的影响

有充分的证据表明，早产儿乳牙列发育不良的风险增加。此外，研究表明，在极低出

生体重的情况下，乳牙列牙釉质浑浊的风险增加[6]。因此，早期诊断和预防对预防儿童早期龋病的发生具有重要意义。此外，极早产儿童由于过敏反应和发育迟缓，可能表现出行为管理问题，在口腔门诊治疗时应予以重视。

哮 喘

哮喘是西方世界发病率逐渐增加的慢性病之一。这是一个严重的全球性健康问题，影响了超过 1 亿人，在过去的二十年中，在大多数国家中，哮喘患病率呈上升趋势。在瑞典，有 5%~7% 的人口患有哮喘。哮喘阻塞症状主要是由于慢性炎症机制造成的。轻度症状可用 β_2 受体激动剂治疗，当症状更频繁出现时，可开始使用吸入性类固醇治疗。

框表 23.6	慢性病儿童的预防策略
慢性病的诊断	推荐进行牙科评估（如果是先天性的且不满 1 岁）
风险评估	慢性病的影响（见框表 23.3） 社会经济状况 特定饮食要求 取消治疗预约 唾液分泌率评估 龋齿和牙周疾病的危险因素
预防计划	饮食咨询 口腔卫生指导 窝沟封闭 如果不能进行口腔卫生，则使用氯己定漱口 加强预防方案并严格评估依从性
全身健康风险	与责任医生联系 易受感染和出血 药物相互作用 交叉感染
转诊	如果条件允许尽早转诊至儿牙专科
长期随访	依从性 唾液分泌率评估 龋齿和牙周疾病的危险因素 对生长发育的影响
管理式护理方案示例	唐氏综合征患儿的口腔运动功能和牙周疾病 预防苯妥英钠引起的癫痫儿童牙龈过度生长 儿童期恶性肿瘤的治疗

对口腔健康的影响

哮喘儿童的龋齿发病率增加，特别是在恒牙列、牙龈炎、牙石和酸蚀症以及唾液成分和流速的改变的情况下[7]。尽管文献中关于对龋病的影响存在相互矛盾的结果，但大多数研究者认为，由于药物治疗和疾病持续时间的关系，哮喘儿童处于更高的患龋风险中。促成因素是这些儿童以吸入器和液体药物的形式服用的药物。大部分吸入药物（高达80%）保留在口腔中。由于吸入粉通常含有糖（如乳糖），这可能导致龋齿发病率增加。建议儿童每次吸入类固醇后用水漱口。患儿含糖饮料的摄入量也有所增加。

β_2激动剂的使用与唾液分泌率降低有关。其机制是下调唾液腺 β_2 受体，导致分泌信号降低。哮喘患儿牙龈炎的发病率也会增加。普遍认为这是由于免疫反应的改变和他们口呼吸所导致的，特别是在鼻炎或急性哮喘发作期间。哮喘儿童腮腺唾液中钙和磷的水平升高可能与牙结石水平升高有关。同时发现酸蚀症牙齿脱落的可能性也在增加。据报道，唾液分泌率低、经常饮用酸性饮料和胃食管反流发病率增加是相关因素。牙科治疗本身也可能会引起应激反应，从而导致发病。建议孩子们把他们的药物清单带到牙科诊所。如果需要镇静，应优先使用氧化亚氮（笑气）- 氧气镇静，而不是静脉内镇静。由于龋齿风险增加，应制定定期预防计划，并监测唾液分泌率。

阿司匹林和其他非甾体抗炎药（NSAIDs）会导致哮喘易感人群病情恶化，这种情况被称为 NSAID 加重呼吸系统疾病（NERD）。对于患有 NERD 的患者，阿司匹林会抑制组成型活性酶环氧合酶1，从而增加花生四烯酸的水平。反过来，这会增加促炎性半胱氨酰白三烯的水平，并降低抗炎性前列腺素的水平，使哮喘的支气管收缩趋于平衡[8]。

心血管疾病

几乎所有的儿童心脏病都是先天性的，发病率是每1000婴儿中8例。8种最常见的结构性先天性心脏病（CHD）占总数的80%以上；它们是室间隔缺损、动脉导管未闭、房间隔缺损、法洛四联症、肺动脉狭窄、主动脉缩窄、主动脉瓣狭窄和大动脉移位。

较大的缺损会在生命的最初几年通过手术关闭，有些缺损可能需要复杂的手术并最终进行移植。获得性心脏病，如心肌炎和感染性心内膜炎（IE）仍然是儿童死亡和残疾的原因。风湿热的发生率急剧下降。关于 IE，人们普遍认为存在确切的菌血症关联，口腔链球菌引起50%的 IE，牙科手术容易引起菌血症。据推测，拔牙后30s后患病率为96.2%，1小时后为20%。刷牙（40%）和牙周探诊（40%）也是可能的诱因。

对口腔健康的影响

侵入性牙科手术，如拔牙、刮治、口腔手术和牙髓治疗，可能会导致暂时性菌血症。虽然已经有研究表明，所有涉及牙龈组织的操作，甚至是刷牙，都可能引起菌血症[9]，但最近的 Cochrane 回顾研究并未提供证据表明预防性使用抗生素（AP）可以有效预防或预防风险人群中的 IE。目前尚不清楚抗生素使用的潜在危害和成本是否超过了任何有益的影响。从伦理学上讲，医生在决定给药方式之前，需要与患者讨论预防性使用抗生素的潜在益处和危害[10]。框表23.7列出了在没有其他危险因素的情况下无须使用抗生素的情况，这些人接受了涉及牙龈组织和牙齿根尖周围区域的牙科手术以及对口腔黏膜造成穿孔的手术。侵入性牙科手术需要给予抗生素，而常规麻醉注射（通过未受感染的组织）、佩戴活动假牙或正畸矫治器、拔除乳牙和嘴唇或口腔黏膜外伤出血等治疗不需要用抗生素。在有限的患者群体中，预防性抗菌治疗应针对草绿色链球菌（框表23.8）[11]。

框表 23.7　**心脏病患者牙科治疗时需要预防性使用抗生素的情况**[11]

- 使用人工心脏瓣膜或用于心脏瓣膜修复的人工材料
- 既往感染性心内膜炎
- 先天性心脏病：

  未修复的发绀型先天性以及病，包括姑息性分流和导管

  用人工材料或装置，无论是通过手术还是导管介入，完全修复先天性以及病，术后 6 个月内

  修复了先天性心脏病，在修复补片或装置的部位或邻近部位有残余缺陷
- 发生心脏瓣膜病的心脏移植受体

  不需要预防性使用抗生素的情况
- 心脏瓣膜病

框表 23.8　**根据美国心脏协会**[11]**建议对患有细菌性心内膜炎风险增加的患者预防性使用抗生素**

患者	抗生素和剂量（时间：手术前 30~60min）
成人	阿莫西林 2g 单次口服
儿童（小于 12 岁）	阿莫西林 50mg/kg 单次口服
如果对青霉素过敏	
成人	克林霉素 600mg 单次口服
儿童（小于 12 岁）	克林霉素 20 mg/kg 单次口服

对于患有复杂心脏病的儿童，在其生命的最初几年中经常出现营养和呕吐问题。要保证热量摄入，必须经常进餐。此外，某些药物含有蔗糖和利尿剂，会导致唾液功能障碍。患有先天性心脏病的儿童是患龋病的危险人群，特别是在乳牙列期。接受地高辛治疗的儿童服用含蔗糖的糖浆会增加龋齿的患病率。患有先天性心脏病的儿童牙釉质矿化障碍的患病率也增加。一旦儿童被诊断出患有严重的心脏疾病，应立即转诊他或她进行牙科评估。应实施预防计划，包括饮食咨询、氟化物治疗、窝沟封闭和口腔卫生指导。

慢性肾衰竭

慢性肾衰竭（CRF）是由于肾小球滤过速度降低而对肾脏造成进行性、不可逆损害的结果。CRF 基本的治疗措施是低蛋白质饮食。碳水化合物将提供必要的能量。

对口腔健康的影响

摄入软化的食物会导致结石的形成。患有慢性肾衰竭的儿童在很小的时候就表现出生长迟缓和牙齿发育迟缓。早期影响是由于釉质发育和矿化不足导致的釉质发育不全。如果肾小球滤过率很低，50% 的儿童会出现牙齿矿化障碍。尽管经常摄入碳水化合物和唾液分泌减少，CRF 儿童的龋病患病率似乎并不比健康儿童高。这可以解释为唾液中尿素浓度增加，唾液 pH 升高。由于免疫抑制治疗，CRF 患儿的牙龈炎患病率明显低于健康儿童，从而导致牙龈对炎症的反应降低[12]。

对钙吸收至关重要的维生素 D 代谢物的产生受到抑制。结果包括下颌骨和上颌骨矿化不足，小梁丧失，硬脑膜层部分或全部丧失，巨细胞病变和转移性钙化。在血液透析患者中，牙髓钙化的发生率很高，但在肾移植后很少发生。软组织和唾液腺的钙化和褐色肿瘤也有报道。在 CRF 患儿的 X 线片上，可以发现与颌骨囊肿相似的局部放射透射率，以及椎板硬脑膜的全部或部分丧失和（或）骨骼脱矿（骨质疏松症）。

肾移植

在肾功能完全丧失的情况下，移植是首选的治疗方法。肾移植术后应用硫唑嘌呤和环孢素作为免疫抑制剂。

对口腔健康的影响

由于患者抵抗力明显降低，急性或慢性口腔感染或由牙科手术引起的菌血症可能会导致严重的并发症。因此，建议在移植前完成任何必要的牙科治疗。大约 30% 的患者在使用环孢素后出现剂量相关的牙龈增生。在发生严重

牙龈增生的器官移植受体中，用他克莫司替代环孢素，再加上菌斑控制方案，可有效控制牙龈增生，并将移植物功能障碍的风险降至最低。同时使用钙通道阻滞剂（硝苯地平）和环孢素是严重牙龈过度增生的重要危险因素。

与所有接受免疫抑制药物治疗的患者一样，肾移植者可能会出现白念珠菌的真菌感染，需要立即进行抗真菌治疗。有证据表明，在肾移植患者中，牙髓室壁和根管会形成大量的继发性牙本质。成功进行肾脏移植后，与健康儿童相比，患者口内变异链球菌计数可能会增加，这意味着患龋风险增加。

糖尿病

糖尿病是一种以胰岛素分泌减少为特征的慢性代谢紊乱疾病。在儿童中，这被称为青少年糖尿病或 1 型糖尿病。胰岛素活性降低导致血糖浓度升高。糖尿病在婴儿期很少见，但在学龄儿童中发病率上升。治疗的基本是血糖浓度的正常化。可以使用胰岛素治疗和基于儿童正常活动的严格饮食建议。建议低脂和高纤维的饮食。推荐的饮食模式是三顿主食加上两 / 三顿中间餐（零食）。良好的依从性是有效治疗的关键。

对口腔健康的影响

糖尿病儿童唾液分泌率较低。此外，唾液和龈沟液中的葡萄糖浓度增加。另一方面，较低的碳水化合物摄入频率有助于预防龋齿。研究表明，与健康对照组相比，1 型糖尿病儿童的龋齿发病率和牙齿护理水平没有显著差异。只有依从性差的糖尿病儿童由于不接受规定的饮食，血糖变异性高，才可被视为具有高患龋风险。在患有糖尿病和代谢控制不良的儿童中，发现牙龈炎患病率增加。糖尿病与牙周病之间的关系已经讨论了很多年，但结论并不一致。非胰岛素依赖型糖尿病（NIDDM）患者的牙周病患病率和严重程度高于非糖尿病患者。对胰岛素依赖型糖尿病（IDDM）患者的研究发现，与对照组相比，牙周病的患病率和严重程度增加。对于 IDDM 和 NIDDM，牙周病的患病率、严重程度和糖尿病病程之间似乎没有任何相关性。根据血糖化血红蛋白水平测定，控制良好的糖尿病患者比控制不良的糖尿病患者患牙周病的严重程度低。糖尿病患者的牙周病治疗原则与非糖尿病患者相同。菌斑仍然是病因。特别是当儿童达到青春期时，强烈建议加强牙周预防。

在早晨血糖水平稳定时，可进行简短的牙科诊疗。牙医必须懂得判断患儿是否出现低血糖症，包括饥饿、情绪变化、虚弱和自发性血糖下降导致心动过速、出汗和语无伦次。如果出现这种情况，应立即停止治疗，服用 15g 速效碳水化合物（葡萄糖片、糖、果汁）。治疗后应注意可能出现的伤口延期愈合等问题。

胃食管反流病

胃食管反流病（GERD）是指胃内容物不自主地进入食管。它发生在食道下括约肌松弛不当导致胃内容物回流到食道的地方。长期胃食管反流与发育不良、进食困难，食管炎，吸入性肺炎和食管狭窄有关。在患有脑瘫、哮喘、支气管炎和其他呼吸系统疾病的儿童中尤其常见。

对口腔健康的影响

胃酸的 pH 为 1~3，胃酸反流或呕吐物进入口腔容易导致牙齿酸蚀症。后牙舌面和咬合面的酸蚀提示可能患有 GERD，而前牙舌面的酸蚀则可能为外部来源引起，提示可能患有进食障碍。

在 GERD 患儿中，酸蚀症的患病率低于成人，这可能是由于 GERD 患儿患病的时间较短。此外，幼儿接触酸性和碳酸食物和饮料的频率不如成人高，这是造成牙齿酸蚀的主要因素。在最近的研究中，发现只有 17% 的中重度 GERD 患儿出现了酸蚀症 [13]。乳磨牙和乳切牙的表面出现缺损（图 23.6）。

进食障碍

进食障碍是一系列具有共同目的的精神疾病，通过摄入或不摄入食物来维持自我控制。饮食的表达方式是不同的，但是，对所有的进食障碍亚型来说，青少年都有一种不适感和不安全感。食物控制是一种掌控混乱的头脑和应对情绪痛苦的方法。进食障碍主要发生在年轻女性，男女比例约为 1:10，在西方国家更为普遍。抑郁症、强迫症和社交恐惧症等合并症状尤其常见。该疾病的发病年龄为 17~20 岁，但是目前正在讨论一种低至 12 岁的早期发病的趋势。

暴食症

暴食症（BED）是一种强迫症，经常摄入大量食物，每周至少两次以上，并且没有抵消行为，如呕吐或使用泻药。BED 是最普遍的进食障碍症，在一般人群中患病率约为 4%。大多数患有 BED 的人肥胖。肥胖是一种身体脂肪过多，经常导致严重的健康损害。40%~50% 的男性和 25%~40% 的女性的体重指数 [BMI = 体重（kg）/ 身高（m²）] 超过 25。严重肥胖（BMI>30）影响到 10% 的成年人。儿童肥胖也很普遍，影响了多达 10%~15% 的儿童。肥胖儿童成年后仍然肥胖，在年轻时就患心脏病、糖尿病、高血压、高胆固醇和关节炎的风险更大。儿童体重增加可能是家庭生活方式，社会经济地位和种族等多种因素共同作用的结果，但也可能是 BED 所导致的。

对口腔健康的影响

在龋齿患病率高的儿童和青少年的研究中，已有饮食习惯引起心血管疾病发展的报道。

患龋率高的肥胖儿童在 15 岁时表现出更多罹患心血管疾病的危险因素（图 23.7）。越来越多的证据表明脂肪组织可分泌包括肿瘤坏死因子 α 和白介素 –6 在内的促炎细胞因子，与牙周病高度相关。据报道，随着 BMI 的增加，牙周探诊深度增加的部位也增加，牙周疾病的患病率也随之增加。在 17~21 岁的人群中，每增加 1kg 体重，患牙周炎的风险就会增加 6%[14]。

对患龋风险高或患牙周病的肥胖的青少年的饮食咨询不应仅限于减少可发酵的碳水化合物，还应减少易导致心血管疾病的危险因素[15]。

神经性贪食症

与 BED 相反，患有神经性贪食症的青少年会使用不恰当的抵消行为来缓解其过度饮食。立即自我催吐、摄入泻药或过度运动都是这种抵消行为的例子，且每周至少出现两次以上。患有贪食症的青少年通常体重正常，因此能够长时间隐藏疾病。

对口腔健康的影响

一般来说，由于缺乏维生素，患有神经性

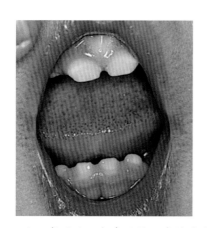

图 23.6　一名 3 岁男孩，患有吸收不良综合征，每日呕吐和反流。注意前牙的酸蚀性变化

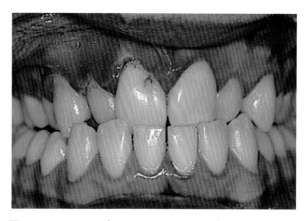

图 23.7　一名 16 岁的严重肥胖男孩，表现出高龋齿易感性和广泛的牙龈炎

贪食症的青少年有营养不良和免疫反应低下的危险。经常呕吐会导致牙齿受酸蚀，牙医往往是第一个通过症状认识到这种疾病的人。这些缺损常位于切牙的舌侧和下磨牙的表面。在频繁呕吐的情况下，青少年可能会由于脱水而出现口干，并由于酸的影响在嘴角和软腭处出现伤口[16]。有关更多说明，请参阅"神经性厌食症"部分中的"对口腔健康的影响"小节。

神经性厌食症

神经性厌食症是一种严重的，可能威胁生命的进食障碍，其特征是自我饥饿和体重减轻。框表23.9介绍了神经性厌食症的诊断标准。已经确定了有两种亚型：暴食/抵消类型[涉及最近三个月的暴食和（或）抵消行为]和限制类型（不涉及暴食或抵消）。与BED和贪食症相比，暴饮暴食和呕吐的表现较少。发病率为每100 000人中7例。该病的中位病程长达6年，复发风险高，并且由于并发症和自杀而导致该病死亡率很高。

对口腔健康的影响

酸蚀症是神经性厌食症患者最常见的口腔表现，尤其是上颌前牙腭侧面。在自发性呕吐的患者中发现酸蚀率增加，但与自发性呕吐的频率和持续时间或呕吐总次数没有线性关系。此外，牙齿会出现松动，然而没有任何牙周病的临床症状。可能还涉及其他因素，如口腔卫生习惯、低pH饮料和新鲜水果的摄入。

进食障碍的患者建议减少酸性饮料、新鲜水果（尤其是柑橘类水果）和酒精的摄入。还应用水漱口或嚼口香糖，在严重的情况下，应使用抗酸剂漱口，以便在自发性呕吐后增加口

框表23.9 神经性厌食症的诊断标准

· 拒绝保持最低的标准体重（即体重<85%正常体重）
· 对体重增加或变胖的强烈恐惧
· 不能正确看待自身身材和体重
· 女性初潮后异常闭经

腔pH。呕吐后，可以用软毛牙刷和含碳酸氢盐的牙膏刷牙。如果药物清单中包含引起恶心或口干的药物，则还应评估唾液分泌率。作为专业人员，重要的不是对青少年进行评判，而是要让他们了解疾病和可能导致的口腔问题。

药物滥用

药物滥用（SUD）是指使用一种或多种物质导致临床损害和痛苦。患有SUD的青少年表现出冒险行为，并且可以表现出情绪波动和挑战性行为。他们将无法维持日常生活活动，包括刷牙。SUD的发生可能是遗传的，但社会地位、男性、多动症（ADHD）和兄弟姐妹吸烟也是预测因素。

对口腔健康的影响

患有SUD的成年人比未患病的对照组患口腔疾病多[17]。造成这种关系的可能因素包括饮食不足、药物引起的口干，烟草、酒精、不良的口腔卫生、药物引起的酸度增加及含糖饮料等。如果未及早发现SUD且未进行预防性护理，其后果可能是牙列的不可逆破坏。治疗方案的选择将取决于患者的心理状态和保持足够口腔卫生的能力。在极端情况下，必须拔除所有牙齿。

吸收不良

吸收不良是指不能吸收食物。可能是由于消化不良（胰酶和胆盐缺乏或失活）或小肠疾病导致黏膜吸收障碍所致。吸收不良综合征（MAS）患者可能有一般吸收不良的症状，或因缺乏维生素A、D或K、钙、镁、铁或叶酸等特定物质而引起的症状。典型的MAS患者大便粗大、油腻、异味，伴有明显的体重减轻、肌肉萎缩、虚弱、水肿、贫血、瘀斑、异常出血、舌头光滑、皮肤过度角化、骨骼疼痛，甚至强直。

对口腔健康的影响

当维生素缺乏时会出现口腔病变：包括口

腔黏膜发红和溃疡（口炎）、舌头肿胀和灼烧感（舌炎）和嘴角开裂（唇裂），所有这些症状都与维生素 B 缺乏有关。如果出现显著的维生素 B_{12} 缺乏，则可能出现舌萎缩。

在 MAS 患者或接受长期抗生素治疗的患者中，肠内产生维生素 K 的细菌可能受到不利影响。手术前应咨询患者的医生，了解患者的健康状况和出血情况。

乳糜泻

乳糜泻又称麦胶性肠病，是一种遗传性免疫介导的小肠疾病，因机使对麦胶（俗称面筋）分解成的麦胶蛋白不耐受而引起，常见含麦胶的面粉食物有小麦、大麦、黑麦和燕麦等。

尽管乳糜泻可以发生在任何年龄，但由于吸收不良导致的生长迟缓，在儿童中最为明显。对于患有口腔溃疡或其他黏膜疾病的儿童，应立即调查患儿铁蛋白和叶酸的相关缺陷，以诊断是否患有乳糜泻[18]。数据表明，每 300 名儿童中就有一名患有症状性和潜伏性乳糜泻。发病年龄从婴儿期到老年不等。特征是黏膜退行性改变（绒毛营养不良），导致慢性吸收不良，伴有腹胀、苍白、体积大且恶臭的粪便、肌肉萎缩、贫血和生长迟缓以及体重增加。空肠活检可证实诊断，活检显示黏膜扁平，绒毛缺乏，导致吸收不良。在从饮食中去除麦胶后，绒毛可恢复正常。

对口腔健康的影响

在患儿开始进食固体状食物的时期所形成的恒牙可能出现发育不良。据报道，对称和按时间分布的釉质缺损与乳糜泻有关。发育不良的严重程度可能取决于乳糜泻的严重程度以及从症状出现到开始治疗之间所用的时间。口疮性溃疡、唇炎或复发性疱疹性病变都与乳糜泻有关。治疗乳糜泻儿童时，一定要检查开出的药物是否含有麦胶。

囊性纤维化

囊性纤维化是一种外分泌腺的常染色体隐性遗传病，大约每 2000 名新生儿中就有一例发生。所有产生黏液的腺体都会产生黏稠的黏液，导致导管分泌物流动受阻，常累及胰腺和肺部。肺部受累常出现咳嗽和呼吸急促，导致急性呼吸道感染、支气管肺炎、支气管扩张和肺脓肿。

对口腔健康的影响

囊性纤维化患者可表现为反复感染后鼻腔和上颌窦闭塞。这会导致患儿慢性口呼吸、开𬌗和腭穹隆高。

囊性纤维化患者的牙齿经常出现变色。这种变色在临床牙冠的颈部和中三分之一处更为明显，首先出现在牙釉质层最薄的釉牙骨质交界处。四环素的使用被认为是导致这种变色的原因之一，因为这种药物经常被用于治疗复发性肺部感染。除了四环素牙的患病率较高之外，在这些患者中约有 10% 的人出现了牙釉质病变（图 23.8）。龋齿患病率并没有显著升高。然而，有迹象表明，囊性纤维化的青少年和成人患龋率高。最近的研究表明，尽管囊性纤维化纯合子由于其必需的富含糖分的饮食可能具有较高的患龋风险，但与杂合子或健康对照组相比，纯合子的患龋率并没有显著增高[19]。最近的一项定性系统评价证实了目前的研究，即患有囊性纤维化的幼儿患龋的风险可能较低，

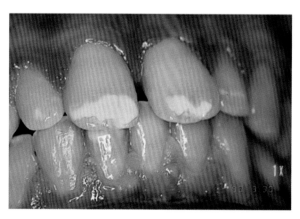

图 23.8 一个患有囊性纤维化的 14 岁男孩的牙体变色和牙釉质矿化不全

而患有囊性纤维化的青少年患龋的风险却不比健康对照组低[19]。随着囊性纤维化患者存活到成年，龋病风险评估非常重要。

牙医必须避免加重囊性纤维化患者的基础疾病。氧气或氧化亚氮等高流量气体会使呼吸道分泌物干燥。这可能导致进一步的堵塞和感染。应使用橡皮障来减少牙科手机气溶胶吸入的可能性。

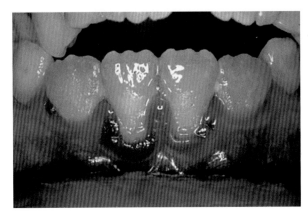

图 23.9　一名免疫球蛋白 A 和 G 缺乏的 12 岁男孩，表现为龈缘溃疡

原发性和继发性免疫缺陷状态

免疫缺陷状态可能是原发的或继发的（框表 23.10）。原发性免疫缺陷综合征的发病率各不相同，从相对常见的如选择性免疫球蛋白 A（IgA）缺乏症（约占总人口的 600 分之一）到极为罕见的疾病。免疫系统的四个主要组成部分可能受到影响：①吞噬作用（粒细胞和巨噬细胞），②免疫球蛋白，③细胞免疫，④补体系统。

对口腔健康的影响

T 细胞缺乏症儿童常见念珠菌病和疱疹感染，而 B 细胞缺乏症儿童容易受到细菌感染（图 23.9）。在部分吞噬细胞缺乏症患儿中发现了牙周炎和念珠菌病[20]。

艾滋病毒感染／艾滋病

在全球范围内，获得性免疫缺陷综合征（艾滋病）是儿童死亡的五大主要原因之一。抗反转录病毒药物可减少病毒复制，并可减少人类免疫缺陷病毒（HIV）的母婴传播。在西方国家，垂直传播率为 1%~2%，但在中低收入国家还没有高活性抗反转录病毒疗法（HAART）。HAART 的使用降低了艾滋病毒感染儿童的死亡率并提高了预期寿命。

对口腔健康的影响

诊断为艾滋病的儿童的中位年龄是 12 个月，口腔病变是半数受感染儿童感染的第一个症状。即使感染艾滋病毒的儿童接受抗反转录病毒治疗，口腔病变仍可能存在。口腔病变患病率取决于治疗类型，但大约一半的儿童会出现口腔病变。抗反转录病毒疗法也与口腔病变有关，如溃疡和口干症[21]。

总体而言，念珠菌病是艾滋病毒儿童中最常见的口腔病变，且通常是其首发临床表现。据报道，小儿假膜性念珠菌病的发病率约为 10%。其他常见的口腔病变有单纯疱疹病毒感染、线性牙龈红斑、腮腺肿大和复发性口腔溃疡。牙周疾病是艾滋病毒感染的晚期表现。在非洲 HIV 阳性儿童中，牙周病是最常见的口腔病变（图 23.5）。针对艾滋病毒感染儿童的预防计划应包括定期进行彻底的口腔检查，以确保及早发现假膜性念珠菌病和其他口腔病变并进行干预。

框表 23.10　免疫缺陷状态

原发性

- 选择性 IgA 缺乏症
- 免疫球蛋白 G 亚类缺陷
- 周期性中性粒细胞减少症
- 丙种球蛋白缺乏症（X 连锁）
- 严重的合并免疫缺陷综合征

继发性

- 艾滋病
- 癌症化学疗法
- 移植物的抗排斥治疗
- 激素治疗

中性粒细胞减少症

血液白细胞计数通常在每立方毫米 5000~10 000 个细胞，以中性粒细胞为主。尽管循环中性粒细胞的减少通常会导致白细胞总数的减少，但除非进行差异计数并计算每种细胞类型的绝对数量，否则这些值没有意义。在健康个体中，中性粒细胞总数为每立方毫米 1800~7200 个。因此，中性粒细胞减少症被定义为中性粒细胞计数低于每立方毫米 1800 个。这种疾病可能是一种独立的表现，也可能与多种潜在疾病有关，这些疾病可能导致贫血和血小板减少。

对口腔健康的影响

口腔病变在患有中性粒细胞功能障碍综合征的患者中很常见，而且通常很严重。反复报道是严重的牙龈炎、快速发展的牙周病和口腔溃疡。由于牙周病是由慢性细菌感染引起的，所以随着中性粒细胞的紊乱，牙周组织的破坏程度增加也就不足为奇了（图23.10）。在科斯特曼氏病（慢性重度中性粒细胞减少症）中，用粒细胞 - 巨噬细胞集落刺激因子治疗细菌感染效果良好，但该疗法对牙周病的进展没有影响。据推测，先天性免疫缺陷会导致牙周病的易感性增高[22]。

中性粒细胞功能异常的患者应在牙医的密切监督下，尽量减少引起牙周疾病的因素，如龋齿和口腔溃疡的局部炎症。患者应遵循严格的口腔卫生方案并定期进行牙齿检查。当对易感患者进行牙科治疗时，应考虑使用广谱抗生素。如果必须进行外科手术或发展为口腔细菌感染，则可能需要输注粒细胞。

幼年特发性关节炎

幼年特发性关节炎（JIA）是一种慢性自身免疫性疾病。定义为机体一个或多个关节出现关节炎（滑膜炎症），16 岁之前发病，持续 6 周以上，排除其他疾病的情况下可以确诊。关节肿胀、发热，触诊时柔软，移动时疼痛、僵硬。JIA 的发病率约为每年每 100 000 名儿童中 15 例。JIA 是一种伞状诊断，包括与 ILAR 标准相关的七种亚型。病因未知，但考虑具有遗传倾向。

对口腔健康的影响

根据诊断标准和方法的不同，颞下颌关节（TMJ）受影响的患者比例估计在 30%~87%。最常见的颞下颌关节炎影像学表现是髁状突头部畸形，其严重程度与发病、病程和亚型有关。关节结节处也可见畸形。颞下颌关节炎初期无影像学征象，只能通过磁共振造影证实。症状可能是关节疼痛和下

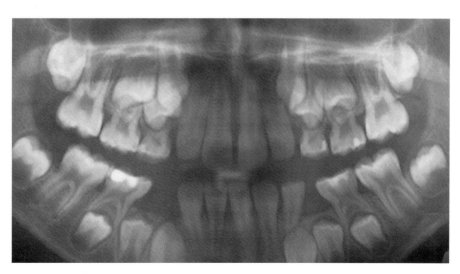

图 23.10　全景片显示一名患有周期性中性粒细胞减少症的 6 岁男童出现严重的牙周病

颌运动受限，但大多数患者，特别是年轻患者，没有或只有模糊的症状。颞下颌关节炎和髁状突畸形可能导致颌面生长障碍，即下颌后旋生长受限（图 23.4）；并容易出现错𬌗畸形，常见有开𬌗和深覆𬌗。当只有单侧关节受累，或双侧关节受累但单侧开始得更早时，患者会出现下颌发育不对称，即偏颌畸形。这说明了监测颅面生长和检查颌面发育对称性在口腔常规检查中的重要性（另见第 7 章）。颌面部发育畸形的治疗取决于患者的年龄、发育阶段和畸形程度。通常情况下，推荐药物干预（局部或全身）和矫形 / 正畸治疗的联合治疗。配合理疗可以帮助改善口腔功能。少数患者需要正颌外科手术。有效的口腔卫生措施非常重要，特别是对于接受正颌治疗和正畸矫治的儿童。此外，应注意长期接受糖皮质激素治疗的儿童伤口愈合延迟和感染风险增加的问题。如果颞下颌关节受累导致张口受限，会使牙科治疗更加困难。

青少年骨质疏松症

青少年骨质疏松症是一种罕见的疾病。这种疾病的特点是骨形成过少、骨流失过多或两者兼有。若疾病的原因不明或无原发疾病，则称之为青少年特发性骨质疏松症（JIO），但青少年骨质疏松症通常是由于其他原发疾病引起（继发性骨质疏松症）。JIO 的发病是青春期前，其特征是反复骨折、骨痛和驼背。与成骨不全不同，大多数患有 JIO 症的儿童会康复。

许多疾病会导致继发性骨质疏松。它既可以直接由另一种原发性疾病引起，如青少年类风湿性关节炎、糖尿病、吸收不良综合征或神经性厌食症等，也可以由包括抗惊厥药和皮质类固醇在内的药物间接诱导引起。缺乏运动、吸烟和营养不足等行为也是继发性骨质疏松症的相关因素。

对口腔健康的影响

目前还没有研究显示 JIO 对儿童口腔健康的影响，但是骨代谢的改变和双膦酸盐治疗在进行侵入性牙科治疗和正畸治疗时都是危险因素，应该予以重视。

大疱性表皮松解症

大疱性表皮松解症包括一系列由遗传因素决定的皮肤疾病，其共同特点是皮肤在受到轻微摩擦或碰撞后出现水疱及血疱。

基底膜和细胞缺陷是该病的特征，也是皮肤脆弱和皮肤病变的特征。临床上主要类型有两种。①单纯性：黏膜很少受累，不出现瘢痕。②营养不良性：会出现瘢痕（图 23.11a）。单纯性大疱性表皮松解、营养不良性大疱性表皮松解和交界性大疱性表皮松解分别发生在表皮内、基底膜内或基底膜下。

对口腔健康的影响

单纯型和显性营养不良性大疱性表皮松解症组的 DMFS 水平与健康儿童相似。隐性营养不良性大疱性表皮松解症患者的口腔水疱和疤痕最严重（图 23.11b），但没有广泛的牙釉质发育不全。相比之下，交界性大疱性表皮松解症常会导致牙釉质发育不全，但口内水疱很少产生瘢痕。许多患有交界性或全身性隐性营养不良性大疱性表皮松解症的患者容易患猖獗龋。尽管该病的全身治疗仍是以姑息性治疗为主，但可以通过适当的干预措施和牙科治疗来防止牙列破坏和牙齿丧失。即使是最严重的大疱性表皮松解症患者也可以通过使用现代牙科修复技术来保留他们的牙齿。向患者提供预防龋齿发生的饮食建议非常重要。应建议使用软牙刷以保持口腔卫生，并用氯己定漱口水预防牙菌斑的积聚。用海绵或棉签清洁也是有益的。

出血性疾病

血友病是由于特定凝血因子浓度过低引起

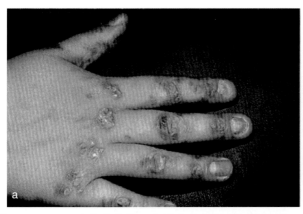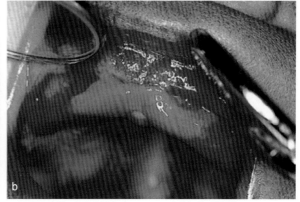

图 23.11   a. 一名患有营养不良性大疱性表皮松解症的 10 岁男孩的手和手指起泡。b. 一名营养不良性大疱性表皮松解症的 1 个月大男孩的口腔起泡和瘢痕形成。经瑞典延雪平的 Göran Koch 许可转载

的遗传性出血性疾病。最广为人知的是因子Ⅷ促凝成分缺乏导致的血友病 A 和因子Ⅳ缺乏导致的血友病 B，两者均为性联隐性遗传疾病（X 连锁）。因子 Ⅺ 缺乏症（血友病 C）较少见，在大多数情况下表现为轻度出血性疾病。最常见的遗传性出血性疾病是血管性血友病（von Willebrand's disease，WD），它是血管性血友病因子数量或质量上的一种缺陷，约占总人口的 1%。患者应随身携带血友病卡，卡上记录因子缺乏类型和水平、是否存在抑制剂以及血友病中心的电话号码等详细信息。

血管性血友病

血管性血友病既影响男性也影响女性，是一种显性遗传。受影响的人有大而弯曲的毛细血管和低水平的因子Ⅷ，可能出现与血友病相似的症状。血管性血友病患者也有血小板缺陷，它们不能相互黏附。牙龈、鼻黏膜和胃肠道出血很常见，外伤或手术后出血时间延长。

对口腔健康的影响

患有出血性疾病的儿童和青少年的口腔健康和与口腔健康相关的生活质量与健康儿童相比没有明显差异，因为牙科保健方案已被纳入出血性疾病患者的综合治疗中[23]。大约一半的患者曾经历过与乳牙脱落或咬伤舌头等口腔内创伤有关的出血。对于出血性疾病患者来说，预防龋病和牙周病是最重要的。每个患者都应

该有一个个性化的计划，包括口腔健康教育、刷牙指导、氟化物补充剂和局部氟化物应用。

乳牙治疗应首选牙髓治疗以保留患牙，避免拔除患牙。牙科治疗应在与血友病治疗中心有联系的专业牙科服务机构进行。必须有足够的替代治疗并严格监测因子Ⅷ水平。在手术前和术后几天内常规使用抗纤维蛋白溶解剂、氨甲环酸或氨基己酸将显著降低对替代因子Ⅷ的需求。拔牙后，需要使用氧化纤维素或明胶等材料进行局部止血。为避免拆线，首选可吸收缝合材料。在疼痛控制方面，对乙酰氨基酚是预防术后疼痛的安全替代品。避免使用影响血小板功能的非甾体抗炎药和阿司匹林[24]。

乳牙正常脱落时，通常很少或不会出血。但是，如果乳牙松动明显但一直未脱落，则可能需要提前拔除，因为滞留乳牙持续的晃动可能会导致牙齿周围软组织的创伤和出血。在使用局部麻醉时，应避免下牙槽神经阻滞麻醉，因为下颌骨区域的出血可能导致窒息。在这种情况下，首选允许局部韧带内注射或骨内注射的计算机控制下的局部麻醉系统。

特发性血小板减少性紫癜

特发性血小板减少性紫癜（ITP）是一种相对常见的疾病，在健康人群中也可发生单纯性血小板减少症。这种疾病有两种临床分类：

急性和慢性。急性 ITP 最常见于儿童，但也可能发生在任何年龄。起病急，伴随着血小板减少，表现为感染病毒性疾病后的几天到几周内出现皮肤瘀斑、出血、瘀点。急性 ITP 是一种自限性疾病，通常会治愈且无后遗症。

对口腔健康的影响

ITP 的初期症状可出现口腔黏膜病变。最常见的口腔症状为紫癜，指血液进入皮下组织，包括瘀点、瘀斑、出血性水泡和血肿。它们可以出现在任何黏膜表面，常见于舌、唇和颊黏膜的咬合线上；往往继发于一些微小创伤。其他口腔症状包括外伤、刷牙、拔牙或牙周治疗后自发性牙龈出血和长时间出血不止。

自发性牙龈出血通常可通过氧化物漱口水来解决，但也可能需要输注血小板以止血。良好的口腔卫生和保守的牙周治疗有助于去除菌斑和结石等易导致出血的不良因素。

儿童恶性疾病

儿童时期癌症的发病率非常低。北欧国家的发病率增长缓慢，现在每年每 10 万名儿童中的发病率是 17.3。常见的三种儿童恶性疾病为急性白血病、淋巴瘤和中枢神经系统（CNS）肿瘤。与大多数成人癌症不同，大多数儿童肿瘤是可以治愈的。1999 年，急性淋巴细胞白血病儿童的 5 年生存率超过 80%。对于每种疾病，均应根据国际准则制定相应治疗方案。治疗分为 4~5 周的诱导期，以期达到缓解，然后是巩固期，最后是长达 30 个月的维持期。大多数血液系统恶性肿瘤的治疗方案是将具有不同作用方式的细胞毒性药物联合使用进行治疗。中枢神经系统肿瘤的治疗包括放射治疗、手术治疗和细胞毒性药物治疗。对于高危疾病和复发的患者，可以考虑干细胞移植（SCT）。

对口腔健康的影响

抗肿瘤治疗后的口腔并发症可分为两类：

由于细胞毒性药物治疗或放射治疗而直接发生的急性并发症，以及诸如牙齿发育异常、颅面发育异常和唾液功能障碍等长期并发症[25]。

细胞毒性药物不仅作用于肿瘤细胞，还对具有快速更新能力的正常细胞也有影响，如骨髓中的造血细胞，胃肠道和口腔黏膜中的上皮细胞。细胞毒性疗法的并发症包括黏膜萎缩、脱屑和黏膜溃疡（图 23.12），这会增加局部和全身感染的风险，给患者带来痛苦和不适，并损害口腔营养。口腔链球菌败血症是诱导期常见的一种并发症。

在细胞毒性治疗期间，患儿会出现唾液分泌的短暂减少，在治疗完成后恢复正常。细胞毒性药物治疗不会影响儿童牙齿和颅面的发育。

在干细胞移植治疗中会配合使用细胞毒性药物。在干细胞移植前需要通过大剂量放化疗手段以清除体内原有的恶性细胞，可以将细胞毒性药物与 10~12Gy 全身放疗（TBI）结合使用。进行干细胞移植的患儿 4 年后进行检查时，发现约 50% 的患者唾液分泌速率永久降低，低于 0.5ml/min。在所有接受 TBI 治疗的儿童中均发现了牙根发育受损。其他并发症包括牙釉质矿化和发育不全，小牙畸形和牙齿发育不全（图 23.13）。

在抗肿瘤治疗期间和完成治疗后的较长时间内，患儿可检查出变异链球菌和乳杆菌的计

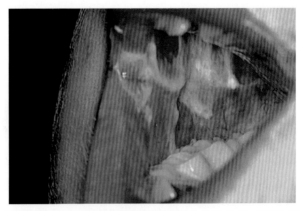

图 23.12　一名 5 岁男孩在急性淋巴细胞白血病诱导化疗期间出现严重口腔溃疡

数升高。在氯己定治疗后，口腔链球菌可迅速重新定殖。在抗肿瘤治疗期间接受口腔预防计划的儿童，其龋齿发病率并未增加。儿童预防方案可分为三个阶段：

在开始进行细胞毒性治疗之前：治疗所有现有的口腔疾病，并教育儿童和父母可能出现的口腔并发症以及如何进行口腔卫生。

在细胞毒性治疗期间：应指导患者使用柔软牙刷和不含十二烷基硫酸钠的牙膏。在出血和感染风险增加的时期，建议使用 0.1% 的氯己定漱口水。

在长期随访期间：应特别注意接受放射治疗的患者。重点评估患者唾液分泌率和口腔微生物水平。依从性差的儿童龋齿发展非常迅速。还应注意评估牙齿和颅面发育的障碍。

癫 痫

癫痫是一种因大脑神经元突发性异常放电，导致短暂的大脑功能障碍的一种慢性病。大脑中主要的神经递质是谷氨酸和 γ - 氨基丁酸（GABA），其中谷氨酸具有兴奋作用，而 GABA 对该活性具有抑制作用。每千名儿童中约有 5 名儿童患有癫痫病。其中大多数会患有特发性癫痫（没有明确的病因），但有些会因诸如头部受伤、脑膜炎或出生时窒息原因素而患有结构性 / 代谢性癫痫。除此以外，遗传因素也是导致癫痫尤其是特发性癫痫的重要原

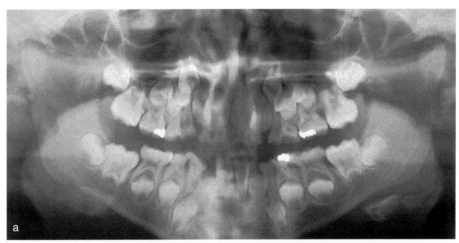
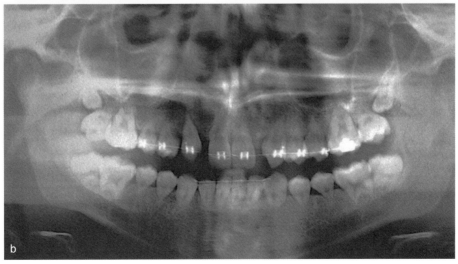

图 23.13　a.全景片显示，一个在 5 岁时接受了 10 Gy 全身放疗的 8 岁男孩第一恒磨牙的根尖过早闭合。b.在 17 岁时，所有恒牙均具有短 V 形根

因。癫痫发作的国际分类将癫痫分为全面性发作和部分性发作，部分性发作仅涉及部分大脑。大脑神经元活动的分布与癫痫发作的严重程度密切相关，发作严重程度可从几秒钟的失神到几分钟的强直或阵挛性惊厥不等。儿童癫痫的预后很不稳定。大多数难治性癫痫都发生在有多重残疾的儿童身上。

癫痫发作可通过抗癫痫药（AED）控制。AED 有许多副作用，如口干。在给 AED 治疗的儿童用药前，应检查可能出现的药物相互作用。例如，对乙酰氨基酚与拉莫三嗪和替格列醇相互作用，咪达唑仑在同时摄入卡马西平的情况下效果会改变。

对口腔健康的影响

服用苯妥英钠的儿童表现出不同程度的牙龈增生（图 23.2a）。丙戊酸钠、苯巴比妥和卡马西平也会导致口腔症状，但不太明显。临床可见牙龈乳头的弥漫性肿胀，扩散并合并。临床有 50% 的患者会出现明显的牙龈增生[4]。上颌和下颌前牙唇面的牙龈过度增生发生率和严重程度最高。苯妥英钠导致的牙龈过度增生与牙龈炎症密切相关，因此可以通过控制菌斑来减少发病率。在开始用药之前，应该制定一个包括定期进行专业牙齿清洁的计划。如果无法保持良好的口腔卫生，则建议采用比较保守的治疗方法，因为手术治疗后如果无法维持口腔卫生则术后很容易复发。停用苯妥英钠药物 6 个月后，牙龈组织将逐渐恢复正常状态。

癫痫发作的儿童患牙齿外伤的风险会增加，同时龋齿和口腔卫生不良的风险也会增加[26]。如果患儿门牙受到外伤，则制订治疗计划时应考虑新创伤的风险。如果可能的话，建议使用粘接桥，以防止在发生新的创伤时对邻牙造成进一步损伤。

口腔健康相关的生活质量

生物医学观点与更广泛的健康生物心理社会模型相辅相成的认识导致人们对患者自我报告结局估量（PROM）的兴趣日益增加。由于牙科的许多情况都会产生生物学、心理学和社会后果，因此使用 PROM 特别合适。口腔健康相关的生活质量（OHRQoL）是反映口腔疾病及其防治对患者的身体功能、心理功能和社会功能等影响的综合评估，其定义为：口腔疾病和紊乱对患者日常生活的影响可从频率、严重程度或持续时间方面进行评估，并足以影响他们对生活的整体体验和感知[27]。儿童最常使用的自我评估方法是儿童感知问卷（CPQ）、C-OIDP 和 COHIP[28]。CPQ 在四个不同维度上对 OHRQoL 进行评估：口腔症状、功能限制、情感幸福感和社会幸福感（CPQ）。据报道，在全身麻醉下接受牙釉质矿化不足或广泛龋齿治疗的儿童，CPQ 的所有方面都能立即得到改善。患有慢性病的儿童的 OHRQoL 也会受到潜在疾病或治疗的影响。有研究者在一组癌症后的长期幸存儿童中调查了 OHRQoL[28]。这些儿童在很小的时候就接受过化疗或放疗，以及包括多次注射在内的侵入性治疗。与预期相反，与对照组相比，患儿 OHRQoL 没有显著降低。这在一定程度上可以归因于儿童在癌症治疗期间的全面口腔护理计划。

口腔健康问题会对艾滋病毒感染者的生活质量产生相当大的负面影响。在患有较严重艾滋病的儿童中，在 CPQ 的所有四个方面，OHRQoL 均受到负面影响。对于主管护理提供者而言，重要的是找出可能的措施来改善患有慢性病的儿童的 OHRQoL[29]。

向成年护理过渡

对患有慢性病的儿童来说，从儿童护理到成年护理的成功过渡对护理的连续性具有很大影响，如果能成功过渡将可以改善患有慢性病的儿童的长期健康状况。从儿童向成人过渡后，医疗保健，特别是口腔保健的中断非常常见。调查表明：准备工作不足、转诊延迟、经济困难、沟通困难以及缺乏经过适当培训的成年人提供护理服务是成功过渡的主要障碍。

对儿童患者最终需要过渡到成年人护理的认识和理解，以及对过渡概念的早期介绍，都与成功的过渡密切相关。在普通牙科、特殊需要诊所或其他专科医生将患者转到成人护理机构时，建议与接诊的牙医进行交流与联系，以补充书面转诊记录，包括患者病史和摘要[30]。

（隋文　译）
（赵姝亚　冀堃　廖莹　审）

参考文献

[1] Stein REK, Bauman LJ, Westbrook LE, et al. Framework for identifying children who have chronic conditions: the case for a new definition. J Pediatr, 1993, 122:342–347.

[2] Stein RE, Silver EJ. Operationalizing a conceptually based non-categorical definition: first look at US children with chronic conditions. Arch Pediatr Adolesc Med, 1999, 153:68–74.

[3] Houtrow AJ, Larson K, Olson LM, et al. Changing trends of childhood disability, 2001–2011. Pediatrics, 2014, 134:530–538.

[4] Westbom L, Kornfält R. Chronic illness among children in a total population. Scand J Soc Med, 1987, 15:87–97.

[5] Klingberg G, Dahllöf G. Behandling af børn med langvarig sygdom og funktionsnedsættelse i tandplejen. Tandlægebladet, 2014, 118: 878–883.

[6] Jacobsen PE, Haubek D, Henriksen TB, et al. Evidence for an association between prematurity and enamel defects in permanent teeth is still relatively sparse. Eur J Oral Sci, 2014, 122(5):361.

[7] Alavaikko S, Jaakkola MS, Tjäderhane L, et al. Asthma and caries: a systematic review and meta-analysis. Am J Epidemiol, 2011, 174:631–641.

[8] Morales DR, Guthrie B, Lipworth BJ, et al. NSAID-exacerbated respiratory disease: a meta-analysis evaluating prevalence, mean provocative dose of aspirin and increased asthma morbidity. Allergy 2015 Apr 8. doi: 10.1111/all.12629.

[9] Roberts GJ. Dentists are innocent! Everyday bacteremia is the real culprit: a review and assessment of the evidence that dental surgical procedures are a principal cause of bacterial endocarditis in children. Pediatr Cardiol, 1999, 20:317–325.

[10] Glenny AM, Oliver R, Roberts GJ, et al. Antibiotics for the prophylaxis of bacterial endocarditis in dentistry. Cochrane Database Syst Rev, 2013, 10:CD003813.

[11] Wilson W, Taubert K, Gewitz M, et al. Prevention of infective endocarditis: guidelines from the American Heart Association. J Am Dent Assoc 2007:739–45, 747–760.

[12] Andrade MR, Antunes LA, Soares RM, et al. Lower dental caries prevalence associated to chronic kidney disease: a systematic review. Pediatr Nephrol, 2014, 29: 771–778.

[13] Carvalho TS, Lussi A, Jaeggi T, et al. Erosive tooth wear in children. Monogr Oral Sci, 2014, 25:262–278.

[14] Reeves AF, Rees JM, Schiff M, et al. Total body weight and waist circumference associated with periodontitis among adolescents in the United States. Arch Pediatr Adolesc Med, 2006, 160:894–899.

[15] Larsson B, Johansson I, Weinehall L, et al. Cardiovascular disease risk factors and dental caries in adolescents: effect of a preventive program in Northen Sweden (the Norsjö project). Acta Paediatr, 1997, 86:63–71.

[16] Romanos GE, Javed F, Romanos EB, et al. Oro-facial manifestations in patients with eating disorders. Appetite, 2012, 59: 499–504.

[17] da Fonseca MA. Substance use disorder in adolescence: a review for the pediatric dentist. J Dent Child (Chic), 2009, 76:209–216.

[18] Crighton A. Paediatric gastrointestinal conditions and their oral implications. Int J Paed Dent, 2013, 23:338–345.

[19] Chi DL. Dental caries prevention in children and adolescents with cystic fibrosis: a qualitative systematic review and recommendations for future research. Int J Paed Dent, 2013, 23:376–386.

[20] Szczawinska-Poplonyk A, Gerreth K, Breborowicz A, et al. Oral manifestations of primary immune deficiencies in children. Oral Surg Oral Med Oral Pathol Oral Radiol Endod, 2009, 108:e9–20.

[21] Ramos-Gomez FJ, Folayan MO. Oral health considerations in HIV-infected children. Curr HIV/AIDS Rep, 2013, 10:283–293.

[22] Ye Y, Carlsson G, Wondimu B, et al. Mutations in the ELANE

gene are associated with development of periodontitis in patients with severe congenital neutropenia. J Clin Immunol, 2011, 31:936–945.

[23] Salem K, Eshghi P. Dental health and oral health-Dental health and oral health related quality of life in children with congenital bleedingdisorders. Haemophilia, 2013, 19:65–70.

[24] Peisker A, Raschke GF, Schultze-Mosgau S. Management of dental extraction in patients with Haemophilia A and B: a report of 58 extractions. Med Oral Patol Oral Cir Bucal, 2014, 19(1):e55–60.

[25] Effinger KE, Migliorati CA, Hudson MM, et al. Oral and dental late effects in survivors of childhood cancer: a Children's Oncology Group report. Support Care Cancer, 2014, 22:2009–2019.

[26] Gurbuz T, Tan H. Oral health status in epileptic children. Pediatr Int, 2010, 52:279–283.

[27] Gilchrist F, Rodd H, Deery C, et al. Assessment of the quality of measures of child oral health-related quality of life. BMC Oral Health, 2014, 14:40.

[28] Wogelius P, Rosthøj S, Dahllöf G, et al. Oral health-related quality of life among survivors of childhood cancer. Int J Paediatr Dent, 2011, 21:465–467.

[29] Soares GB, Garbin CA, Rovida TA, et al. Oral health associated with quality of life of people living with HIV/AIDS in Brazil. Health Qual Life Outcomes, 2014, 12:28.

[30] Borromeo GL, Bramante G, Betar D, et al. Transitioning of special needs paediatric patients to adult special needs dental services. Aust Dent J, 2014, 59:360–365.

第24章

残障儿童的口腔保健

Gunilla Klingberg, June Nunn, Johanna Norderyd, Pernille Endrup Jacobsen

背 景

基于文化背景、个人对残障的体验以及社会规范的不同,读者对残障的认识也有所不同。近年来,对残障的定义逐渐从传统医学模式的狭义定义变为重视妨碍个人行为的个体缺陷。例如,患有唐氏综合征的儿童由于智力缺陷而无法在教育上跟上同龄人,也被视为残障。包括家长自助组织在内的残障人权益促进者提出应将重点放在个人能力上,而不是残障人不能做什么。这在社会模式中也有所体现,这是因为是社会使得具有某种缺陷的个体变得残障,而不是因为个人有缺陷而在社会中表现为残障。例如,如果需要走一段楼梯才能到达口腔治疗椅,则使得因患有四肢麻痹性脑瘫而必须使用轮椅的患者变得残障。

世界卫生组织发布的对于功能性残疾和健康的国际分类法(ICF)[1]及其儿童青少年版本(ICF-CY)[2]试图强调个体的健康状态和功能性而不是潜在的残障。分类法建立在旨在整合上述医学和社会模式的生理 – 心理 – 社会医学模式之上。个体的功能性和残障定义是个体健康状况和个体行为所处环境相互影响所体现出的结果。这种定义包含三个层次的功能性:身体机能层次、个人整体层次,以及社会层次上的功能性(图 24.1)。

显然,这种观点使得我们要基于儿童的功能需要而非单凭诊断来重新定义哪些儿童需要特殊口腔保健。示例见表 24.1[3]。在这些例子中,对于病情的理解、清醒镇静、无障碍口腔治疗等专科知识的需求都意味着需要进行特殊口腔治疗。

ICF 和 ICF-CY 补充了世界卫生组织(1993)发布的疾病和健康相关问题的国际统计学分类法 ICD-10[4]。后者将具有智力缺陷的人按照基于智商(IQ)的智力功能性分为四类,IQ<70 的人群被定义为有智力障碍,IQ<50 者定义为有严重智力障碍。

流行性

基于上述原因,医生对缺陷的定义有所不同,因此精确判断某些残障情况的患病率非常困难。2004 年进行的有关儿童残障的综述表明,儿童残障的患病率在 5.8%(美国)和 9.8%

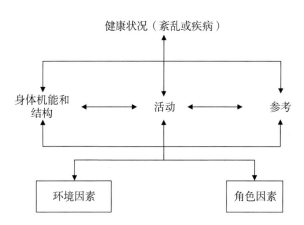

图 24.1 ICF 理论生物 – 心理 – 社会模式通过个体健康状况与其行为所处的环境之间关系来定义个体功能性和残疾。这种定义包含三个层次的功能性:身体机能层次、个人整体层次,社会层次

（芬兰）之间[5]。大多数流行病学研究发现男孩受到的影响比女孩更多，呼吸系统疾病（如哮喘）是最常见的损伤。在美国，家庭贫困或家长教育程度低的儿童有残障的风险更大[6]。有残障的青少年每年看医生的可能性是无残障同龄人的3倍，到医院就诊的可能性是其9倍。

在其他国家，丹麦对一群同期出生的儿童进行了纵向跟踪研究。9125名早产儿中，673名在最初28天内死亡[7]。许多婴儿具有危及生命的缺陷。幸存者中有11.2%诊断为具有残障。在瑞典，一项针对10岁儿童的调查发现26%的儿童具有可显著影响日常功能性的健康问题[8]。身体疾病最为常见，发生在11.7%儿童中。在英国大约有80万残障儿童[9]。有

的家庭照顾两个或更多有残障的儿童。这些家庭通常为单亲家庭，很少从事有酬工作，多数从事半熟练或非熟练工作。这些家庭通常依赖于国家援助，很少有自己的住所。还有一个隐藏的儿童群体，由于慢性生理或心理疾病长期居住于医疗机构中，因此难以获得口腔保健服务。一项在英国进行的为时一年多的研究表明，0~19岁的儿童因其有复杂需求共在病床上度过了两百万天[10]。

对患有危及生命的疾病的儿童青少年而言，疾病存活率已大为提升；例如，患有囊性纤维化的患者寿命中位数已从1969年时的14岁增至2000年时的32岁。目前一个患有囊性纤维化的婴儿的预期寿命大约是40岁。

表24.1 ICF在患者中的应用：一名孤独症患儿和一名四肢麻痹性脑瘫痪及癫痫患儿

范畴（示例）	例1：孤独症患儿	例2：四肢麻痹性脑瘫痪及癫痫患儿
身体机能（身体系统的生理和心理功能）	系统性精神功能（如系统性心理社会功能） 特异精神功能（如情感功能）	自主运动控制功能 不自主运动功能
身体结构（身体解剖结构）	大脑结构	上肢结构 下肢结构
缺陷（身体机能或结构的明显异常或缺失）	维持注意力的能力缺陷 控制自主运动的能力缺陷 语言心理机能的获得推迟 心理社会机能缺陷	非自主运动反应功能缺陷 自主运动和功能控制缺陷 不自主运动功能缺陷（如不自主肌肉收缩）
活动性（执行一项任务或活动的能力）	进行单个或多个任务 应付压力和其他心理需求	进行单个或多个任务
参加度（某个生活场景的参与度）	维持健康	维持健康
活动限制（执行活动的难度）	完成特定任务有困难，如简单的口腔指导	自己洗澡有困难 自己进行口腔保健有困难
参加限制（参与生活场景遇到的问题）	寻求和接受口腔保健或治疗有困难	由于运动障碍导致配合口腔治疗有困难
环境因素（生理、社会、周围环境态度）	医务工作者给予的支持 医务工作者和医疗机构的态度	医务工作者给予的支持 医务工作者和医疗机构的态度
环境设施	博识而富有同理心的口腔治疗团队 采取恰当的措施进行口腔医疗过程改良 额外的医疗服务（如使用清醒镇静）	博识而富有同理心的口腔治疗团队 采取恰当的措施进行口腔医疗过程改良（如无障碍通道、无闪烁照明） 额外的医疗服务（如使用清醒镇静）

引自 Fawlks & Hennegwn, 2006[3]，经 Stephen Hancocks Limited 许可使用

口腔健康与残障

男孩、来自低收入家庭的儿童和学龄儿童中发生缺陷更为常见。他们的医疗需求包括口腔医疗需求，通常都没有得到满足。口腔疾病在残障儿童青少年中流行性更高，因为他们患病的风险更高。某些国家对残障儿童进行了全国性调查，有的国家抽取了患有不同类型残障儿童与无残障人群进行比较。目前，还没有政策调整后的相关数据。

大多数国家性或地区性研究都报告了相似的发现：残障儿童中无龋人数可能高于无残障儿童中的无龋人数，两个人群的口腔疾病治疗情况有所不同。残障儿童常常有未处理的龋齿，或者如果进行了处理，处理方式是拔除而非充填修复。不过，随着口腔健康以及治疗技术的进步，这种差别也许即将消失。不同国家的预防口腔健康措施有所不同。有的地区提供有序的预防保健措施，而有的地区只有少部分患者能得到预防保健处理。

尽管需求量很大，但医务工作者往往缺乏对残障儿童的口腔治疗需求的认知，口腔医生也常常由于不确定性和缺乏应对该人群所需能力而不愿意进行治疗。尽管斯堪的纳维亚国家为 0 到 18 或 19 岁人群提供免费口腔治疗，但还有很多家庭在为孩子获得必要口腔治疗中表现出经济困难。

残障儿童经常到公立医疗机构就诊，或到能进行镇静或全麻下治疗的机构就诊。研究发现：在残障人士仍在大型机构接受住院护理的国家，他们的口腔卫生和健康情况更差。

残障儿童相比其他儿童具有某些更多的风险因素。许多残障儿童长期口服含糖液体药剂，因此会导致龋齿和酸蚀症等口腔疾病。残障儿童中另一种类型的牙磨损——磨牙症也更常见。因为某些潜在的宿主因素，如唐氏综合征患儿手部灵敏性较差、无法去除菌斑或菌斑去除不足，导致残障儿童的牙周情况更加糟糕。

如世界卫生组织 ICF 分类法所描述的，家长和监护人所关心的常常是口腔健康和功能方面的问题，如流涎、磨牙、喂养问题等，而并非龋病和牙周疾病。我们应该认识到这个问题。重要的是，口腔医生应关注这些患儿的牙齿和牙龈健康状况，鼓励父母和家庭致力于预防这些疾病，否则就会存在龋病等口腔疾病被忽略的风险。

知情同意

对大部分儿童而言，父母或合法监护人是唯一能够给出口腔治疗知情同意的人。在部分国家，16 岁之前都是这样；另一些国家则是在 18 岁之前。在许多国家，如果青少年被判定为具有进行知情同意的独立自主权，或者确实拒绝进行一项口腔治疗，那么他（她）不需要父母知情同意便做出决定。然而，具有沟通障碍的青少年可能永远不能达到进行口腔治疗知情同意（语言或书面形式）的能力。口腔医疗团队成员应决定患者是否具有进行知情同意的能力，如果不具备，则应与国家法律组织共同处理接近或超过法定年龄的青少年的知情同意相关问题。患者的这种能力可能每天都会发生变化，且随着治疗的性质发生变化。无论是否具备这种能力，都应给予患者个性化的治疗信息并给予同意或拒绝知情同意的机会。

神经精神障碍

神经精神障碍包括多种诊断，如孤独症谱系障碍和注意缺陷多动障碍（ADHD）。大约 5% 儿童可能患有神经精神障碍。诊断基于一系列特定症状，这些症状表现出个人多个方面的问题。时间进展、个体发育导致症状改变，患者的诊断可能也发生变化[11]。

孤独症谱系障碍

孤独症谱系障碍（ASD）的患病率大约为 6/1000[12]。在 2013 年第 5 版的精神障碍诊断统计手册（DSM-5）中[13]，孤独症谱系障碍取代了许多其他的诊断，如孤独症和阿斯伯格综合征。ASD 是一系列神经生理性失调的行为表现。患病率可能不同，大约为每 1000 人中 1~3 人患病，20 世纪 90 年代以来患病率有所增加，这可能是因为诊断相关知识有所增加而导致确诊率上升。男孩相比女孩更容易患病[11]。根据 DSM-5，诊断 ASD 需要满足以下四项条件：

- 持续的不能由普通发育延迟解释的沟通以及社交缺陷；
- 局限、重复的行为、兴趣、活动模式；
- 儿童早期必须出现症状（但也许直到社会需要超过其有限能力才会充分注意到症状）；
- 症状综合起来限制并损害日常机能。

其他可能影响个体的问题包括多动症、睡眠问题以及对感官（听觉、视觉、身体接触）的异常强烈反应。大约 50% 被诊断为 ASD 的患者无法学会讲话。他们在社交方面也有困难，难以使用和理解眼神接触、面部表情和手势，也难以理解语言的深层含义。患有 ASD 的儿童青少年的行为、兴趣和活动通常非常有限；常常表现为反复的刻板行为。另外还经常在主要诊断（孤独症）外合并发生一个或多个疾病。癫痫的发病风险尤其增高。ASD 更多见于患有某些综合征或者具有智力障碍的患者。需要认识到 ASD 的表现类型多种多样，也就是说，不同个体之间的区别非常大。

早期的阿斯伯格综合征代表了一种高孤独症谱系障碍，患病率为 3~5/1000，男孩患病多于女孩；程度可轻可重。患有这种 ASD 的人通常拥有正常或高于正常的 IQ，展现出某个领域的杰出技能或天赋。与此同时，他们在社会技能上有明显缺陷，可能完全沉迷于自己的特殊兴趣。虽然词汇量丰富的患儿可能听起来像个"小教授"，外表看起来语言发育正常，但在语用和韵律上有缺陷。

ASD 是终生性残疾，但如果进行早期个性化教育，许多儿童能够得到明显发育。非常重要是的要帮助儿童使用工具进行交流并通过有序训练适应日常生活；已有多种不同教育学理念用于帮助 ASD 儿童。要给家长和家庭提供良好的信息和教育并在家庭和教育体系之间建立信任关系。基于个体的缺陷，ASD 患者的帮助需求可能有很大区别。有的可能需要全天候帮助，而有的只需要在组织学习或某些特殊活动上需要帮助。

口腔健康考量

由于许多 ASD 患者在日常生活中依靠他人，风险因素可能与未患病儿童有所不同。如果没有其他疾病，文献报道龋病患病率没有区别。这可能是因为家庭或照顾者给儿童提供优良的饮食，致龋性食物摄入较少。另外，有文献报道菌斑和牙龈炎的患病率相较正常儿童更高。原因可能也与家庭/照顾者的影响有关，因为许多儿童青少年都依靠他人进行口腔保健行为，而帮一名 ASD 患儿刷牙通常是较为困难的。

口腔治疗的特殊考量

ASD 患者需要理解并关注口腔治疗过程。通常需要几次就诊来对其介绍牙科。非常重要的是患儿应始终看同一个牙医，助手或洁牙士最好也是同一个人，这将帮助患者认识并信任工作人员。如果口腔医疗团队事先知道患者有 ASD，建议最好提前电话联系其家人。通过电话交流获得患者尽可能多的信息相当有用。关注他/她的长处。了解儿童喜好什么。什么奖励是恰当的；孩子能否讲话，如果不能怎样沟通最好；孩子是否对特定事物（噪声或强光等）具有恐惧等。通常 ASD 患者对声音、味道、气味和光会过度敏感。有时可以让家长或照顾者事先不带孩子来参观一次诊所，以了解相关设施、停车的位置、哪里进门、要见谁等。

对检查和治疗的介绍可以在间隔一天或几天，或者一天内几次短而有序的就诊过程中进行。在特殊的介绍之后，牙医通常可以用口镜和探针进行一次良好的口腔检查并进行刷牙、抛光、局部涂氟等预防操作。进行影像检查或充填治疗等治疗通常需要对患者进行镇静或者全麻。为了减少全麻，应注重患儿口腔疾病的预防。预防保健可由洁牙士或熟练的口腔护士进行操作。保证两次就诊之间的短间隔以保持联系和保证患儿的顺利体验至关重要。

许多患有 ASD 的儿童青少年在交流中使用图片作为辅助。现在，数码相机和高品质打印机使得牙医可以制作这一类个性化的辅助工具。应该包括诊所、患者即将见到的牙龈和相关工作人员的照片。以下照片也有所帮助：张开的嘴代表"张嘴"，一把牙刷、抛光的器械、口镜、手术灯、牙椅等（图 24.2）。图片可按照患者即将看见它们的顺序在相册中有序排列。可以在就诊前在家使用，也可以在就诊过程中使用帮助患者记住并理解即将发生的事。这种辅助工具对于治疗其他患者，如患有 ADHD 或智力障碍的患儿、讲其他语言的儿童、甚至太小或太紧张的儿童也有所帮助[14-15]。

和孤独症患者的交流应该是非常清晰而客观的，因为他 / 她只能理解字面上的意思，并且难以理解非语言性的信息（身体语言）。清楚地告诉患者你需要什么，避免"闲聊"。这将有助于患者关注口腔治疗过程。下文还将讲解注意缺陷多动障碍患者的口腔治疗。

注意缺陷多动障碍

注意缺陷多动障碍（ADHD）是一种常见的疾病，3%~7% 的儿童青少年可能患病，所有口腔工作者都有可能遇见此类患者。因此对于这种状况的认识非常重要。ADHD 由神经心理机能障碍引起。有证据表明影响额叶和多巴胺及去甲肾上腺素神经递质的基因背景也可能引起发病，但具体发病机制尚不清晰。ADHD

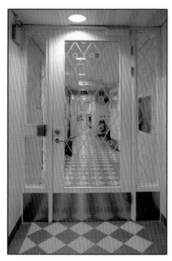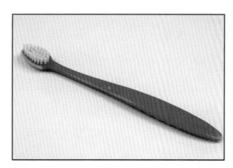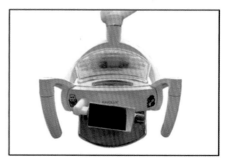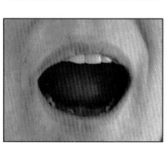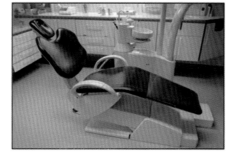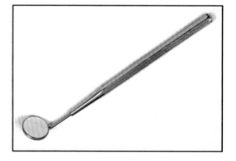

图 24.2　与患有神经精神障碍的患者交流时可使用作为语用工具的照片示例。基于个人需求：显示入口、牙椅、手术灯、牙刷、口镜和张开的嘴（代表"请张嘴"）的图片。这些图片可依序置于相册中

最主要的问题是注意缺陷、多动和冲动。诊断可能是表现出各个领域症状的混合型（最常见），或基于主要缺陷症状分组，分为注意缺陷为主型和多动 – 冲动为主型。不同研究报道的患病率显著不同，主要是由于定义不同，但也与确定研究人群不同有关。男孩比女孩更多确诊，但女孩确诊率也许被低估。许多 ADHD 症状不会随患者长大而发生改变，因此许多患者成年后仍有问题存在，包括更高的酗酒或药物滥用率以及精神障碍发生率。

ADHD 的治疗手段包括针对父母和教师的教育项目的心理教学策略。以哌甲酯（抑制多巴胺和去甲肾上腺素传导）和阿托莫西丁（增加大脑去甲肾上腺素水平）为主的药物治疗也在许多儿童中显示出良好疗效。

口腔健康考量

有不同类型注意力障碍的儿童通常很难调节他们的行为以适应情景需求，因此更难配合口腔治疗。研究报道 ADHD 患者在口腔治疗中有更多行为管理问题，表现出牙科恐惧症的风险也更高。很多 ADHD 患者在口腔保健方面的行为和功能都处于相对低龄水平。虽然学者针对龋病的研究有不一致的结果，但综合来讲，ADHD 患者的风险更高。ADHD 患儿的口腔保健行为也更差，他们进食含糖食物和饮料的频率往往更高，刷牙频率则更低 [16]。另外，ADHD 药物的副作用包括干口症风险、饥饿感改变或降低，以及恶心呕吐，这也会增加口腔健康问题的风险。

口腔治疗的特殊考量

ADHD 患者口腔诊疗的主要目标应该是预防口腔问题和促进患者面对口腔治疗时的积极态度和接受程度。许多 ADHD 患者都难以集中注意力关注口腔治疗。为帮助这些患者，应尽量减少视觉和噪音干扰。例如，诊室中不能放广播，诊室门应关上以避免干扰，诊室中应最大限度地减少玩具或书籍等视觉干扰物。交流过程中应清晰地告诉儿童治疗过程中将发生什么，会有谁参与治疗，治疗过程会有多久，以及治疗后做些什么。治疗过程中通过直接客观的引导帮助患者集中注意力；例如，使用"坐在椅子上"指令，而非询问"你能坐在椅子上吗？"[16] 和其他患有神经精神障碍的患儿一样，可提供图片或照片作为语用工具来引导整个就诊过程。图片也可作为在家刷牙时的工具和辅助。对所有就诊的儿童而言表扬鼓励都是非常重要的，而且应该在儿童表现出配合的时候及时给予表扬，而不是在就诊结束后总结式的表扬。

抽动秽语综合征

抽动秽语综合征表现为症状持续长于一年的多种不自主运动和发声抽动。患病率大约为 1%，男孩患病率是女孩的 3~4 倍。动作性抽动比较复杂，可能包括全身性运动，如踢腿和跺脚。发声性抽动包括发出咕哝声、清喉音、尖叫声和犬吠声等，也可能表现为秽语症（不自主地使用秽语）。合并症可包括 ADHD、焦虑症、强迫症等。治疗方案包括心理教育策略和认知行为治疗，合并发作强迫症时，还可使用选择性 5– 羟色胺再摄取抑制剂药物。

口腔健康考量

患有抽动秽语综合征的儿童青少年往往难以配合口腔保健，可能导致行为管理问题和长期牙科焦虑症的风险增高。口腔健康考量与 ADHD 患者相似。

口腔治疗的特殊考量

参见"注意缺陷多动障碍"部分。

其他疾病

智力障碍

按照 DSM-5 描述，智力障碍以智力功能和适应行为上的显著局限性为特征，可涵盖多种日常社会及实践技能；该残疾发病于 18 岁以前[13]。北美早期称之为精神发育迟缓（mental retardation），英国和欧洲则称之为学习障碍（learning disability）。智力障碍的既往定义仅仅基于心理学测量，IQ < 70 作为界定智力障碍的标准，IQ < 50 为严重智力障碍。IQ 检测仍然是评价智力功能的主要工具，DSM-5 对此进行了描述。不过新版定义中包括了精神功能和个体所处环境中的功能性技能；所以 IQ 低于平均值（即 <70）的人只有在表现出两种或多种适应行为缺陷的时候才会被确诊为智力障碍。智力障碍影响人群中 2.5%~3% 的人口，其中 0.6% 具有严重障碍。智力障碍可能由基因、先天或早期获得性因素导致。个体受影响的程度可能有很大差异。部分患者表现为轻度学习障碍，只需要很少的帮助，可以在正常学校上学；而部分患者则体现为严重的学习障碍，需要在各个类型的活动中都得到全面帮助。合并症非常常见，包括生理、行为、感官缺陷、先天心脏病和癫痫等。常见学习障碍的情况包括唐氏综合征、脆性 X 染色体综合征和 22q11 缺失综合征。

口腔健康考量

智力障碍儿童一般来说与其他儿童的龋病和牙周疾病患病率相同。但也有研究表明，随着年龄增长，智力障碍患者的口腔疾病相对同龄人较多，可能是因为他们难以进行口腔治疗而致疾病进展。合并有其他状况的智力障碍患者通常依赖他人才能刷牙；如果必须自己完成刷牙的话，由于手部灵敏度不足或动力缺乏，他们通常表现为口腔卫生不良。不过，让具备动力而缺乏灵活性的患者使用电动牙刷可能会对他们的牙龈健康有积极影响[17]。

口腔治疗的特殊考量

患有智力障碍的儿童青少年可以接受口腔治疗，但必须针对个人能力和需求进行专门设计。合作程度取决于年龄以及个人对治疗的理解程度。例如，局部麻醉是一个抽象的概念，

可能引起智力障碍患者和其他任何一个患者的恐惧。有时注射完成后可能介于麻木的感觉而出现强烈的消极反应。患者可能因为麻醉区域的感觉缺失而咬伤自己。对这些患者进行无痛治疗也很重要，可以使用牙周膜麻醉或不含血管收缩剂的局麻药物。治疗神经精神障碍患者时，进行介绍和适当的沟通非常重要。通过告诉—示范—操作（见第 6 章）进行介绍是比较有效的，还可使用图片作为语用工具。患者的沟通能力显著不同，牙医应做好准备使用身体语言甚至手语交流。智力障碍儿童需要一定时间才能在口腔治疗环境中感到舒适，应对他们格外加以关注。让这些患者在有序的就诊中由同一个治疗团队诊疗也会有所帮助。

22q11 缺失综合征

22q11 缺失综合征是最常见的多发异常综合征之一，发生率大约是 1/4000。以往将之称为 DiGeorge 综合征或腭心面综合征。该疾病为常染色体显性遗传，但 80%~90% 患者发生了再次缺失。临床表现差别很大，许多患者表现出复杂的既往病史。特征表现可能包括先天心脏病、伴有或不伴腭裂的腭咽闭合不全、胸腺发育不全或先天萎缩导致的频繁感染、喂养困难、低钙血症 / 甲状旁腺功能减退、智力障碍和行为异常。

口腔健康考量

研究发现：22q11 缺失综合征患者的龋病患病率很高，这可能与低唾液分泌速率、唾液性质改变以及致龋菌水平较高有关。此外，频繁感染（特别是在学龄前组）相关问题和喂养困难都会增加频繁进食、特别是摄入含糖食物和饮料的风险。还有可能发生以釉质发育不全、矿化不良、牙缺失及迟萌等为代表的牙异常[18]。

口腔治疗的特殊考量

22q11 缺失综合征患者的口腔保健应特别

关注预防。许多患者由于具有神经精神问题和轻度学习障碍所以难以配合，应根据患者需求对治疗进行适当调整。然而，只要诊疗时间充分并事先进行介绍，大多数患者还是可以接受口腔治疗的。有的患者难以按约定就诊，也有低龄儿童因为疾病、感染或有其他医院就诊预约而频繁取消就诊。对于患有先天心脏病的患者，应根据国家指南考虑进行心内膜炎预防。

脆性 X 染色体综合征

脆性 X 染色体综合征由 X 染色体上不稳定的 DNA 片段引起。4000 个孩子中大约有一个人患病，但只有 20%~30% 患病的女孩会出现症状，因为她们具有的第二个 X 染色体通常功能正常。一般特点包括智力障碍、自闭谱系障碍、注意力缺陷、言语障碍、心脏缺陷、肌张力低以及结缔组织问题等。许多患有脆性 X 染色体综合征的孩子在新环境中表现为害羞和紧张。

口腔健康考量

除了孤独症和学习障碍相关的问题之外，患者还常有喂养困难。还有研究报道患者发生错𬌗畸形的概率更高。

口腔治疗的特殊考量

口腔保健应关注预防。应根据个体患者孤独症或智力障碍相关问题来进行治疗方案的调整。

唐氏综合征

唐氏综合征是最常见的染色体综合征和智力障碍的病因。一共有三种唐氏综合征分型：21 号染色体三体型、嵌合型，以及异位型。21 三体型最为常见，患者有一条多余的 21 号染色体。嵌合型（2%~5%）患者体内有的细胞有 46 条染色体，有的细胞有 47 条染色体，根据受影响的细胞类型和数量，患者表现出综合征的一些常见症状。异位型唐氏综合征中：

部分 21 号染色体脱离后连接到另一条染色体上，因此，患者具有 47 条染色体。这种状况的发生率大概是 800~1000 个新生儿中出现一个，在产妇年龄大于 40 岁时更加高发。大约 25% 的唐氏综合征婴儿在出生时母亲的年龄大于 35 岁。

唐氏综合征的特征性并发症包括智力障碍、神经精神障碍和行为问题（20%~40%），患者可有先天心脏缺陷、胸腺疾病、癫痫、听力和视力缺陷、早发痴呆（类似阿尔兹海默症），出现频繁感染、患乙肝（尤其是在残障人居住在公共卫生情况较差的寄宿护理机构的国家）及白血病。

唐氏综合征的特征性口腔表现为张口姿势，有时伴有流涎；向前伸出具有较深裂隙的舌头（图 24.3），可能导致难以清洁口腔；相对下颌前突；牙缺失；过小牙；侵袭性牙周炎；乳牙列和恒牙列迟萌及乳牙滞留。

口腔卫生考量

与未患病的同龄人不同，唐氏综合征患儿可能无法同意进行相对有创的牙科治疗，尽管他们或许可以接受窝沟封闭和局部涂氟等相对无创的治疗。专家逐渐意识到发生于青少年的早期精神崩解障碍（premature disintegrative disorder）可能是老年痴呆特别是阿尔兹海默症的先发症状。患病儿童突然失去某些技能，变得内向而抑郁。

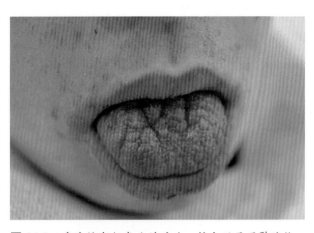

图 24.3 唐氏综合征患儿的舌头，较大而呈现裂隙状

明显的感官障碍一般到成年时期才会表现出来，造成口腔保健治疗障碍；但听力损伤早期就可能发生。初期的视力缺陷可能被认为是白内障导致的，但之后视力缺陷加重，会逐渐影响患者阅读和自己刷牙。

尽管之前有报道称唐氏综合征患儿的患龋率很低，但这很可能是一种假阴性结果，因为这些患儿口内萌出的牙数相比健康儿童更少，所以不会受到影响罹患龋病。釉质发育不全可能会导致儿童更易患龋，而牙列间隙可能使儿童不易患龋。服用控制癫痫或感染的含糖药物可能使患龋风险更高，某些药物特别是控制情绪波动的药物也会导致干口症而使患龋风险增高。文献表明唐氏综合征患儿的唾液分泌速度和唾液质量都会降低。由于免疫系统缺陷，特别是细胞吞噬缺陷和细胞介导的体液免疫反应改变，唐氏综合征儿童可能罹患与局限性侵袭性牙周炎类似的一种重型牙周炎，主要影响下切牙区[20]。进行定期检查并给予专业牙齿清洁可能减缓牙周病的进展和破坏。

口腔治疗的特殊考量

一部分唐氏综合征患儿可能具有严重的智力缺陷和行为障碍，这意味着需要在镇静或者全麻下进行口腔治疗。当患儿有心脏相关疾病时，任何口腔治疗都需考虑按照国家级指南给予抗生素预防措施。

当需要进行镇静或全麻下口腔治疗时，在已知或怀疑患有寰枢椎不稳的情况下应特别留心麻醉方法。如果因上颌后缩导致插管困难和腹部感染风险较高，导致全麻风险较高，则应尽量采取镇静。

很多国家都会采取口周功能训练疗法来训练和刺激唇舌，通常与语音治疗师合作进行这项治疗（见"口腔运动功能"章节）。

脑　瘫

脑瘫是引起明显儿童残障最常见的原因。它表现为脑干非进展性损伤，导致多种运动功能缺陷，可能由产前、围生期或产后某种损伤（创伤、感染）导致。脑瘫表现为四个类型：痉挛型（肌肉僵直）、手足徐动型（缓慢、扭动动作）、共济失调型（较少，影响平衡和协调）及混合型。通常还会伴发智力障碍和（或）癫痫[21]。2004 年召开的共识会议对传统脑瘫分型提出质疑，提出了一种新型分类法，排除了没有运动障碍的儿童，更多注重于伴发的表现和行为方面的非运动型神经发育缺陷。瑞典的脑瘫患病率为（1.5~2.5）/1000。与其他国家一样，脑瘫的患病率都在逐渐降低[22]。

口腔健康考量

具有运动障碍或频发癫痫的儿童可能受到创伤的频率增加，文献也支持这点。肌肉控制的改变还导致患儿另外两个口腔方面的影响：错𬌗畸形和流涎的发生率都有所增加（图24.4）。大部分研究样本量较少，无法总结错𬌗畸形的类型，但根据已报道的研究，深覆盖和安氏Ⅱ类错𬌗较为常见。

流涎的原因有多个。脑瘫患儿难以控制头部运动，加之唇封闭不足，重力导致唾液在口腔前部聚集发生流涎。吞咽第二步的功能障碍也会导致问题加重。口内大部分静息性唾液都来自下颌下腺。流涎的治疗包括行为疗法、药物疗法以及口腔运动疗法。如果以上方法疗效不好，可通过手术进行下颌下导管到口咽部的

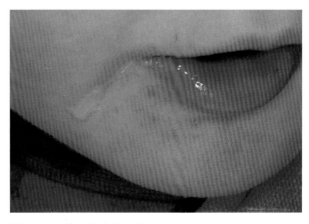

图 24.4　脑瘫患儿流口水

改道。但这种不可逆治疗可能增加龋病风险。

脑瘫患儿发生牙齿磨损的概率较高，通常是胃食管反流（GERD/GORD）等因素导致，可通过胃造口术[如经皮内镜胃造口术（PEG）]来辅助喂食进行控制。通过PEG喂食的患儿的口腔特点是停止口腔进食后牙齿会积聚更多的牙石（图24.5）。尽管患儿可能已存在多年GERD/GORD症状，牙医可能是最早注意到反流的人，因为患儿上颌牙腭面和下颌后牙𬌗面/颊面会出现酸磨损的现象。患儿还可能由于不能通过沟通表达反流带来的疼痛和痛苦而出现自伤性行为。另一个脑瘫儿童常见的导致牙齿磨损的原因是磨牙症。此外，有些患儿有啃咬玩具、木棍等没有营养的东西的习惯（异食癖），也可能出现牙齿磨损。

脑瘫儿童经常出现釉质发育不全和矿化不全，这是因为釉质发生过程受到干扰所致。脑瘫儿童的牙齿发育可能较为迟缓，但患龋率相比健康同龄人较高。这可能与釉质缺损、口腔卫生较差和常见的牙龈组织增生有关。有研究表明与健康儿童相比，脑瘫患儿的变异链球菌和乳杆菌数量较高，唾液流率、缓冲性较低、pH较低。通过唾液腺摘除或唾液腺管改道进行流涎控制的脑瘫儿童可能发生猖獗龋，常见于下切牙。

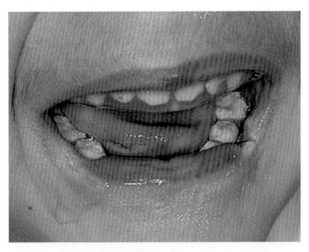

图24.5 脑瘫儿童临使策略真空成型的咬合垫以防止进一步自伤（注意PEG进食导致的牙石堆积）

口腔治疗的特殊考量

和其他口腔疾病风险增高和（或）口腔治疗可能对全身健康造成危害的残障儿童一样，应优先考虑进行口腔疾病的预防（见"口腔预防保健"章节）。有的具有严重行动障碍的儿童很难有接受保健治疗的渠道，这将导致忽视口腔健康、疾病更加严重。

患儿行为障碍不可预测，意味着家长/照顾者难以帮助维护其口腔卫生，需要口腔专业团队提供示范和支持。可以通过让残障儿童坐在自己的轮椅上然后将轮椅放于特殊坡道上或者在常规牙椅上使用靠垫来给儿童提供一个舒适而安全的坐姿。

运动障碍使得口腔治疗过程中需要通过清醒镇静来控制儿童不自主运动。这对于智力正常的儿童来说尤其有必要，他们有意愿配合，但越是努力控制自己，运动障碍越明显。此时，使用氧化亚氮镇静是有益的。使用咬合垫/口内支撑器（图24.6a、b）可使口腔治疗对儿童来说更加舒适，同时对牙医或洁牙士来说更加安全。

由于许多脑瘫儿童都有吞咽困难，在口腔治疗过程中需要及时吸走分泌物和牙组织碎屑。这对于通过PEG进食而堆积了大量牙石需要频繁进行清洁的儿童来说尤其困难。吞咽困难合并糟糕的口腔卫生和牙石堆积也会造成肺炎风险增加，因此进行良好的口腔疾病预防非常重要。

对有自伤性损伤的患儿来说，需要转诊至专科医生处。治疗手段通常包括确认自伤的原因并进行处理；某些小孩的病因可能是出牙，其他儿童可能是未确诊的疼痛。短期来讲，使用真空成型的咬合垫可以破除习惯并使伤口愈合（图24.5）。对其他儿童而言，长期解决方法为纠正其错𬌗畸形。拔牙应作为最后解决手段。

脊裂症

脊裂症是最常见的先天性缺陷之一，不同

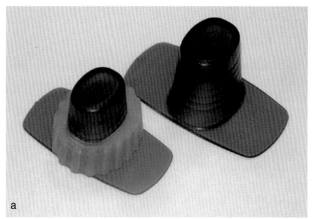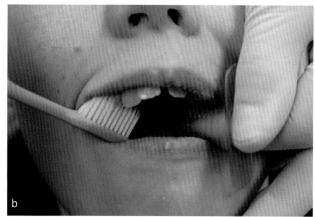

图 24.6　a. 带有 / 不带𬌗垫保护的咬合垫。b. 口内支撑器及其使用

地区的发生率和严重程度有一定差异。瑞典和其他欧洲地区相似，发生率大约为 1/2000，在凯尔特地区（威尔士和爱尔兰）发生率可能高达 3~4/1000。

脊裂症病因未知，可能有基因和环境两方面因素；孕期妇女在饮食中补充叶酸可降低高达 70% 的患病概率。之前已有发病的家庭中出现第二个患病儿童的概率升高。

脊裂症的缺陷表现为脊髓不全及其外部脊椎缺损，多发于腰骶部；这通常是胚胎发育第一个月时脊椎融合障碍所致。主要有三个分型：隐性脊裂症有脊髓缺陷但无外部表现，仅表现为少量凹陷和（或）受影响区域表面的毛发，通常没有临床症状。脊膜膨出型有脊柱缺损，部分脊膜通过缺损口向外膨出，但未影响脊髓，幼年时通常症状不明显。

脊裂症最严重的类型是脊髓脊膜膨出型，或称为囊性脊裂症。这种类型的脊裂症中脊髓及其表面脊膜通过脊椎缺陷向外膨出。由于该区域的神经压迫受损，可伴发该水平之下的瘫痪，可表现为腿部瘫痪、下身瘫痪以及控尿控便机能丧失。有的脊裂症患儿还会伴发小脑形成障碍，表现为小脑从头骨基底膨出，这会使得脑脊液流出通道被异位的小脑阻挡，导致脑脊液在脑室中堆积而形成脑积水。非常少的情况下脑积水可自发消散，但大多数情况下都需要通过分流管将脑室中的脑脊液引流至腹腔内（脑室 – 腹腔分流术）。对年龄稍大的患者，可以引流至右心房（脑室 – 心房分流术）。

口腔考量

关于脊裂症患者的口腔健康情况的研究非常有限。口腔健康会受到生理缺陷严重程度和用于控制尿路感染的口服液体抗生素的影响。

口腔治疗的特殊考量

对脊裂症儿童进行口腔治疗的一个潜在问题是乳胶过敏的可能性较高[23]。这是由于患儿经常因神经源性膀胱进行导管插管或为治疗脑积水而放置分流管。此外，放置了脑室心房分流管的患者还应在有创性口腔治疗之前进行抗生素预防。不过，现在大部分患儿都是用脑室 – 腹腔分流管，不再需要使用抗生素。大部分脊裂症患者都使用轮椅，因此需要对诊室进行改良以方便患者在轮椅上接受治疗，或者使用某些工具方便将患者从轮椅转移到牙椅上。

为了避免乳胶过敏，建议尽量减少乳胶的使用。因此应在一个无乳胶的诊疗环境中进行治疗，并且在每周第一个工作日上午尽早进行治疗，因为此时空气中的乳胶含量也是最低的。对这些儿童而言，通过口腔预防使他们不必接受口腔治疗仍是最重要的。

肌营养不良

肌营养不良是由于编码抗肌萎缩蛋白的基因突变导致的一组遗传性疾病，表现为进行性肌肉无力，主要影响随意肌，肠道等平滑肌也会受到影响。肌纤维逐渐被脂肪和纤维组织取代。肌营养不良大类有三十多种情况，主要分为九类，最常见的三类包括：Duchenne 型肌营养不良，主要发病于男孩的 X 染色体连锁型（最常见的肌营养不良，发生率为 1/3500 个新生男婴）；Becker 型（较 Duchenne 型症状更轻）；基于累及肌肉群不同显现出来的一组症状，如面肩肱型。

疾病的一般表现为肌肉无力、行走困难以及早期对轮椅的依赖。儿童可能会轻易摔倒、步态笨拙。随时间进展，Duchenne 型会出现肌肉挛缩、脊柱侧弯及呼吸肌恶化。患者需要服药、通气支持，甚至辅助通气。通过现代治疗和药物支持，患者寿命已可延长至 40 岁以上。50% 以上的患者在 12 岁之后还会发生心肌病。

口腔考量

患儿呈现牙弓宽间隙，因为肌张力减退，牙齿的软组织平衡被打破。这种出现宽间隙的牙弓可能会导致乳牙早失[24]。

如果患儿需要通气支持，可能影响颜面发育。肌无力还可体现为咬合力和手握力减弱，后者可能使刷牙变得困难。年纪稍大的青年少年可能还会出现开口度减小。

口腔治疗的特殊考量

预防是这些患者的第一要务。由于可能累积心肌，患者可能对肌松药出现异常反应，加之非自主呼吸肌病变的复合作用，麻醉风险较大。儿童对琥珀胆碱和挥发性麻醉药物较敏感，应避免使用此类药物。患儿因为传导阻滞而具有心源性猝死的风险，可能要放置心脏起搏器。使用局麻药物时也应格外小心，因为患者的耐受性较普通人群较低。

患有肌营养不良的儿童常发展为错𬌗畸形，但由于缺乏软组织平衡力，必须使用长期固定保持器来维持牙齿移动。患有 Duchenne 和 Becker 型肌营养不良的儿童常出现严重的骨性开𬌗和后牙反𬌗，其中后牙开𬌗是由于咬肌张力不足和舌肌低张导致舌体增大引起的。对于错𬌗畸形和低开口度的治疗应由专科医生团队合作完成，因为某些病例中对于肌肉的训练有一定限制。转诊给儿童口腔专科医生可保证提供多学科专业治疗。

由于肌肉功能减退，特别是开口度不足时，菌斑控制也变得更困难，因此容易发生牙龈炎。此外，肌张力减退和吐舌习惯所导致的巨舌症也是标志性的口腔表征。

Duchenne 型肌营养不良患者在疾病晚期伴有呼吸困难、通气支持系统以及稳定头颈障碍，需要特殊口腔治疗。需要在轮椅上对患者进行治疗，还应注意水等异物吸入的风险。

唇腭裂

唇腭裂属于先天性异常，全球发生率约为 1/800，但不同文化背景下发生率的变异程度很大，可达（0.9~1.9）/100[25]。

患儿可能表现为单纯唇裂、单纯腭裂或唇腭裂。病变可能为双侧。大约 70% 病例为独立的唇裂或腭裂，20% 独立病变与综合征有关。

唇腭裂的发病机制尚不清晰，认为是多因素疾病，环境因素占很大比例。母亲伴有糖尿病、叶酸缺乏症、服用抗惊厥药物以及酗酒等都可能成为病因。易感家族的遗传性特点为发生于与 IRF6 基因相关的 DNA 变异（单核苷酸多态性），可使患病风险增加 3 倍。

不同国家进行手术矫正的时机有所不同，不过通常都会使用"十原则"（rule of tens），即出生 10 周，体重 10kg，血红蛋白达到 10。第一阶段通常为修复唇裂。然后，在语言发育前修复腭裂，包括一期和二期手术。

伴有腭咽闭合不全的患儿可能还需要进行额外手术以防发音鼻漏而导致超重鼻音（hypernasal speech）。

有的医院会给新生儿制作腭托以辅助外科矫正，并为喂养支持提供辅助效果。许多具有腭裂的婴儿都需要用特殊奶瓶进行喂养，如 Rosti 或 Haberman，以此降低婴儿进食的难度。这种奶瓶可帮助获得口腔封闭，避免形成负压。

口腔考量

唇腭裂儿童可能发生牙齿发育迟缓、萌出障碍、先天牙缺失和（或）釉质发育异常。邻近裂隙的牙齿，特别是尖牙，可能无法萌出。对这些儿童在 9~10 岁尖牙萌出前进行植骨，可促进尖牙的顺利萌出。

口腔治疗的特殊考量

对腭裂患儿而言，手术修复常常会导致牙弓狭窄。正畸治疗通常需要在排牙之前进行扩弓，因此对这些需要频繁进行广泛正畸治疗的儿童来说龋病预防非常重要。第一恒磨牙异位萌出在腭裂儿童中非常常见，可达到 10%[26]。这与上颌牙弓空间不足导致的牙列拥挤有关。

患儿可能缺乏自尊心从而导致没有动力进行口腔保健，口腔卫生较差。腭裂儿童控制咽鼓管的口咽肌肉常发生缺损，故而频繁发生耳部感染，需要使用抗生素治疗。具有以上特点的患儿患龋概率可能也会升高。

口腔预防保健

口腔预防保健对每个人都非常重要，而对残障儿童尤其如此，因为未治疗的口腔疾病可能危害他们的全身性健康，且口腔疾病的治疗过程本身也可能对他们造成风险。特定的预防措施从临床效果和性价比方面要达到最优往往取决于多个因素：个体水平、社会水平以及能实施某个特定项目的人员。

饮　食

残障儿童可能无法与同龄人同时达到某个发展进程，在较长时间内都要采用婴儿喂养方式。长期使用奶瓶喂养或出生 12 个月后还进行乳糖含量较高的母乳喂养具有潜在危害。

残障儿童幼年频繁发生感染，通常服用添加了蔗糖的口服液进行治疗。例如，腭裂儿童可能伴发中耳感染而长期服用抗生素。此外，根据药物配方不同，患儿发生酸蚀症的风险也可能升高。患有肾病的儿童可能因为服用泡腾片类型的药物而发生牙齿酸蚀，因为这种药物往往具备低 pH 和高滴定酸度。与患儿的医疗团队进行必要沟通可找到服用必需药物的安全的方式。例如，如果必须使用某种口服液，可通过使用注射器从磨牙后区域进行服药，或尽可能服用片剂而非液体剂型。此外，尽可能采用无糖药物。

某些残障可能表现为发育迟缓，患儿可能从家长喂养一段时间后发展为直接通过经皮内镜下胃造瘘术（PEG）进行喂养。脑瘫儿童常见的反流可能引起酸蚀症；而这种喂养方式可以解决反流。但通过 PEG 喂养的儿童比同龄人可发生广泛的牙石堆积。

患儿具有吞咽困难或其他口腔运动功能障碍时难以进食正常质地的食物，尤其是块状食物；此时要用流质食物进行喂养。流质食物有时含糖较高和（或）在口腔停留较长时间也可导致龋齿的发生。对于其他需要进食高能量食物补充的儿童而言，由于高能量食物往往含糖量较高，患儿更易患龋。但是，牙医也要认识到，对孩子而言最重要的首先是生存和发育，并非拥有完美的牙齿！我们需要寻找面对这些挑战的更好的方法。

氟化物

适当使用氟化物对残障儿童的龋病预防非常重要，大部分适用于普通儿童的策略都可用于残障儿童[27]。但是，身体残障和医疗状况导致患儿的龋病风险较高。许多患儿难以使用含氟漱口水漱口、吞服氟化物缓释片、拒绝含氟口香糖，因此高风险儿童应联合使用家庭口腔预防措施（每天用适合其年龄的含氟牙膏刷两次牙）和常规椅旁预防措施。应基于个人评价情况给患者推荐使用高氟牙膏，同时应考虑到氟中毒的风险。应根据个体患儿的龋风险情况在适当的时间间隔进行专业清理和局部涂氟。在残障儿童的治疗计划中应强调这些预防策略（见第 11 章）。

窝沟封闭

文献表明在已进行窝沟封闭的易感牙上使用氟保护漆的效果更好。常规窝沟封闭剂有时难以在残障儿童口内进行操作；这些儿童经常会排斥冲洗酸蚀剂时的吸水操作以及酸蚀剂的味道。此外，有的儿童会排斥操作过程中产生的噪声。作为替代措施，可以使用具有耐湿性并且不需要进行酸蚀的含氟玻璃离子水门汀。如果对患儿进行全麻下的口腔治疗，则应常规进行窝沟封闭，以降低龋病风险。

口腔卫生辅助

儿童牙齿萌出后就应进行清洁。最初可使用纱布缠绕在家长手指上进行清洁。推荐使用薄薄一层牙膏，牙膏含氟量取决于儿童龋病风险以及残障程度，不过在此阶段（大约出生 6 个月）是很难进行评价的。

牙齿萌出后，可指导家长使用适当的刷牙工具。可以使用指套牙刷或婴儿牙刷（图 24.7）。使用前者可让家长不再担心给孩子刷牙时手指被咬，也不像普通牙刷那样可能会伤害到孩子的口腔软组织，因此家长使用起来更加有信心。

随着儿童牙齿数量增多，可以使用电动牙刷，虽然很多儿童会排斥其震动感和噪声。可

使用一种叫 Superbrush 的替代品，它具有三组刷毛，可同时刷𬌗面、颊面和舌面[17]。另外一种牙刷（Collis Curve）也能起到相似的效果（图 24.8）。有时还可使用咬合垫 / 口内支撑器来维持开口度以利于家长或照顾者能有效清洁单边（图 24.9）。

对于具有明显吞咽困难的儿童，普通吸唾

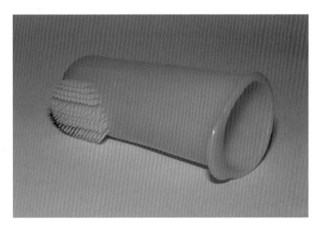

图 24.7　可用于给儿童刷牙和（或）口腔运动刺激的指套牙刷

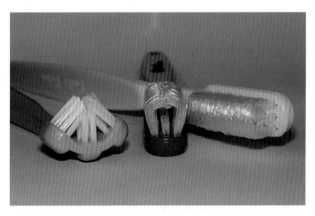

图 24.8　左侧为 Superbrush，右侧两个为 Collis Curve

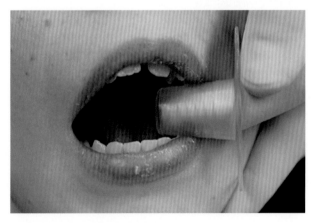

图 24.9　用于辅助刷牙的咬合垫 / 口内支撑器

管可能存在风险，使用特殊的口腔清洁吸引装置可以同时清理干净口腔分泌物和牙膏等。

氯己定

对于难以或无法配合进行口腔清洁的残障儿童，可推荐使用含氯己定的产品（洗必泰）。可通过纱布或海绵棒在口腔内进行擦拭（图24.10）或以漱口液或喷剂方式进行使用[28]。还可以制作成可替代牙膏的凝胶状或可用于专业操作的漆状。某些氯己定产品具有副作用，最明显的是牙齿染色和味觉改变。有的患者会感觉到腮腺肿胀。有口腔溃疡的儿童可使用含0.12% 或 0.06% 氯己定的无酒精溶液。如果没有的话，可以将 2% 氯己定以 1∶1 比例用水稀释。如果患者确实不配合，可以使用氯己定喷剂（常规或薄荷味）或使用氯己定凝胶，直接用手指或用指套牙刷涂布。氯己定的使用应基于对龋病风险的评估并作为治疗策略的一部分。患者可能形成对氯己定的耐药性，一般仅使用一段时间或只在儿童有感染的时候使用。对于患有进展性重症的儿童而言，使用氯己定进行化学性菌斑控制是传统口腔卫生行为的重要替代。

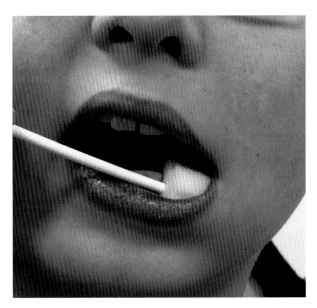

图 24.10　用于清洁口腔的海绵棒

拜访牙医

让残障儿童尽早接触牙医团队至关重要。理想状况下，国家应建立对于残障儿童的应答机制，在获得监护人许可的基础上，所有相关卫生工作者都能获得关于残障儿童的相关信息并参与到对其健康呵护中来。这样才能针对该儿童及其家庭制定合适的支持和早期干预措施。

行为管理

与其他儿童一样，残障儿童的口腔治疗应基于详尽的检查和计划。口腔治疗本身大致相同，但是应根据患者的诊断和个人需求对操作方式进行适当调整。残障儿童的治疗过程涉及三个人群：首先是患儿本身，其次是患儿家长和家人，第三是口腔医疗人员。很多时候患儿还会有助手陪同。患有残障或慢性病意味着患者每年要到不同的医疗机构就诊，因此事先安排好口腔就诊非常重要。应进行的准备包括在就诊前更多地了解患儿的疾病及其对口腔健康和口腔治疗的影响。这些对患儿表现出的兴趣和认知对于建立患儿及家长对牙医及其团队的信任而言非常重要[29-31]。当今互联网上有许多可靠的渠道，如 PubMed 的 OMIM 数据库，可通过获得相关信息，甚至是一些罕见疾病的信息。此外，牙医还应制定可持续的口腔保健治疗计划，尽量保证患儿每次都在同一个牙医处就诊。

残障儿童配合口腔治疗的能力有所差异，患儿的残障程度以及认知行为等因素会影响其配合度，身体姿态和服用药物也会影响治疗过程。另外，需要认识到残障儿童可能会有牙科恐惧和焦虑相关的行为管理问题。患儿愿意接受口腔治疗的基础是建立对牙医团队的信任、足够的掌控感以及治疗过程中的尽量无痛。使用氧化亚氮 – 氧气或苯二氮䓬类药物进行镇静可能对部分患者有效，应根据正常指南使用。第6章和第9章对此进行了叙述。不过，治疗残障患儿的一个不同点是需要时间创造适宜他们个人的就诊体验，因此建议为此类患儿安排更多的就诊时间。有的患儿可能仍然难以进行检查或治疗，或者仍有需要进行专科治疗的疾病。此时应将患儿转诊到专科儿童口腔诊所。非常重要的是要保证残障儿童具有良好口腔健康、受到良好口腔治疗，且其残障或疾病不会对口腔保健和治疗造成障碍。有时需要通过全麻达到以上需求。因此对残障儿童进行全麻下治疗的适应证应比非残障儿童放宽。一般由专科医生进行此类治疗，但应准备相关设备[32]。

身体姿态

患者在口腔治疗时能够放松，就可帮助医生进行优质的治疗和良好的患者管理。患儿坐于牙椅内时牙医可以更好地进行检查和治疗。通常可以使用抬板支架或特殊设备将使用轮椅的患者转移到牙椅上。大部分牙椅都是为成年人身材设计的，对年幼患者来说躺上去很不舒服。而且这种情况下牙医的工作姿势也不符合人体工程学。对许多儿童来讲可以通过在椅子上使用坐垫来改良这一问题。肌肉张力减退的患者可以使用一种专用靠垫（图24.11）来更好地支撑身体。对于患有痉挛的患者，这种靠垫可活动膝关节和髋关节，将头倾斜使下巴靠近胸口，减轻痉挛并帮助患者放松[32]。

口腔运动功能

诊疗残障儿童时，可以清晰意识到，口腔不只包括牙齿。患者通常会有跟交流、营养（吃、喝、吮吸、吞咽）、感知或呼吸相关的问题。病因与解剖异常、感觉功能、口腔运动功能、

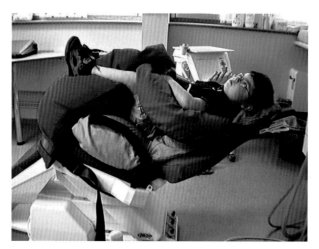

图24.11 在治疗过程中给儿童提供支撑的身体靠垫

潜在疾病以及环境因素等综合相关。口腔运动问题的处理涉及多学科，包括专科儿牙医生和语音治疗师，但全科牙医也应对这些问题的处理有所掌握[32]。

早产儿、腭裂、神经性或神经肌肉疾病以及先天心脏病患者常发生喂养困难（吃、喝、吮吸、吞咽困难）。某些原因导致吮吸和母乳喂养困难，需要通过鼻饲管或胃造口术给儿童提供人工营养喂养。如果儿童没有通过口腔进食，则会干扰口腔感觉和运动功能的发育。口腔通常变得非常敏感，很难触碰或刷牙。如果儿童无法忍受嘴里有食物或液体，就不愿运动或使用口腔感觉系统或运动功能，导致无法停止管饲，这就形成了恶性循环。通过语音治疗师的帮助，可以有不同策略来打破这种模式。但牙医也应该知晓，在语音治疗师进行治疗的同时，给儿童在一天中频繁提供少量不同味道（包括含糖食品）的食物或饮料也是非常有效的方法。这种情况虽然可能增加龋病的风险，但还是建议牙医不要干扰这种喂养方式。相反，牙医应通过常规检查和椅旁预防措施来提供额外的帮助。解决喂养问题之后，牙医还会有时间对患者进行常规的饮食指导。与营养师合作也会有益于这些患者。

过于敏感的儿童青少年常常不能忍受刷牙或让牙医进行口腔检查。他们对口腔内有物体

的接受度必须逐步建立，也需要多学科合作。牙医可建议在幼年时便开始使用缠在食指上的纱布或特殊的指套牙刷进行口腔清洁（见图 24.7）。年纪稍大的儿童可使用电动牙刷，因为震动也可以刺激口腔触觉的发育。

有各种各样的新方法用于口腔运动复合体的训练。例如，一些按摩技巧可以通过感觉运动刺激来影响肌张力并提升运动功能。阿根廷神经学家 Rodolfo Castillo Morales 发明了一种特殊的口肌训练方法，包括对身体姿态的纠正、按摩、使用腭托或其他口腔装置。嘴唇无法闭合与肌肉低张力通常会导致流涎，为提升相关功能患者可通过口腔掩蔽物（oral screen）进行训练（图 24.12a，b）。个性化定制的腭托（图 24.13）可用于进行特定部位的训练刺激，特别是舌的训练。部分针对唐氏综合征患者的

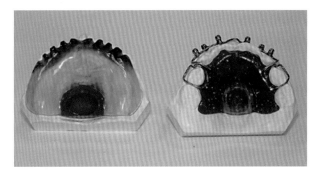

图 24.13　用于儿童口肌训练的腭托

研究表明使用腭托进行训练对于口腔肌肉功能和语言发育具有积极作用 [33]。腭托也可用于对有关节问题的儿童的训练，人们会在腭托中放置舌体的区域内插入一个固定或活动的物体，使患儿可以正确发音。应通过多学科团队的评价来使用不同的装置。口肌训练通常由语音治疗师进行主导，但牙医需进行取模操作，以及腭托或口腔掩蔽物的常规检查。

（廖莹　朱顶贵　译）
（邢向辉　赵姝亚　冀堃　审）

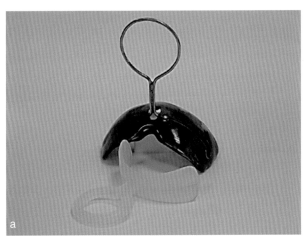

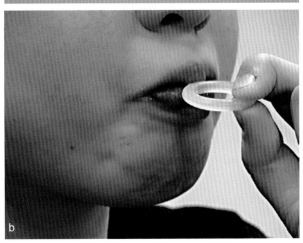

图 24.12　a. 口腔掩蔽物。b. 患者使用口腔掩蔽物进行训练，通过收缩唇部肌肉用轻平衡力将手柄拉出

参考文献

[1] World Health Organization. International Classification of Functioning, Disability and Health (ICF). Geneva, Switzerland: World Health Organization, 2001.

[2] World Health Organization. International Classification of Functioning Disability and Health: children and Youth version: ICF-CY. Geneva, Switzerland: World Health Organization, 2007.

[3] Faulks D, Hennequin M. Defining the population requiring special care dentistry using the International Classification of Functioning, Disability and Health—a personal view. J Disabil Oral Health, 2006, 7:143–152.

[4] World Health Organization. International statistical classification of diseases and related health problems, 10th revision. [2016-08]. http://www.who.int/classifications/apps/icd/icd10online/. (Accessed August, 2016).

[5] Merrick J, Carmeli E. A review on the prevalence of disabilities in children. The Internet Journal of Pediatrics and Neonatology, 2003, 3(1).

[6] Altarac M, Saroha E. Lifetime prevalence of learning disability

among US children. Pediatrics, 2007, 119 Suppl 1: S77–83.

[7] Olsen J, Melbye M, Olsen SF, et al. The Danish National Birth Cohort—its background, structure and aim. Scand J Public Health, 2001, 29:300–307.

[8] Kornfält R, Köhler L. Physical health of ten-year-old children. An epidemiological study of school children and a follow-up of previous health care. Acta Paediatr Scand, 1978, 67:481–489.

[9] Office for Disability Issues. UK Government. Disability prevalence estimates, 2011/12[2016-08]. https://www.gov.uk/government/uploads/system/uploads/attachment_data/file/321594/disability-prevalence.pdf. (Accessed August, 2016).

[10] Henderson J, Goldacre MJ, Fairweather JM, et al. Conditions accounting for substantial time spent in hospital in children aged 1–14 years. Arch Dis Child, 1992, 67:83–86.

[11] Gillberg C, Coleman M. The biology of the autistic syndromes. 3rd edn. London: MacKeith Press, 2000.

[12] Fombonne E. Epidemiology of autistic disorder and other pervasive developmental disorders. J Clin Psychiatry, 2005, 66 (Suppl 10):3–8.

[13] American Psychiatric Association. DSM-5 Development. [2016-08]http://www.dsm5.org/Pages/Default.aspx. (Accessed August, 2016).

[14] Bäckman B, Pilebro C. Visual pedagogy in dentistry for children with autism. ASDC J Dent Child, 1999, 66:325–331.

[15] Pilebro C, Bäckman B. Teaching oral hygiene to children with autism. Int J Paediatr Dent, 2005, 15:1–9.

[16] Blomqvist M. Oral health and behavior in children with Attention Deficit Hyperactivity Disorder. Thesis. Stockholm: Karolinska Institutet, 2007.

[17] Doğan MC, Alaçam A, Aşici N, et al. Clinical evaluation of the plaque-removing ability of three different toothbrushes in a mentally disabled group. Acta Odontol Scand, 2004, 62:350–354.

[18] Klingberg G, Lingström P, Óskarsdóttir S, et al. Caries-related saliva properties in individuals with 22q11 deletion syndrome. Oral Surg Oral Med Oral Pathol Oral Radiol Endod, 2007, 103:497–504.

[19] Fiske J, Shafik HH. Down's syndrome and oral care. Dent Update, 2001, 28:148–156.

[20] Morgan J. Why is periodontal disease more prevalent and more severe in people with Down syndrome? Spec Care, 2007, 27: 196–201.

[21] Rosenbaum P, Paneth N, Leviton A, et al. A report: the definition and classification of cerebral palsy, April 2006. Dev Med Child Neurol Suppl, 2007, 109:8–14.

[22] Hagberg B, Hagberg G, Beckung E, et al. Changing panorama of cerebral palsy in Sweden. VIII. Prevalence and origin in the birth year period 1991–94. Acta Paediatr, 2001, 90:271–277.

[23] Bernardini R, Novembre E, Lombardi E, et al. Risk factors for latex allergy in patients with spina bifida and latex sensitization. Clin Exp Allergy, 1999, 29:681–686.

[24] Ghafari J, Clark RE, Shofer FS, et al. Dental and occlusal characteristics of children with neuromuscular disease. Am J Orthod Dentofacial Orthop, 1988, 93:126–132.

[25] Calzolari E, Pierini A, Astolfi G, et al. Associated anomalies in multi-malformed infants with cleft lip and palate: an epidemiologic study of nearly 6 million births in 23 EUROCAT registries. Am J Med Genet A, 2007, 143:528–537.

[26] Bjerklin K, Kürol J, Paulin G. Ectopic eruption of the maxillary first permanent molars in children with cleft lip and/or palate. Eur J Orthod, 1993, 15:535–540.

[27] Marinho VC, Higgins JP, Sheiham A, et al. Combinations of topical fluoride (toothpastes, mouthrinses, gels, varnishes) versus single topical fluoride for preventing dental caries in children and adolescents. Cochrane Database Syst Rev, 2004, (1):CD002781.

[28] Stiefel DJ, Truelove EL, Chin MM, et al. Chlorhexidine swabbing applications under various conditions of use in preventive oral care for persons with disabilities. Spec Care Dentist, 1995, 15:159–165.

[29] Hallberg U, Klingberg G. Giving low priority to oral health care. Voices from people with disabilities in a grounded theory study. Acta Odontol Scand, 2007, 65:265–270.

[30] Klingberg G, Hallberg U. Oral health–not a priority issue a grounded theory analysis of barriers for young patients with disabilities to receive oral health care on the same premise as others. Eur J Oral Sci, 2012, 120:232–238.

[31] Trulsson U, Klingberg G. Living with a child with a severe orofacial handicap: experiences from the perspectives of parents. Eur J Oral Sci, 2003, 111:19–25.

[32] Nunn J, ed. Disability and oral care. London: FDI World Dental Press, 2000.

[32] Bäckman B, Grevér-Sjölander AC, Bengtsson K, Persson J, Johansson I. Children with Down syndrome: oral development and morphology after use of palatal plates between 6 and 48 months of age. Int J Paediatr Dent, 2007, 17:19–28.

第25章　儿童口腔遗传学

Sven Kreiborg, Flemming Skovby, Irma Thesleff

大多数遗传性疾病都存在于儿童早期，有些甚至在胎儿时。因此，遗传疾病的诊断和管理是胎儿医学和儿科（包括儿童口腔科）的重要组成部分，与遗传咨询相关的临床遗传学是重要的协同学科。

先天性畸形和综合征

先天性畸形可以是单独的，也可以是数种畸形的综合征中的一部分。大约3%的新生儿患有一种或多种大的畸形，根据患者对医疗干预的需求以及该畸形对功能和社会接受度的重要性，将其定义为"大的"。患儿出生第一年若有其他畸形（如心脏），则发现严重畸形的概率增至6%。

大约15%的新生儿有较小的畸形，其发病率在一定程度上取决于公认的"正常"范围。较小的畸形应提醒临床医生注意患者是否有重大疾病，因为90%的三个或三个以上较小畸形的儿童也患有大的畸形。

变形特征可以看作是较小的畸形。有些是作为常染色体显性遗传的，而不是属于综合征的一部分，因此，应该基于患儿的家庭背景来对畸形儿童进行评估。畸形综合征的特征是在相同病因的几个器官系统中表现出来，例如21三体综合征。畸形学家是综合征鉴定方面的专家。

单纯畸形

在评估儿童的先天性畸形时，至关重要的是要弄清它是单独的畸形还是综合征的一部分，只是可能其他器官症状未发现。单纯畸形的预后通常是有利的，而且复发风险低。相反，畸形综合征的预后通常很严重，特别是如果涉及中枢神经系统，则复发风险可能高达25%~50%。

单纯原发性畸形可能会导致一系列结构缺陷。例如，下颌骨发育不良（原发畸形）的孩子也可能有唇腭裂（继发畸形或变形），因为正常大小的舌头在胎儿发育过程中无法阻挡腭骨正常闭合，如 Robin 序列（图25.1）。单纯畸形及其序列包括畸形、变形和阻断。

畸形是在器官或组织形成期间发生的结构缺陷，例如，先天性心脏病或小颌畸形。预后取决于特定畸形的治疗可能性，许多先天性心脏病的预后通常是好的。复发风险可能比在一般人群中高，但通常低于5%（表25.1）。

在正常组织或器官发育过程中，外力会导致变形。

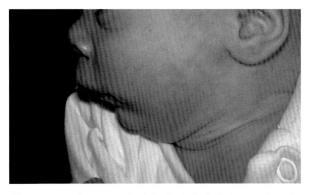

图25.1　具有 Robin 序列和唇腭裂的婴儿显示出下颌骨明显发育不全

变形通常发生在胎儿晚期，例如由于臀位或羊水过少导致的臀足畸形、小头畸形、斜颈和髋关节脱位。只要进行充分的物理治疗，大多数预后就很好（表25.1）。

阻断是由于血管闭塞、感染或机械力（例如羊膜带）而延迟或中断正常发育的结构缺陷。阻断的复发风险非常低。

畸形综合征

尽管综合征的遗传基础正在越来越快被阐明，但根据不同的病因将一些常见的畸形综合征分为以下几类仍然有意义：染色体疾病、微缺失综合征、单基因疾病、致畸性疾病和未知病因的疾病。最后一组中许多疾病有遗传基础，掩盖了前三组之间的边界。

综合征的病因对治疗和预后（包括遗传咨询）很重要。了解综合征的自然病史使临床医生可以有目的地随访。确定了22q11缺失综合征或心-心血管-面部综合征的诊断后，必须进行适当的心脏评估，并且在进行软腭的整形手术改善咽喉功能不全之前，要排除靠近口腔黏膜的颈动脉变异。

染色体过多或过少都可能导致先天性畸形，变形性特征和精神运动发育迟缓。大量的基因缺失/重复和单染色体/三体性会引起临床上可识别的综合征，例如22q11缺失综合征、猫叫综合征、特纳综合征和唐氏综合征（21三体综合征）。

性染色体的数量或结构异常可能导致性腺功能不全以及身材矮小或矮胖。

大多数基因的大小为1.5~2000 kb（1 kb = 10^3个核苷酸对）。常规C-带核型分析的分辨率约为10兆碱基（1兆碱基 = 10^6个核苷酸对），该分析发现的染色体缺失可能包含多个基因缺失，无法精确定位。目前的首选细胞遗传学研究（微阵列或CGH分析）的分辨率提高了10倍，它将发现许多患有微缺失综合征的患者，如22q11缺失综合征和威廉姆斯综合征。微阵列CGH分析是一种通过分析整个基因组来定量染色体变化、缺失和重复的方法。

单个基因中的致病性突变包括一个或多个核苷酸的替代、缺失和重复。核DNA的突变遵循孟德尔遗传，即常染色体显性遗传，常染色体隐性遗传或X连锁性遗传（框表25.1），而线粒体DNA的突变只能是女性传播。

许多多重畸形综合征是单基因的，例如软骨发育不全和Apert综合征（请参阅"颅骨融合症综合征"一节）。DNA分析阐明了越来越多的单基因疾病，从而使诊断、遗传咨询和产前诊断更精确。

外力可能会对发育中的胎儿产生影响，导致畸形特征和变形序列。同样，毒素、药物、酒精和麻醉剂等致畸物也会引起此类异常。在这种情况下，胎儿酒精综合征可能是最普遍的（图25.2）。

超过一半的患有多种畸形综合征的儿童并不能被目前所有常规可用的标准诊断出来。未来通过全外显子组测序或全基因组测序，下一代DNA测序技术有望在诊断方面取得重大进展。

表 25.1　单纯的畸形，变形和阻断

类型	畸形 畸形序列征	变形 变形序列征	阻断 阻断序列征
复发风险	<5%	极小	极小
示例	Robin序列，先天性心脏缺陷，神经管缺陷	宫内拥挤引起的畸形足和斜头畸形	羊膜带来傅、压迫、缠绕导致的面裂和四肢畸形

框表 25.1 孟德尔遗传

常染色体显性遗传

父母中有一人将拥有突变基因（A），并将患有该疾病。每个出生的孩子将有 50% 的风险获得该基因。在常染色体显性遗传中，男性和女性在人数上都受到同样影响。家庭成员在每一代中都受到影响，男性可以将疾病传播给男性或女性，反之亦然。不受影响的人不会传染该疾病。携带相同突变基因的个体的疾病表达可能有所不同。

常染色体隐性遗传

父母双方都具有突变基因（b）（携带者），但没有这种疾病。对于每个孩子，如果没有这种疾病，携带突变基因的风险为 50%。儿童患病（从父母双方那里接收到突变基因）的风险为 25%，儿童健康且不携带任何突变基因的风险为 25%。在常染色体隐性遗传中，每个性别的患病概率和严重程度都相同。

X 连锁遗传

这种遗传模式可以是隐性的也可以是显性的。通常，受影响的男性多于女性。男性受到统一的影响，而女性则由于莱昂化作用（X 染色体失活）而疾病表达不同。如果是隐性遗传，患病男性的所有女儿将是携带者；如果是显性遗传，则所有女儿将患病。如果母亲携带患病基因，则如果遗传模式是 X 连锁隐性遗传，则 50% 的女儿将是携带者，如果 X 连锁显性遗传，则 50% 的女儿将患病。

莱昂化作用

在正常的女性细胞中，每个细胞中的 X 染色体中的一个在胚胎生命的早期就被灭活，因此每个细胞中只有一个功能性 X 染色体，与男性一样。这种失活的结果是，一个女性是她的一个 X 染色体表达的细胞镶嵌体。因此，牙釉质可能会显示不完整和正常牙釉质的交替的垂直带，这可以在釉质形成缺陷症的 X 连锁形式中看见。父母中有一人将拥有突变基因（A），并将患有该疾病。每个出生的孩子都有 50% 的风险患上这种疾病。

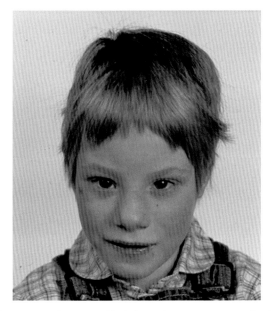

图 25.2 一个胎儿酒精综合征的孩子。可以注意到睑裂小，鼻子短，人中扁平和上唇薄

颅面综合征

据报道，约有 1500 个综合征伴有颅面畸形或变形，而且其中许多综合征还显示出牙齿异常（Hennekam 等，2010）。最严重颅面畸形综合征是与颅突融合有关的疾病和与咽弓发育有关的疾病。这些患者存在复杂的颅面畸形，需要精心计划，实施长期、分阶段、多学科的治疗方法。因此，这种治疗方法被集中到配有颅面研究小组的医院，该小组涉及所有必需的医学和口腔学科，包括临床遗传学、儿科、神经外科、整形外科、口腔颌面外科、眼科、耳鼻喉科、正畸科和儿童口腔科。即使在同一个家庭中，每个综合征的颅面表型的变异也很明显。因此，儿童口腔科医生在确定轻度颅面综合征（尤其是影响面部、颌骨和牙列的综合征）

中有重要作用。

颅缝早闭综合征

颅缝早闭是指颅顶穹的一个或多个颅骨缝过早融合（通常在出生前）；也可能涉及颅底、眼眶和上颌复合体的骨缝。一些伴有颅缝早闭的综合征甚至合并了颅底的软骨融合征 [如阿佩尔（Apert）综合征和克鲁宗（Grouzon）综合征][1]。

颅缝早闭是婴儿期和儿童期的一种严重异常表现，需要恰当的诊断和治疗（Cohen & MacLean，2000）。颅缝早闭可能常发，也可能表现为综合征，正确的诊断对于最佳的患者护理至关重要。至少 8 个基因的突变与综合征性颅缝早闭症的孟德尔形式明确相关：*FGFR*1、*FGFR*2、*FGFR*3、*TWIST*、*EFNB*1、*MSX*2、*RAB*23 和 *IL11RA*，这些基因可能解释了约 30% 的综合征病例 [2-3]（表 25.2）。成纤

表 25.2　引起颅缝早闭的基因突变

综合征	表型	致病基因	变异 / 传播
Apert 综合征	颅缝早闭 面部发育不全 手指并指，脚趾并趾	*FGFR*2	Ser252Trp Pro253Arg 常染色体显性
尖头多趾并趾畸形（Carpenter）	颅缝早闭 手指并指，脚趾并趾 脚轴后多指	*RAB*23	> 10 种不同的突变 常染色体隐性遗传
颅额鼻综合征	颅缝早闭 额鼻发育异常	*EFNB*1	> 30 种不同的突变 X 连锁遗传
颅缝早闭综合征，波士顿型	颅缝早闭	*MSX*2	Pro148His 常染色体显性
伴黑棘皮病的 Crouzon 综合征	颅缝早闭 面部发育不全 眼球突出 黑棘皮病 颌骨牙骨质瘤 椎骨异常	*FGFR*3	Ala391Glu 常染色体显性
Crouzon 综合征	颅缝早闭 面部发育不全 眼球突出	*FGFR*2	> 30 种不同的突变 常染色体显性
杰克逊 – 韦斯（Jackson-Weiss）综合征	颅缝早闭 脚趾宽大 跗骨 / 跖骨联合	*FGFR*2	Ala344Gly 常染色体显性遗传
Kreiborg-Pakistani 综合征	颅缝早闭 多生牙 牙齿迟萌	*IL11RA*	> 5 个突变 常染色体隐性遗传
Münke 综合征	颅缝早闭（冠状缝） 手部异常（例如指过短）	*FGFR*3	Pro250Arg 常染色体显性遗传
Pfeiffer 综合征（尖头并指畸形 V 型）	颅缝早闭 面部发育不全 手指并指，脚趾并趾 大拇指和大脚趾增宽	*FGFR*2 *FGFR*1	> 30 种不同的突变 常染色体显性 Pro252Arg 常染色体显性
赛思里 – 乔茨岑（Saethre-Chotzen）综合征（尖头并指畸形 III 型）	颅缝早闭 面部不对称 眼睑下垂 软组织联合的第二和第三指和脚趾	*TWIST*	> 40 种不同的突变 常染色体显性

维细胞生长因子受体基因 *FGFR*1，*FGFR*2 和 *FGFR*3 突变的杂合性占综合征性颅缝早闭症患者大多数。已经表明，FGF 信号转导的激活影响骨骼细胞的增殖、黏附、分化和凋亡，这可能导致骨缝融合[4]。下面介绍了三种最常见的颅缝早闭综合征。

Münke 综合征是颅缝早闭的最常见症状。它是由 *FGFR*3 基因中的点突变 Pro250Arg 引起的常染色体显性疾病。该综合征的特征是单侧或双侧冠状动脉滑膜增生和各种轻微异常，如手脚短小和圆锥形骨骺、听力下降，以及在某些患者中发育迟缓。据估计，约有 30% 的冠状缝早闭症患儿和 6%~8% 的颅缝早闭患儿都具有这种突变。颅面表型高度可变。几项研究报告说，患有冠状缝早闭症和基因 *FGFR*3 的 Pro250Arg 突变患儿，它的表型正常的父母对同一突变测试呈阳性。

冠状缝的单侧融合导致颅面区域明显不对称。额骨和顶骨是扁平的，并在同侧相对后移，这些骨在对侧则突出。同侧眶上缘抬高并向后移位，同侧睑裂更宽且更圆（图 25.3）。鼻根偏向同侧，鼻尖指向对侧。同侧的耳朵比对侧的耳朵更向前且更高。眼眶不对称可能会导致复视，并有单侧失明（弱视）的风险。如果不加以治疗，上颌骨和下颌骨的对称性都会继发性地受到影响，从而导致三维向的面部

不对称，并且在横断面中经常出现错殆畸形（即单侧咬合）[1]。

Apert 综合征具有常染色体显性遗传，但大多数病例代表新突变。新的突变起源于父系，随着父本年龄的增加，它们发生的风险也会增加。免疫球蛋白样环Ⅱ（IgⅡ）和免疫球蛋白样环Ⅲ（IgⅢ）之间的接头区域中 *FGFR*2 基因的两个不同突变（Ser252Trp 和 Pro253Arg）引起 Apert 综合征。在 Apert 综合征中 FGFR2 信号的激活可能会导致成骨细胞过早分化以及颅面缝和软骨间融合。该综合征的特征是颅缝早闭，面部中部发育不全和手脚对称性并指（图 25.4，图 25.5）。

出生时，冠状缝总是融合在一起的，而所有其他缝线都是有开放的。实际上，大多数儿童的颅骨中线缺损较宽，从睑板区延伸至后囟门。该缺陷逐渐骨化而没有形成骨缝。颅骨短、宽，高头畸形（图 25.6）。中枢神经系统的结构异常很常见，智力水平从正常到智力缺陷都有所不同。

眼眶边缘的后移和上颌骨发育不全导致眼眶浅和眼球突出。鼻子短，嘴巴呈梯形，由于上颌骨发育不全和鼻咽气道受限，大多数患者为口呼吸。软腭或悬雍垂裂开很常见。上颌骨

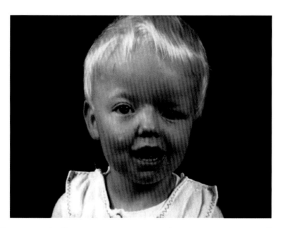

图 25.3　患有 Münke 综合征和单冠状缝融合的 2 岁女孩。颅面明显不对称

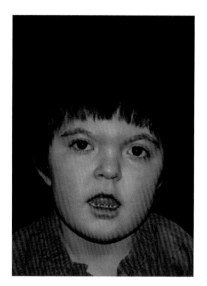

图 25.4　患有 Apert 综合征的 5 岁女孩。肌肉过度紧张、鼻子短、梯形嘴和面部中部发育不全

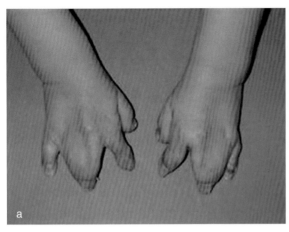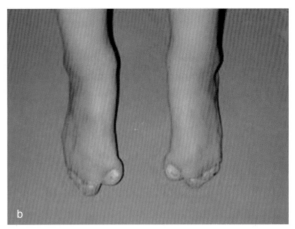

图 25.5 在一个 5 岁的患有 Apert 综合征的女孩中，（a）手和（b）脚的对称性并指（趾）。进行早期手部手术以解开手指 2 和 5

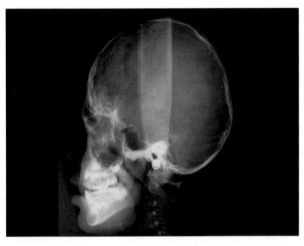

图 25.6 5 岁的 Apert 综合征女孩的头部 X 光片。注意颅缝早闭，高头畸形，中面部发育不全和鼻咽气道狭窄

发育不全会导致牙齿严重的拥挤，迟萌和异位萌出，最常见的是严重的错𬌗畸形，伴有下颌反𬌗，正面观开𬌗和双侧反𬌗。

Crouzon 综合征具有常染色体显性遗传，是由 *FGFR*2 的突变引起的，而 *FGFR*2 的 30 多种不同的突变已被证明是造成这种情况的原因。大约一半的病例是由新突变引起的，与 Apert 综合征相似，新突变是父系起源的，其发生的风险随父本年龄的增加而增加。Crouzon 综合征中 *FGFR*2 信号的激活可能导致成骨细胞过早分化以及颅面缝和软骨间融合。该综合征包括颅缝早闭，过度肌肉痉挛，眼球

突出和面中部发育不全（图 25.7）。颅缝早闭最常见于出生时，但也可见于出生后的头几年。畸变表达甚至在同一个家庭中也表现出 Crouzon 综合征的特征。畸变表达最有可能由以下事实来解释，即骨缝和软骨的融合模式在位置和时间上都可能变化。有的个体虽然具有 FGFR2 中的量变，但表型表达非常轻微，因此仍有可能无法诊断。

由于两侧冠状缝融合，头骨形状最常为短

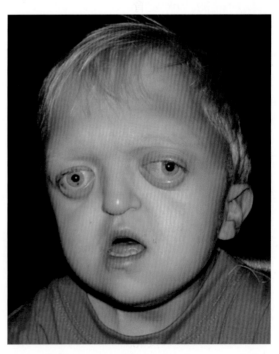

图 25.7 患有 Crouzon 综合征的 2 岁男孩。器官距离过远，眼球突出和中面部发育不全

头畸形，但也有报道继发于矢状缝融合，形成长头畸形。颅缝早闭可能导致颅内压增高，最需要早期的神经外科治疗（在出生第一年内）。在三维平面上的上颌骨发育不全会导致眼球突出，也可能导致鼻咽气道受损，并有睡眠呼吸暂停的风险。此外，上颌骨发育不全会导致严重的牙齿拥挤、迟萌和异位萌出，最常见的是严重的错𬌗畸形，伴有下颌反𬌗、正面观开𬌗和双侧反𬌗。

患有黑棘皮病的 Crouzon 综合征的特征是复杂的颅缝早闭和颅面表型，与 Crouzon 综合征相似（图 25.8）。此外，患者还有皮肤增厚和色素沉着，尤其是在皱褶处，也可能患有下颌的牙骨质瘤。它是由编码 FGFR3 的基因特定位点突变引起的（表 25.2）。

影响咽弓的综合征

这些先天性异常是在胚胎发育期间由第一和第二咽弓及其衍生物的异常发育引起的。畸形在出生时表现为眼和耳缺陷，伴有上颌骨、颧骨和下颌骨发育不全，并常伴有腭裂。该综合征可分为面下颌骨发育不良和面发育不良，它们也有肢体缺陷。范围包括几种不同的状况，如半侧颜面短小畸形、Goldenhar 综合征、特 –柯二氏综合征和 Nager 综合征。特 – 柯二氏综合最好的理解。

特 – 柯二氏综合也被称为下颌面部发育不全。它主要与位于 5 号常染色体上的 TCOF1 基因的显性突变有关。在整个基因中已记录了 200 多种不同的突变，包括缺失、插入、剪接、错义和无义合子突变。即使在同一个家庭中，可变表达也代表了下颌面骨发育不全（Treacher Collins）综合征，对重度患儿出生后进行回顾性诊断是很常见的[5]。Treacher Collins 综合征的动物模型阐明了该疾病的发病机制。该病的大多数颅面表现似乎是由神经嵴细胞发育中出现问题而引起的。已经发现：迁移的神经嵴细胞的数量缺乏多达 25%。因此，在患有 Treacher Collins 综合征的个体中观察到的一般颅面发育不全可能源于大部分颅骨和软骨来源的迁移神经嵴细胞数量的缺乏[5]。

该表型的特征是睑裂向下倾斜，下眼睑球状瘤和下睫毛内侧三分之一的缺失。面部骨骼发育不全，尤其是下颌骨和颧骨复合体，上颌骨也要可见；腭裂很常见（图 25.9）。患者眶下裂常见，颧弓缺失。此外，还有小耳畸形、外耳道闭锁，中耳听小骨畸形伴听力下降等表现。严重时可见下颌骨发育不全，明显后缩，

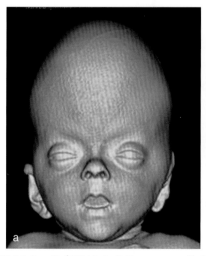
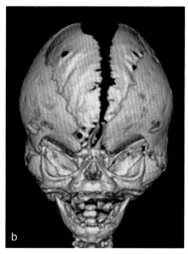
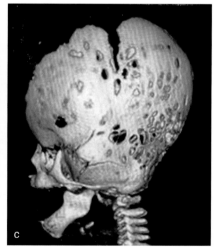

图 25.8　患有黑棘皮病的 Crouzon 综合征婴儿的 3D CT 扫描。a. 正面观，显示面部软组织形态伴器官距离过远，眼球突出和面中部发育不全。b. 冠状图显示颅骨中线较宽的缺损。c. 侧面图显示冠状缝和人字缝骨性联合和头部过短畸形

下颌后高度降低，导致呼吸困难而在围生期死亡。气道问题似乎随着颅底角的逐渐减小而恶化[6-7]。即使是在较轻病例中，呼吸系统问题和进食问题也可能会阻碍儿童早期的躯体发育。下颌发育不全通常会导致严重的Ⅱ类错𬌗畸形，伴有上颌深覆盖，前部开𬌗和严重的牙齿拥挤。

牙齿异常

牙齿发育受到严格的基因控制，除了一些由环境因素引起的矿化障碍之外，牙齿异常是由基因突变引起的。值得注意的是，到目前为止，大多数已被确定为导致牙齿数量和（或）形状异常的突变，影响了调控早期牙齿形态发生的信号网络分子（见第4章）。相反，大多数目前已知的导致牙本质和牙釉质遗传缺陷的突变是在编码其各自细胞外基质主要成分的基因中。

先天性牙缺失

尚未发现引起一个或多个切牙和（或）前磨牙的牙发育不全的最常见形式的基因缺陷，

但是引起单纯性（非综合征）和综合征形式的少牙畸形（严重的牙发育不全，在框表4.3中定义）的突变已经发现。已在几个基因中发现了该蛋白（表25.3）。WNT10A已经成为与少牙症最相关的基因。到目前为止，已经在WNT10A基因中发现了约一半的突变所导致的单纯性（非综合征性）少牙畸形[8]。另外，WNT10A突变（特别是伴发先天少牙症时）可导致多种类型的外胚层发育不良（累及牙齿、毛发、腺体、指甲等多个外胚层器官的综合征）。有人提出：WNT10A突变分析可能会成为伴有少牙症的外胚层发育不良以及单纯性的少牙症的重要诊断方法[9-10]。WNT10A编码牙齿发育过程中牙齿上皮表达的信号分子。

常染色体显性遗传孤立性少牙症可能是由转录因子基因MSX1和PAX9的突变引起[11-12]。PAX9突变的患者没有其他先天性缺陷，而MSX1突变的患者可能有腭裂。MSX1和PAX9在早期的牙齿间充质中起着重要的作用，它们介导上皮–间充质信号传导。Wnt信号的抑制剂AXIN2中的突变会导致罕见形式的少牙症，仅影响恒牙。这些患者可能在以后的生命中发

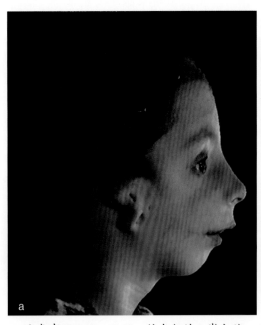 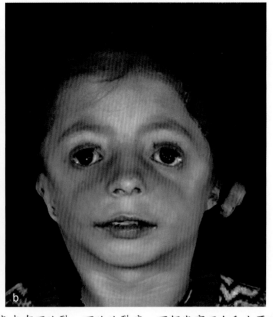

图25.9　一名患有Treacher Collins综合征的5岁女孩。患者有下睑裂、下睑睑裂瘤、下颌发育不全和小耳畸形

展为大肠癌[13]。

大多数牙发育不全的基因与影响牙齿以外的其他器官的综合征有关联。考虑到相似的机制和相同基因调节许多器官发育的事实，一个器官的突变会扰乱不同器官的发育也就不足为奇了。Rieger 综合征的致病基因是 *PITX*2[14]，其编码的转录因子被认为是牙齿形成和牙特性的最佳标志。少牙症最常见与各种形式的外胚层发育不良有关，除 *WNT10A* 外，还有几种致病基因。在少汗性外胚层发育不良（HED）中，少牙畸形很

严重（有时所有牙齿都缺失），剩余的牙齿很小且呈钉子状[15-16]。这种综合征通常是由属于肿瘤坏死因子家族的信号分子外异蛋白（EDA）或其他参与 EDA 信号介导的分子（如受体 EDAR）的功能丧失引起的[17]。在新生儿期注射 EDA 蛋白可以挽救 HED 小鼠和狗模型的表型（由 EDA 突变引起），有趣的是，这一研究为人类 HED 提供治疗方法[18]。皮肤外胚层发育异常可能与唇腭裂有关，转录因子 P63 和细胞黏附分子 nectin-1 的突变已被鉴定为引起这种综合征的原因（表 25.3）。

表 25.3　导致牙齿数量和形状畸变的基因突变

综合征	表型	致病基因	分子类型
少牙 + / – 外胚层发育不良	严重的少牙 头发和指甲有缺陷	*WNT10A*	信号分子
少牙	严重的少牙	PAX9	转录因子
少牙	严重的少牙 腭裂（偶尔）	MSX1	转录因子
少牙 – 结直肠癌综合征	恒牙发育不全 结直肠癌	AXIN2	Wnt 抑制剂
Rieger 综合征	少牙 眼睛和脐带缺损	*PITX*2（RIEG）	转录因子
少汗性外胚层发育不良	少牙 小钉状牙齿 头发稀疏 唾液和汗腺缺乏	*EDA/Ectodysplasin* *EDAR* *EDARADD*	信号分子 EDA 受体 EDA 中介物
EEC 综合征（缺指 – 外胚层发育不良 – 唇腭裂综合征）	外胚层发育不良 缺指 唇 / 腭裂	P63	转录因子
CLPED（唇腭裂 – 外胚层发育不良综合征）	外胚层发育不良 唇 / 腭裂	*PVRL1*	细胞黏附分子（Nectin-1）
锁骨颅骨发育不良	多生牙 萌出受损 骨形成不足	*RUNX2*	转录因子
Kreiborg-Pakistani 综合征	多生牙 萌出受损 颅缝早闭	*IL11RA*	白介素细胞受体
家族腺瘤性息肉病（FAP）（Gardner 综合征）	多生牙 牙源性肿瘤 阻生牙	*APC*	Wnt 抑制剂

牙过多（多生牙）

与缺牙相比，牙过多或多生牙的形成非常少见，其相关的遗传信息了解很少（表25.3）。锁骨颅骨发育不良是一种常染色体显性遗传综合征，主要影响骨骼发育（发育不良的锁骨、囟门开放、身材矮小）[19]。患者有多颗额外牙，这些牙齿从恒牙（继发牙齿）开始逐渐发育，并形成部分第三牙列[20]。此外，大约30%的患者患有多余的磨牙。牙齿萌出受损最有可能是由于骨重塑过程缺陷[21]。致病基因是 RUNX2，它是成骨细胞（成骨细胞）的主要调节因子。在小鼠胚胎中进行的实验表明，除骨骼外，在牙齿发育的蕾状和钟状期，该基因也在牙齿间充质中表达，并且该基因与上皮与间充质之间的信号相互作用至关重要。

据报道，由于 IL11RA 基因突变而引起的 Kreiborg-Pakistani 颅缝早闭综合征中有多生牙症状[2]。该基因编码白介素11的受体，白介素11是在牙乳头的间充质细胞以及牙齿周围表达的信号分子。在这个综合征中，由于骨骼重塑缺陷，牙齿的萌出延迟。0~20%的家族腺瘤性息肉病（FAP）患者出现多生牙、牙源性肿瘤和阻生牙。FAP的致病基因是 APC，它是 Wnt 信号的调节剂。有趣的是，转基因小鼠牙齿上皮细胞中 Wnt 信号刺激大量多生牙的产生，这些牙齿是从先前形成的牙齿开始相继发育来的[22]。因此，Wnt信号通路可能是牙齿萌出和替换的关键调节者。

牙齿硬组织结构的畸变

釉质发育不全是指牙釉质形成中的遗传缺陷。在仅有牙釉质缺陷的情况下，编码特定牙釉质基质蛋白的基因（如釉原蛋白和釉蛋白）中大多数发生突变（表25.4）。此外，

表25.4　与牙齿硬组织缺陷相关的突变基因

综合征	表型	致病基因	分子类型
釉质发育不全	薄薄的发育不良并有凹坑的釉质	AMELX/釉原蛋白	主要釉质基质蛋白
釉质发育不全	薄薄的发育不良并有凹坑的釉质	ENAM/釉蛋白	釉质基质蛋白
釉质发育不全	矿化不佳，软的，变色釉质	MMP20/釉质溶解素	基质金属蛋白酶
釉质发育不全	矿化不佳，软的，变色釉质	KLK4/激肽释放酶4	基质金属蛋白酶
釉质发育不全	缺陷的牙釉质	KRT75/角蛋白75	中间丝蛋白
大疱性表皮松解症	发育不全的釉质 脆弱的皮肤 水泡	LAMA3，LAMB3，LAMC2/层粘连蛋白	基底膜成分
毛发-牙-骨综合征（TDO）	釉质缺陷 牛牙症 头发和骨骼缺陷	DLX3	转录因子
牙本质发育不全	牙本质发育不良	DSPP/牙本质唾液磷蛋白	牙本质基质蛋白
成骨和成牙本质发育不全	牙本质发育不良 变色牙 骨骼脆弱	COL1A1/2/I型胶原	细胞外基质蛋白
低磷症	缺乏牙骨质	ALPL/碱性磷酸酶	水解酶

编码釉原蛋白和釉蛋白降解所需的酶的基因（包括 MMP20 和 KLK4）中的突变会导致釉质发育不全。牙釉质缺陷也表现为几种综合征的特征，这些综合征主要与皮肤疾病和先天性代谢障碍有关。大疱性表皮松解症是一种遗传性皮肤疾病，有时也与釉质缺陷有关。水泡起因于上皮与基质组织的黏附失败，并且归因于基底膜成分（如层粘连蛋白）的突变。在这些情况下，有缺陷的牙釉质可能是由成釉细胞与牙釉质基质黏附力下降导致。编码细胞内蛋白角蛋白 75 的 KRT75 基因的遗传变异会干扰牙釉质的结构，导致患龋齿的风险增加 [23]。角蛋白 75 在成釉细胞中表达，但更为人知的是上皮毛发角蛋白，该基因突变也会引起异常，例如卷发。

牙本质发育不全和牙本质发育不良是严重的牙本质缺陷，会影响冠、根牙本质。牙本质基质成分——牙本质唾液磷蛋白（DSPP）突变会导致牙本质发育不全和牙本质发育不良。牙本质的主要细胞外基质分子是 1 型胶原蛋白，COL1 基因的突变导致牙本质发育不全。由于 1 型胶原蛋白也是骨骼的主要基质成分，因此这种类型的牙本质发育不全与成骨不全（一种易碎的骨骼疾病）有关（框表 25.2）。

在牙骨质（牙齿的第三矿化组织）的形成中也可能出现发育缺陷。碱性磷酸酶的突变可能导致牙骨质完全缺乏。

遗传咨询

遗传咨询是一个过程，在此过程中，遗传病患者或其亲属会被告知其病因和自然病程，传染给家庭成员的风险以及如何预防或治疗。它是关于预后的交流，理想情况下是基于精确的基因诊断。

与患者遗传病的管理类似，遗传咨询可以被视为家庭的管理。

框表 25.2　成骨不全病例

该病例是一个 2 岁男孩，他在 3 个月内出现了下肢第三次骨折，出现在急诊科。父母之间没有亲戚关系，家族史也很少，没有脆骨病史。

体格检查发现该儿童因左股骨骨折而痛苦。骨骼 X 线检查显示左股骨骨折，上肢和下肢的几处旧骨折。儿科医生负责人怀疑儿童受到虐待，社会当局将这名男孩从其家庭中移出并关押。然而，在羁押期间，他继续维持四肢骨折，几乎没有或没有任何创伤。在 2 岁半时进行的随访检查中，儿科遗传学家发现其面部呈三角形，巩膜为蓝色，关节轻度松弛，并且由于先前的骨折导致四肢弯曲。基因检测显示 COL1A2 突变，导致缺乏的 1 型胶原蛋白，该男孩被诊断为 Ⅲ 型成骨不全症后，回到了父母身边。

该男孩随后发展为牙本质发育不全。这个案例说明了临床遗传学和儿童口腔科之间合作会卓有成效。

由于某种疾病的突变可能会从一代传给下一代，因此在考虑怀孕之前应进行遗传咨询。这样一来，家庭就可以知道自己的复发风险，并在生育替代之间做出明智的选择，包括产前诊断和胚胎植入前遗传学诊断。

通过遗传学、生化或分子分析可以对在妊娠第 11 周前后获得的绒毛膜绒毛样本进行产前诊断。如果遗传缺陷未知，则可以通过超声检查对具有结构缺陷的多种畸形综合征进行产前诊断。

植入前遗传学诊断（PGD）是可行的，可通过对单个细胞的 8~10 个体外受精卵的细胞遗传学或分子分析。排除遗传缺陷后，将受精卵植入子宫。除其他因素外，PGD 可以使未患病的孩子获得生育的机会，这取决于可能受精的卵数，体外受精卵的增殖数以及没有相关突变的受精卵的数量。

（赵妹亚　译）

（冀堃　廖莹　审）

背景资料

Cohen MM Jr. The Child with Multiple Birth Defects. New York: Raven Press, 1982.

Cohen MM Jr, MacLean R, eds. Craniosynostosis: Diagnosis, Evaluation, and Management. 2nd edn. New York: Oxford University Press, 2000.

Hennekam RCM, Allanson J, Krantz I. Gorlin's Syndromes of the Head and Neck. Oxford: Oxford University Press, 2010.

Mikkola ML. Molecular aspects of hypohidrotic ectodermal dysplasia. Am J Med Genet A, 2009,149A: 2031–6.

Nieminen P. Dental anomalies: Genetics//eLS. Chichester: John Wiley & Sons Ltd, 2013. DOI: 10.1002/9780470015902. a0006088. pub2.

参考文献

[1] Kreiborg S. Postnatal growth and development of the craniofacial complex in premature craniosynostosis//Cohen MM Jr, MacLean R, eds. Craniosynostosis: Diagnosis, Evaluation, and Management. 2nd ed. New York: Oxford University Press, 2000, 158–174.

[2] Nieminen P, Morgan NV, Fenwick AL, et al. Inactivation of IL11 signaling causes craniosynostosis, delayed tooth eruption and supernumerary teeth. Am J Hum Genet, 2011, 89:67–81.

[3] Passos-Bueno MR, Sertié AL, Jehee FS, et al. Genetics of craniosynostosis: genes, syndromes, mutations and genotype-phenotype correlations//Rice DP, ed. Craniofacial Sutures: Development, Disease and Treatment. Series: Frontiers in Oral Biology. Basel: Karger, 2008, vol. 12: 107–143.

[4] Marie PJ, Kaabeche K, Guenou H. Roles of FGFR2 and Twist in human craniosynostosis: insights from genetic mutations in cranial osteoblasts//Rice DP, ed. Craniofacial Sutures: Development, Disease and Treatment. Series: Frontiers in Oral Biology. Basel: Karger, 2008, vol. 12: 144–159.

[5] Trainor PA, Andrews BT. Facial dysostoses: etiology, pathogenesis and management. Am J Med Genet C Semin Med Genet, 2013, 163C:283–294.

[6] Kreiborg S, Cohen MM Jr. Syndrome delineation and growth in orofacial clefting and craniosynostosis//Turvey TA, Vig KWL, Fonseca RJ, eds. Facial Clefts and Craniosynostosis: Principles and Management. Philadelphia: Saunders, 1996: 57–75.

[7] Kreiborg S, Dahl E. Cranial base and face in mandibulofacial dys-ostosis. Am J Med Genet, 1993, 47:753–760.

[8] van den Boogaard MJ, Créton M, Bronkhorst Y, et al. Mutations in WNT10A are present in more than half of isolated hypodontia cases. J Med Genet, 2012, 49:327–331.

[9] Arzoo PS, Klar J, Bergendal B, et al. WNT10A mutations account for ¼ of population-based isolated oligodontia and show phenotypic correlations. Am J Med Genet A, 2014, 164A:353–9.

[10] Bohring A, Stamm T, Spaich C, et al. WNT10 A mutations are frequent cause of broad spectrum of ectodermal dysplasias with sex-biased manifestation pattern in heterozygotes. Am J Hum Genet, 2009, 85:97–105.

[11] Stockton DW, Das P, Goldenberg M, et al. Mutation of PAX9 is associated with oligodontia. Nat Genet, 2000, 24:18–19.

[12] Vastardis H, Karimbux N, Guthua SW, et al. A human MSX1 homeodomain missense mutation causes selective tooth agenesis. Nat Genet, 1996, 13:417–421.

[13] Lammi L, Arte S, Somer M, et al. Mutations in AXIN2 cause familial tooth agenesis and predispose to colorectal cancer. Am J Hum Genet, 2004, 74:1043–1050.

[14] Semina EV, Reiter R, Leysens NJ. et al. Cloning and characterization of a novel bicoid-related homeobox transcription factor gene, RIEG, involved in Rieger syndrome. Nat Genet, 1996, 14:392–399.

[15] Lexner MO, Bardow A, Hertz JM, et al. Anomalies of tooth formation in hypohidrotic ectodermal dysplasia. Int J Paediatr Dent, 2007, 17:10–18.

[16] Lexner MO, Bardow A, Juncker I, et al. X-linked hypohidrotic ectodermal dysplasia. Genetic and dental findings in 67 Danish patients from 19 families. Clin Genet, 2008, 74:252–259.

[17] Cluzeau C, Hadj-Rabia S, Jambou M, et al. Only four genes (EDA1, EDAR, EdaRADD, and WNT10A) account for 90% of hypohidrotic/anhidrotic ectodermal dysplasia cases. Hum Mutat, 2011, 32:70–72.

[18] Casal ML, Lewis JR, Mauldin EA, et al. Significant correction of disease after postnatal administration of recombinant ectodys-plasin A in canine X-linked ectodermal dysplasia. Am J Hum Genet, 2007, 81:1050–1056.

[19] Jensen BL, Kreiborg S. Craniofacial abnormalities in 52 patients with cleidocranial dysplasia. J Craniofac Genet Dev Biol, 1993, 13:98–108.

[20] Jensen BL, Kreiborg S. Development of the dentition in cleidocranial dysplasia. J Oral Pathol Med, 1990, 19:89–93.

[21] Kreiborg S, Jensen BL, Larsen P, et al. Anomalies of craniofacial skeleton and teeth in cleidocranial dysplasia. J Craniofac Genet Dev Biol, 1999, 19:75–79.

[22] Järvinen E, Salazar-Ciudad I, Birchmeier W, et al. Continuous tooth generation in mouse is induced by activated epithelial Wnt/β-catenin signaling. Proc Natl Acad Sci USA, 2006, 103:18627–18632.

[23] Duverger O, Ohara T, Shaffer JR, et al. Hair keratin mutations in tooth enamel increase dental decay risk. J Clin Invest, 2014, 124:5219–5224.

虐待和忽视儿童：儿童口腔医务人员在保护儿童中的作用

Göran Dahllöf, Therese Kvist, Anne Rønneberg, Birgitte Uldum

世界上每天都有儿童遭受虐待和忽视。我们必须保护那些生活在恶劣环境下的儿童，使他们免受负面环境的影响从而健康成长。在北欧国家所有口腔医务人员可以无条件对儿童虐待和社会服务的忽视提出质疑，这一项权利受到法律保护。口腔医生处于独特和良好的位置，可以识别有危险的儿童，因为他们经常在整个童年期间定期与儿童及其家人见面，而且虐待和忽视儿童的迹象以及家庭暴力可能在头颈部区域和周围出现。拥有如何识别和管理虐待和忽视儿童的最新知识是口腔医务人员工作的重要组成部分。

虐待和忽视儿童的定义

虐待儿童经常用来指所有类型的虐待和忽视。术语"虐待儿童"中包含四种虐待类型：身体虐待、情感虐待（包括亲密伴侣间的暴力）、性虐待和忽视[1]。在表26.1中，解释了每种类型的定义。口腔专业人员有义务报告所有类型的虐待和因此，本章使用虐待儿童一词并在需要时会进一步指定通用类型。

虐待儿童的发生率

由于研究方法和使用的定义不同，我们很难估计虐待儿童的发生率。一些国家使用儿童保护登记簿，而另一些国家警方报告和自我报

表26.1　虐待儿童的定义及其构成

虐待类型	定义
虐待儿童	父母或其他照料者的任何作为或不作为，对儿童造成伤害、潜在伤害或威胁伤害。伤害不一定是故意的
儿童肢体虐待	故意对儿童使用暴力或工具，造成或可能造成身体伤害
儿童性虐待	照料者与儿童完成或试图进行的性行为、性接触或非接触性互动
儿童心理虐待	故意的行为，向孩子传达他/她是没有价值的、有缺陷的、不受爱的、不受欢迎的、危险的或只在满足他人需要时才被重视的
忽视儿童	未能满足儿童的基本身体、情感、医疗/牙科或教育需求；未能提供足够的营养、卫生或住所；或未能确保儿童的安全
亲密伴侣暴力	无论性别或性取向，在亲密伴侣或家庭成员之间的任何威胁行为、暴力或虐待（心理、身体、性、经济或情感）事件

经许可引自 Gilbert, et al[1]. Elsevier, 2009

告中都有官方数据统计父母虐待孩子的情况。无论采用哪种研究方法，自我报告的发生率均高于官方报告，这表明许多病例仍未被发现[1]。口腔医生向社会服务的漏报也很普遍[2]。

在工业化国家，体罚的发生率是5%~35%。对女孩的性虐待是15%~30%，而男孩为5%~15%。亲密伴侣暴力为8%~25%[1]。根据世界卫生组织2014年的报告：有23%的成年人报告说他们在儿童时期受到过身体虐待；有36%的以前有过情感虐待的经历；有16%的

有过儿童忽视[3]。两项瑞典国家人口为基础的研究发现：有13%~15%的青少年报告说自己经历过身体虐待，而其中3%~6%的青少年报告说他们曾多次受到虐待；此外，有7%~10%的人报告了他们家中伴侣之间的亲密暴力[4-5]。在全球范围内，有30%的女性报告说他们遭受了情感虐待。遭受多种形式的虐待，即所谓的多重受害者化十分常见[4,7]。

遭受虐待的风险因素

很难确定有遭受虐待风险的儿童。一些家庭、孩子和社交等综合因素情境经常相互作用并且可能增加风险[1,8]。主要的危险因素是情感虐待。生活在成人之间有暴力的家庭中的儿童也经常受到身体虐待。此外，他们目睹了另一位家庭成员的虐待，这本身就是心理虐待[1,4-5,9-10]。因此，对于口腔专业人员而言，重要的是在处理儿童虐待时去识别遭受家庭暴力的成年人，而不是仅仅关注针对儿童的虐待。

年幼的儿童和有功能障碍或慢性健康状况的儿童是易受伤害的群体，由于他们无法保护自己，他们遭受身体虐待的风险更大；他们可能难以表达自己所承受的事物，而且他们的行为可能给父母带来极大的压力。其他可能增加受虐待风险的因素包括较低的社会经济条件，父母自己在孩童时期遭受虐待的历史，滥用药物的父母以及患有父母精神病家庭[1,4,9,11-12]。

社会服务：儿童保护与支持

保护儿童并向虐待儿童社会服务管理机构、调查机构提供支持。北欧地区的《社会服务法》都规定举报怀疑有虐待儿童行为的法律义务。向社会服务机构报告涉嫌虐待儿童的行为应始终以孩子的最大利益为出发点。

社会服务处收到报告后，会对报告进行评估以进行相关的调查。调查包括收集有关孩子的情况：家庭、健康和社会关系。通过这一过程确定是否存在虐待儿童的家庭，有虐待儿童的家庭是否需要支持或保护性干预。可以联系记者以获取更多信息，也可以要求记者提供有关报告及其进度的反馈。在斯堪的纳维亚，社会服务的目标是以家庭为导向的合作方式，但在世界其他地区，如美国和英国的重点是保护儿童。

总体而言，社会服务机构与警察、学校和卫生组织等机构协作，并根据社会服务法决定或建议适当的干预措施。社会服务机构还和"儿童之家"合作，这是机构间合作的场所。儿童之家提供了一个环境，使遭受身体和性虐待的儿童更容易在同一地点得到社会服务，这里有警察、检察官、儿童精神病学和儿科医生。因此，孩子不必在身体检查或听证会之间奔波。北欧所有地区都有"儿童之家"，但各个国家区的组织结构和内容可能有所不同。某些儿童之家可提供牙科专家。

识别儿童虐待

儿童虐待可通过观察儿童行为或儿童与家长之间互动过程中表现出的标志或症状进行识别，也可直接通过儿童、家长或第三方的报告发现。在治疗亲密关系暴力受害者（成人）时也可在没有见到儿童的前提下怀疑该儿童受到虐待。一般来说，收集成人与儿童的临床病史时应包括完善的社会关系、全身病史和口腔病史。

身体虐待

全身都有可能发现身体虐待造成的伤害，但受限于伤痕位置，口腔医生有时不能发现伤痕。手、皮带以及其他物体都可造成身体伤害。由于面部经常在身体暴力中受伤，口腔医生在临床检查过程中因需要良好暴露面部区域而有绝佳的机会来观察和发现虐待的信号。

虐待致伤后常见瘀伤。瘀伤的类型可帮助识别既往虐待史[13]。瘀伤的不同颜色，多处瘀伤以及处于不同愈合期的瘀伤都可能反映了长时间的伤害。然而，由于往往很难判断瘀伤的时间，不推荐将它作为科学证据[13-14]。

在用奶瓶喂养过热饮品、很烫的勺子进行喂养的婴儿口中以及被浸没入滚烫热水中虐待的儿童身上会发现烧伤。香烟可能导致皮肤上小范围的圆形伤痕。

皮肤上的咬痕可能表现为瘀伤、擦伤或撕裂伤，可能由动物或人类、加害者或受害者、儿童或成人导致，可能是惩罚、身体或性侵犯，或自我虐待导致的。有案例报道儿童在虐待过程中咬住自己的手臂以保持安静或不哭泣。研究发现 112 个咬痕中接近 25% 是在脸上或头部发现的[15]。由于咬痕持续时间不同（从少于 24h 至两三天甚至更长），在第一次发现咬痕时进行记录至关重要。典型咬痕可发现两个相对的圆弧，中间偶尔可有瘀伤。尖牙之间距离大于等于 3cm 可意味着成人参与了伤害[16]。

区分意外伤害和非意外伤害

当孩子在口腔诊所中发现受伤时，牙医必须评估伤害是偶然的还是非偶然的。可以基于孩子的年龄和瘀伤的类型区分[17-19]。不能行走或爬行的小孩子不太可能偶然对自己造成瘀伤，对行动严重不便的儿童也是如此。发现这些孩子的耳朵、脖子或脸颊上的瘀伤应该提高警惕（图 26.1，图 26.2）。这些"安全三角"（耳朵、面部侧面以及颈部，肩膀的顶部）很少受到意外伤害，而意外伤害更常发生在身体和面部的其他部位（突出的骨头）（图 26.3a，b）。框表 26.1 列出了一些应怀疑存在人身虐待的标志[20]。

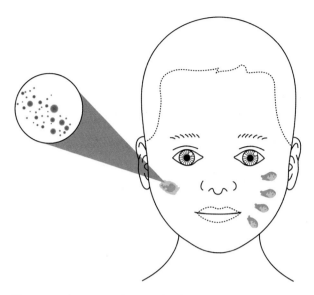

图 26.1　在强制喂食过程中抓住孩子的脸颊会在一个脸颊上留下拇指的印记，在另一个脸颊上留下其他四个手指的印记。经英国研究生牙科主任委员会（COPDEND）许可引自 Harris, et al, 2006[19]

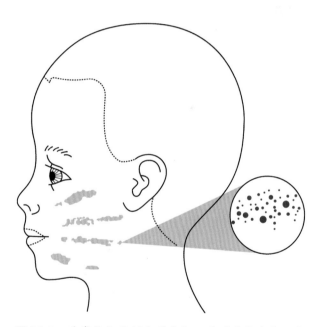

图 26.2　手掌拍打脸颊上的印记。手的手指会留下印痕。指宽间距处的瘀伤。在拍打部位的手指之间形成了痕迹。经英国研究生牙科主任委员会（COPDEND）许可引自 Harris, et al, 2006[19]

心理虐待

通过孩子平时的行为和与周围孩子互动的情况，我们很可能会发现心理虐待的迹象[19]。这种有心理虐待的儿童的可能迹象是情绪沮丧、屈从、进取、缺乏专心和社交技巧。年

儿童被虐待时的口腔表现

身体虐待

尽管研究表明口腔创伤的发生率低，仍有报道发现牙折、根折和牙槽骨折，牙齿脱位和撕脱[24-25]。与身体虐待和亲密伴侣暴力有关的其他牙科因素包括无法解释的急性和愈合的口腔创伤、未治疗的龋齿、牙齿行为管理问题（DBMP），以及自我感觉糟糕的口腔健康[26-31]。

性虐待

对儿童时期的性虐待进行确认十分困难，因为它有多种表现形式。口腔医务人员可能根据身体、情绪和牙齿症状迹象提出怀疑。牙齿和硬腭的不明原因的损伤，特别是硬腭和软腭交界处的瘀点，可能是强迫性交的迹象[32]。几项对先前有过性虐待经历的成年女性的研究表明，儿童或青少年也可能表现为牙科恐惧[33-35]。自我感觉不好的口腔健康也与被迫的性生活有关。

口腔忽视

美国儿童牙科协会定义的口腔忽视是：一定的口腔健康对于发挥口腔功能以及避免疼痛和感染至关重要，而父母或监护人故意未能寻求必要的全面牙科治疗的行为[36]。

由于龋齿具有多种病因，因此广泛的龋齿不一定直接是口腔忽视的后果，但是，可以反映口腔忽视的情况有：对龋齿或外伤的治疗失败或延误，未能完成相应的正确治疗，并使孩子的口腔健康恶化[37]。框表 26.2 列出了可能的口腔忽视的体征和症状。需要强调的是，没有任何迹象或症状是虐待和忽视儿童的确定病因。应始终考虑可能的鉴别诊断（框表 26.3）。

龄较大的儿童和青少年可能表现为酗酒、毒品、犯罪行为、离家出走或自残[21]。可能很难将教育不良与情感虐待区分开来，但通常会对儿童的成长造成严重问题的行为被视为情感虐待。这包括严重的不负责任，对孩子的侮辱或威胁。情感虐待还包括亲密伴侣的暴力行为[22]。

忽　视

当父母或监护人不能提供基本需求，如食物、衣服、医疗和牙科保健、教育以及免受危险的保护时，可以称为忽视儿童的行为[1,19]。持续的普遍忽视可能会导致生长生育落后，表现为体重不良、发育迟缓和行为异常[23]。

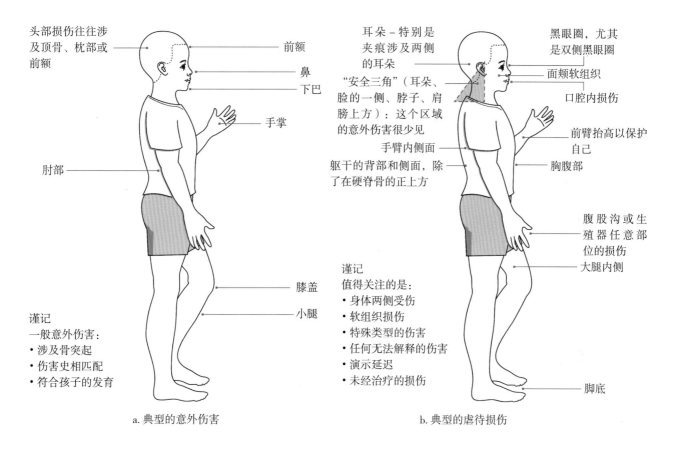

图 26.3 区分偶然（a）和非偶然（b）意外伤害的要点。经英国口腔院长与理事委员会（COPDEND）许可引自 Harris, et al, 2006[19]

框表 26.2	提示口腔忽视的症状和体征

反复牙痛和急诊

睡眠不安

不参加日常生活活动（与朋友玩耍、幼儿园、学校）

反复开具止痛药和抗生素的处方

反复转诊进行全麻下治疗

框表 26.3	怀疑虐待儿童时可能的鉴别诊断

诊断	可能会误诊为
脓疱病	香烟烧灼
结膜炎	眼外伤
成骨不全	骨折
釉质发育不全或牙齿发育不全	幼儿龋病
矿化不全	龋病
自虐	割伤、烧伤、瘀伤
胎记或蒙古蓝斑	瘀青

疑似虐待儿童的处理

任何怀疑虐待儿童的行为均应报告给社会服务机构。所有口腔专业人员必须信任自己的判断。制定如何处理疑似虐待儿童的国家指南对临床有益[38]。该指南应便于所有人使用，最好在当地网上和纸质形式提供，并且应包括如何撰写报告的信息，以及当地社会服务机构的联系信息（框表 26.4）。

在北欧国家，免费提供儿童口腔保健服务（由税收资助）。因此，经济问题不应该阻止父母为孩子寻求口腔护理。但是，请假可能会给父母造成障碍，因为这可能会带来经济后果。因此，为了防止不利于牙齿健康的发展和忽视牙齿，重要的是要制定适合个人家庭的治疗计划和时间表。

涉嫌虐待儿童的文件对于保护儿童非常重

要，标准程序包括个人和医疗信息以及口腔治疗史。此外，在儿童口腔中，最好的临床做法是记下陪同人员（例如，他们与孩子的关系），并描述孩子如何合作，与父母的互动以及是否有影响治疗或偏离了预期的行为[19]。应记录所有伤害（轻度和严重），前来或未前来以及取消的预约（包括取消或错过的预约的理由）。这样就可以查看一段时间内的行为和伤害模式。预先绘制的头颈部区域草图可用于描述受伤情况，此外，临床照片和X线片通常是必不可少的。您也可以画出病变来描述损伤情况。全面描述所有临床发现很重要：损伤在身体上的位置、大小和形状，最好使用尺子或其他设备来测量大小[19]。关于瘀伤和咬伤痕迹，法律方面的解释和文献记录应在法医口腔医学范畴内进行。

　　向社会服务机构或警察提交的所有报告都必须记录在口腔病史中，并说明为什么要提交报告。对患者保密的道德原则是基本原则，但在社会服务部门，警察或检察官提出要求的情况下，保密的道德原则不适用。由于儿童和监护人有权根据要求获得牙科记录，因此口腔病史中的注释必须以客观事实为依据，并且书写时不得表达个人意见和价值观（框表 26.5）。

口腔忽视的处理

　　处理口腔忽视时，应考虑一些因素，包括对口腔疾病的评估，父母对疾病的认识，寻求

口腔诊疗的途径，儿童的自主权以及儿童的脆弱性。根据英国儿童牙科协会的建议，在怀疑有口腔忽视的情况下，可以采取三步干预措施：①预防性口腔管理；②预防性多机构管理；③向社会服务部门报告[39]。预防性口腔管理包括与父母分享关心的问题，并告知需要改进的地方（如牙刷、饮食习惯），然后提供支持，与父母保持联系，检查进度并保持良好的牙科记录。第二步包括咨询其他医务人员，学校护士和社会工作者。第三，如果没有进展，应向社会服务部门报告。但是，如果在此过程中的任何时候家长表示不愿或没有能力管理，则必须与社会服务机构联系，以确保孩子和家长获得帮助。框表 26.6 给出了一个口腔疏忽处理的例子。图 26.4 中总结了如何处理虐待儿童的怀疑。

框表 26.6　病例报告：如何处理牙科疏忽的例子

　　一个男孩在 1 岁零 8 个月时第一次看牙科。他上前牙龋齿，正在接受母乳喂养。单身母亲熟悉刷牙、使用牙膏和龋病的病因。男孩在她试图刷牙时哭，她认为这是虐待，因此她便不再帮男孩儿刷牙，在接下来的 6 个月与 15 多个牙医会诊中，男孩的口腔健康状况没有改善，他仍在母乳喂养中，没有刷牙，而且他有新的龋病。母亲怀疑她的儿子牙疼是因为他摔倒，撞到了牙齿。这位母亲还认为，饮用水中有东西正在损害她儿子的牙齿。由于儿童早期严重龋齿和可能的疼痛，牙医将男童转诊至全身麻醉治疗，并向社会服务机构报告对母亲对牙齿忽视的怀疑。母亲寻求第二和第三位医生。第二位牙医依旧向社会服务检举她的母亲，在社会服务的干预后的 2 个月，男孩 2 岁 4 个月大时，在全身麻醉下拔除了 6 颗牙齿和补了 4 颗牙齿。社会服务与家庭保持联系，为男孩和母亲提供额外的支持。

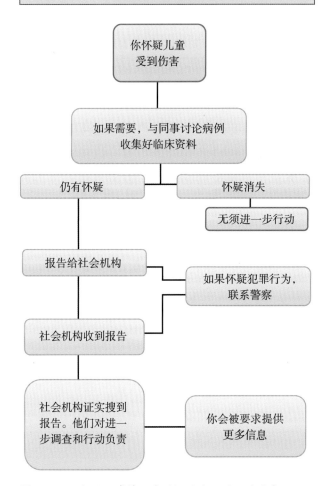

图 26.4　如何处理虐待儿童嫌疑的流程图。改编自 Strand，2013[45]. https://www.duo.uio.no/handle/10852/38879（E-pub）.

对疑似虐待儿童的家庭进行访谈

　　永远不要责怪遭受虐待的儿童。从孩子的角度来看，孩子有权被倾听。被虐待和忽视的孩子可能永远不会分享他们的处境。他们可能害怕不被相信，感到羞耻和愧疚，并且可能害怕受到惩罚。他们甚至可能认为虐待和忽视是生活的正常部分[40]。给儿童发声的机会，或让他们觉得表达是有意义的，会让他们更容易讲出真实情况。如果孩子愿意进行对话，那么成年人的回应必须没有恐惧或悲伤，这一点很重要。当询问暴力经历时，重要的是要与孩子单独在一起，使用开放性问题，并留出时间进行回应。如实作出回应，并告知孩子举报的义务，不要承诺保守秘密。框表 26.7 中列出了用于处理公开对话的有用短语和建议。

　　一般来说，与家长分享您的担忧和举报意图是个好习惯[19]。但是，如果担心诸如性虐

框表 26.7　对儿童被虐待信息披露作出适当反应的建议。经世界卫生组织许可引自 WHO，2006[46]

对披露作出反应

· 尊重孩子的尊严。

· 保持冷静；不要表现出震惊或道德愤慨等反应。

· 避免表达不满或表现的情绪化。

· 倾听孩子的心声，允许沉默，不要纠正或挑战。

· 不要强迫孩子展示他们的身体伤害。

· 避免使用"强奸""乱伦"或"攻击"等可能扰乱或惊吓孩子的词语。

· 为孩子提供安慰和支持。

· 尽可能简单诚实地回答孩子的问题

· 只做可以兑现的承诺。告诉孩子这些信息将只与那些试图提供帮助和保护的人共享。

· 绝对不要保证保守秘密。

披露时的有用句子

· 能讨论这样的事情说明你很勇敢。

· 很高兴你告诉我这件事

· 这样的事情发生在你身上我表示很抱歉。

· 我会尽我所能帮助你。

待或身体虐待之类的犯罪行为，则不应与家长说明有关怀疑虐待或疏忽的信息。在这些情况下（或感到不确定时），请在孩子仍在诊所时与社会服务机构或警察联系，而无须告诉家人。

报告的重点是为了孩子的最大利益，并且必须战胜可能与父母发生冲突或怀疑不确定性的最终恐惧。如果不确定如何处理这种怀疑，口腔医务人员可以咨询同事、其他专业人员或社会服务机构。但最终，口腔医生个人有责任报告或不报告。框表 26.8 中总结的是实用指南，涉及口腔专业人员在怀疑时应该问自己的问题。

法医口腔检查

警察和检察官都可以要求口腔医务人员提供有关孩子口腔健康状况的法医报告，也可以要求口腔医务人员就伤害提供专家意见。但是，重要的是，口腔医务人员只能根据其专业知识并在其专业领域内提供意见。口腔医务人员有义务提供有关临床发现，这些发现的处理及其可能的来源（即偶然或非偶然）的信息和意见。如果对法医报告或对瘀伤和牙龈的所有

评估不确定，请与当地法医口腔医学部门联系。每个国家对咬痕都有具体的指南和建议。框表 26.9 列出在法医报告中的重要注意事项。

虐待儿童对健康的影响

虐待和忽视儿童是世界各地的一个问题，不断损害儿童的身心健康。所有形式的虐待会给儿童带来长期的负面影响健康、教育和未来的育儿能力。其他严重后果包括儿童时期严重的人身伤害或死亡[1]。研究表明，虐待儿童与其他灰暗的童年经历和各种疾病（包括心脏病、肥胖、酗酒、药物滥用和抑郁症）具有相关性。事实证明，在儿童期经历消极的人，可能参加一些有害活动，难以建立人际关系，并形成消极的态度。遭受虐待的压力与行为问题，创伤后应激障碍以及儿童时期的躯体症状如胃痛，头痛和睡眠方式紊乱有关[1,41-43]。不良经历也已显示出增加牙齿健康不良的可能性。此外，儿童时期的多种不良经历对牙齿状况有累积的负面影响，并增加了龋齿的风险[44]。研究表明，口腔自我保健能力差与以前遭受儿童身体虐待、亲密伴侣暴力、欺凌和强迫性行为

框表 26.8　怀疑虐待儿童时有所帮助的问题

问题	是	否
• 是否发生过几起没有合理解释的牙科治疗"未到场"的事件？		
• 以前对孩子或兄弟姐妹的担心？		
• 儿童的总体外观、卫生状况，无论他们看起来生长良好还是"发育不良"		
• 当你检查孩子时，他们是否有无法解释的伤害？		
• 是否有任何牙齿、口腔或面部损伤，其部位、程度和任何特定模式？		
• 是否有延迟受伤？		
• 病史和检查结果之间的差异？孩子和监护人／照料人讲的是同样的故事吗？		
• 您是否关心孩子的行为以及孩子与照料人之间的互动？		

框表 26.9　编写法医报告时需要考虑的实用指南。始终使用与每个国家相关的具体建议和指导方针

- 要求提供关于问题提出的具体和明确的信息。
- 完整的病史。简述过去的疾病，与现在发病率有关的背景资料。
- 以前的外伤。
- 解释伤害是如何产生的。
- 如有可能，使用拍摄照片和射线照片，拍照时用直尺以显示尺寸。
- 仅根据您的知识和专业水平提供意见。
- 使用外行能理解的短语和单词。
- 要有描述性，而不是解释性。
- 记住，你的报告将是司法调查的一部分。
- 牙科病例副本不是法医报告。

有关 [31]。 当儿童和青少年遇到主观口腔健康和身心症状不佳或其他无法解释的症状时，应怀疑虐待儿童的可能 [31,43]。

（卫峥　译）

（邢向辉　廖莹　冀堃　赵姝亚　审）

参考文献

[1] Gilbert R, Widom CS, Browne K. et al. Burden and consequences of child maltreatment in high-income countries. Lancet, 2009, 373:68–81.

[2] Uldum B, Nødgaard Christensen H, Welbury R, et al. Danish dentists′ and dental hygienists′ knowledge of and experience with suspicion of child abuse or neglect. Int J Paediatr Dent, 2010, 20:361–365.

[3] World Health Organization. Global status report on violence prevention 2014. ISBN 978 92 4 156479 3.

[4] Janson S, Jernbro C, Långberg B. Kroppslig bestraffning och annan kränkning av barn i Sverige—en nationell kartläggning 2011 (Violence against children—a national survey 2011). (In Swedish). Stockholm: Stiftelsen Allmänna Barnhuset, 2011.

[5] Annerbäck EM, Wingren G, Svedin CG, et al. Prevalence and characteristics of child physical abuse in Sweden: findings from a population based youth survey. Acta Paediatr 2010,99:1229–1236.

[6] World Health Organization. Global and regional estimates of violence against women: prevalence and health effects of intimate partner violence and nonpartner sexual violence, 2013. ISBN 978 92 4 156462 5.

[7] Finkelhor D, Ormrod RK, Turner HA. Poly-victimization: A neglected component in child victimization. Child Abuse Negl, 2007, 31: 7–26.

[8] Annerbäck EM, Svedin CG, Gustafsson PA. Characteristic features of severe child physical abuse: A multiinformant approach. J Fam Viol, 2010, 25:165–172.

[9] Hornor G. Domestic violence and children. J Pediatr Health Care, 2005, 19:206–212.

[10] Pinheiro PS. World report on violence against children. Geneva: United Nations, 2006.

[11] Svensson B, Bornehag CG, Janson S. Chronic conditions in children increase the risk for physical abuse—but vary with socioeconomic circumstances. Acta Paediatr, 2011, 100: 407–412.

[12] Jaudes PK, Mackey-Bilaver L. Do chronic conditions increase young children's risk of being maltreated? Child Abuse Negl, 2008, 32:671–681.

[13] Maguire S, Mann MK, Sibert J, et al. Are there patterns of bruising in childhood which are diagnostic or suggestive of abuse? A systematic review. Arch Dis Child, 2005, 90:182–186.

[14] Stephenson T, Bialas Y. Estimation of the age of bruises. Arch Dis Child, 1996, 74:53–55.

[15] Hinchliffe J. Forensic odontology, part 4. Human bite marks. Br Dent J, 2011, 8:363–368.

[16] Nuzzolese E, Lepore MM, Montagna F. et al. Child abuse and neglect: the dental team's role in identification and prevention. Int J Dent Hygiene, 2009, 7:96–101.

[17] Maguire S. Which injuries may indicate child abuse? Arch Dis Child Educ Pract Ed, 2010, 95:170–177.

[18] Pierce MC, Kaczor K, Aldridge S, et al. Bruising characteristics discriminating physical child abuse from accidental trauma. Pediatrics, 2010, 125:67–74.

[19] Harris J, Sidebotham P, Welbury R, et al. Child protection and the dental team: An introduction to safeguarding children in dental practice. Sheffield: Committee of Postgraduate Dental Deans and Directors (COPDEND) UK, 2006. www.cpdt.org.uk.

[20] Speight, N. Child abuse. Curr Paediatr 2006;16:100–105.

[21] Jansson S. Barn som utsätts för fysiska övergrepp, 2010[2010-03-10]. www.socialstyrelse.se. http://www.socialstyrelsen.se/Lists/Artikelkatalog/ Attachments/17955/2010–3–10.pdf.

[22] Wolfe DA, McIsaac C. Distinguishing between poor/dysfunctional parenting and child emotional maltreatment. Child Abuse Negl, 2011, 35:802–813.

[23] Block RW, Krebs NF. Failure to thrive as a manifestation of child neglect. Pediatrics, 2005, 116:1234–1237.

[24] da Fonseca MA, Feigal RJ, ten Bensel RW. Dental aspects of 1248 cases of child maltreatment on file at a major county hospital. Pediatr Dent, 1992, 14:152–157.

[25] Cairns AM, Mok JYQ, Welbury RR. Injuries to the head, face, mouth and neck in physically abused children in a community setting. Int J Paediatr Dent, 2005, 15:310–318.

[26] Joint statement by the American Academy of Pediatrics and the American Academy of Pediatric Dentistry. Oral and dental aspects of child abuse and neglect. Pediatrics, 1999, 104: 348–350.

[27] Greene PE, Chisic MC, Aaron GR. A comparison of oral health status and need for dental care between abused/neglected children and nonabused/non-neglected children. Pediatr Dent, 1994, 16: 41–45.

[28] Greene PE, Chisic MC. Child abuse/neglect and the oral health of children's primary dentition. Mil Med, 1995, 160:290–293.

[29] Kellog N. Oral and dental aspects of child abuse and neglect. Pediatrics, 2005, 116:1565–1568.

[30] Gustafsson A, Arnrup K, Broberg AG, et al. Psychosocial

concomitants to dental fears and behaviour management problems. Int J Paediatr Dent, 2007, 17:449–459.

[31] Kvist T, Annerbäck EM, Sahlqvist L, et al. Association between adolescents' self-perceived oral health and self-reported experiences of abuse. Eur J Oral Sci, 2013, 121: 594–599.

[32] Pindborg JJ. Atlas of Diseases of the Oral Mucosa, 3rd edn. Munksgaard, 1980, 262–263.

[33] Willumsen T. Dental fear in sexually abused women. Eur J Oral Sci, 2001, 109:291–296.

[34] Dougall A, Fiske J. Access to special care dentistry, part 6. Special care dentistry services for young people. Br Dent J, 2008, 205: 235–249.

[35] Dougall A, Fiske J. Surviving child sexual abuse: the relevance to dental practice. Dent Update, 2009, 36:294–296.

[36] American Academy of Pediatric Dentistry. Definition of dental neglect. Pediatr Dent Reference Manual, 2004–2005: 13.

[37] Bhatia SK, Maguire SA, Chadwick BL, et al. Characteristics of dental neglect: a systematic review. J Dent, 2014, 42:229–239.

[38] Kvist T, Malmberg F, Boovist AK, et al. Clinical routines and management of suspected child abuse or neglect in public dental service in Sweden. Swed Dent J, 2012, 36:15–24.

[39] Harris J, Balmer RC, Sidebotham P. British Society of Paediatric Dentistry: a policy document on dental neglect in children. Int J Paed Dent, 2009. doi: 10.1111/j.1365-263X.2009.00996.x.

[40] Jensen TK, Gulbrandsen W, Mossige S, et al. Reporting possible sexual abuse: a qualitative study on children's perspectives and the context for disclosure. Child Abuse Negl, 2005, 29:1395–1413.

[41] Felitti VJ, Anda RF, Nordenberg D, et al. Relationship of childhood abuse and household dysfunction to many of the leading causes of death in adults: The Adverse Childhood Experiences (ACE) Study. Am J Prevent Med, 1998, 14:245–258.

[42] Annerbäck EM, Sahlqvist L, Svedin CG, et al. Child physical abuse and concurrence of other types of child abuse in Sweden: Associations with health and risk behaviors. Child Abuse Negl, 2012, 36:585–595.

[43] Jernbro C, Svensson B, Tindberg Y, et al. Multiple psychosomatic symptoms can indicate child physical abuse: results from a study of Swedish schoolchildren. Acta Paediatr, 2012, 101:324–329.

[44] Bright MA, Alford SM, Hinojosa MS, et al. Adverse childhood experiences and dental health in children and adolescents. Community Dent Oral Epidemiol, 2015, 43:193–199.

[45] Strand, Nina. Tannhelsepersonell og bekymring-smeldinger. Masters thesis, University of Oslo, 2013. http://hdl.handle.net/10852/38879.

[46] World Health Organization. Preventing child maltreatment: a guide to taking action and generating evidence. Geneva: WHO, 2006.

第27章

儿童口腔伦理学

Gunilla Klingberg, Ivar Espelid, Johanna Norderyd

儿童口腔伦理问题始于临床实际，牙科医生应该能够与儿童患者交流，并结合临床经验向患儿提供科学的治疗方法和口腔卫生宣教。因此，除了必须遵守的职业道德规范外，儿童牙科领域的道德规范还非常关注医生是否将儿童视为个体和患者。纵观历史，社会将儿童作为独立个体对待的态度发生了非常大的变化。儿童近年来在家庭、社会和医疗机构中的地位千差万别，但仍取决于文化和社会结构而有所不同。今天成年人对孩子的理解很大程度上受到自身对孩子能力理解的影响，这些能力包括心理发展、语言和沟通技巧（在第3章中介绍）以及有关道德和道德问题的新方式。

一个重要方面是《儿童权利公约》[1]。《儿童权利公约》始于1989年，现已被世界上大多数国家的所接受。该公约是基于54篇文章，而第2、3、6和12条通常认为是最重要的。该公约适用于18岁以下的儿童和青少年，并声明儿童实际上享有权利（第1条中定义）。因此，儿童享有生命和发展的权利，应被他人倾听；作为个人受到尊重、受到保护，免受健康危害、歧视、体罚等侵害（第2和第6条）。为了实现这一目标，儿童有权参与影响他或她的决定，并应尊重儿童的观点，并考虑其年龄（第12条）。

第3条宣布了《儿童权利公约》最重要的原则之一，即儿童的最大利益。在涉及儿童的所有情况和决定中，始终应将儿童的最大利益作为首要考虑因素。在口腔保健情况下，这意味着应根据儿童的最大利益来建立儿童口腔科保健的组织和计划，包括工作能力和员工人数。因此，为了实现这一目标，牙医应具备有关儿童和青少年的知识和能力。牙医应该了解身体和心理的发展，并熟练地与儿童及其家人沟通，关注儿童的生活方式，包括儿童日常生活有关的学校、文化和社会方面。这听上去很简单，但更多的是对儿童和青少年有真正的兴趣。

《联合国儿童权利公约》对卫生保健部门以及儿童的医疗和牙科保健的组织和提供方式产生了影响[2-3]。如今，孩子的地位提高，不仅可以听到他/他的声音，而且在决定治疗和护理时经常会询问他/她的意见[4-5]。

生物医学伦理学

伦理分析已成为牙医临床工作的重要组成部分，尤其是在与需要额外注意以确保他们的观点得到认可的患者一起工作时，有几种伦理学上的观点可能会有所帮助。在本章中，我们将重点介绍生物医学伦理学。1970年代，Thomas Beauchamp和James Childress出版了《生物医学伦理学原理》一书，此书后来陆续出现在多个新版本中[6]，在医疗保健领域影响深远[7-9]。作者描述了不同的道德原则，其中有四个核心原则。在华盛顿特区的乔治敦大学成立之后，这些通常被称为乔治敦准则。这四个价值观是自治、无害、有益和公正。

根据自治原则，每个人有权在长时间内决定他/她所关注的事项。但与此同时，每个人也应尊重他人的自主权。为了能够做出适当的决定，患者首先需要从口腔医生那里获得有关的实际诊断和可能的治疗方法以及良好的医患沟通。这是患者做出决定的前提条件。相应的，如若患者有能力做出判断，他有权拒绝进行某项治疗，但不能要求进行某项治疗，因为所有提供的治疗都应基于医学道德（lege artis）的原则，即符合医学原理，基于科学证据并正确实施。如果实施该项治疗措施的专家（如口腔医生）不同意患者提出的这项治疗，他/她不必进行治疗。

无害行为是一个古老且公认的原则，可以追溯到希波克拉底誓言，即我们不应伤害患者。乍一看，这可能很容易，但事实并非如此。例如，某些牙科治疗很痛苦，因此从善意行为的角度来看，根据这一原则，它们可能处于边缘。仍然要进行这些操作，仅提及一些潜在的痛苦：注射局部麻醉剂或进行口腔探查时存在疼痛的风险。只要患者（他的家属）通过知情同意来支持该原则，治疗效果良好并能促进健康，就不一定与该原则相抵触。但是，重要的是牙医应始终尽量降低疼痛和不适发生的风险。在这种情况下，局部镇痛药、一般镇痛药、镇静剂及照顾患者方面最重要的同理度至关重要。进行导致疼痛的治疗永远是不正确的，除非身体状况危及生命，否则应试图将对患者的伤害降到最低。

有益原则在所有医疗保健中都具有重要的地位，这符合患者和社会的利益，并且涉及确保医生提供有效和良好治疗。牙科发展迅速，新方法和新材料经常投放市场，但从科学的角度来看，很少有经过全面评估的方法和材料。同样，这里也有根据遵循医学道德的原则。以系统方式评估和使用科学结果的知识（如评估牙科的循证方法）是确保我们按照有益原则开展工作的一种方式。作为专业人士，我们有责任增加口腔知识，但也要批判性去看待新方法，直到我们确信它们是好的。

公正原则规定：无论年龄、性别、社会地位、教育程度、种族背景、宗教信仰等，每个人都应享有相同和平等的权利获得相同种类的牙齿护理和治疗。出于明显的原因，在缺乏牙科保健和资金的社会中，可能难以遵守这一原则。尽管如此，社会仍然有责任为全体人民争取平等的机会，以实现良好的口腔健康。对于社会而言，特别重要的是确保有设施为弱势患者群体（如儿童、老人、残疾人或有医疗困难的患者）提供牙科护理。

知情同意 – 儿童口腔角度

从历史上看，文化允许医生在医疗保健方面具有绝对权威。他们很少受到质疑或批评；其言语和意见也很容易被患者接受。家长式的"医生知道什么是最好的"的见解现在正在受到质疑，逐渐被患者自己的想法所取代。当今的患者在所有医疗保健领域均处于重要地位。不过，请务必牢记，由于年龄、宗教、种族等原因，国家之间以及人口不同部分之间存在文化差异。儿童和青少年的治疗不同于成人[8]。口腔科治疗涉及一个"三角形"的人群，首先是年轻患者，然后是父母和口腔医生（见第6章）。

一个成年人有能力自己做决定。在对待成年人时，尊重自主权通常优先于有益原则。但是，儿童不是独立的代理人。一些决定通常要由父母决定。通常情况下，父母和牙医都认为"对孩子有益"比尊重孩子自主权更加重要。因此，如果认为某种治疗对孩子来说是必不可少的并且对孩子有益，那么父母和牙医可能会在决定治疗时将其视为最重要的方面。通常，与成人患者相比，儿童的自主性有所不同。这就是为什么交流很重要。如果牙医能够向孩子描述需要做什么，为什么以及如何做，那么孩子将能够参与决策，而口腔医生实际上可以从年轻患者那里获得知情同意，但是信息必须这个年龄断能够理解，并且孩子必须在这种情况下感到安全和舒适。

尊严与自治

尊严可以指一个人有权保护自己免受侵害的权利，即以人的尊严为中心的私人领域或空间。 每个人都具有尊严，因为它从诞生开始就存在，但可以被他人侵犯。他人可能会在不尊重他人的情况下踏入这个私人领域，从而侵犯了尊严。口腔科保健情况就是一个例子，当您有一名儿童患者，而您没有确定该儿童为重要人物。也许您只是因为遇到一个需要关注的父母而忘记了孩子。如果您没有注意到自己的行为，并忘记了孩子才是您的患者，他们应该得到主要关注，往往就会犯下这类错误。有时候，为了让父母明白孩子是患者，应承认并尊重孩子的独立性，同时又保持对父母的尊重态度，这是一种微妙的平衡。

自治是指一个人有权自己做决定，成为一个有能力的人。口腔科护理情况下的自主权使患者可以决定是否要接受治疗。自主权还可以作为保护个人完整性的盾牌。与完整性相反，自治并不总是存在的。它必须由自己赢得，也可能会丢失（图 27.1）。新生婴儿不能行使自主权；取而代之的是，随着孩子的成长和长大，他们的自主权逐渐得到提高。为了维持自治，需要一定程度的推理。年幼的孩子还不能胜任这一工作，年纪大、病重或垂死的人也没有能力。此外，例如当人在全身麻醉下时，自主权会暂时丧失，并且由于疾病、残疾等而会降低或削弱自主权。他人也可能侵犯自治权。例如，

完整性与不自主	完整性和初期自主性	完整性和完全自主	完整性和自主性降低
新生儿 知识分子 残疾 垂死 总则 麻醉	儿童 青少年	成人 健康	疾病 衰老

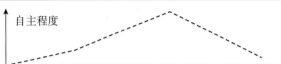

图 27.1　在整个生命周期中，自主程度因个人能力的不同而不同，而完整性在整个生命周期中保持完整。图中描述了自主性如何随情况而变化

如果医生进行未经患者同意的牙科治疗，那么医生将侵犯该患者的自主权。当有一个年幼的孩子坐在牙科椅上时，医生又如何确保自己不能擅自进行治疗呢？医生必须确保有另一个在场的人作为孩子的代言人[10]。这个代言人确定可以替代孩子行使自主权并为孩子提供代理同意的人。这个人通常是父母或法律监护人。一些国家在立法中对此进行了规定。当口腔医生对儿童进行治疗时，也可以不将父母当作孩子的最佳代理人。代理人应在给出知情同意或决定治疗时充分考虑到孩子的看法，这就意味着代理人应自省，如果孩子能够完全理解当前情况，他（她）自己会怎么思考。大多数父母都擅长此事，但可能存在利益冲突。例如，父母可能更喜欢更快的治疗方法，即使这并不符合孩子的最大利益。因此，牙医不仅应意识到这一点，而且还应准备在治疗决策中为儿童（或其他自主性降低的患者）辩护。治疗方式应符合儿童的最大利益。

决定治疗

有时，不同的道德原则之间会发生冲突，例如，有的儿童的龋洞需要填充治疗时，但不愿意接受治疗。这是自治与有益之间的潜在冲

突。当不同的原则之间存在冲突时，经常提倡的一种经验法则是大多数原则和所涉个人的利益争取解决方案。多数情况下，进行伦理上的分析会表明大部分治疗都是可以推迟的。只有在极少危及生命的情况下才需要进行紧急口腔治疗[11]。相反，从长期的角度来看，这种治疗对儿童有利，这就是为什么明智的做法是逐步引入治疗，或者在儿童非常焦虑的情况下进行脱敏，将时间花在患者身上。如果这是替代方法，则口腔医生当然应该考虑具体的科学诊断、治疗需求以及推迟或避免治疗的后果。当口腔医生必须在两种不同质量方案中进行选择时，应优先选择长期效果较好的方案，而不是短期效果好而长期看来可能适得其反的方案。在大多数情况下，不必急于治疗。相反，暂停治疗，仔细考虑并分析可能的治疗方法是否可行，这可能会带来更好的结果。

以下的方式几乎是不可接受的，比如束缚下强制进行诸如窝沟封闭之类的简单治疗。儿童中恒切牙的完全脱位伤再植治疗是完全不同的情况，在这种情况下，立即再植可能是儿童的最大利益，因为长期预后与更直接立即治疗相关。因此，在这种情况下，即使孩子抗议，也要进行治疗，从道德的角度来看可能会更容易接受。牙医当然应该尽一切努力使孩子更容易接受治疗。应尽量使用镇痛剂预防疼痛。

伦理分析

在许多临床情况下，应该讨论道德方面。伦理讨论和分析可以构成临床会议重要的部分，在临床会议中讨论临床病例，以改善与治疗有关的诊断和治疗方法。在此过程中可以使用不同的工具。以框表27.1中的病例为例可能最容易说明这一点。该分析用不同伦理原则权衡有关各方（约翰，约翰的母亲，牙医和社会）。图27.2概述了此过程。在这种情况下，

框表27.1

约翰是一个健康的6岁男孩。他从未接受过任何牙科治疗。现在他出现在诊所，54牙齿牙痛。X线片显示54颗牙有一个大洞伴根尖周炎，在牙齿的颊侧有一个脓肿。口腔检查显示口内多颗蛀牙，但目前没有一个出现问题。约翰很不安，他昨晚因为疼痛睡得不好，他害怕任何治疗引起更疼痛。当牙医解释说必须拔牙时，他开始哭，拒绝配合。约翰的母亲睡得不好也很累，为了带约翰去看牙医，她不得不提前下班。她要求马上拔牙。她不能再错过一天的工作，她说她不会再接受一个晚上在家陪着儿子哭。伦理困境是，现在是否应该进行治疗？谁来决定？

当事人	伦理准则		
	尊重自主	有益－有害	公正
孩子 / 父母	A	B	C
父母 / 家庭	D	E	F
牙医 / 牙医团队	G	H	I
社会	J	K	L

图27.2 伦理分析计划。伦理原则应该从不同的角度进行分析讨论尊重自主、有益－有害、公正。从儿童的角度和尊重A框中的自主性开始，按照A到L框进行分析。在这里，牙医评估是否进行治疗的利弊，并总结A框中的结果。然后对有益－有害进行评估。从孩子的角度看问题之后，牙医再转向父母的角度。最终，对所有的利弊进行权衡，从而为决策和治疗提供指导。修改自 Nilstum, et al, 2003[13]

应讨论以下原则：尊重自主性、无害、有益和公正。首先要尊重自主－应当尽可能尊重约翰的愿望。他在牙科治疗方面的经验可能会影响将来的牙科就诊。如果不按他的意愿进行治疗，这可能会在将来引起牙科焦虑症和牙科行为管理问题（受益－恶意）。母亲的愿望是可以理解的，通常她应该支持她儿子的自治权。但是在这种情况下，可以质疑她的确是为了儿子的最大利益而推理和行动。也许她自己的压力是主要因素。从牙医的角度来看，违背患者

意愿并可能在难以控制疼痛的情况下拔牙远非最佳方案。社会宁愿选择一种在经济上以及健康方面花费最少的治疗方法。

从约翰的角度来看，善恶之分是明显的。对于母亲而言，这是一个时间问题，如果立即进行治疗，她可能会更好。在约翰痛苦且不愿合作的当前情况下，口腔医务人员可能会难以很好地进行治疗。从专业的角度来看，违背自己的意愿对待某人，对口腔医务人员没有任何意义。从长远的角度来看，社会可能更认可对个人有利的治疗。

关于公正，最重要的是口腔医生和社会对这个原则的理解。双方都必须履行其义务责任，并尝试制定牙科护理计划，使尽可能多的人有机会获得口腔护理，并享有平等的口腔健康机会。最后，综合各方面考虑，有关约翰治疗的最合理方法是推迟拔除。医生有时间向约翰详细介绍拔牙的方法，他可以逐步介绍这种对儿童有益的治疗方法，这样能够在较平静的条件下进行更好，更自控的拔牙，降低约翰患上牙科焦虑症的风险，这对社会而言可能是更重要的。母亲是唯一没有达到她期望的一个。但是，如果花时间通知约翰和他的母亲，确保开出止痛药，并安排下一次复诊，以便约翰和他的母亲可以更好地准备去口腔诊所，那么每个参与其中的人都会受益匪浅。可以在镇痛剂的作用下进行治疗，母亲将体验到儿子成功治疗的经历。这也将为约翰将来的治疗提供帮助，因为在满足他的所有治疗需求之前，还有多次牙科预约。

儿科牙科面临的挑战——遇见弱势儿童

大多数孩子过着幸福的生活，有良好的家庭环境，但所有医疗保健专业人员都意识到并非所有家庭都是如此。虐待儿童和忽视儿童是许多儿童的现实问题。口腔医生必须熟悉这

些问题并且他们知道如何立即向当局报告。虐待和忽视儿童在第 26 章中介绍。

有时候，由于自身的问题，父母没有能力以最大利益行事。父母的牙科焦虑症或心理或身体健康问题等因素可能会使父母无法将孩子带去看牙医，即使需要牙科治疗也是如此。如果影响了孩子接受适当的口腔护理就造成了忽视或边缘忽视。框表 27.2 中描述了一个示例，父母对特定医疗程序的恐惧引起棘手的道德问题。这是一个微妙的问题，作为牙医，我们必须问自己几个问题：我们优先考虑孩子的口腔健康，也要尊重父母的恐惧吗？如果不进行牙科治疗，后果将如何？

在这种情况下，很明显，儿童的总体健康状况已经受到影响，因为他们在进食时遇到疼痛的问题，如果不及时治疗，可能造成营养不良。也可以说，感染应该予以治疗，因为感染可能扩散。关于牙本质感染与整体健康有关的风险一直存在争议，但仅在几年前，在斯堪的纳维亚国家就曾发生过这样的案例：源自龋齿的未经治疗的口腔感染具有致命的后果。尽管付出了很大的努力，孩子仍未获得很好的口腔或医疗服务。回到吉尔和安娜，牙医必须采取

框表 27.2

有一个普遍的理解是，保持儿童没有龋齿或在龋齿发生时治疗龋齿是很重要的。吉尔和安娜是一对 4 岁的双胞胎，他们和母亲、父亲以及一个哥哥住在一起。最近的一次牙科检查显示，由于严重的龋齿，吉尔和安娜的大多数牙齿有需要拔除的迹象。幼儿园老师也意识到这对双胞胎的饮食问题可能是由于牙齿健康不佳导致的牙痛引起的。他们鼓励父母为这些女孩寻求牙科护理。这对双胞胎不配合牙科治疗，由于年龄较低，再加上广泛牙科治疗的需要，他们被转介到最近的医院进行全麻拔牙。他们被安排了两次预约，但都没有出现。家长们解释说，他们担心孩子们在全身麻醉中死亡。他们还拒绝给双胞胎服用任何镇静剂。牙科小组该如何处理？

行动。但是回头看，牙医必须问自己是否可以用不同方式处理此案。对全身麻醉感到焦虑并不少见。因此，口腔医生必须向父母介绍治疗方案和全身麻醉的必要性。也许双胞胎经历过麻烦的医疗事件，或者近亲中的某人在医疗方面遇到过问题，故而母亲的焦虑也可以理解。由于不同国家和文化背景下的医疗体系差异很大，文化方面也可能起一定作用，特别是具有移民背景的家庭可能有除口腔方面以外的其他全身麻醉经历。吉尔和安娜的案例表明与家人的沟通是多么重要，但同时也充满挑战。如果牙医认为很难让父母参与制定符合儿童最大利益的治疗计划，则建议从儿科牙科专家或其他同事那里寻求建议。等待只会耽误病情，甚至可能给孩子带来更多的问题。如果父母继续以妨碍治疗的方式行事，安娜和吉尔的案子绝对要联系当地儿童保护机构。

涉及儿童和青少年的研究

评估现有治疗方法并开发新方法，研究是口腔医学的重要组成部分。涉及人类研究的历史悠久，曾有研究以科学的名义进行了残酷的行为，例如第二次世界大战期间的战俘和集中营中的难民。这引起国际社会对道德问题进行了激烈的讨论，并提出了许多协议和声明。最重要的是《纽伦堡守则》和《赫尔辛基宣言》，制定了涉及人体对象医学研究的道德原则[15]，该宣言已被纳入大多数国家的立法体系。还有一些涉及儿童的重要研究文件，例如国际医学科学组织理事会与世界卫生组织（WHO）共同出版了《涉及人类受试者的生物医学研究国际伦理准则》[16]。该出版物非常关注患者知情同意的过程。

让儿童和青少年参与研究，从知情同意的角度来看是存在问题的。一个基本原则是不应该对儿童或其他不能完全理解信息或无自主权

的群体进行研究，而应尽可能与有能力的成年人沟通。较为麻烦的是，事实上大部分研究是对成年人进行的，产生适用于成人而不一定适用于儿童的结果。当涉及具有复杂医疗问题、罕见疾病、认知障碍等的群体（儿童、青少年、成人等）时，同样的问题甚至更加棘手。这些人群通常为了改善健康，提高生活质量，甚至为了生存而急需新药或疗法。从这个角度来看，重要的是要让年轻患者进行研究。他们有权参与，向研究人员提供他们的观点，并从相关的研究结果中受益。

每个研究人员在进行涉及人类的研究时都必须处理一些伦理研究。首先，如果人们将参与其中，这必须是高质量的研究。其次，受试者的利益必须远远超过受试者的潜在风险。第三，受试者必须接受可理解的并且适合年龄的信息，能够提出问题并获得可以理解的答案，受试者应有权放弃参加研究，并且有权在日后不再参加而不必告知原因。进行口腔或其他治疗不能完全取决于个人参加的意愿。这些是基本的伦理问题。

从不同角度分析研究项目的利弊同样很重要。涉及儿童和青少年参与研究时，研究者应该考虑儿童或家庭、口腔医生或研究人员的观点，以及社会或卫生保健部门的观点。让未成年人参与研究应该有一个很好的理由——研究者应该能够宣布和描述这一点。

（卫峥　译）

（邢向辉　廖莹　冀堃　赵姝亚　审）

参考文献

[1] UN Convention on the Right of the Child. http://www.ohchr.org/en/professionalinterest/pages/crc.aspx.

[2] Mouradian WE. Ethical principles and the delivery of children's oral health care. Ambul Pediatr, 2002,2(2 Suppl):162–168.

[3] Mouradian WE. Ethics and leadership in children's oral health.

Pediatr Dent, 2007, 29:64–72.

[4] Child-Friendly Healthcare Initiative. http://www.childfriendly healthcare.org.

[5] Southall DP, Burr S, Smith RD, et al. The Child-Friendly Healthcare Initiative (CFHI): Healthcare provision in accordance with the UN Convention on the Rights of the Child. Child Advocacy International. Pediatrics, 2000, 106:1054–1064.

[6] Beauchamps TL, Childress JF. Principles of Biomedical Ethics. 4th edn. New York: Oxford University Press, 1994.

[7] Committee on Bioethics. Informed consent, parental permission, and assent in pediatric practice. Pediatrics, 1995, 95:314–317.

[8] Frankel LR, Goldworth A, Rorty MV, Silverman WA. Ethical Dilemmas in Pediatrics: Cases and Commentaries. Cambridge: Cambridge University Press, 2005.

[9] UNESCO. Universal Declaration on Bioethics and Human Rights. 2006[2016-08]. http://unesdoc.unesco.org/ images/0014/001461/146180E.pdf (Accessed August 2016).

[10] Mouradian WE. Making decisions for children. Angle Orthod, 1999, 69:300–305.

[11] Nwomeh BC, Waller AL, Caniano DA, et al. Informed consent for emergency surgery in infants and children. J Pediatr Surg, 2005, 40:1320–1325.

[12] McCormick TR. Principles of bioethics. Bioethics tools. Ethics in medicine. University of Washington School of Medicine, 2013[2016-08]. https://depts.washington.edu/ bioethx/tools/princpl.html. (Accessed August 2016).

[13] Nilstun T, Lundqvist A, Lindroth M. Checklista underlättar etiska beslut vid vården av för tidigt födda barn. [A check list makes ethical decisions in care of premature infants easier.] Läkartidningen, 2003, 100:2046–9. Article in Swedish.

[14] Nilstun T, Habiba M, Lingman G, et al. Cesarean delivery on maternal request: can the ethical problem be solved by the principlist approach? BMC Med Ethics, 2008, 9:11.

[15] World Medical Association (WMA). Declaration of Helsinki-Ethical Principles for Medical Research Involving Human Subjects[2016-08]. http://www.wma.net/en/30publications/ 10policies/b3/. (Accessed August 2016).

[16] Council for International Organizations of Medical Sciences (CIOMS) & World Health Organization (WHO). International Ethical Guidelines for Biomedical Research Involving Human Subjects. 2002[2016-08]. http://www.cioms.ch/ publications/layout_guide 2002.pdf. (Accessed August 2016).